403 F

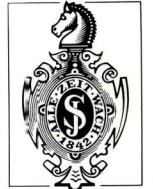

Philip Jacobs

Röntgenatlas der Hand

Mit 300 Abbildungen

Springer-Verlag
Berlin · Heidelberg · New York 1975

PHILIP JACOBS, T.D., D.M.R.D., F.R.C.P., F.F.R. Consultant Radiologist, Royal Orthopaedic Hospital, Birmingham, Birmingham General Hospital, Birmingham Accident Hospital, and Warwickshire Orthopaedic Hospital for Children, Clinical Lecturer in Radiology, University of Birmingham

Übersetzer:

Monica und Gunter KAISER, Heidelberg – Mückenloch

Titel der englischen Originalausgabe: Atlas of Hand Radiographs by Philip Jacobs. Harvey Miller and Medcalf Ltd., London

Library of Congress Cataloging in Publication Data
Jacobs, Philip.
Röntgenatlas der Hand.
Translation of Atlas of hand radiographs.
Bibliography: p.
1. Hand-Radiography-Atlases. I. Title.
RC951.J2815   617'.575'07572   74-12255

ISBN 3-540-06792-2 Springer-Verlag Berlin Heidelberg New York
ISBN 0-387-06792-2 Springer-Verlag New York Heidelberg Berlin

Das Werk ist urheberrechtlich geschützt. Die dadurch begründeten Rechte, insbesondere die der Übersetzung, des Nachdruckes, der Entnahme von Abbildungen, der Funksendung, der Wiedergabe auf photomechanischem oder ähnlichem Wege und der Speicherung in Datenverarbeitungsanlagen bleiben, auch bei nur auszugsweiser Verwertung, vorbehalten. Bei Vervielfältigungen für gewerbliche Zwecke ist gemäß § 54 UrhG eine Vergütung an den Verlag zu zahlen, deren Höhe mit dem Verlag zu vereinbaren ist. © Philip Jacobs 1975. Printed in Germany.

Die Wiedergabe von Gebrauchsnamen, Handelsnamen, Warenbezeichnungen usw. in diesem Werk berechtigt auch ohne besondere Kennzeichnung nicht zu der Annahme, daß solche Namen im Sinne der Warenzeichen- und Markenschutz-Gesetzgebung als frei zu betrachten wären und daher von jedermann benutzt werden dürften.

Satz: Zechnersche Buchdruckerei, Speyer
Druck: Beltz Offsetdruck, Hemsbach üb. Weinheim
Bindearbeiten: Universitätsdruckerei H. Stürtz AG., Würzburg

Gewidmet
Herrn Dr. E. H. "Eddie" Allen

Inhaltsverzeichnis

Vorwort IX

I. Angeborene Mißbildungen 1
II. Chromosomopathien 15
III. Dysplasien 19
IV. Infektionskrankheiten:
    Tuberkulose, Lues und Sarkoidosis 57
V. Tropische und andere Infektionskrankheiten 66
VI. Hämoglobinopathien 75
VII. Stoffwechselkrankheiten, Erkrankungen der Organe innerer Sekretion (mit Ausnahme der Nebenschilddrüse), Vitaminmangelzustände und Vergiftungen . . . 79
VIII. Erkrankungen der Nebenschilddrüse; renale Osteodystrophie 94
IX. Gutartige Tumoren 115
X. Bösartige Tumoren 122
XI. Verschiedene Erkrankungen 132
XII. Osteoarthritis (Heberden-Syndrom) und primär-chronische Polyarthritis 169
XIII. Seltenere Arthropathien 184
XIV. Erkrankungen der Weichteile 208

Sachverzeichnis 221

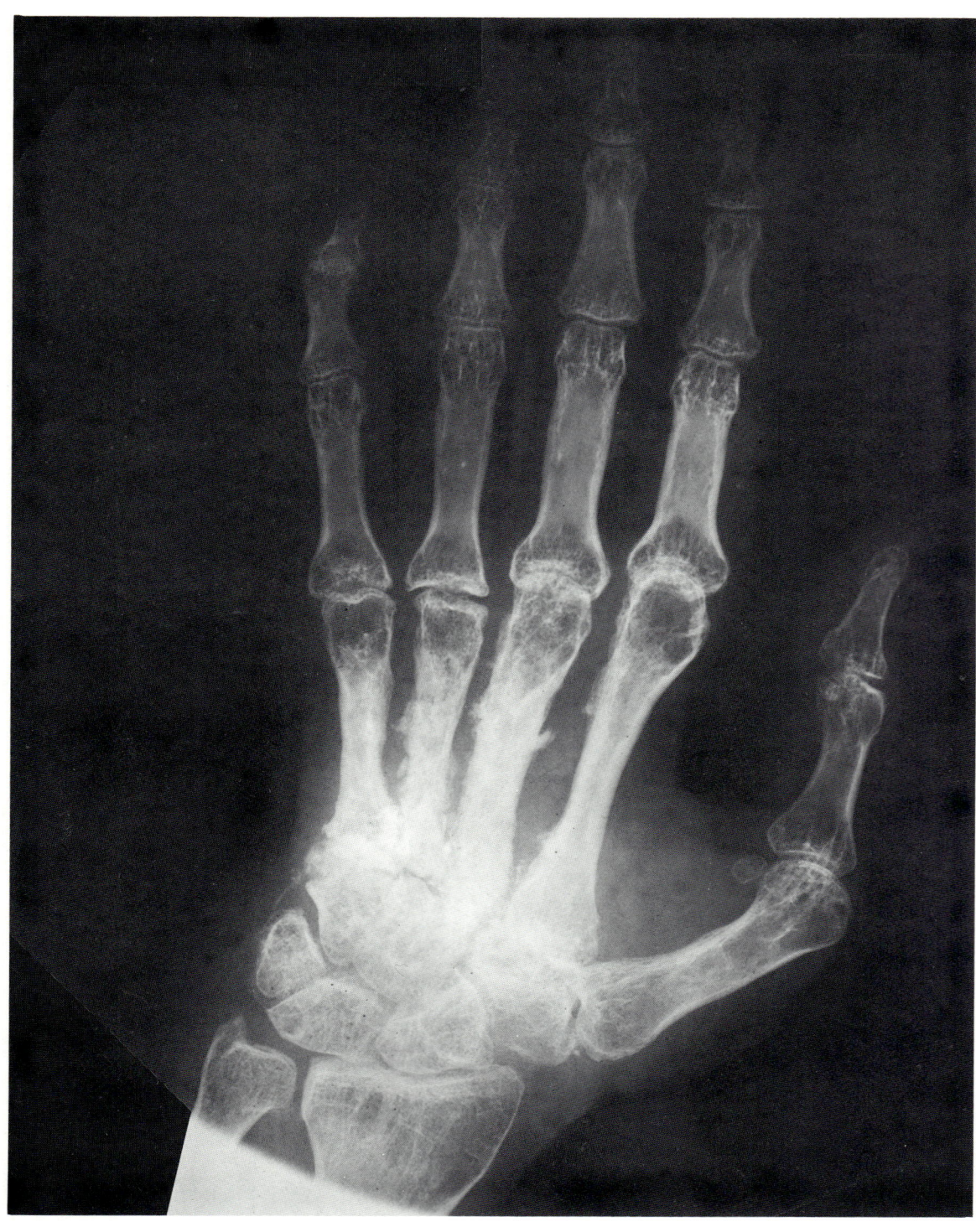

Warnendes Beispiel! Obgleich heutzutage starke Strahlenschäden der Hand, wie sie bei den Pionieren der Röntgenologie beobachtet wurden, selten geworden sind, ist selbstverständlich der unvernünftige Umgang mit ionisierenden Strahlen weiterhin gefährlich. – Als Folge einer längeren Durchleuchtung zur Entfernung einer Nähnadel aus den Weichteilen der Hand kam es zu einer ausgedehnten Ulceration der Haut und Kontrakturen, die Hautplastiken erforderlich machten. Sichtbar sind eine Osteoporose aller Knochen der Hand und eine Nekrose der Metacarpalia, besonders der Metacarpale III und IV

Vorwort

Die Hand kann von einer Vielzahl lokaler und generalisierter Erkrankungen befallen sein. In vielen Fällen ist das Röntgenbild der Hand Schlüssel für die Diagnose einer generalisierten Schädigung.

Dieser Atlas ist in erster Linie für angehende Röntgenologen und für Fachärzte der Röntgenologie gedacht. Ich hoffe aber, daß er ganz oder teilweise auch bei Klinikern wie Orthopäden, Rheumatologen, Internisten, Nephrologen, Ärzten, die sich für tropische Krankheiten interessieren, und Pädiatern Anklang findet. Dieser Atlas umfaßt nicht nur die meisten geläufigeren Affektionen der Hand, sondern auch Läsionen, die primär nicht in der Hand lokalisiert, aber auf dem Röntgenbild der Hand erkennbar sind. Auf die Darstellung traumatischer Läsionen, deren Röntgendiagnose in der Regel nicht schwierig ist, wurde verzichtet. Unter besonderer Berücksichtigung praktischer Gesichtspunkte und weniger geläufiger Befunde habe ich mich um eine Auswahl bemüht, bei der sich bekannte und seltene Erkrankungen das Gleichgewicht halten.

Das Ordnen des Bildmaterials war bei eindeutiger Krankheitsursache problemlos. Bei mehreren Möglichkeiten der Zuordnung mußten Schwierigkeiten auftreten. Die Gicht zum Beispiel, die in Kapitel XIII (Arthropathien) aufgeführt ist, hätte genauso gut in Kapitel VII (Stoffwechselkrankheiten) erscheinen können. Der Text zu den Abbildungen ist kurz gehalten. Ausnahmen bilden weniger gut bekannte Krankheiten, die ausführliche Beschreibungen erforderten. Im übrigen ist dieser Atlas als Ergänzung eines der zahlreichen Lehrbücher der Röntgendiagnostik des Skeletts gedacht.

Der Hinweis, daß ein Röntgenatlas der Hand eine fühlbare Lücke schließen würde, kam von Herrn Prof. C.J. HODSON vom University College Hospital in London. Zu meinem größten Bedauern folgte Herr Professor HODSON einem Ruf nach Neufundland, bevor ein gemeinsames Projekt in Angriff genommen werden konnte.

Es ist unmöglich, das Material für einen solchen Atlas ohne fremde Hilfe zusammenzutragen. Meinen Kollegen kann ich für ihre Hilfe nicht genug danken. Keine einzige Bitte um Unterstützung blieb unerhört. Die Reaktion der beteiligten Röntgenologen war ausgesprochen positiv. Vielfach spürten sie alte Aufnahmen mit großem Zeitaufwand auf und stellten kurze Fallberichte zusammen. Ich hoffe, daß in der Danksagung alle, die Aufnahmen zur Verfügung stellten, aufgeführt sind. Sollte ich jemanden versehentlich vergessen haben, so bitte ich um Verzeihung und werde in der nächsten Auflage eine entsprechende Ergänzung veranlassen. Unabhängig von ihrer Herkunft habe ich stets die meiner Meinung nach für die Publikation am besten geeigneten Bilder ausgewählt.

Zahlreiche, ausgezeichnete Röntgenaufnahmen verdanke ich Herrn Dr. GODFREY ILLINGWORTH, der im Laufe der Jahre viele interessante Röntgenbilder von Erkrankungen der Hand gesammelt und später an Herrn Dr. ALAN HUGH weitergegeben hat, von dem ich von dieser Sammlung erfuhr. Herr Dr. ILLINGWORTH erlaubte mir großzügigerweise, seine Röntgenbilder zu veröffentlichen. Ich bin beiden Herren aus diesem Grunde außerordentlich dankbar. Zu großem Dank bin ich auch Herrn Dr. E. H. ALLEN – dem dieser Atlas gewidmet ist – verpflichtet. Er hat mich trotz seiner vielen Verpflichtungen in Forschung und Lehre unaufgefordert eingeladen, Lücken mit Bildern aus seiner reichen und auch schon ausgestellten Sammlung zu füllen. Von diesem Angebot habe ich ausgiebig Gebrauch gemacht. Meinem ehemaligen Chef bin ich für diese Hilfe und für die mir über viele Jahre hinweg uneingeschränkt gewährte Unterstützung sehr dankbar. Für Anregungen und hilfreiche Kritik danke ich Frau Dr. ELLA PREISKEL.

Die entliehenen Bilder wurden unter Aufsicht der leitenden Röntgenassistentin, Frau S. M. BINNS, F.S.R., kopiert. Aufgrund ihrer Geschicklichkeit sind auf den Kopien in einigen Fällen Befunde erkennbar, die auf den Originalen kaum auszumachen waren. Ich bin Frau BINNS nicht nur wegen der erstklassigen Qualität ihrer Arbeit, sondern auch wegen ihrer positiven Einstellung zu dieser zusätzlichen Aufgabe außerordentlich dankbar. Ihr und ihrem Mitarbeiterstab verdanke ich zahlreiche Röntgenbilder. Meinen Sekretärinnen, Fräulein LOIS JEFFERIS und Frau BRENDA SOUTHALL, danke ich für ihre Mitarbeit. Meine Frau stand mir immer wieder hilfreich zur Seite und gab mir neuen Mut.

Zuletzt danke ich Herrn HARVEY MILLER und seinen Mitarbeitern für die sachkundige Bearbeitung dieses Projekts.

Birmingham: Januar 1973   PHILIP JACOBS

Danksagung

Folgende Kollegen haben freundlicherweise Röntgenbilder zur Herstellung von Kopien zur Verfügung gestellt:

Dr. K. R. Aberdour: Abb. 153
Dr. E. H. Allen: Abb. 34, 43, 46, 52, 82, 162, 163, 167, 168, 176, 186, 187, 195, 200, 263, 268
Dr. R. Astley: Abb. 25, 27, 28, 29, 30, 31, 32
Dr. O. Bauerova: Abb. 20, 262
Dr. J. C. Bishop: Abb. 192
Prof. S. P. Bohrer: Abb. 108, 109, 110, 111
Dr. I. M. Chalmers: Abb. 257
Dr. M. E. L. Cohen & Ed. of Clinical Radiology: Abb. 145
Dr. A. G. M. Davies: Abb. 101, 102, 103, 104
Dr. J. D. Fitz-Patrick: Abb. 137
Dr. W. Fowler: Abb. 91
Dr. P. P. Franklyn: Abb. 39, 51, 68 b und c, 174
Dr. W. J. A. Gibson: Abb. 44
Dr. Z. Grahovac: Abb. 203
Dr. I. H. Gravelle: Abb. 131, 147
Dr. G. J. Green: Abb. 189, 190
Dr. R. I. Green: Abb. 125, 215
Dr. P. Hicken: Abb. 112
Dr. H. W. Holland: Abb. 148, 173, 175

Dr. F. H. Howarth: Abb. 22, 23, 136, 172, 254
Dr. J. F. K. Hutton: Abb. 33
Dr. G. H. Illingworth: Abb. 24, 40, 92, 117, 127, 134, 138, 171, 179, 271
Dr. J. K. Johnson: Abb. 166, 188
Mr. D. J. Kirkpatrick: Abb. 106
Dr. S. B. Lagundoye: Abb. 214
Dr. L. Langton: Abb. 191, 255, 256
Dr. M. Lea Thomas: Abb. 216
Dr. J. M. MacCarthy: Abb. 129
Dr. D. J. Mitchell: Abb. 85
Dr. B. Moule: Abb. 118
Dr. C. P. Moxon: Abb. 69, 130
Dr. R. O. Murray: Abb. 107, 114, 194
Dr. D. E. Paterson: Abb. 97, 98, 99
Dr. A. E. Pratt: Abb. 199
Lt. Col. I. F. Quale: Abb. 105
Dr. P. W. Robertson: Abb. 7, 143, 144
Dr. A. W. Robinson: Abb. 42
Dr. B. H. B. Robinson: Abb. 143, 144
Dr. J. A. Ross: Abb. 201
Dr. W. Simpson: Abb. 146
Dr. K. A. Tongue: Abb. 213
Dr. G. G. M. Woods: Abb. 151
Dr. F. W. Wright: dem Vorwort vorangestellte Abbildung

I. Angeborene Mißbildungen

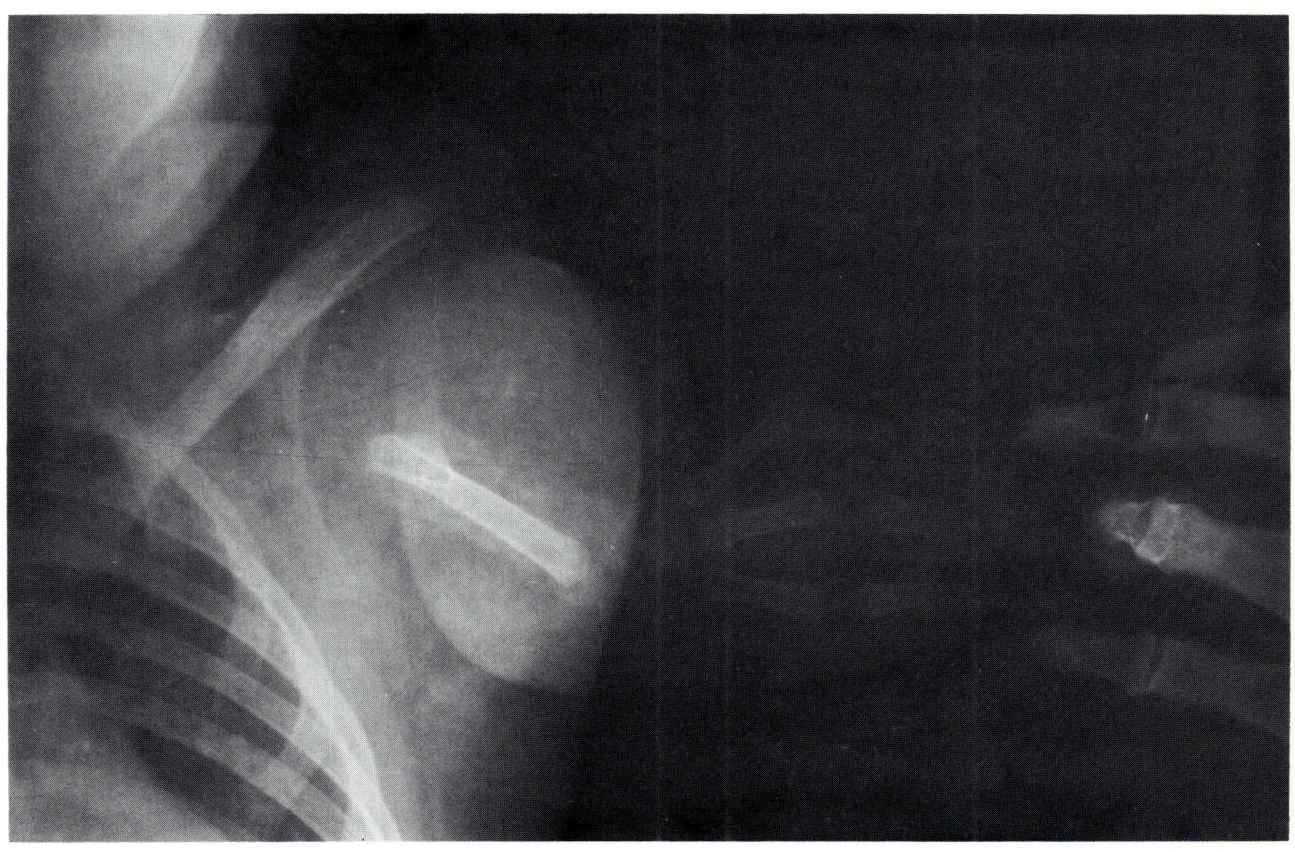

Abb. 1. **Phokomelie.** Aplasie bzw. Hypoplasie der Extremitätenknospen nach Einnahme von Thalidomid während der ersten Schwangerschaftsmonate. Hand mit nur drei Strahlen; ein Knochen verbindet Hand und Rumpf; diese Anordnung ist häufiger als der direkte Ansatz der Hand am Rumpf; andere Faktoren kommen als Ursache in Frage, da ein solches Bild auch ohne Thalidomidgabe beobachtet wird

2 Angeborene Mißbildungen

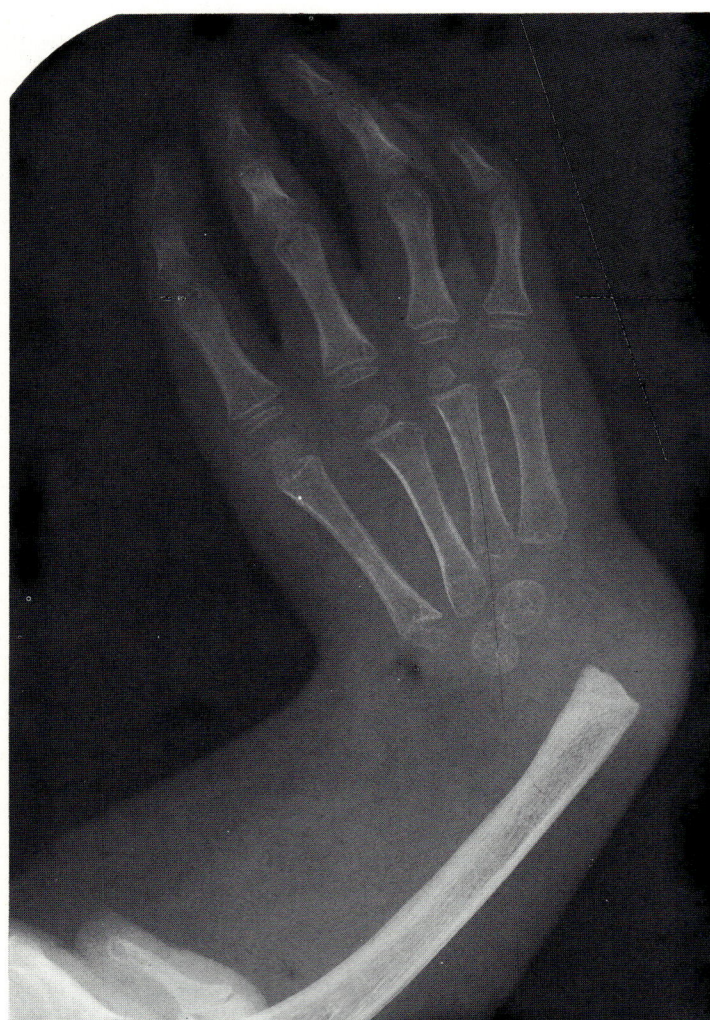

Abb. 2. **Angeborene Klumphand.** Angeborenes Fehlen von Radius und Daumen; Hand nach radial abgewinkelt

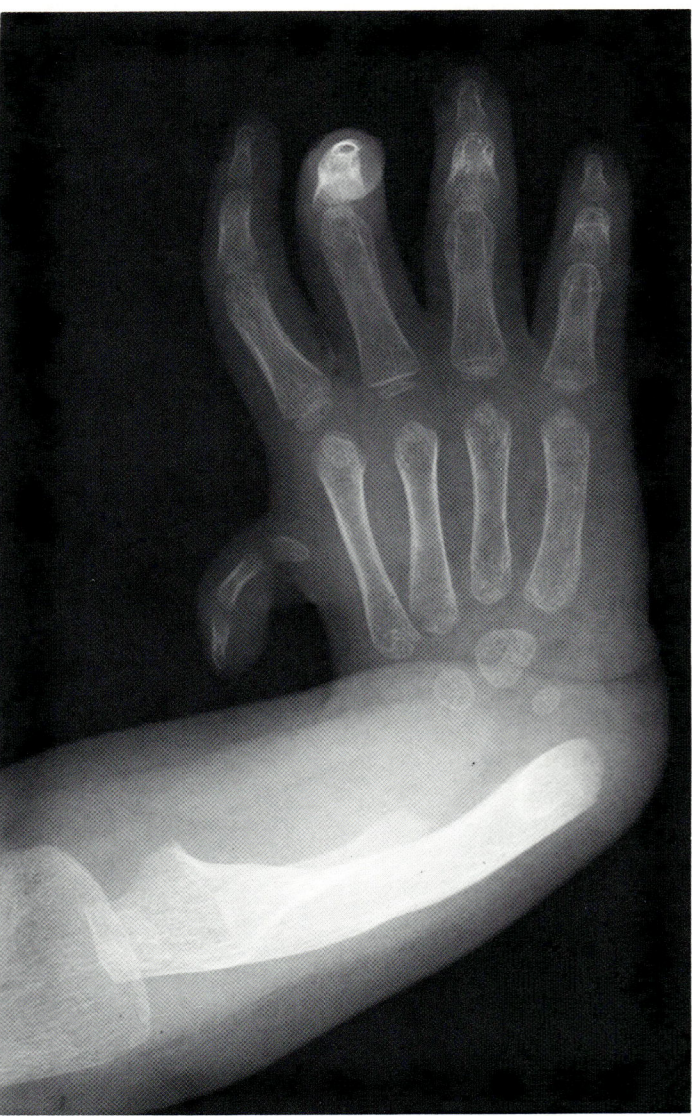

Abb. 3. **Angeborene Klumphand.** Teilweises Fehlen des Radius; rudimentärer Daumen

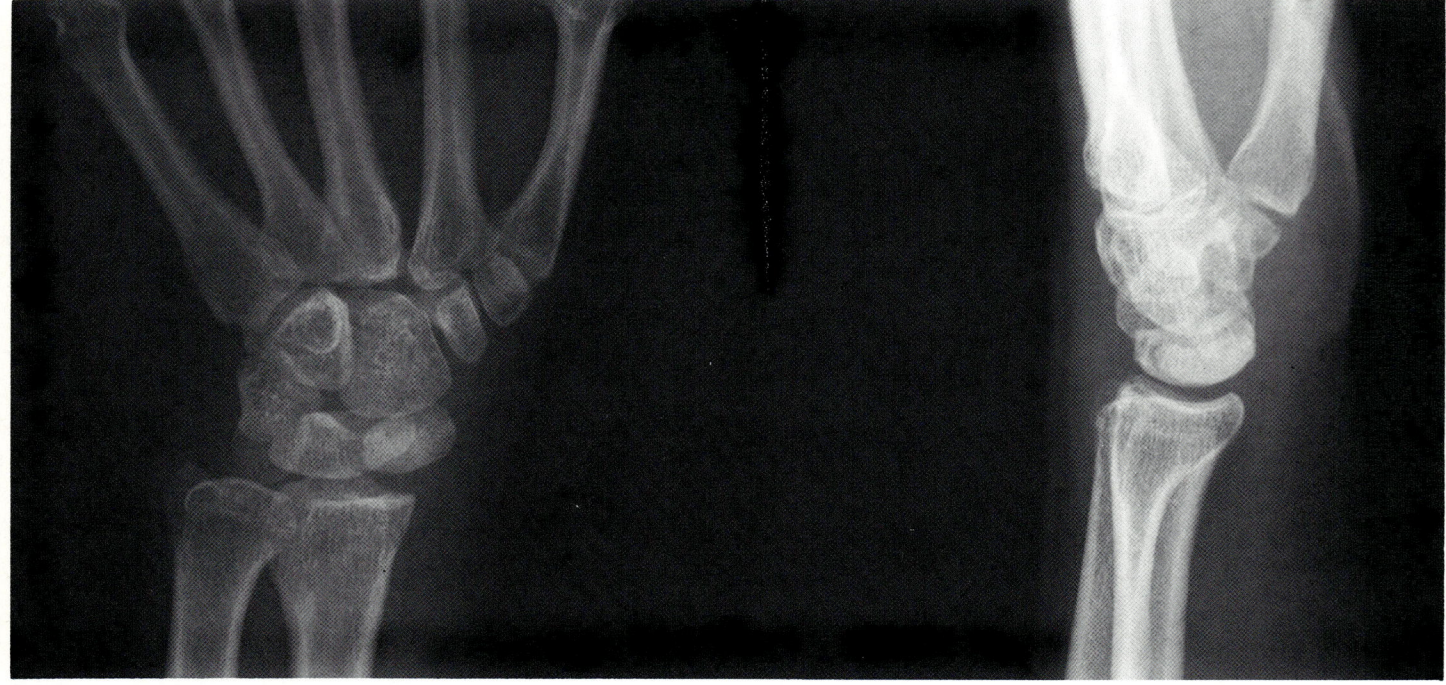

Abb. 4. **Angeborene Klumphand (inkomplette Form).** Beachte die Hypoplasie des seitlichen, distalen Endes des Radius und der radialen Carpalia

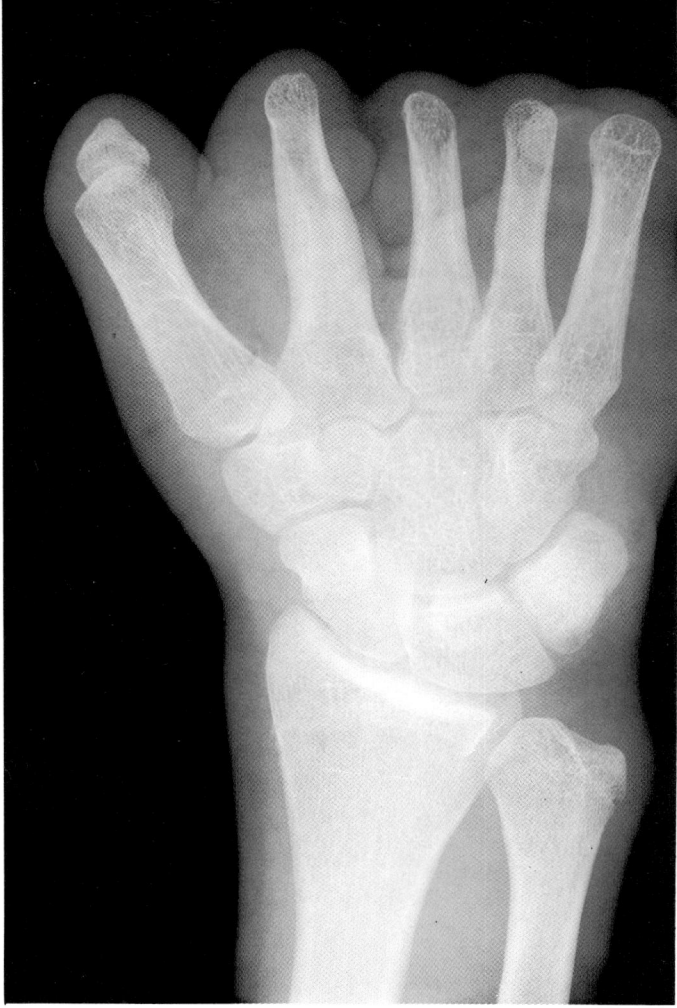

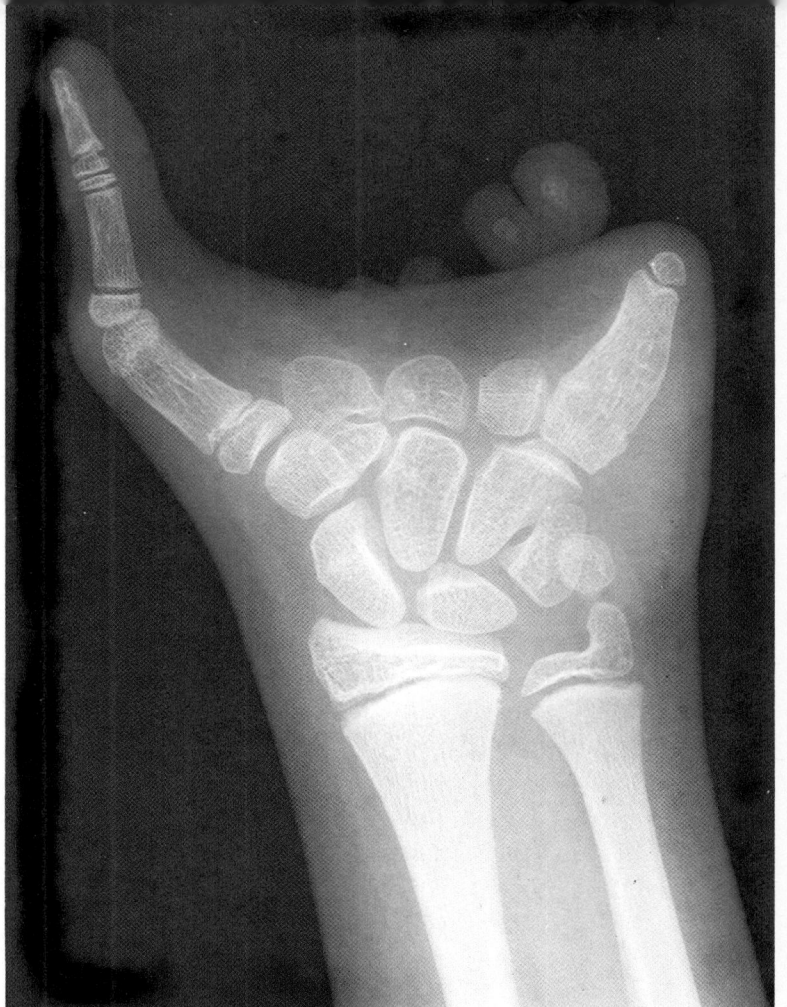

Abb. 5. **Intrauterinamputation aller Finger der rechten Hand durch amniotische Stränge**

Abb. 6. **Spalthand (Krebsscherenhand).** Dieser anschauliche Terminus gilt für eine Reihe von Schädigungen, für die das Vorhandensein lediglich zweier Strahlen charakteristisch ist

Abb. 7. **Klauenhand.** Variante der Krebsscherenhand; Füße ähnlich befallen ▼

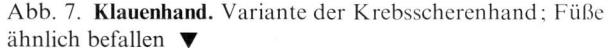

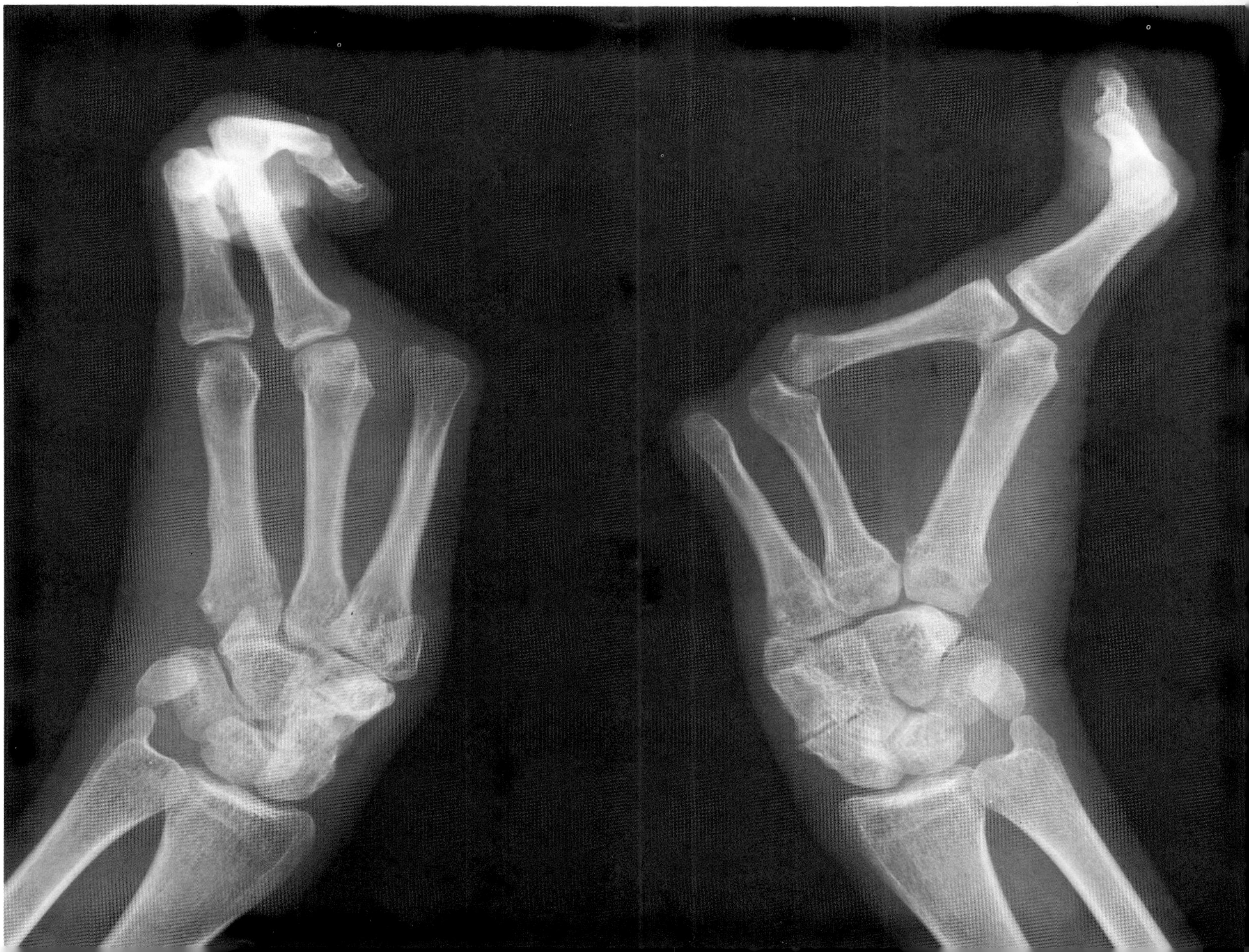

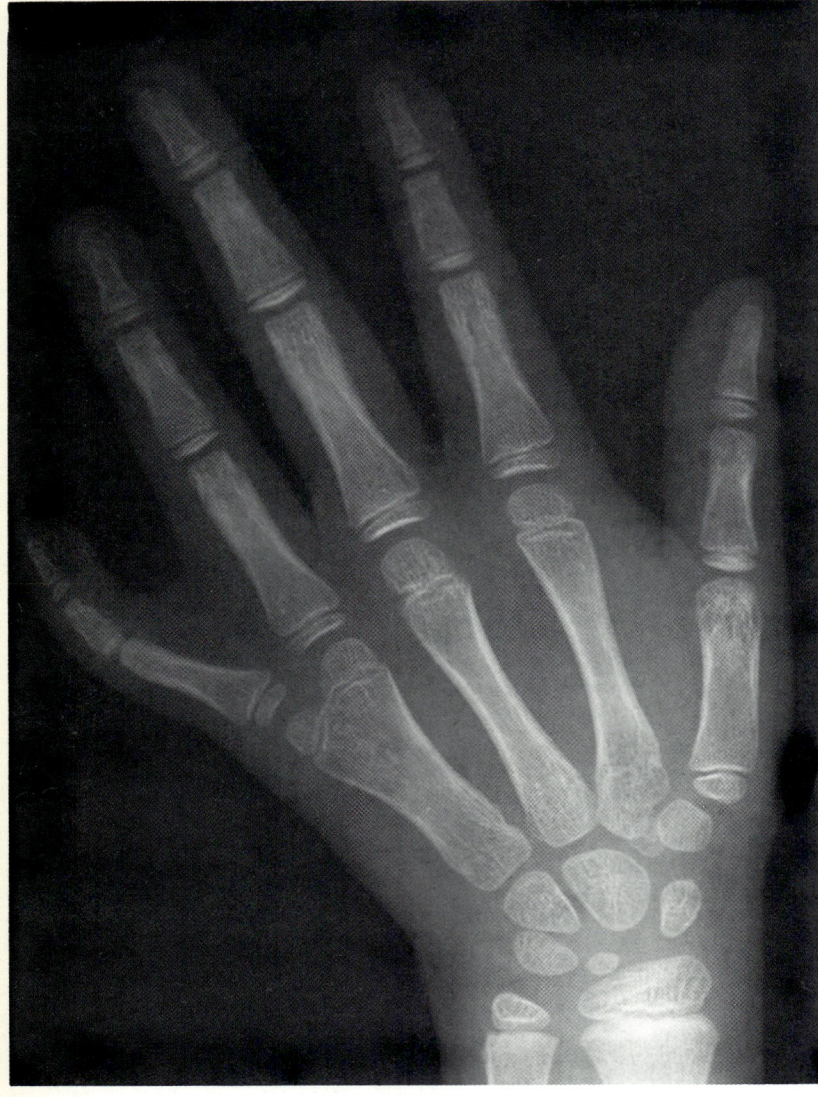

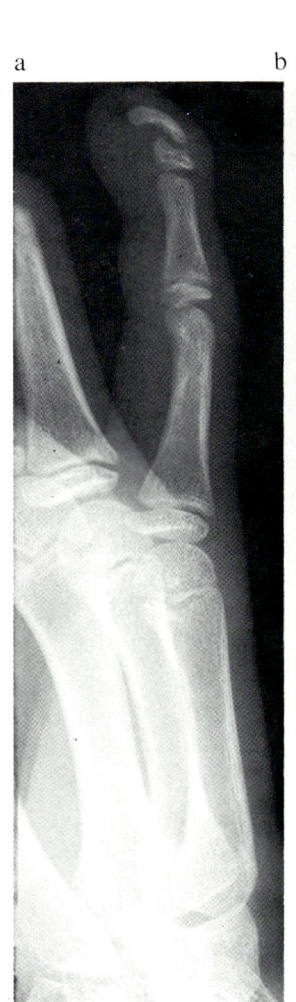 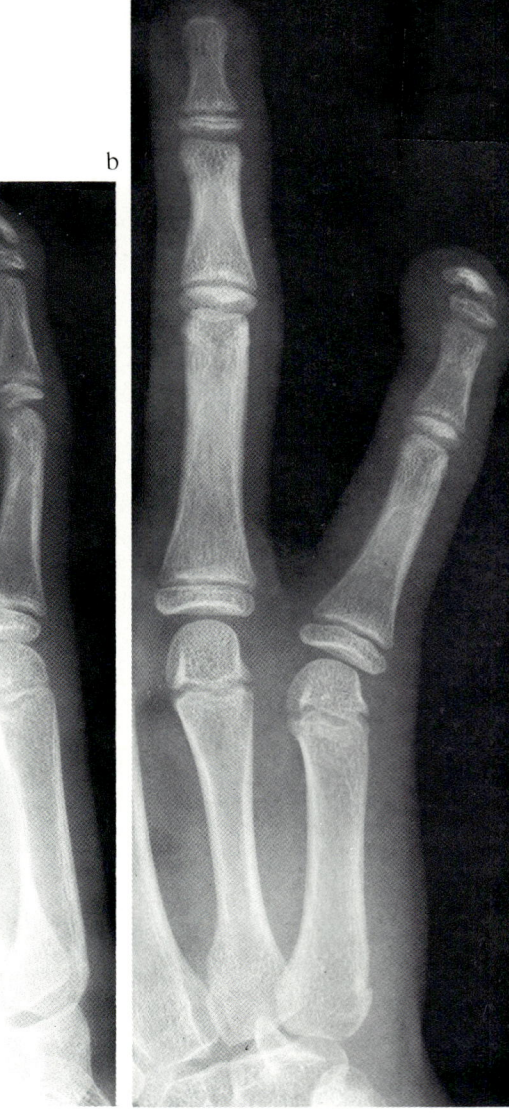

Abb. 8. **Partielle ossäre und cutane Syndaktylie.** Unvollständige Teilung des Metacarpale IV und V

Abb. 9a und b. **Kirner-Deformität.** Schmerzlose Schwellung, Beugung und radiale Deviation des Endglieds des 5. Strahls unbekannter Ursache; der Knochen des Endglieds ist hypoplastisch und nach palmar gebogen. Diese Läsion tritt — wie bei diesem Patienten — immer beidseitig auf

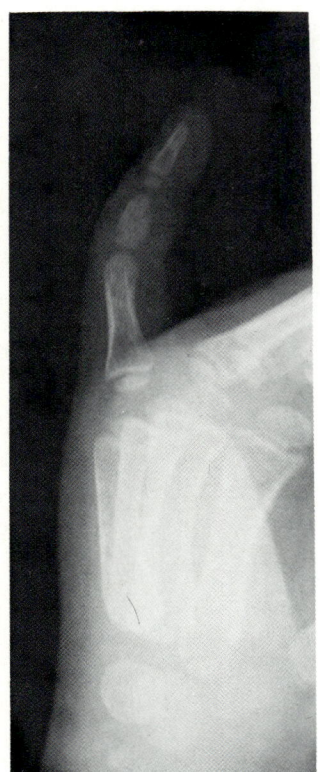 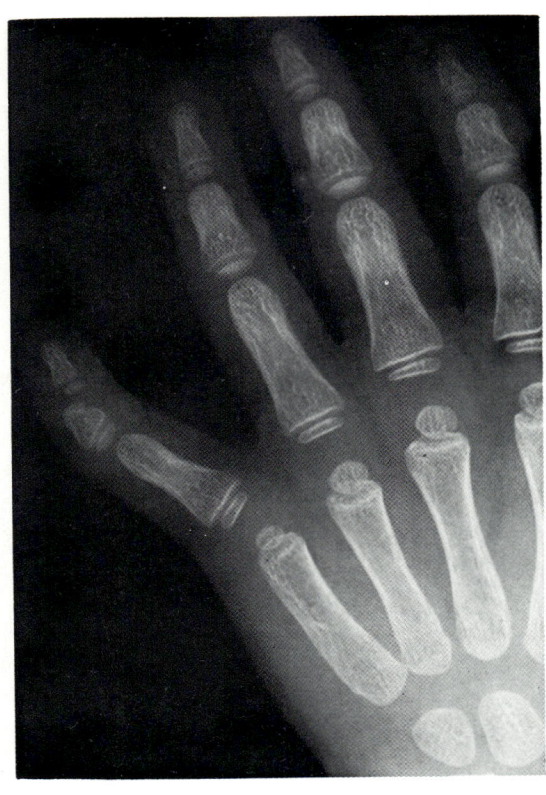

Abb. 10a und b. **Brachymesophalangie V (Anomalie des Mittelglieds des 5. Strahls).** Häufiger als die seltene Kirner-Deformität, jedoch weniger geläufig. Sie tritt bei familiärer Häufung auch bei Gesunden stets beidseits auf; die Abknickung durch Unterentwicklung des Mittelglieds des 5. Strahls wird auch als „Klinodaktylie" bezeichnet. Ähnliche Veränderungen sieht man bei mehr als 50% der mongoloiden Kinder

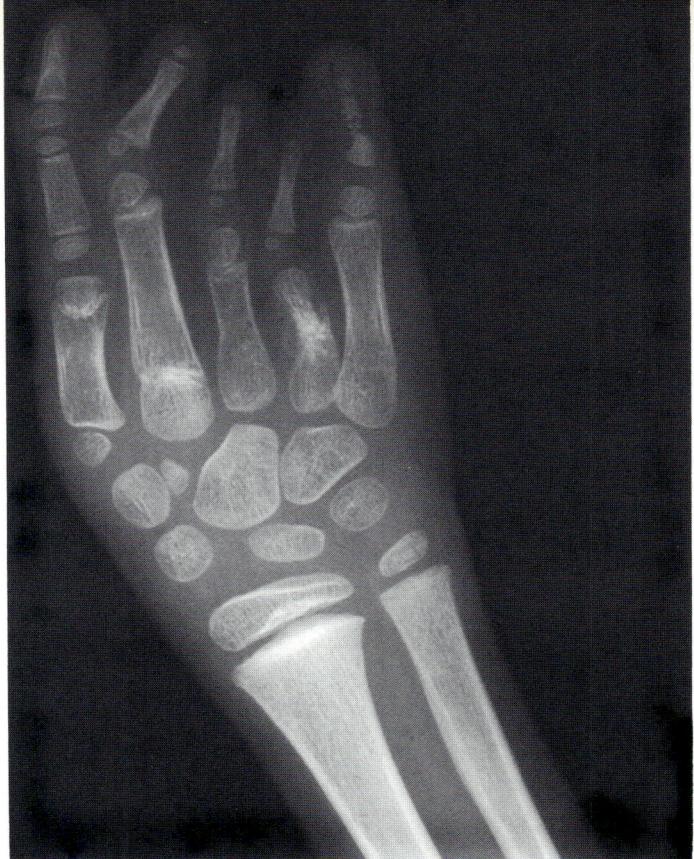

Abb. 11. **Cutane Syndaktylie mit multiplen Knochenanomalien**

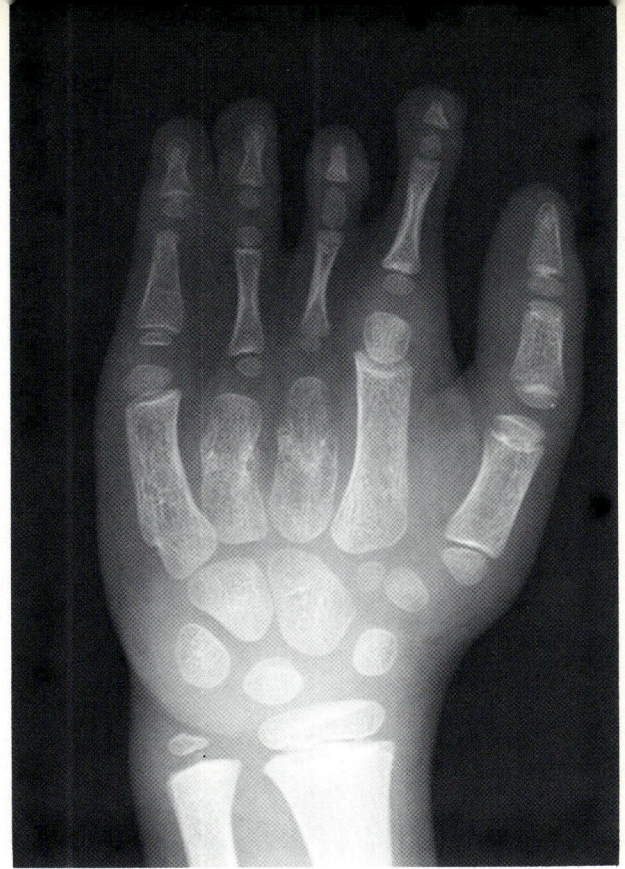

Abb. 12. **Cutane Syndaktylie mit multiplen Anomalien.** Abb. 11 und 12 zeigen außerordentlich bizarre, nicht klassifizierbare Anomalien der Hand

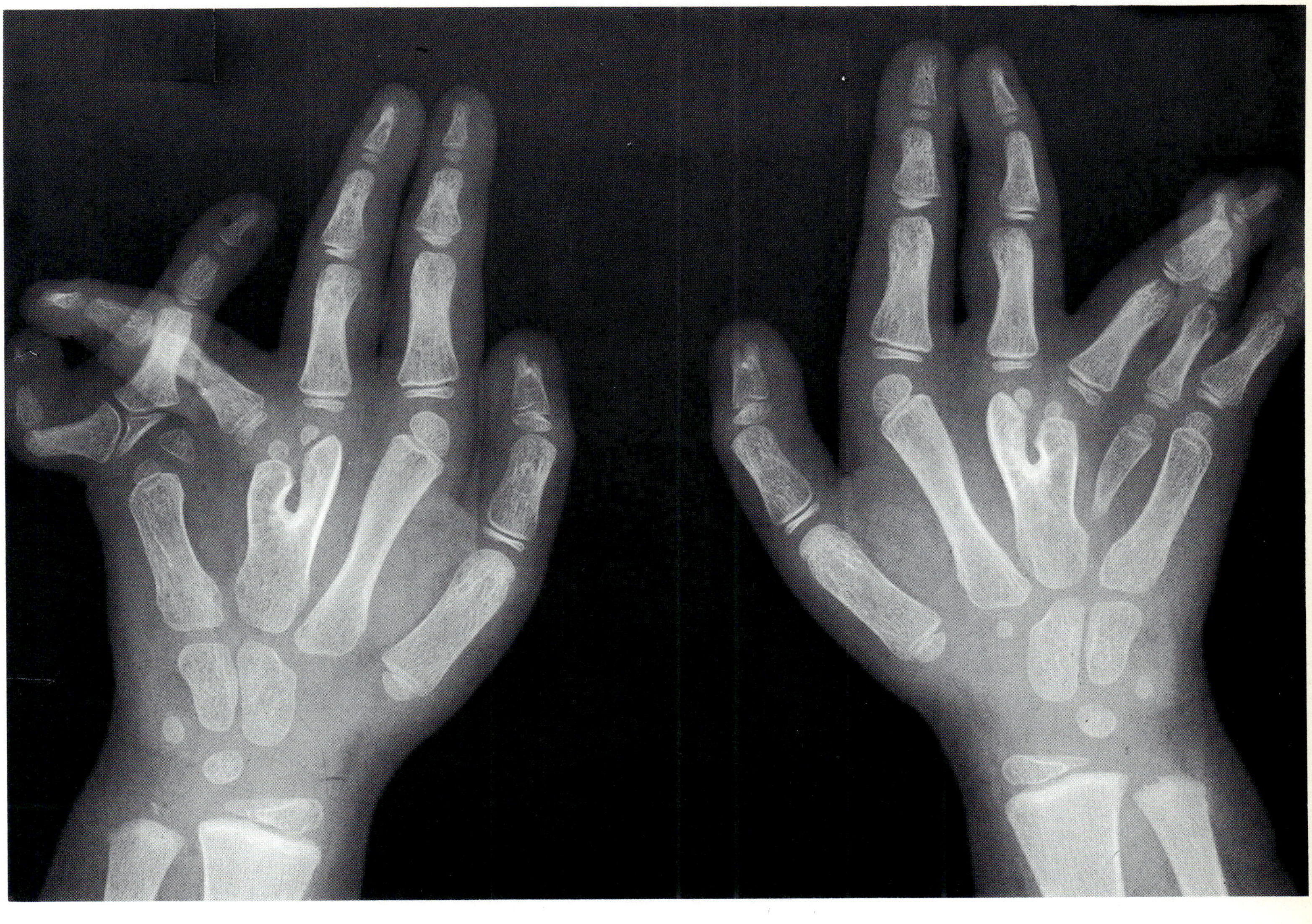

Abb. 13. **Polydaktylie und Syndaktylie.** Bei sechs Fingern lediglich vier vollständig angelegte Metacarpalia. Bei Polydaktylie sind gegabelte Metacarpalia die Regel

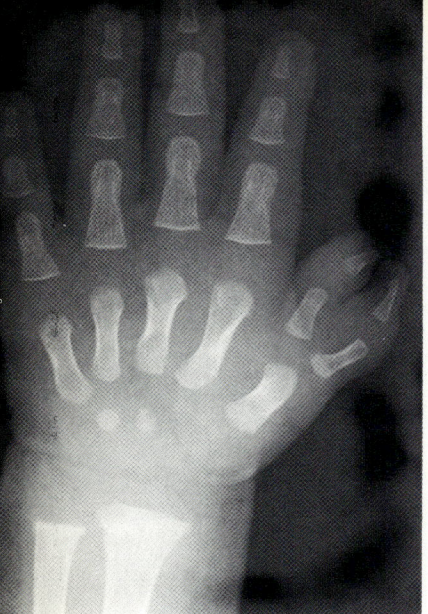
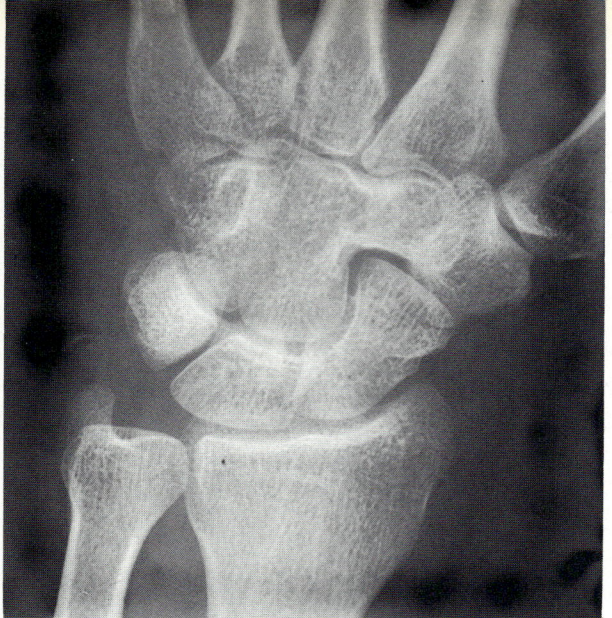

Abb. 14. **Verdoppelung des Daumens**

Abb. 15a und b. **Angeborene Synostose zwischen Capitatum und Multangulum minus (anat.: Trapezoideum) beidseits.** Verschmelzung der Carpalia ist bei Farbigen relativ häufig

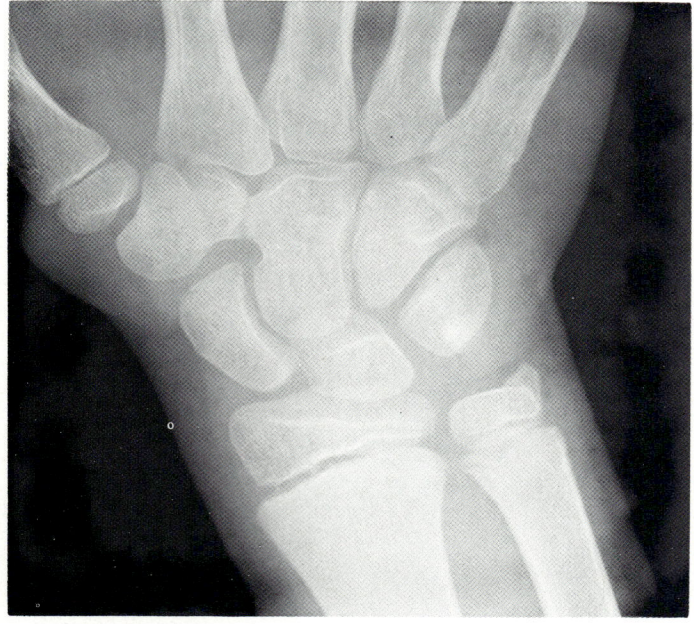
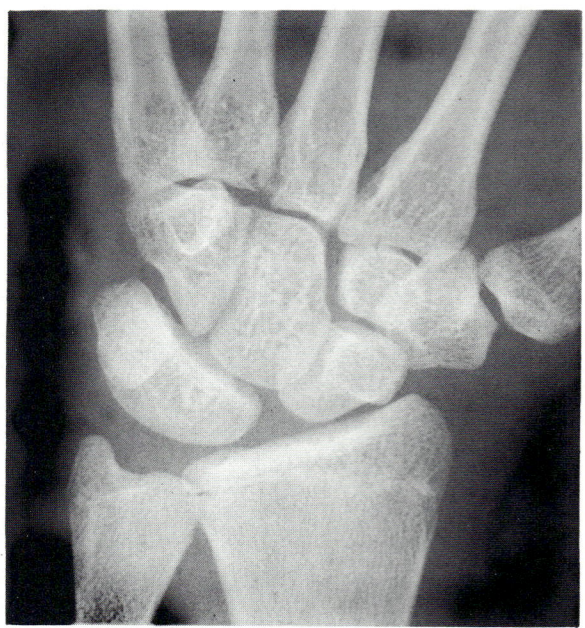

Abb. 16. **Angeborene Pseudoarthrose zwischen Capitatum und Multangulum minus (anat.: Trapezoideum).** (Bei einem Patienten aus Westindien)

Abb. 17. **Angeborene Synostose von Lunatum und Triquetrum.** Diese nicht seltene Anomalie wird besonders bei Farbigen beobachtet

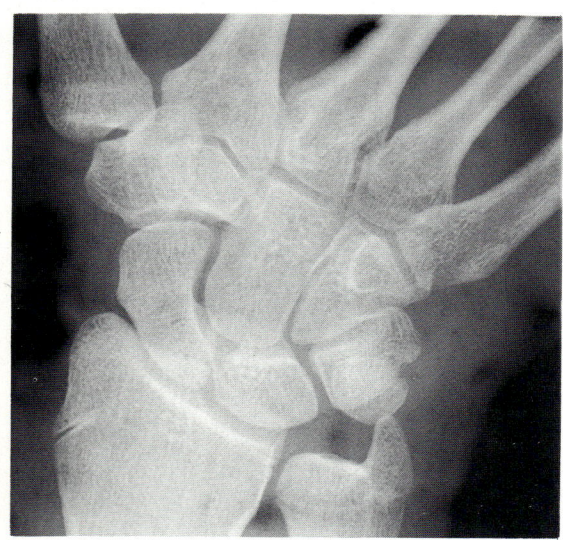
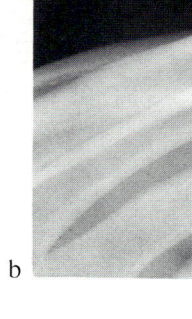

Abb. 18a und b. **9. Carpale (Os styloideum).** Akzessorischer kleiner Knochen, der zwischen der Basis des Metacarpale II und III und zwischen dem angrenzenden Multangulum minus (anat.: Trapezoideum) und Capitatum auftreten kann; er kann vollkommen frei liegen oder mit der Basis des Metacarpale III unter Bildung eines „Griffelfortsatzes" verschmolzen sein. Das Vorspringen dieses Zusatzknochens wird bei seitlichem oder tangentialem Strahlengang gut sichtbar

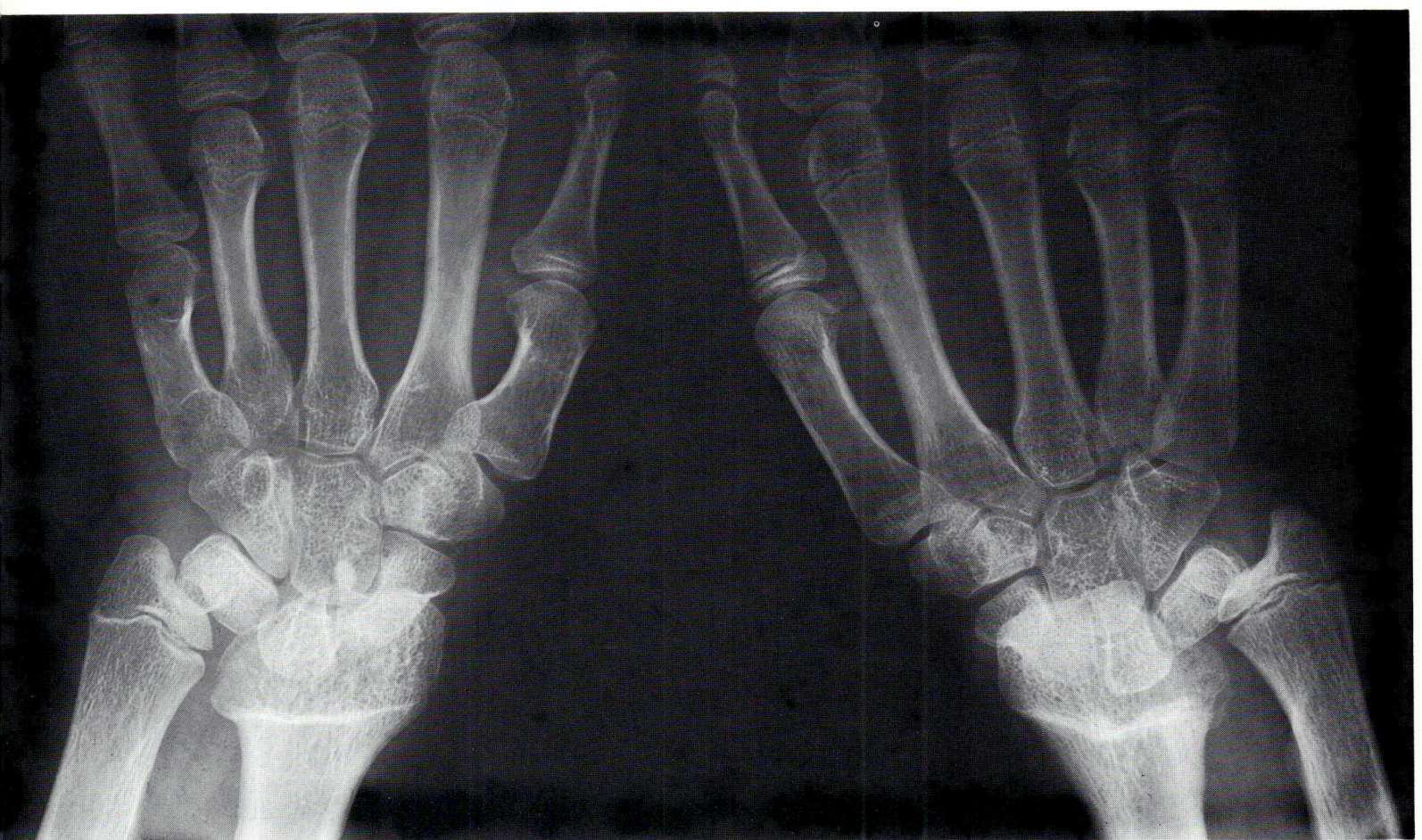

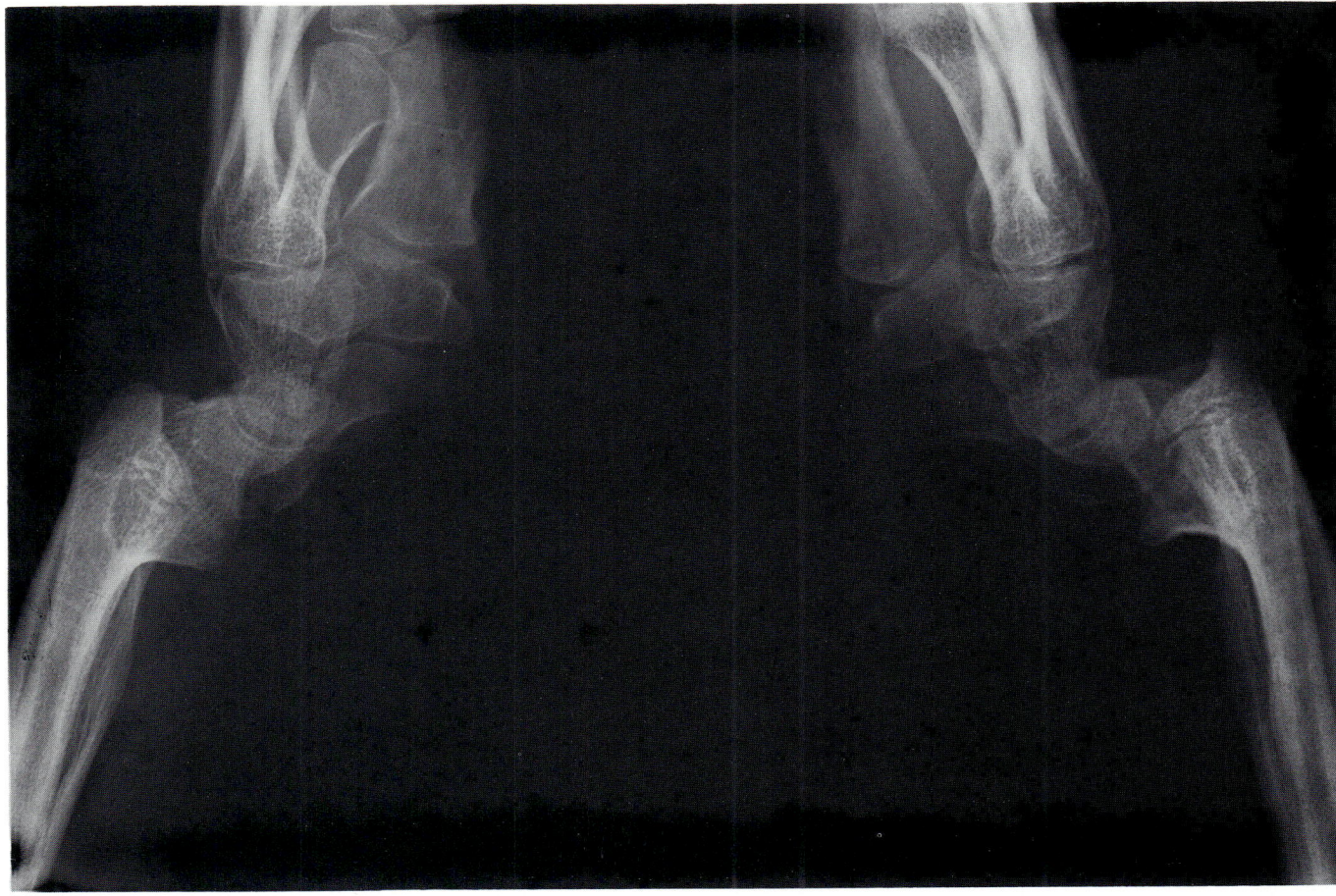

Abb. 19a und b. **Madelungsche Deformität.** Diese Schädigung entsteht durch eine Wachstumsstörung des ulnaren Drittels der distalen, radialen Epiphyse. Bei normalem Wachstum des radialen Epiphysenanteils kommt es zu einer dorsal-konvexen Krümmung, während das distale Ende der Ulna nach hinten disloziert ist. Von der Seite gesehen sitzt die Hand dem verkürzten Unterarm bajonettartig auf. Beachte die angeborene Verkürzung des Metacarpale I und V

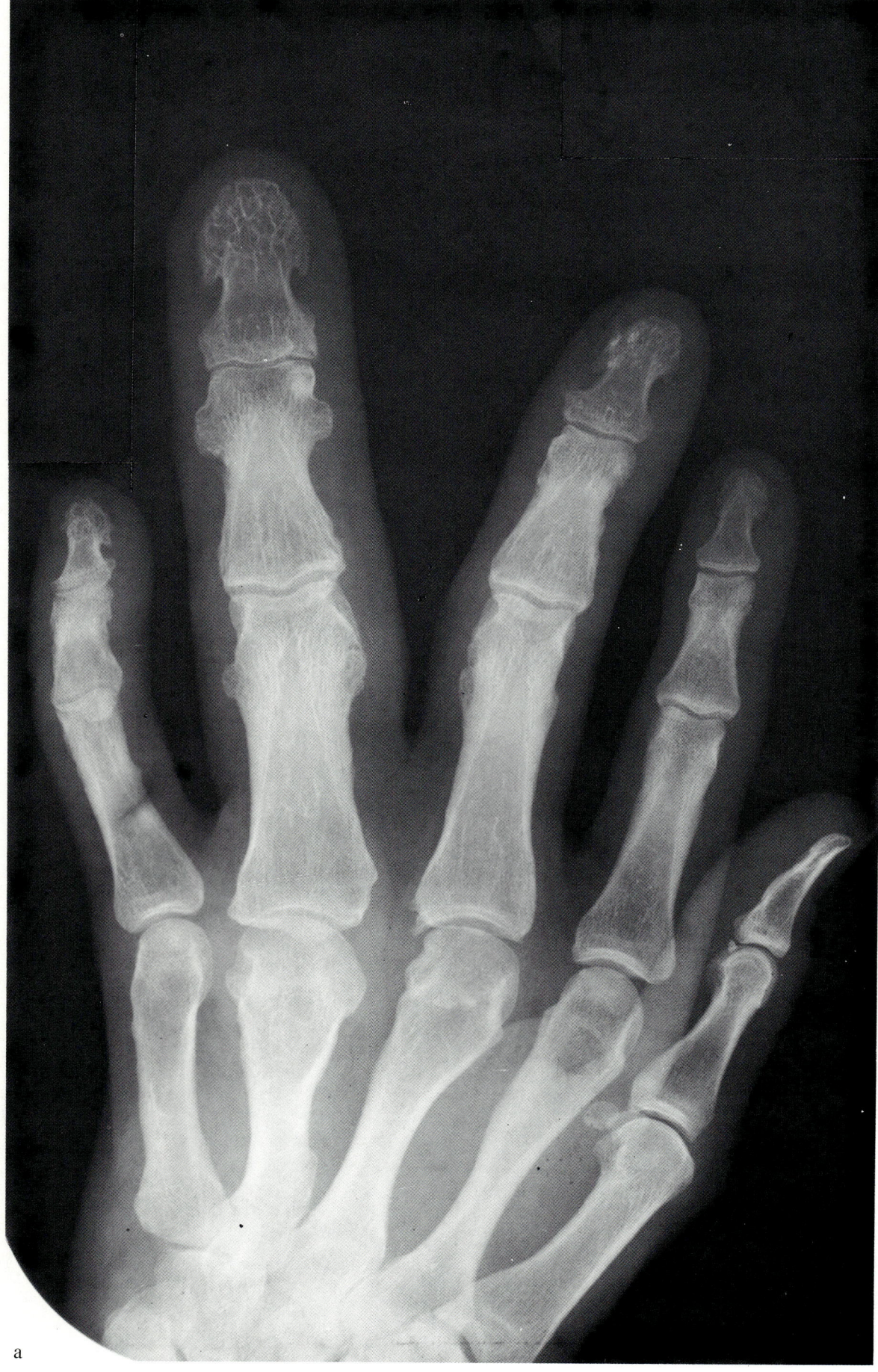

Abb. 20a und b. **Makrodystrophia lipomatosa.** Hypertrophie der Finger oder Zehen und Vermehrung des subcutanen Fettgewebes kennzeichnen diese Affektion; an den Knochen randständige Erosionen und Exostosen

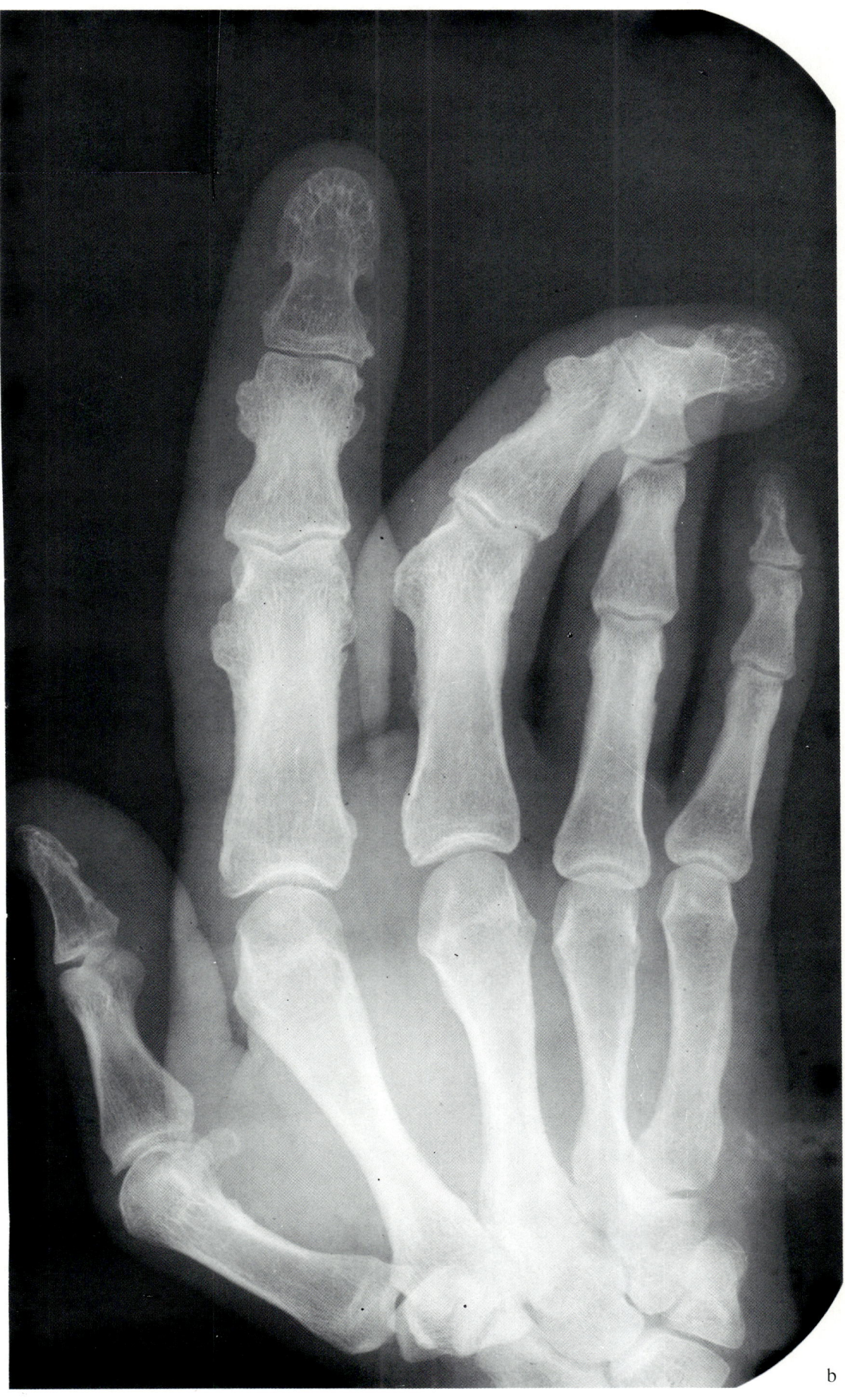

10   Angeborene Mißbildungen

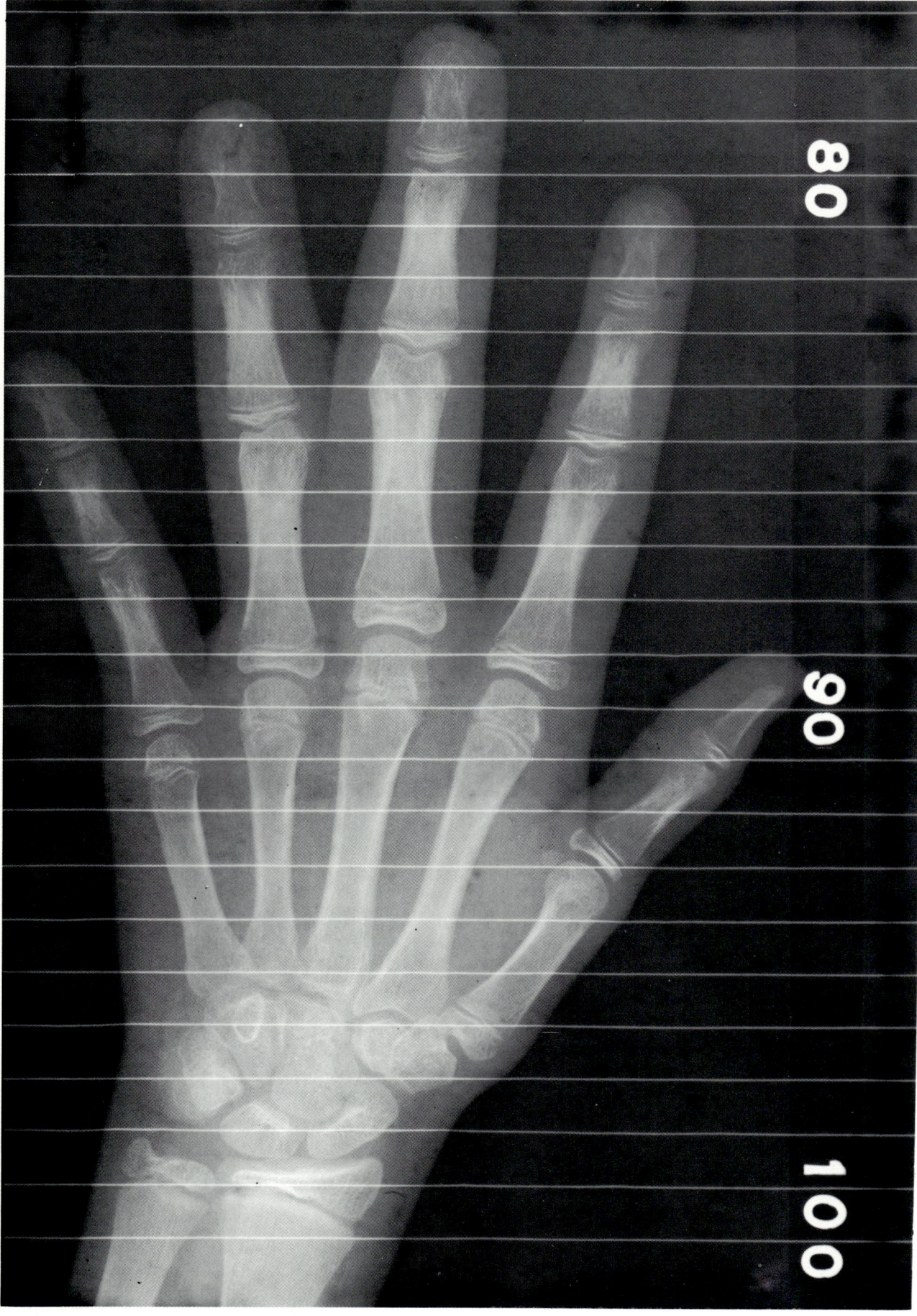

a

Abb. 21a und b. **Riesenwuchs der linken Hand** bei normaler rechter Hand (Meßgitter). Als Ursache ist eine Hyperplasie der oberflächlichen und tiefen Gefäße (Klippel-Trenaunay-Weber-Syndrom) anzusehen; außerdem links partielle Syndaktylie des 3. und 4. Fingers

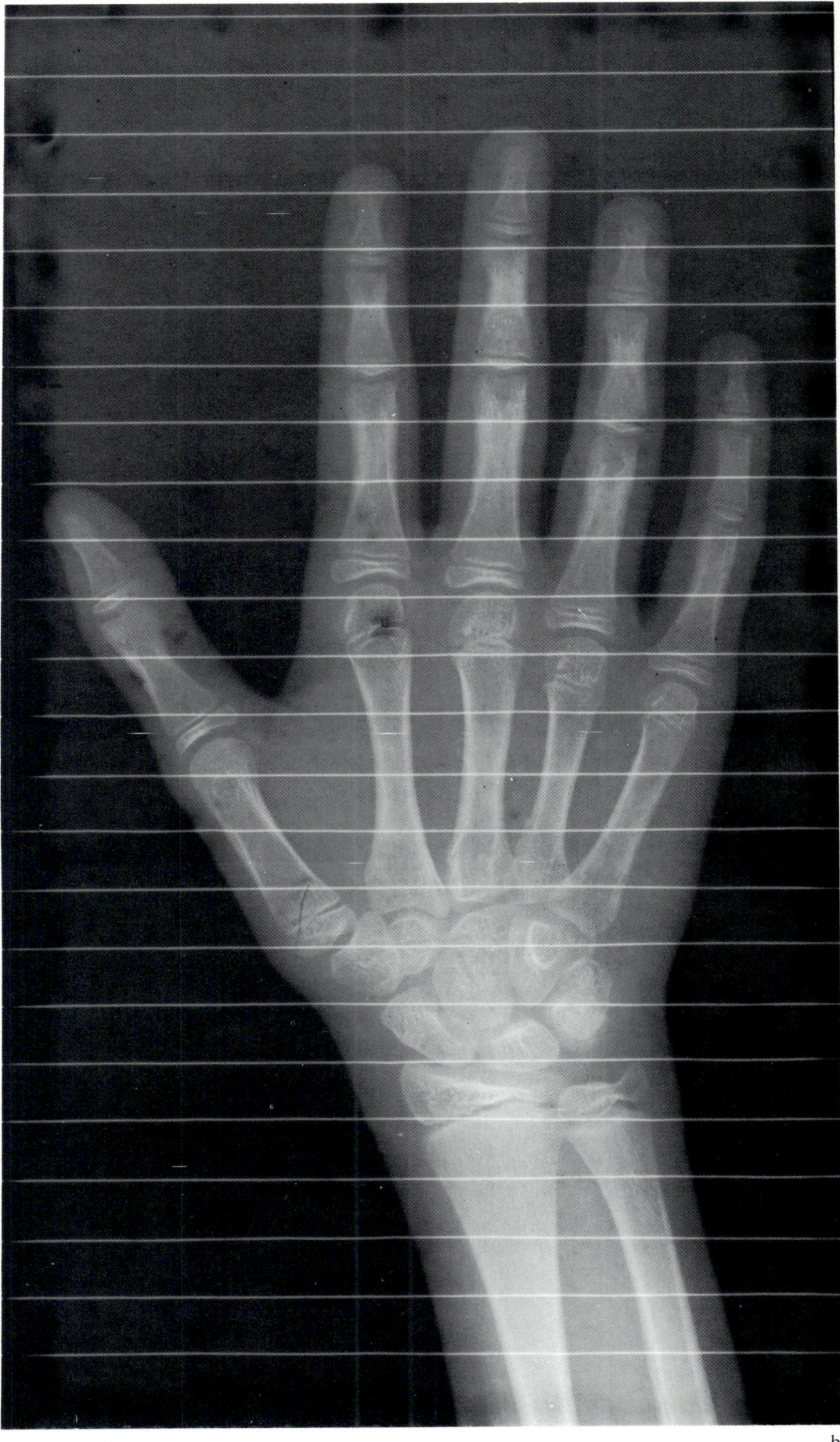

b

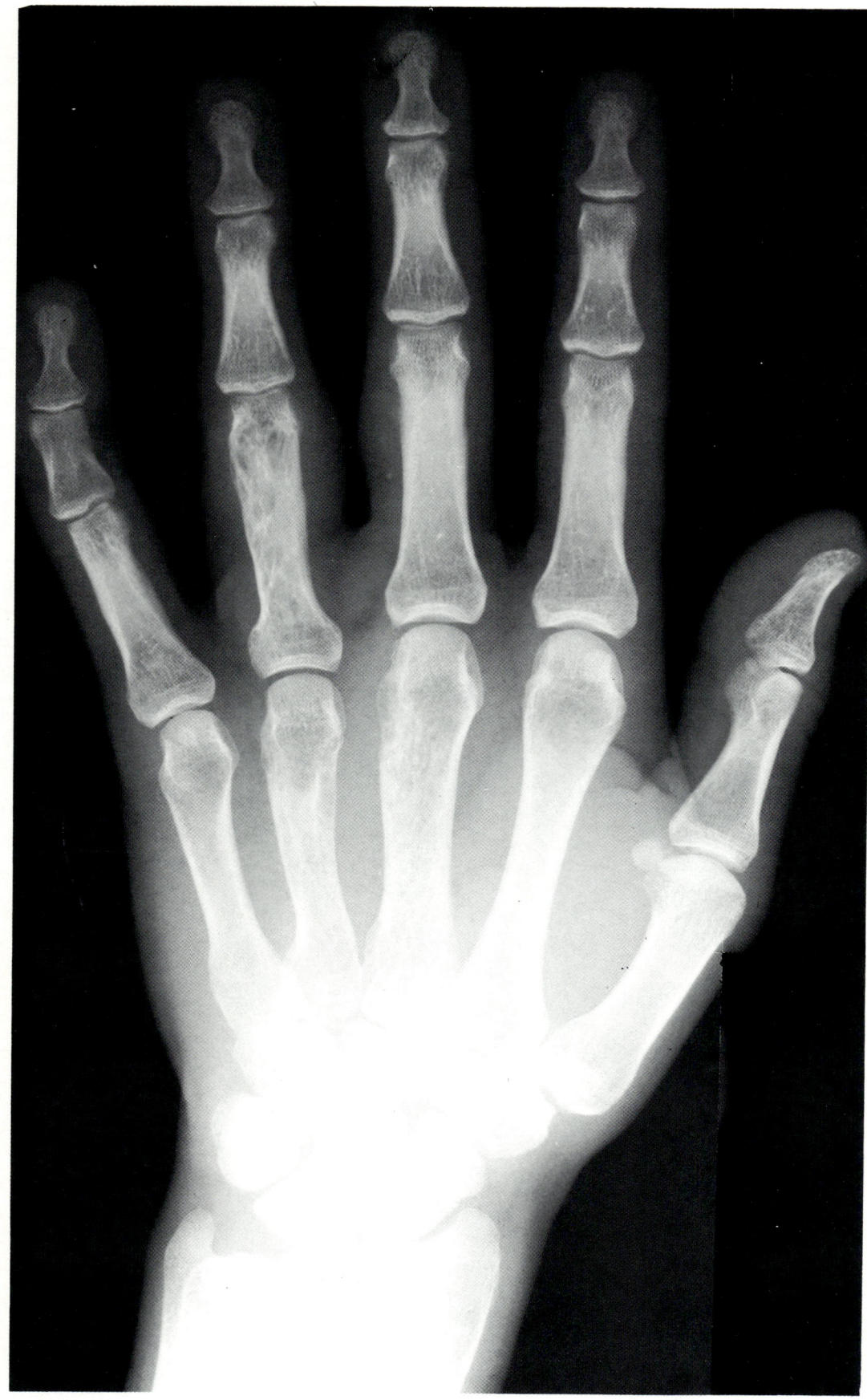

Abb. 22. **Angiomatöse Fehlbildung der Hand.** Hand größer als auf gesunder Seite. Beachte Mitbeteiligung des Metacarpale III und IV und des Grundglieds des 4. Strahls; Weichteilschwellung; außerdem stecknadelkopfgroßer Phlebolith auf der ulnaren Seite des Grundglieds des 3. Strahls

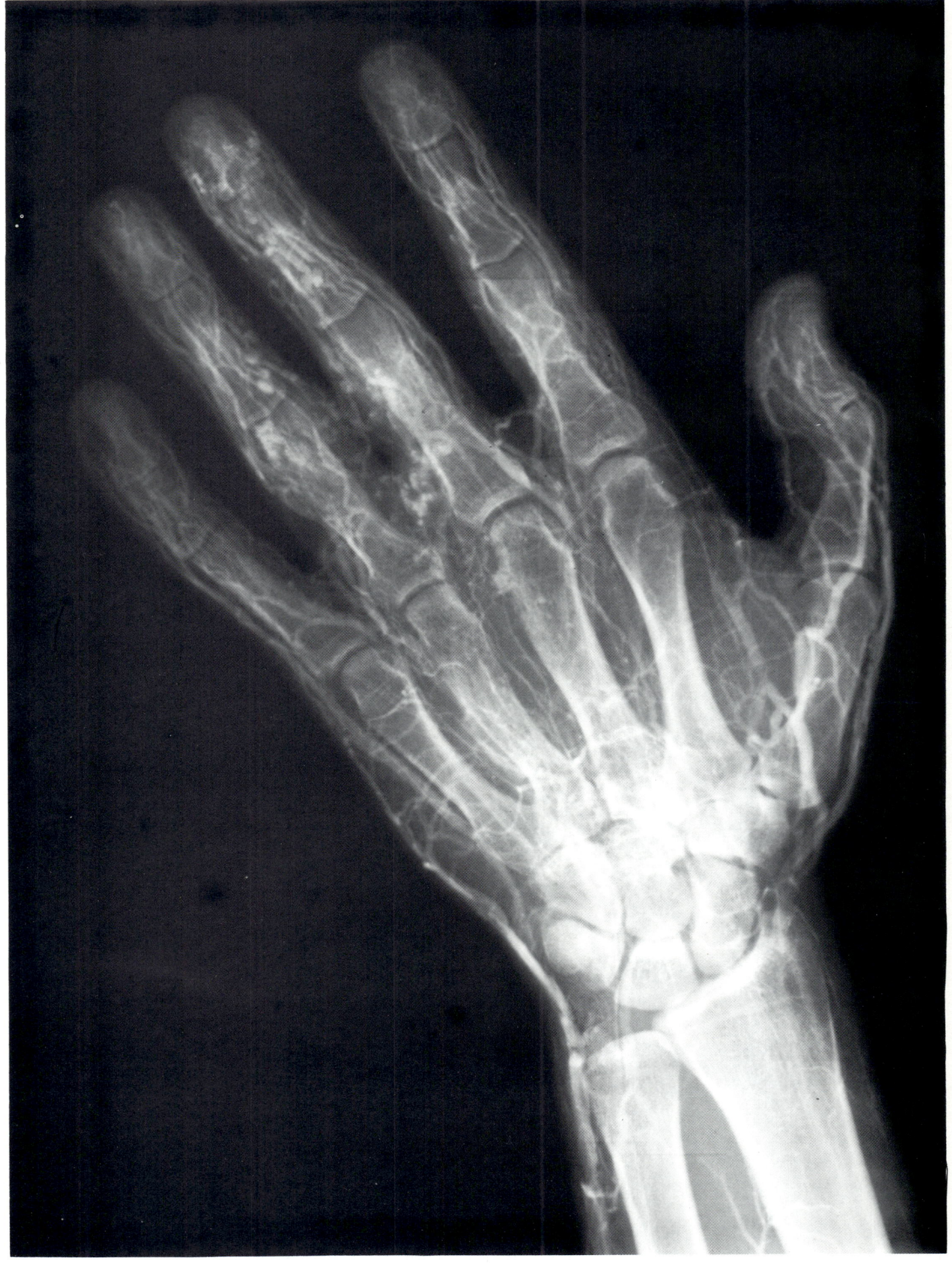

Abb. 23. **Angiogramm des in Abb. 22 gezeigten Falls. Darstellung multipler Gefäßanomalien**

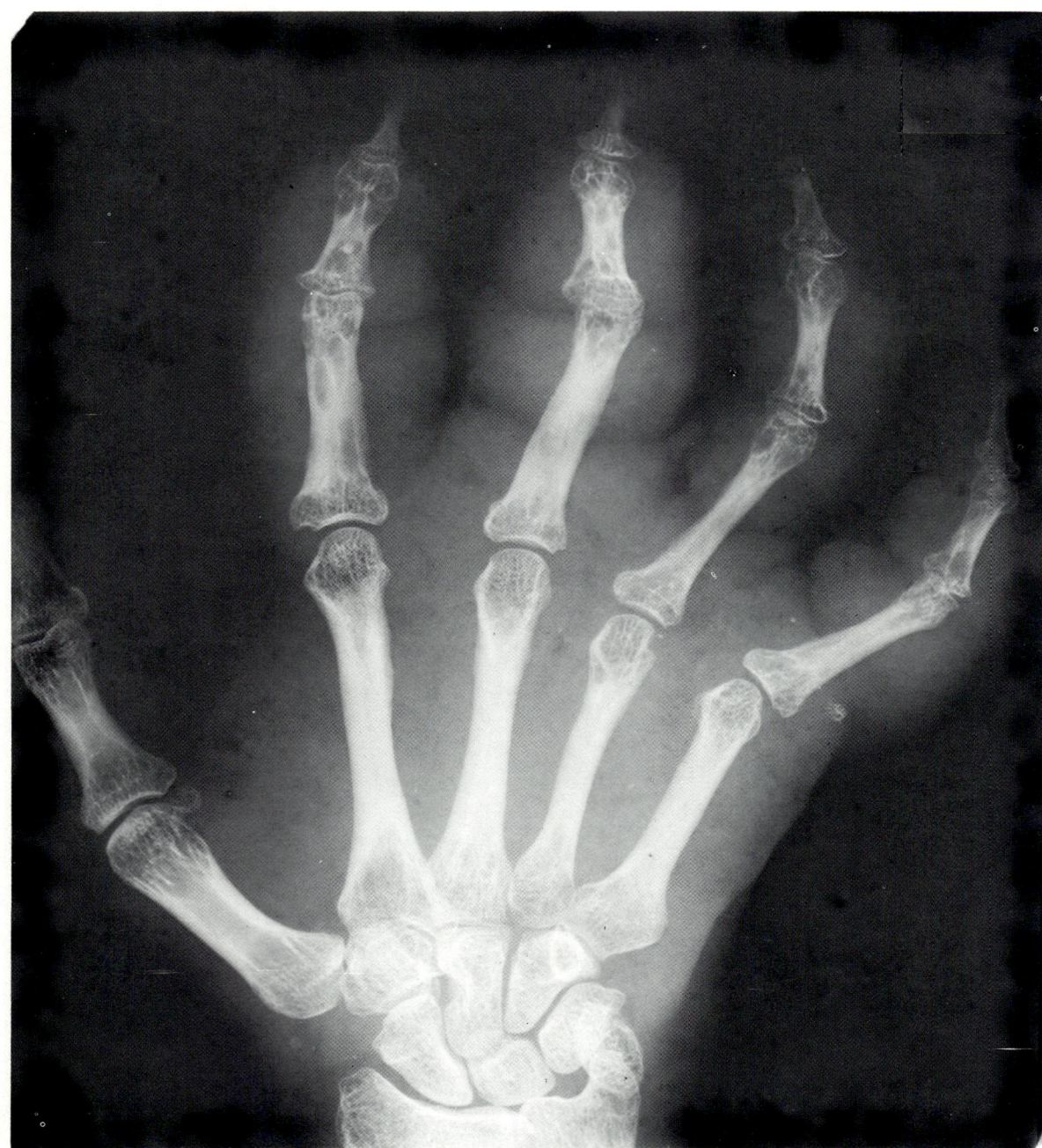

Abb. 24. **Angiomatöse Fehlbildungen** — diffuse Veränderungen an Weichteilen und Knochen; einige Phlebolithen

II. Chromosomopathien

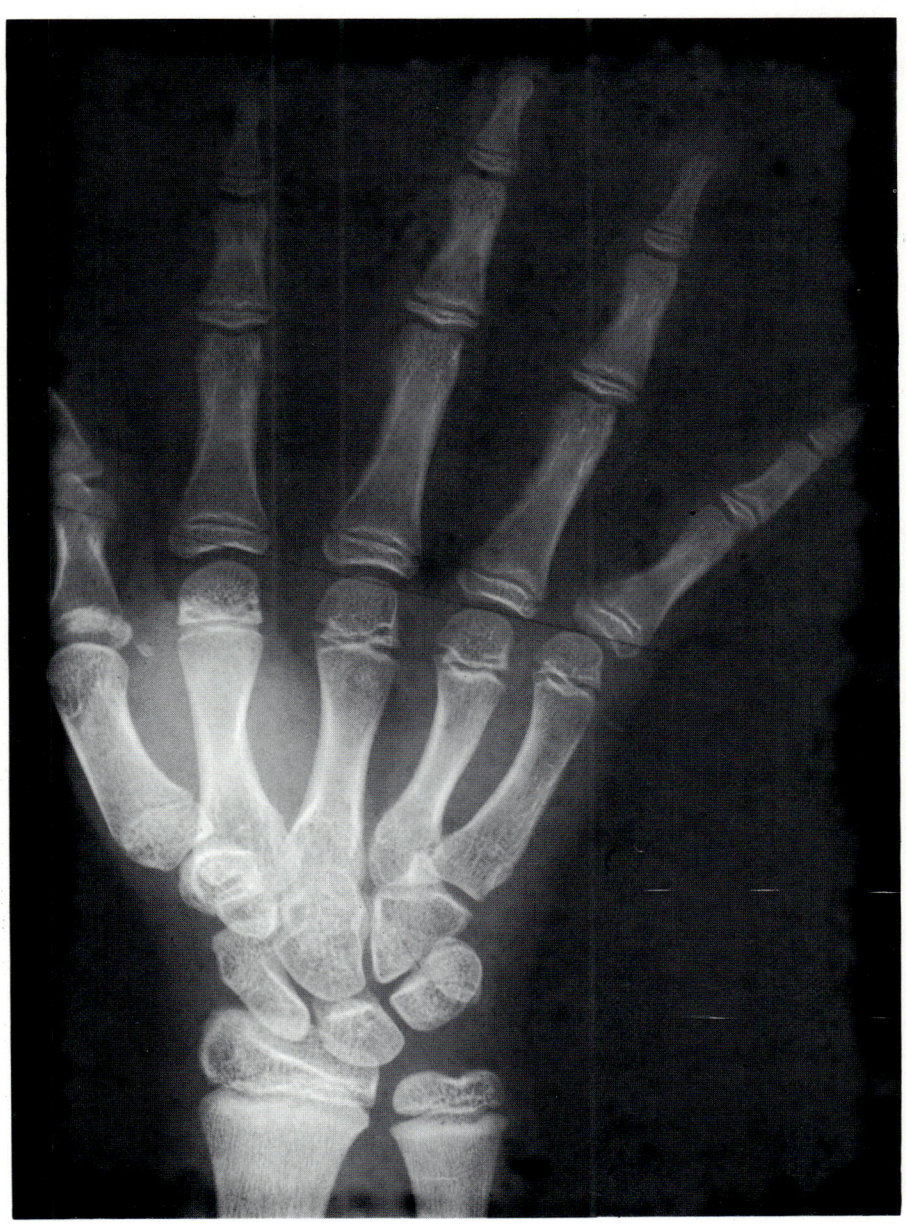

Abb. 25. **Turner-Syndrom (Gonadendysgenesie).** Verkürztes Metacarpale IV; bei Gesunden verläuft eine Linie entlang der Köpfe der Metacarpale V und IV, distal des Metacarpale III. Bei 66% der Patienten mit Turner-Syndrom berührt oder durchläuft diese Linie das Metacarpale III — wie bei diesem Patienten (= positives Metacarpalzeichen). (Verkürzung des Metacarpale IV auch bei Gesunden vorkommend)

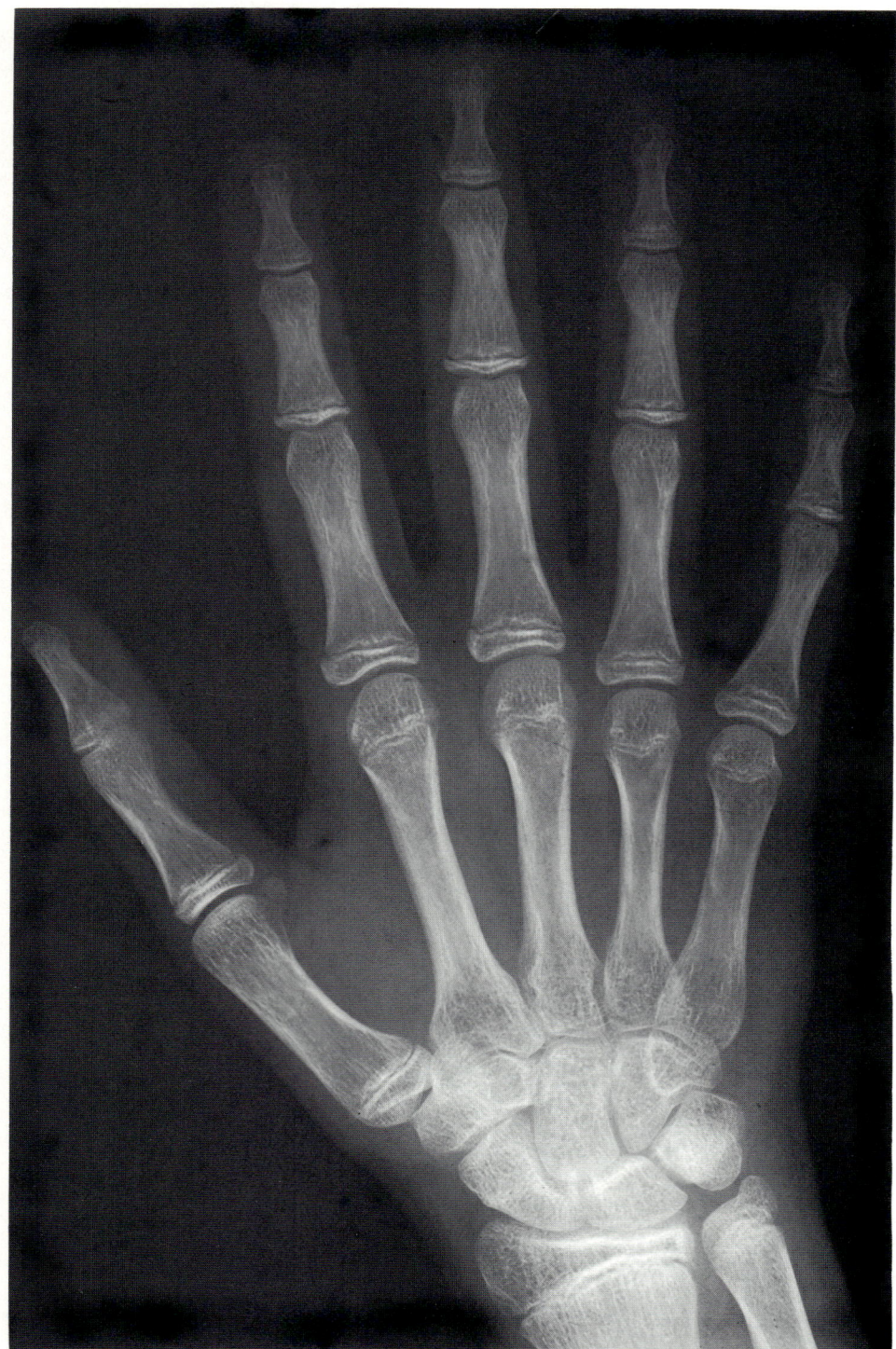

Abb. 26. **Turner-Syndrom (Gonadendysgenesie).** Geringe Verminderung der Knochendichte, besonders im Bereich der Handwurzel; verzögerter Schluß der Epiphysen bei diesem erwachsenen Patienten; Verkürzung des Metacarpale IV (Metacarpalzeichen)

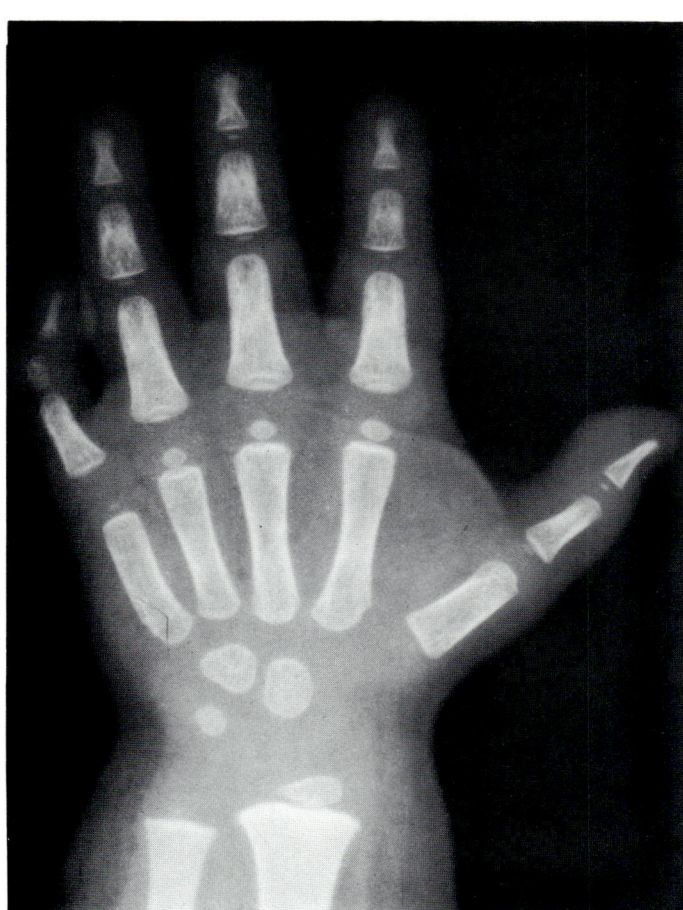
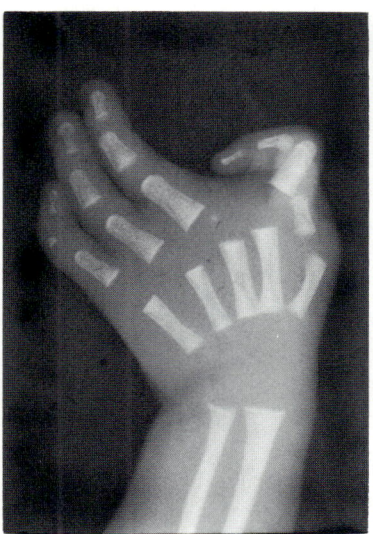
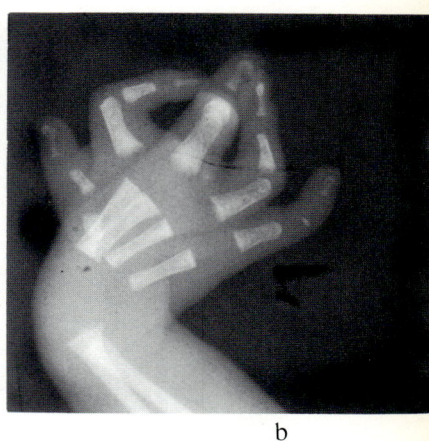

Abb. 28a und b. **Trisomie 17/18.** Häufig Flexionshaltung der Finger im Grund- und Mittelgelenk — wie bei diesem Säugling

Abb. 27. **Down-Syndrom — (Mongolismus) — (Trisomie 21).** Typisches Merkmal ist die Brachymesophalangie des 5. Strahls und die Klinodaktylie; außerdem werden bei Mongolismus häufig Pseudo-Epiphysen am Metacarpale I und III beobachtet

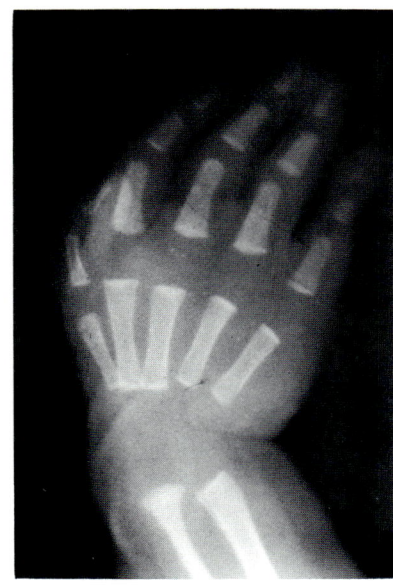
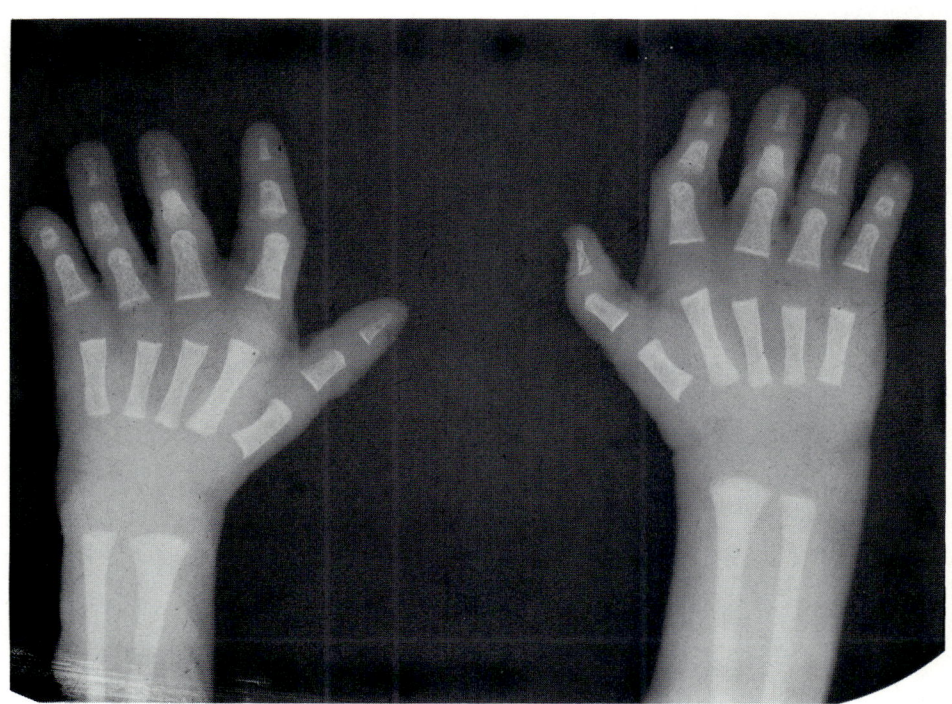

Abb. 29. **Trisomie 17/18.** Die Hypoplasie des 1. Strahls ist ein häufiger Befund; Adduktion des Daumens; die ulnare Deviation des Handgelenks und der Finger wird gelegentlich beobachtet

Abb. 30. **Trisomie 17/18.** Größerer Abstand zwischen 2. und 3. Finger (ein recht häufiges Zeichen); ulnare Deviation der Finger; deutliche Kerbung der Weichteile am 2. rechten und 3. linken Finger

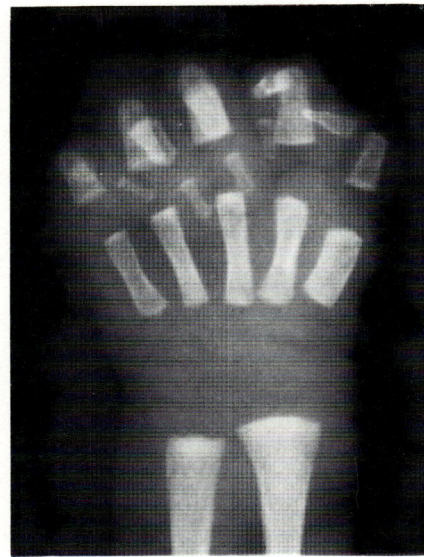 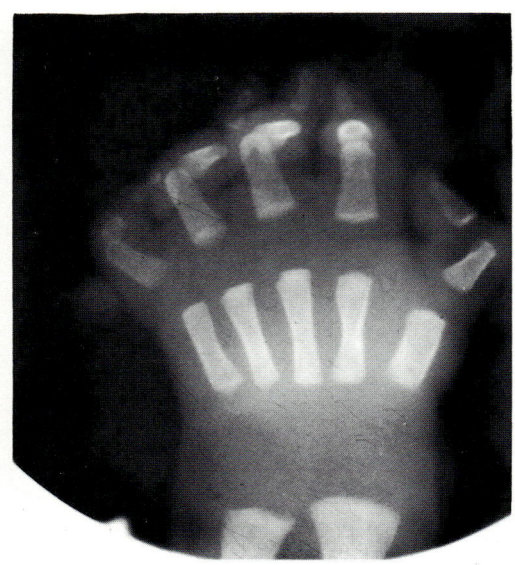

Abb. 31a und b. **Trisomie 13–15**. Viele Merkmale ähneln denen der Trisomie 17/18; bei diesem Kind Kontrakturen in allen Fingermittelgelenken; beidseits sechster Finger

a   b

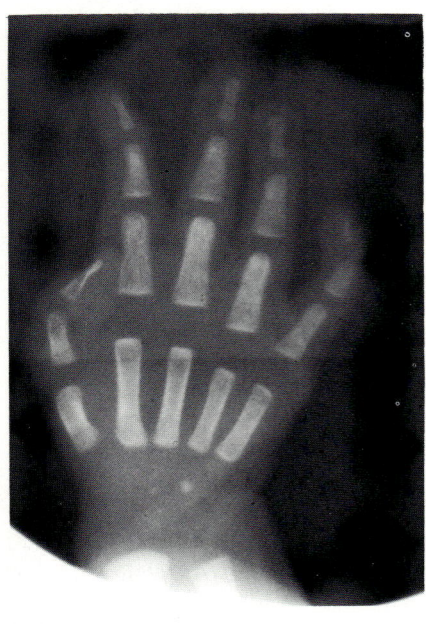

Abb. 32. **Cri-du-Chat-Syndrom (Teilverlust des kurzen Arms des Chromosoms Nr. 5).** Bei diesem Krankheitsbild keine typische Handveränderungen. Bei diesem Patienten kleiner adduzierter Daumen; Anomalien einiger Fingerendglieder

III. Dysplasien

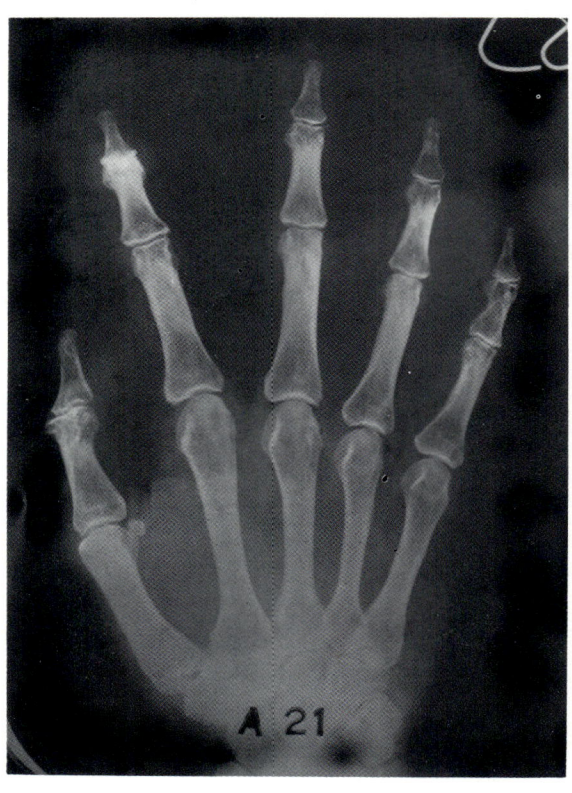

Abb. 33. **Dysostosis cleido-cranialis.** Beachte Zuspitzung der Endglieder; verminderter Durchmesser einiger Metacarpalia, besonders auffällig bei Metacarpale IV; bei Kindern gelegentlich zahlreiche Pseudo-Epiphysen

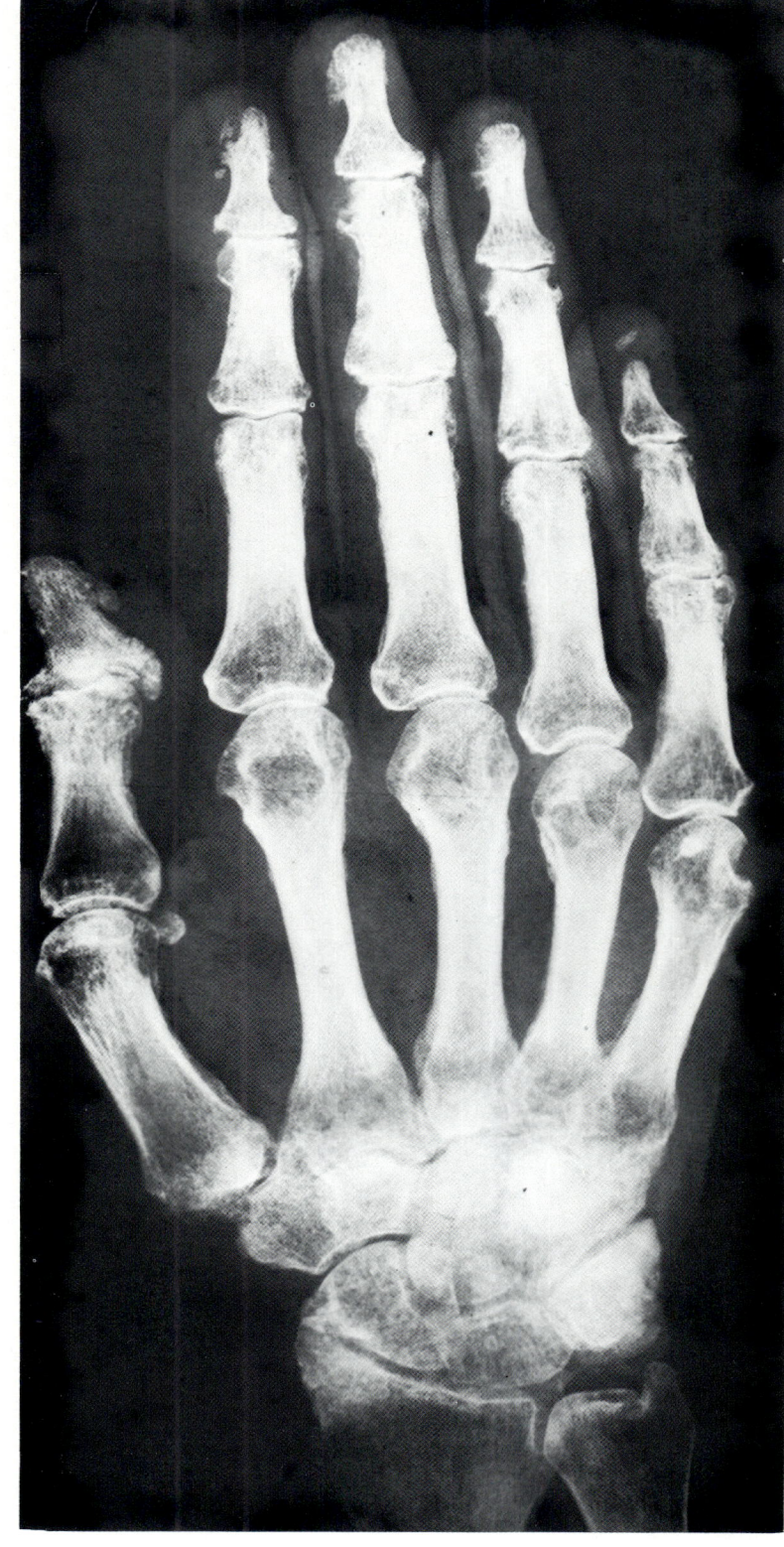

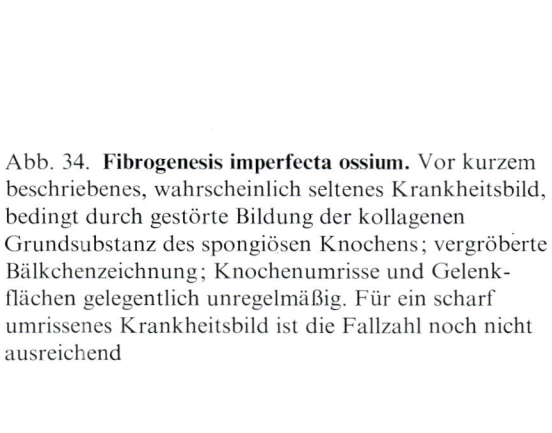

Abb. 34. **Fibrogenesis imperfecta ossium.** Vor kurzem beschriebenes, wahrscheinlich seltenes Krankheitsbild, bedingt durch gestörte Bildung der kollagenen Grundsubstanz des spongiösen Knochens; vergröberte Bälkchenzeichnung; Knochenumrisse und Gelenkflächen gelegentlich unregelmäßig. Für ein scharf umrissenes Krankheitsbild ist die Fallzahl noch nicht ausreichend

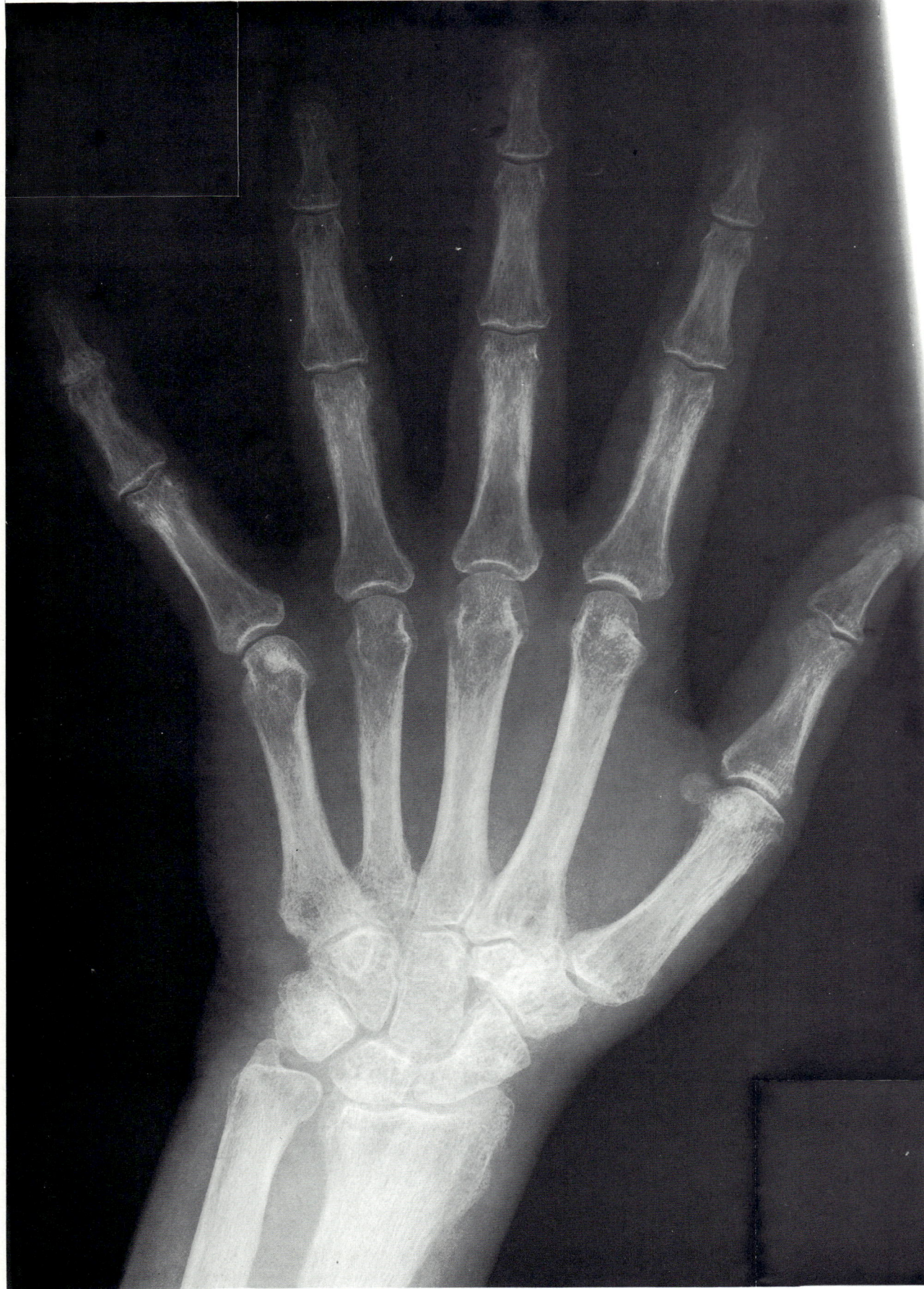

Abb. 35. **Fibrogenesis imperfecta ossium.** Diagnose histologisch gesichert. Zwei Beispiele dieser wahrscheinlich sehr seltenen Krankheit werden gebracht, weil sich die Diagnose „Osteoporose" aus anderen Ursachen leicht anbietet, wodurch dieses Krankheitsbild unerkannt bleibt. Beachte Verschmälerung der Corticalis und grobsträhnige Bälkchenzeichnung. Die stellenweise Verschmälerung der Corticalis ähnelt der subperiostalen Resorption des Knochens beim Hyperparathyreoidismus

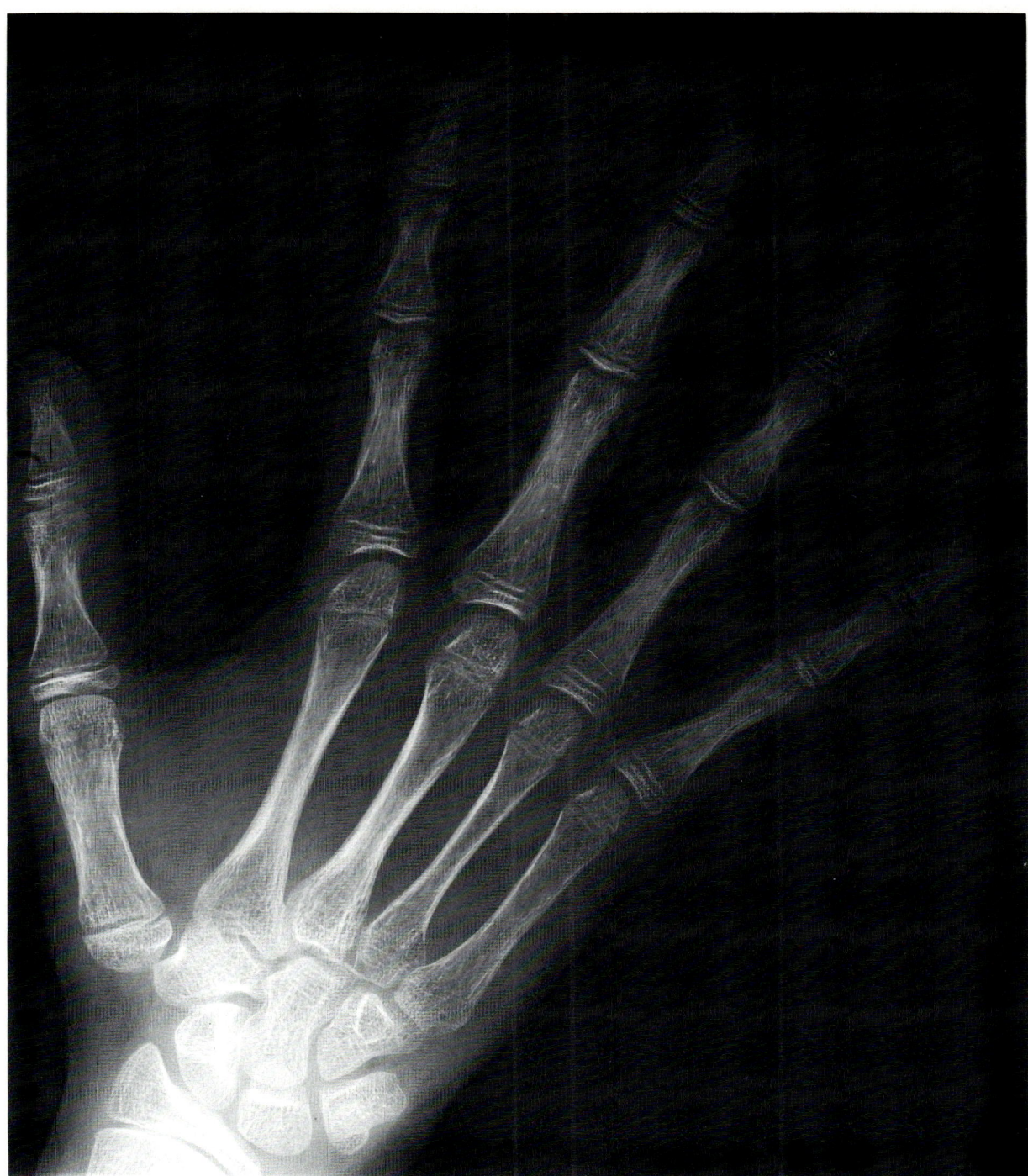

Abb. 36. **Osteogenesis imperfecta tarda (Osteopsathyrosis, Lobstein-Syndrom).** Knochen der Hand in der Regel weniger befallen; beachte die dünne Corticalis und die Osteoporose

22   Dysplasien

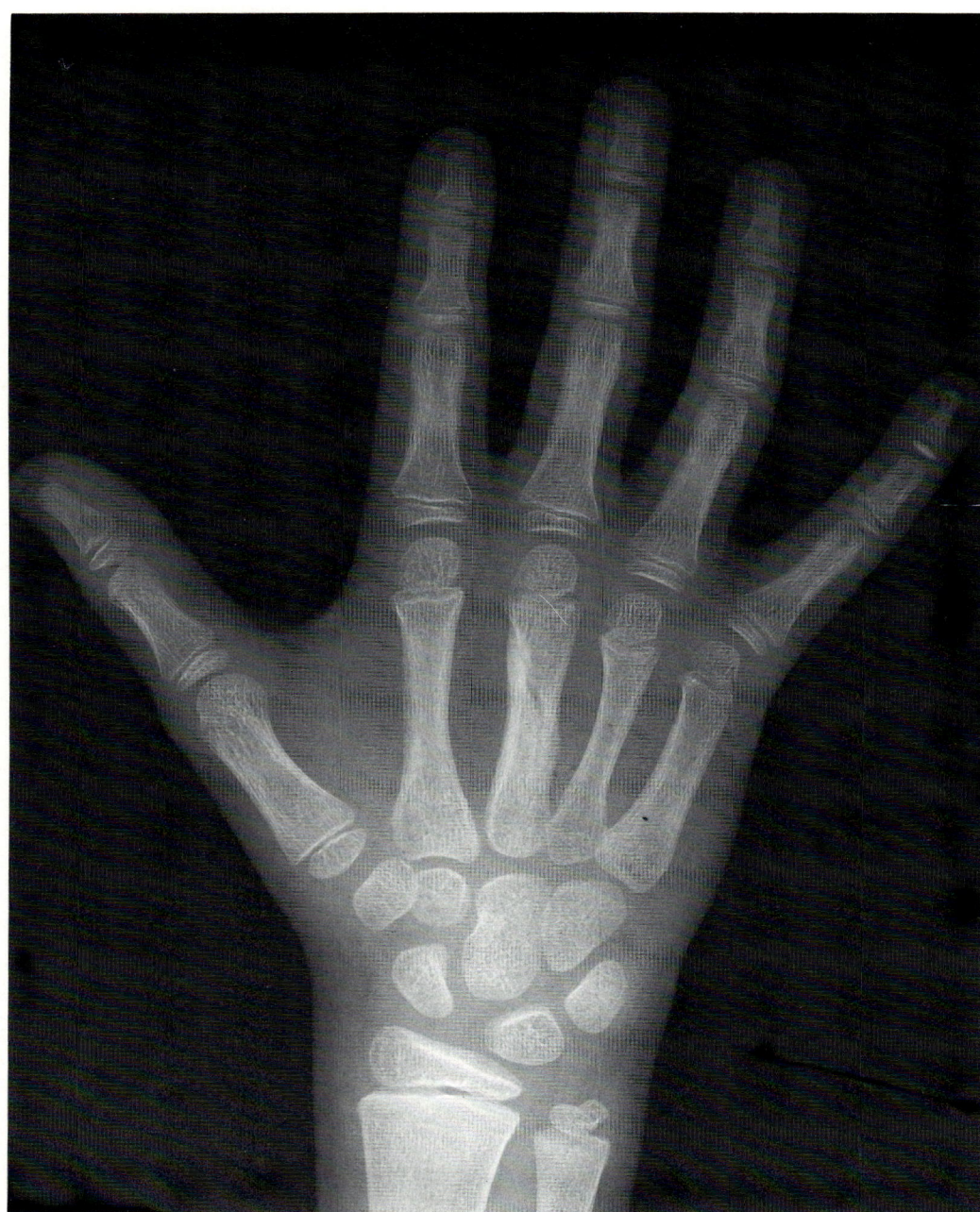

Abb. 37. **Osteogenesis imperfecta.** Starke Osteoporose anderer Knochen; Hände relativ gering befallen; Fraktur des Metacarpale III durch Bagatelltrauma

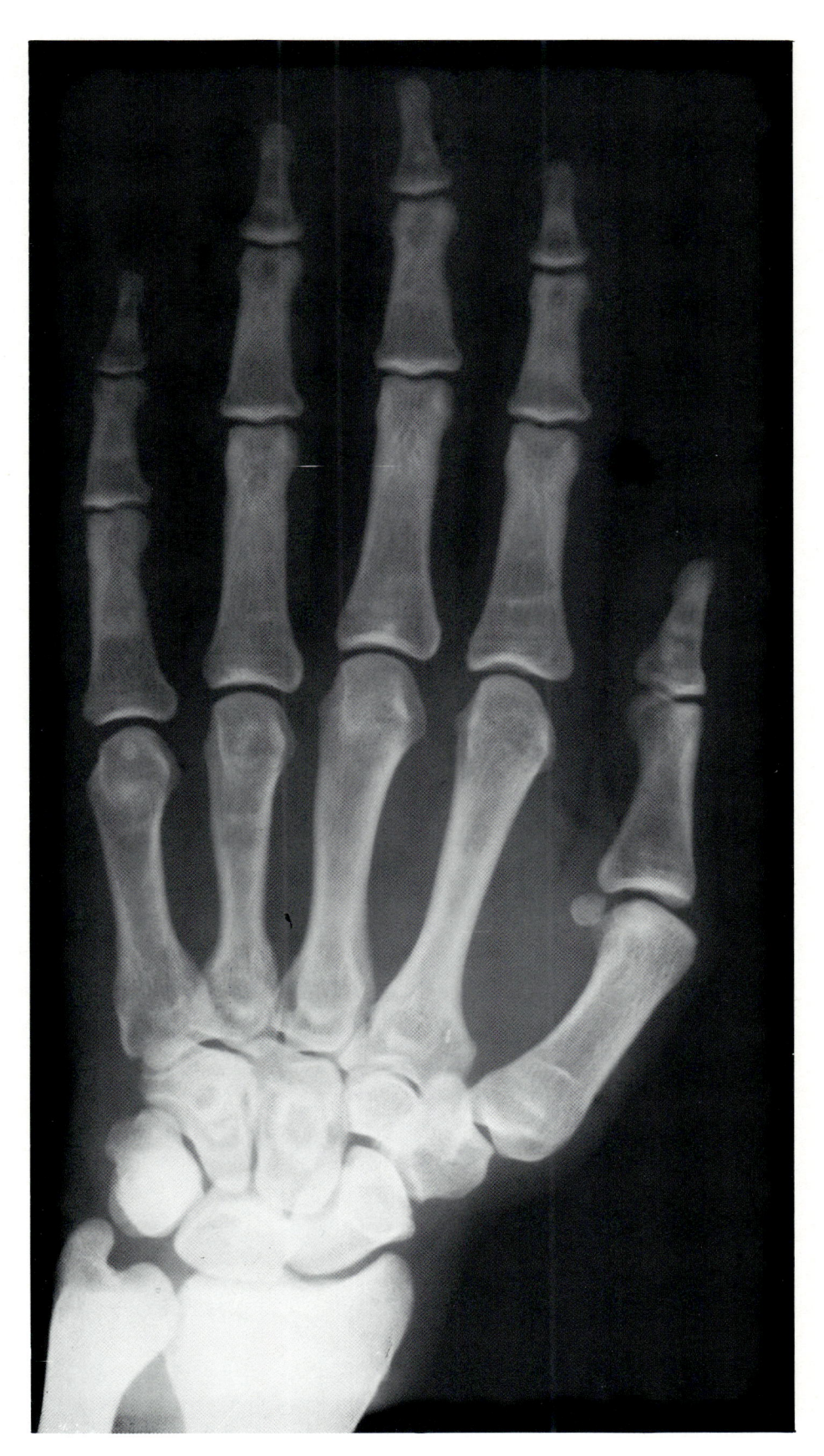

Abb. 38. Osteopetrosis (Albers-Schönberg-Syndrom). Bei dieser leichten Form einige bandförmige Verdichtungen der Metacarpalia und Phalangen; kreisförmige Verdichtung mit zentraler Aufhellung im Capitatum

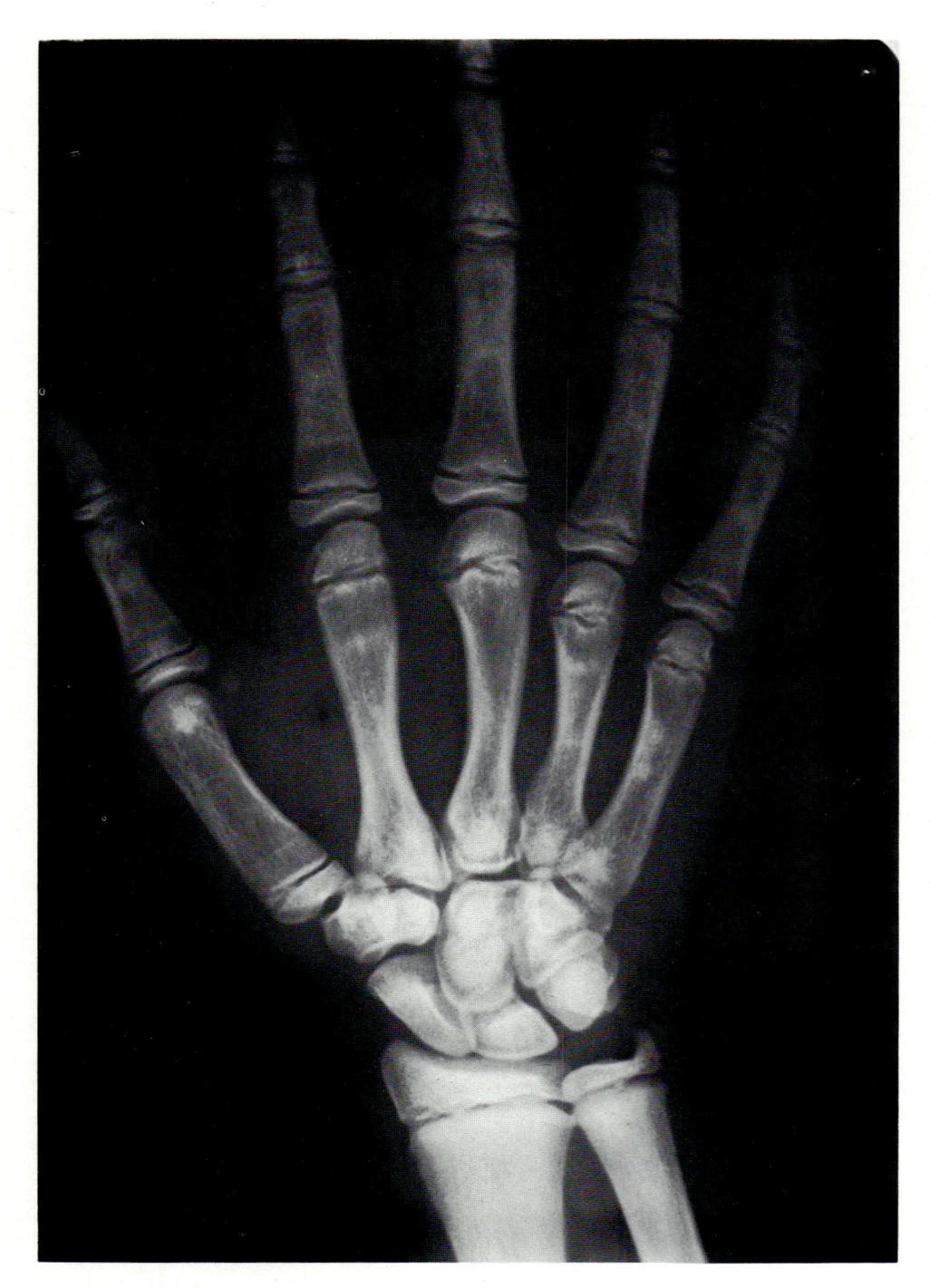

Abb. 39. Osteopetrosis (Albers-Schönberg-Syndrom). Etwas fortgeschrittenere Form als in Abb. 38; beachte den zirkulären, subcorticalen Aufhellungsbereich im Capitatum

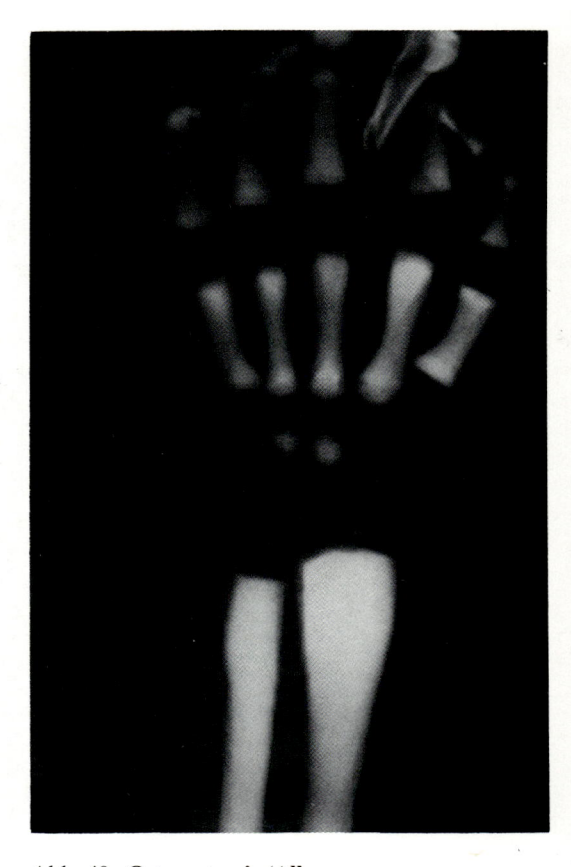

Abb. 40. Osteopetrosis (Albers-Schönberg-Syndrom). Schwere Form bei einem Kleinkind; extreme Knochendichte ohne erkennbare Trennung in Spongiosa und Compacta; fehlende Modellierung der Metaphysenendplatten von Radius und Ulna; Carpalia zentral verdichtet; Enden der Metacarpalia dichter als ihre Schäfte

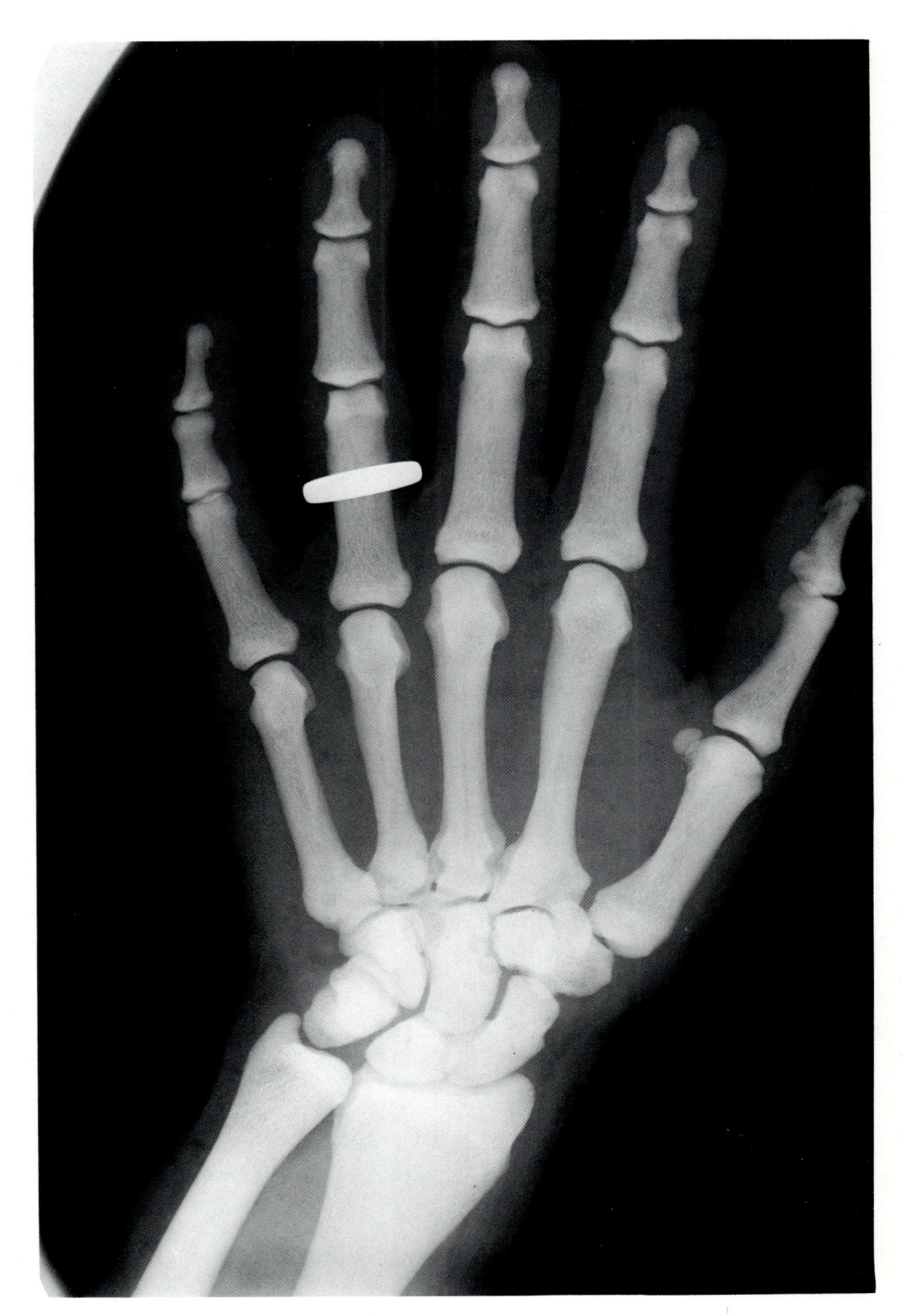

Abb. 41. Osteopetrosis (Albers-Schönberg-Syndrom). Schwere Form mit allgemeiner Zunahme der Dichte aller Knochen und fast vollständiger Obliteration der Markräume

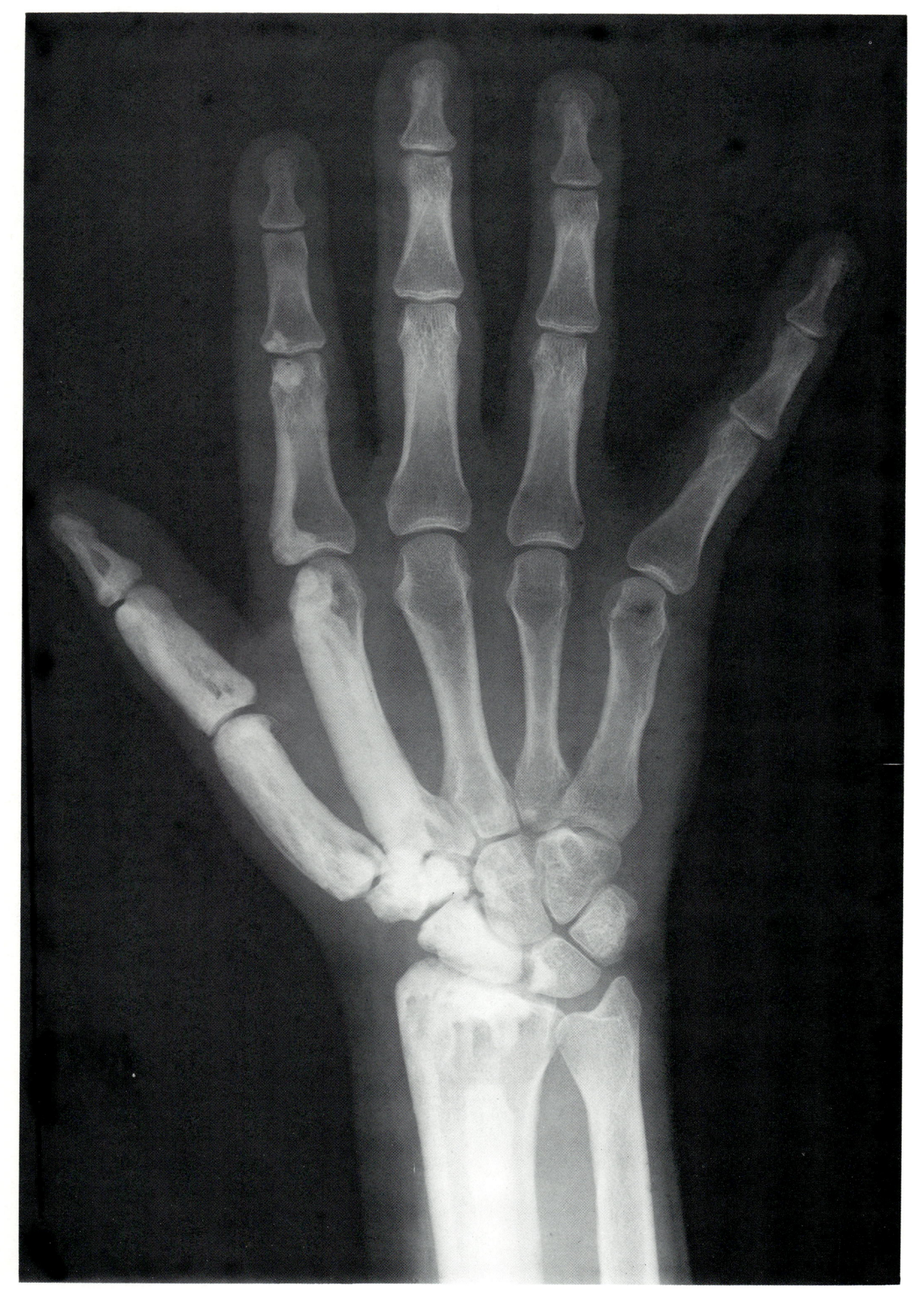

Abb. 42 **Melorheostose (Leri-Syndrom).** Corticale und endostale Osteosklerose. Stellenweise gleichen die Veränderungen Wachstropfen, die an einer Kerze herunterlaufen. Einige Knochen sind stark verdickt

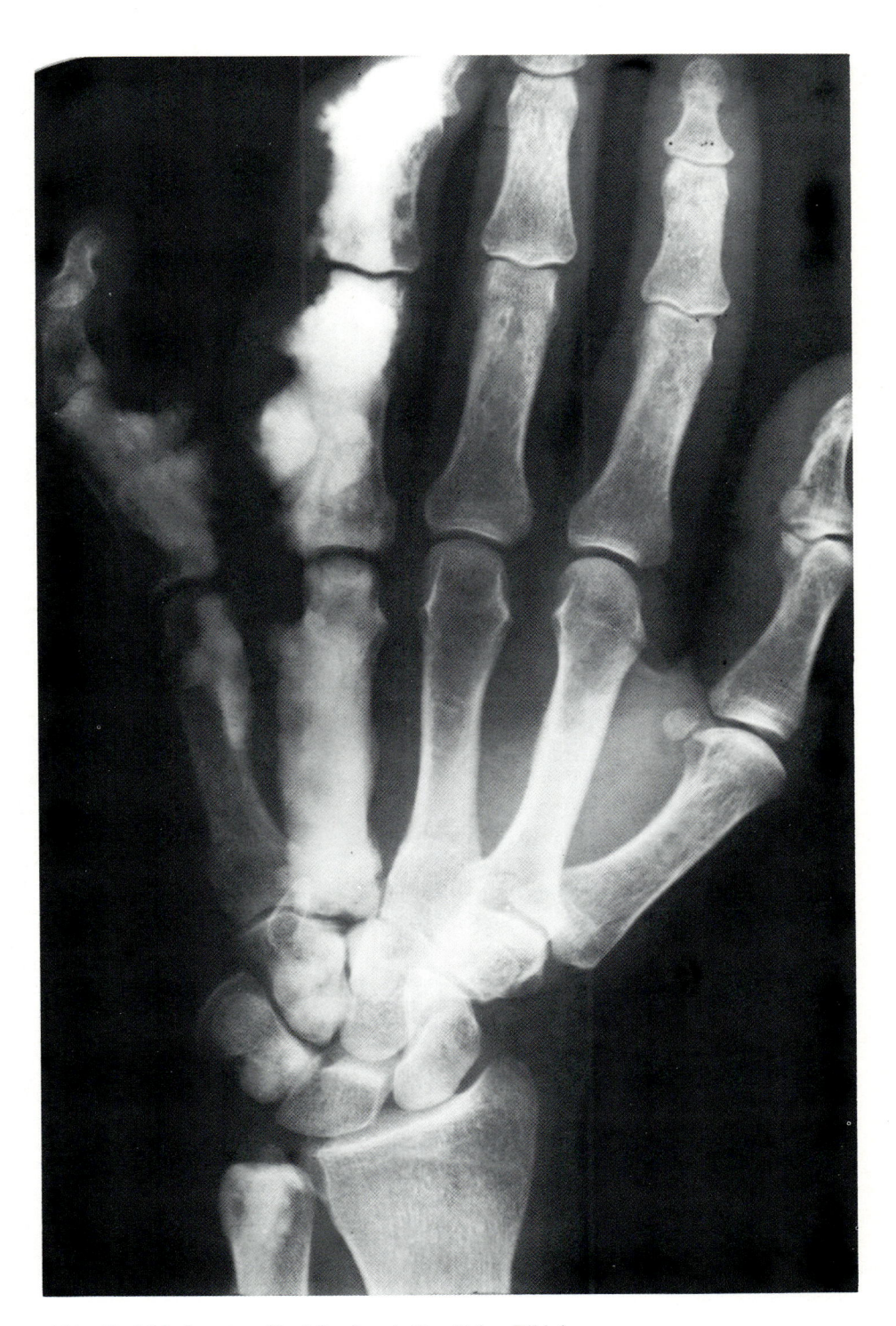

Abb. 43. **Melorheostose (Leri-Syndrom).** Deutliches Bild der „tropfenden Kerze"

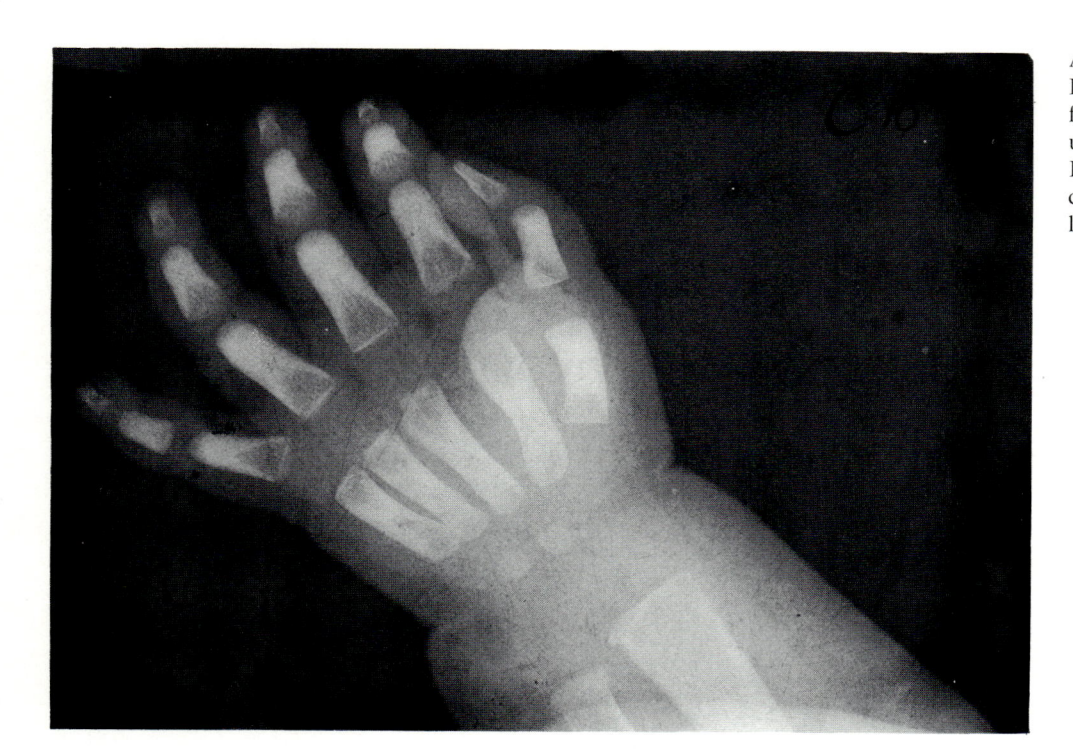

Abb. 44. **Familiäre, metaphysäre Dysplasie (Pyle-Syndrom).** Auffällige Verdichtung der Phalangen und Spreizung der Metaphysen. Im Erwachsenenalter verschwindet diese beim Kleinkind deutliche Dichte der Knochen

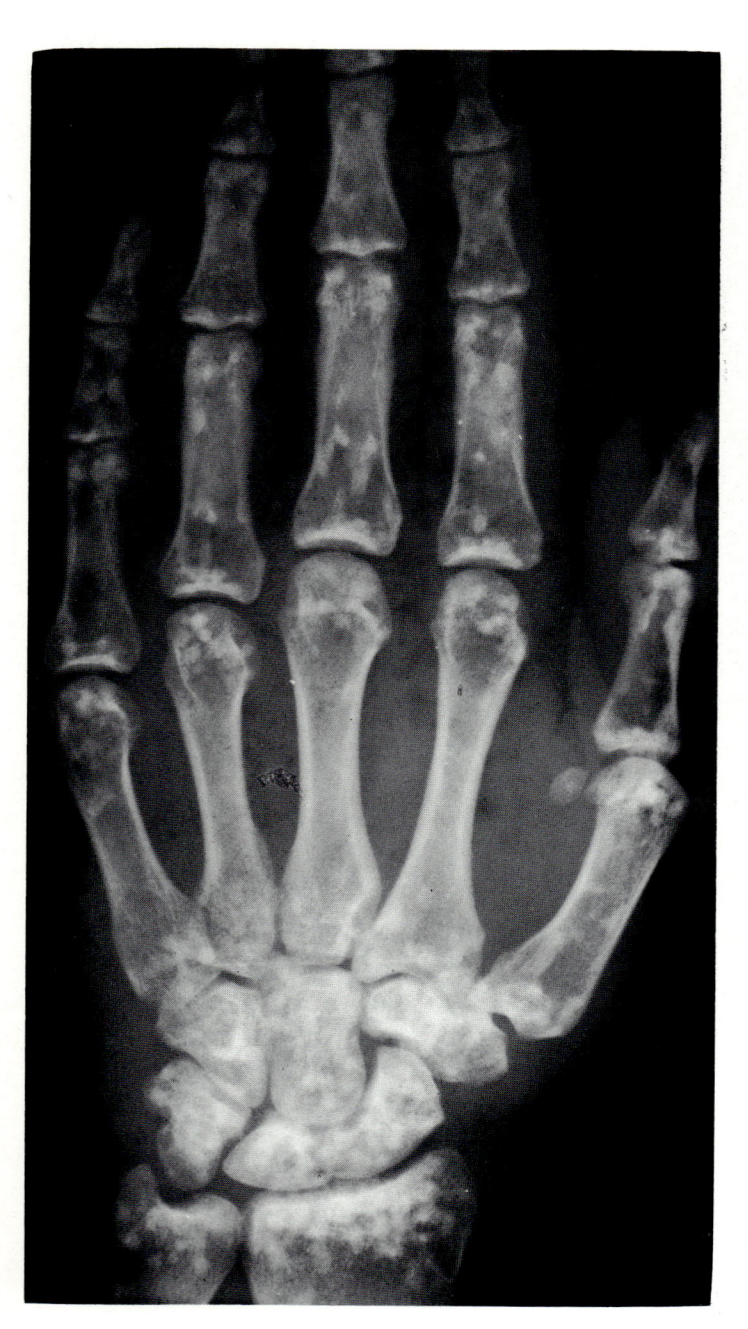

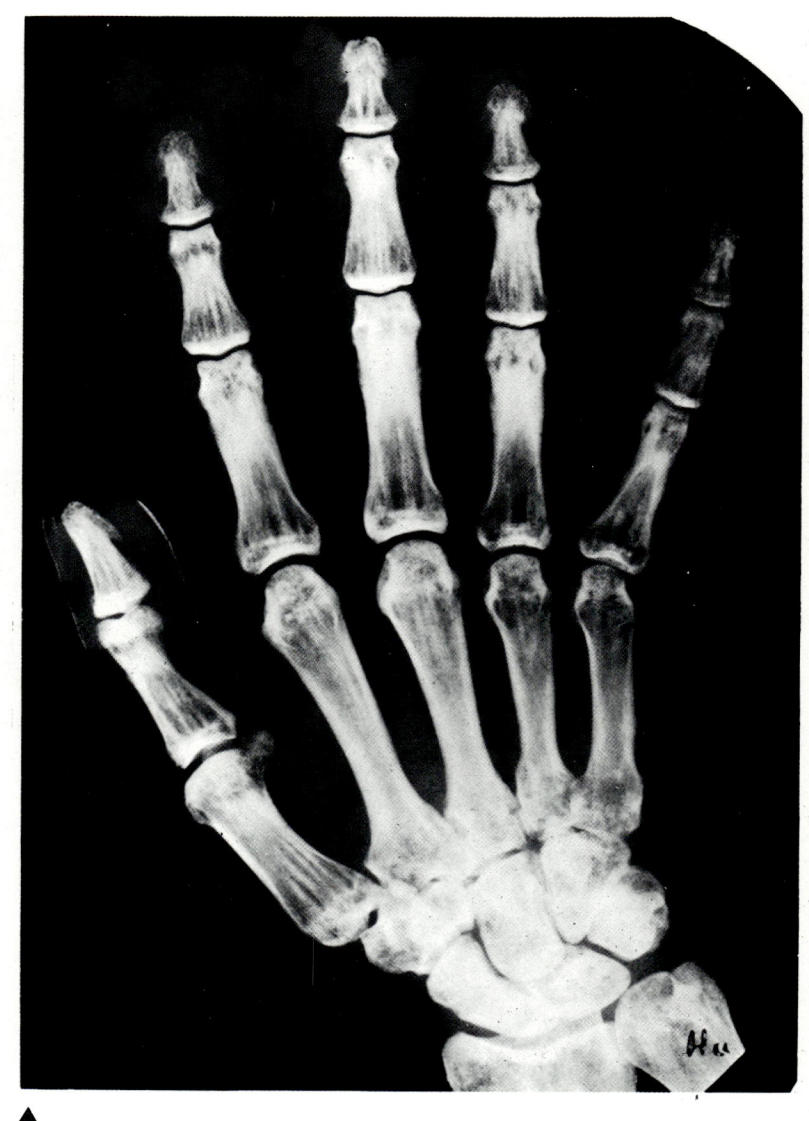

Abb. 46. **Osteopathia striata (Voorhoeve-Erkrankung).** Längsstreifung der Metaphysen und distalen Diaphysen; nicht mit klinischen Erscheinungen vergesellschaftet

Abb. 45. **Osteopoikilie.** Zahlreiche rundliche und ovaläre, sklerotische Bezirke. Die Veränderungen sind ohne klinische Bedeutung

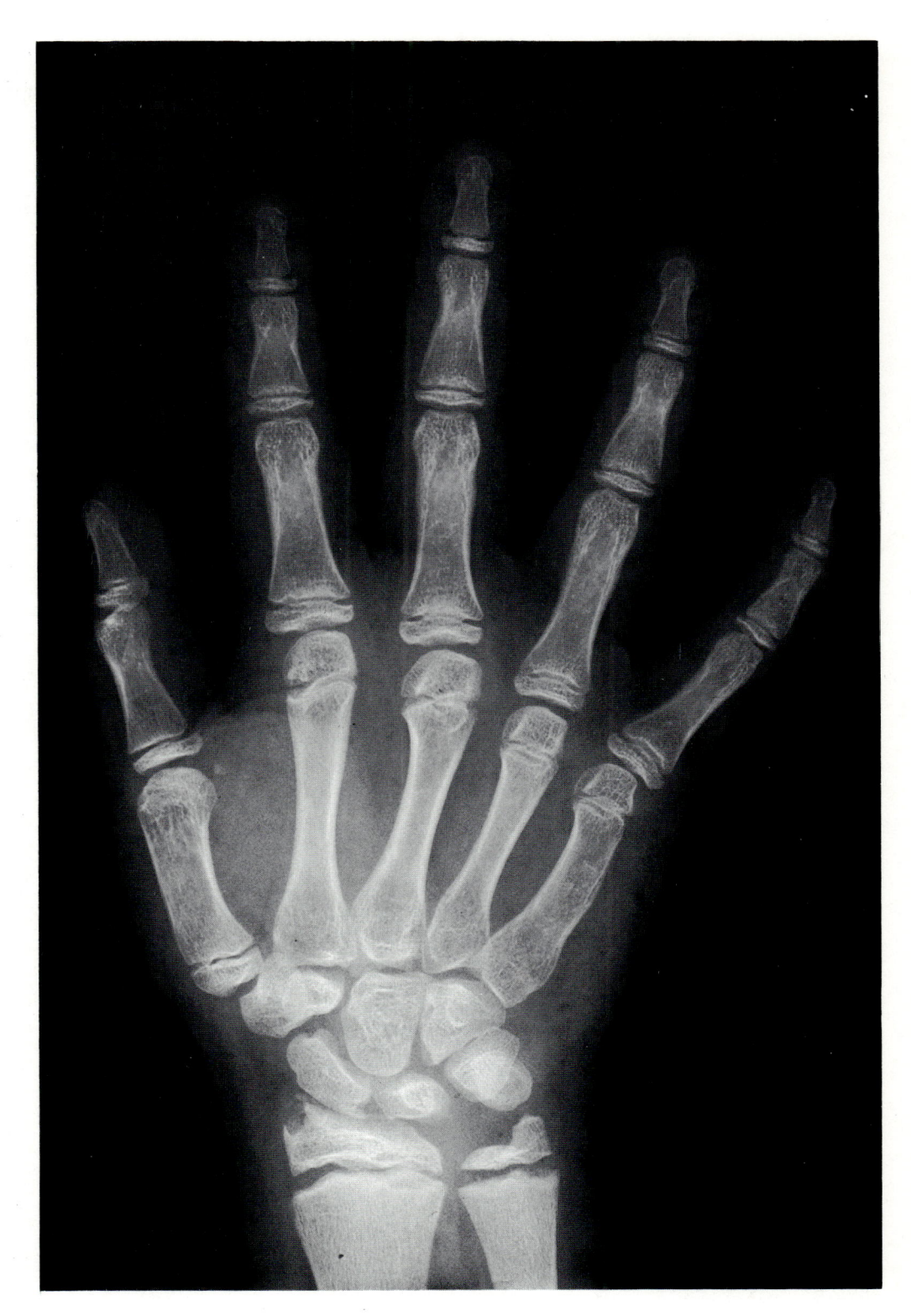

Abb. 47. **Dysplasia epiphysealis multiplex.** Unregelmäßigkeiten der Epiphysen des Radius, der Ulna und der Carpalia. In der Regel sind die Veränderungen im Handgelenk nicht so stark wie an anderen großen Gelenken. Die Finger sind erfahrungsgemäß kurz und plump und besonders klinisch auffällig

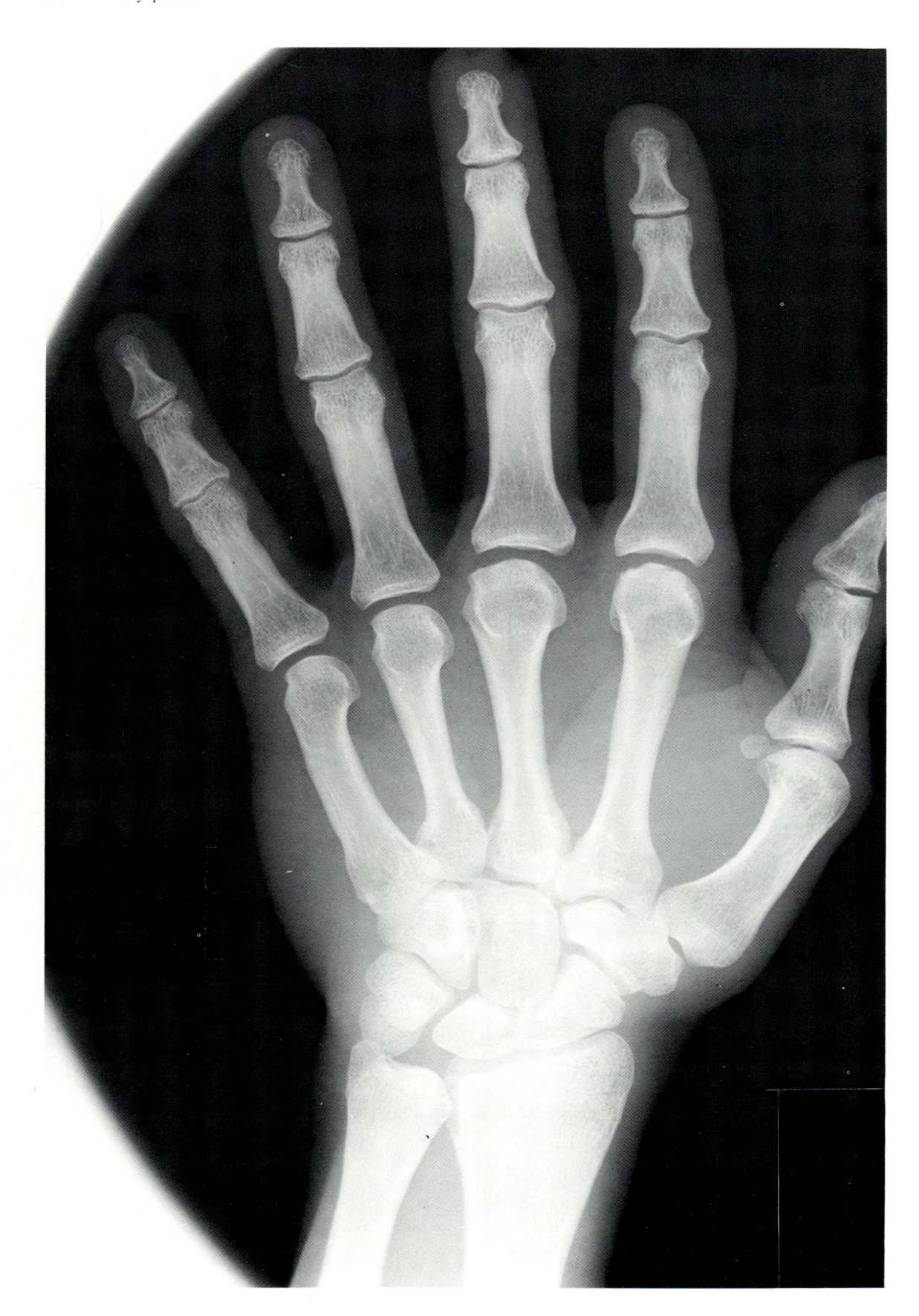

Abb. 48. **Dysplasia epiphysealis multiplex.** Kurze Metacarpalia mit Erweiterung des Gelenkspaltes in den Grundgelenken

Dysplasien 31

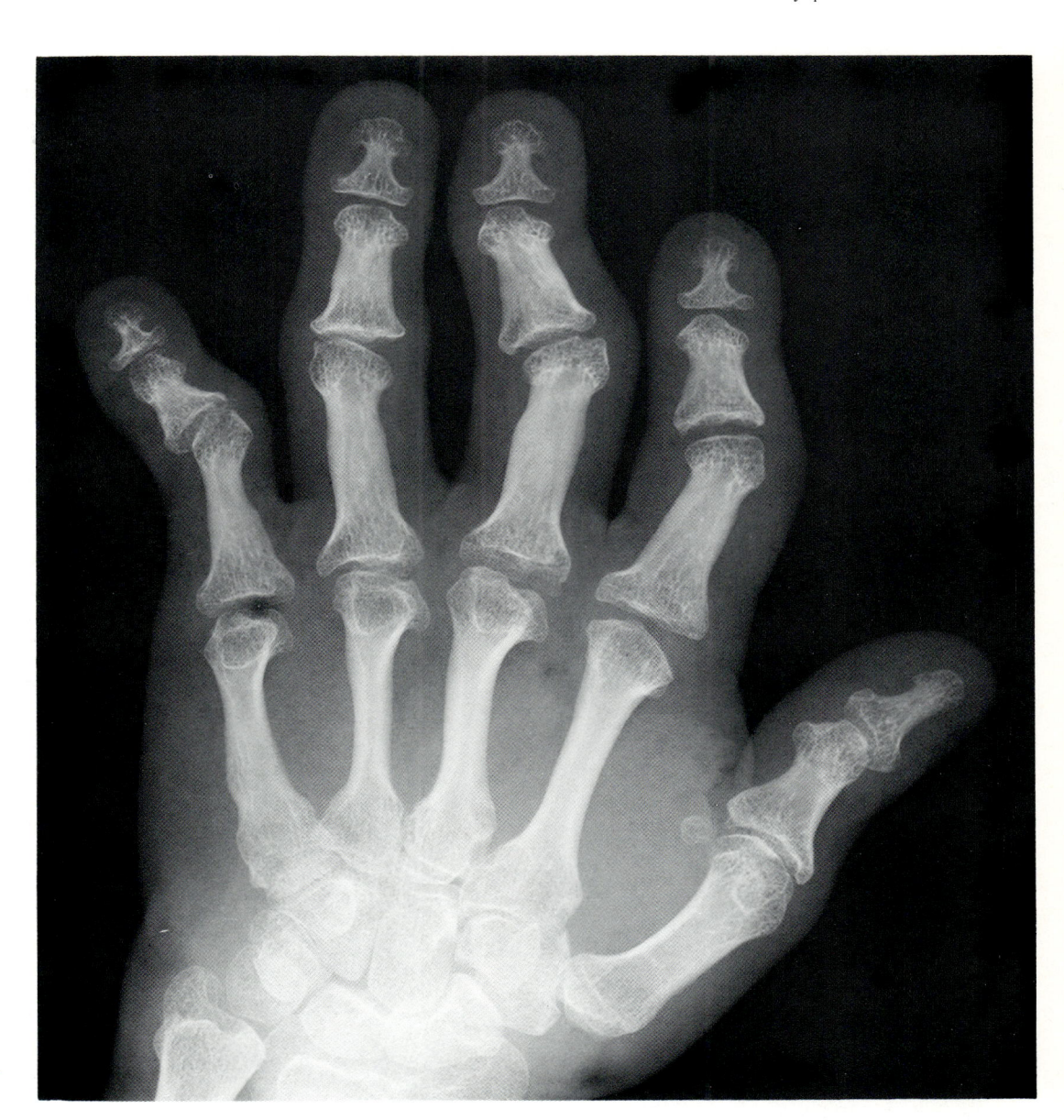

Abb. 49. **Dysplasia epiphysealis multiplex.** Finger selten so stark betroffen wie bei dieser Hand

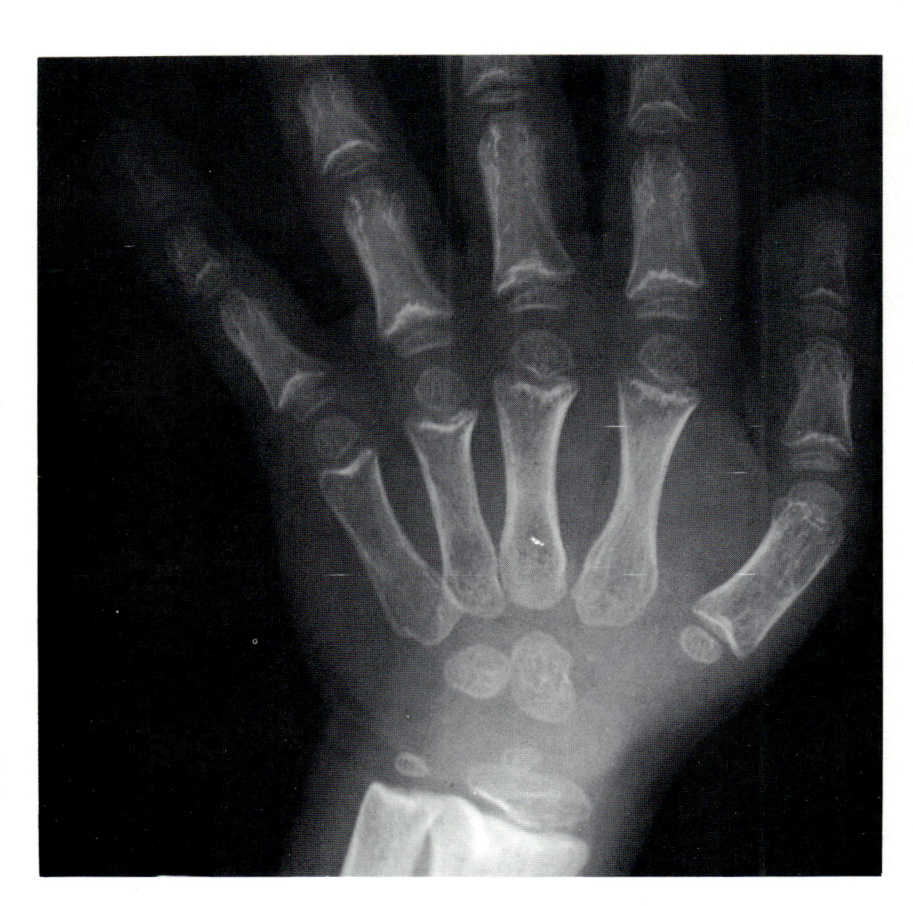

Abb. 50. **Metaphysäre Dysostose.** Die von Jansen beschriebenen schweren Formen sind sehr selten. Viel häufiger treten weniger schwere Symptome — wie bei diesem Patienten — auf: Unregelmäßigkeiten der Metaphysen; Metacarpalia und Phalangen klein und stumpf

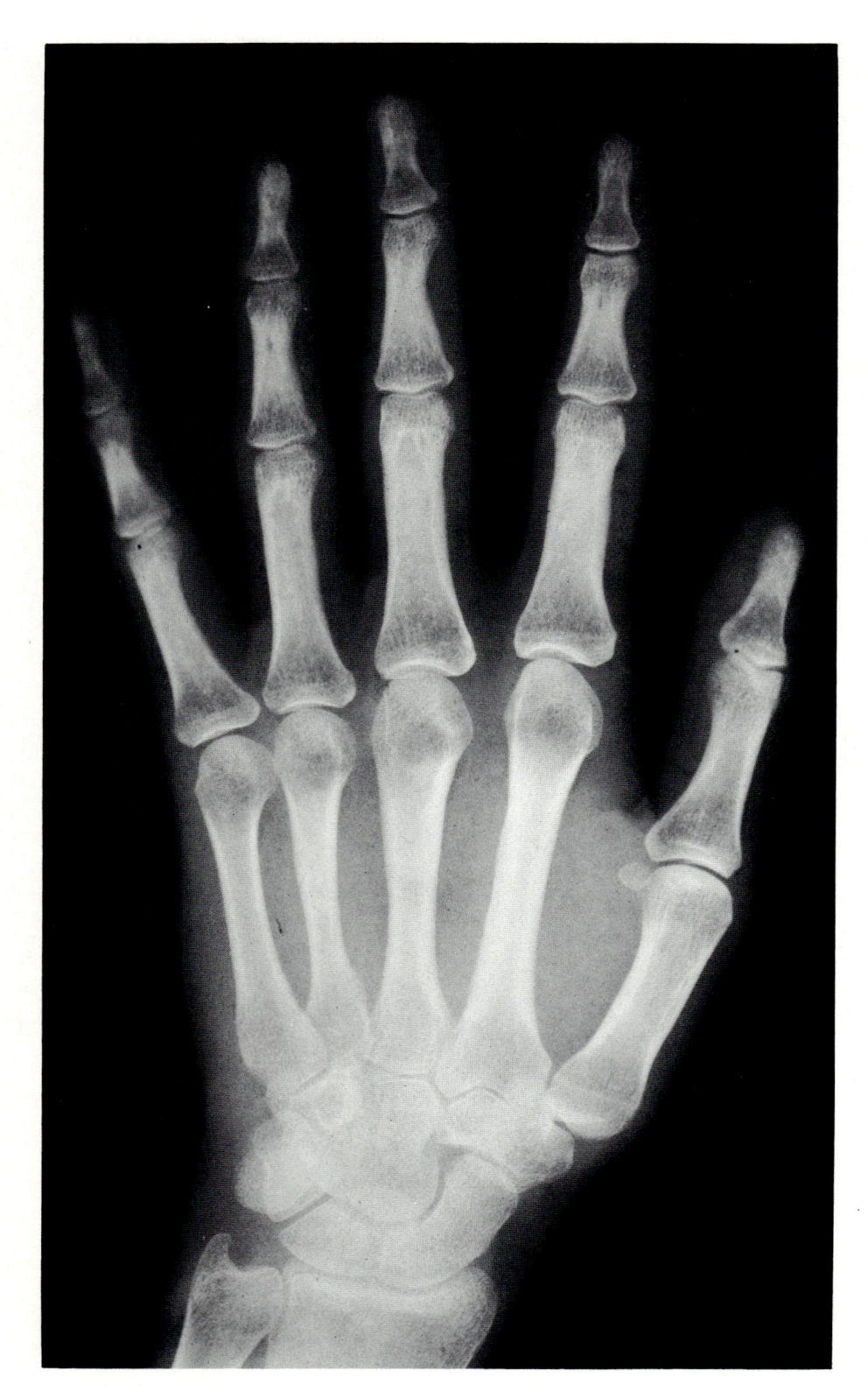

Abb. 51. Systematisierte sklerotische Hyperostose (Camurati-Engelmann-Syndrom). Die Hände sind selten stark in Mitleidenschaft gezogen. Bei diesem Patienten sind nur minimale, corticale Verdickungen an den Diaphysen des Metacarpale II und III erkennbar, während in den langen Röhrenknochen hochgradige, floride Veränderungen bestanden

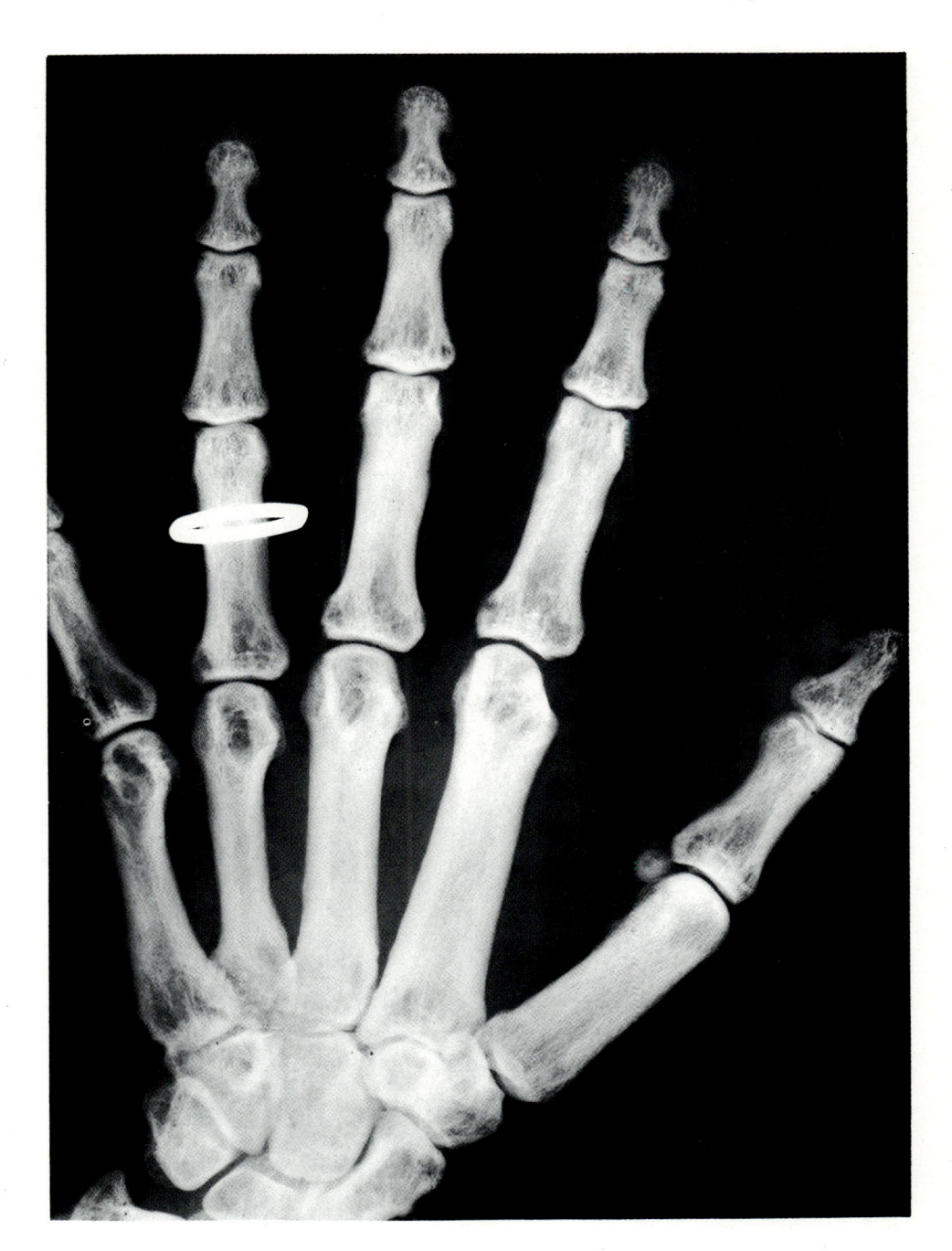

Abb. 52. **Systematisierte sklerotische Hyperostose (Camurati-Engelmann-Syndrom).** Bei dieser seltenen Krankheit ist der Befall der kurzen Röhrenknochen ungewöhnlich; hier jedoch starke Verdickungen der Diaphysen der Metacarpalia I, II und III erkennbar

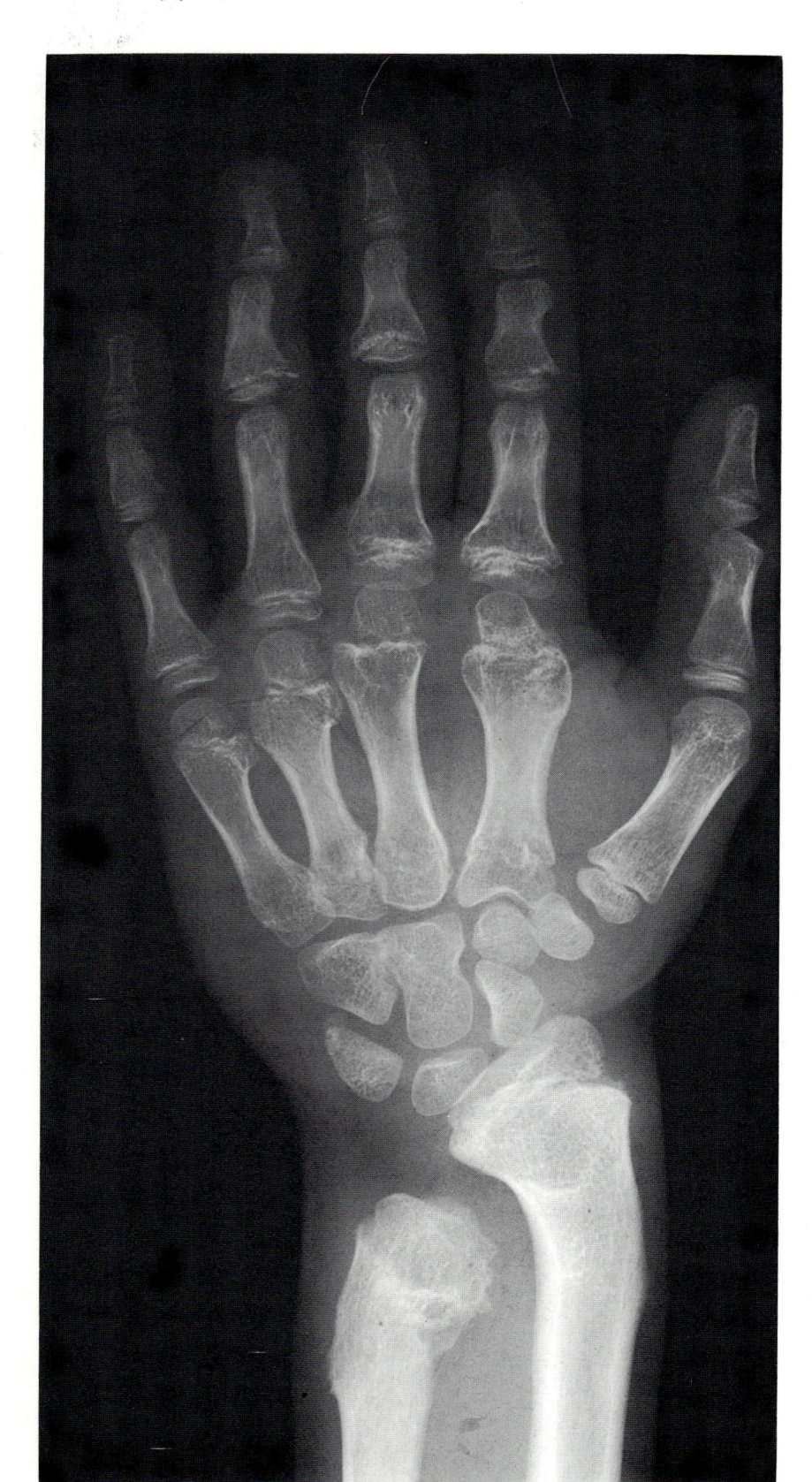

Abb. 53. **Kartilaginäre Exostosen.** Hemimelie der Ulna; distales Radiusende nach ulnar abgebogen; kurze Finger; diaphysäre Fehlbildungen möglich

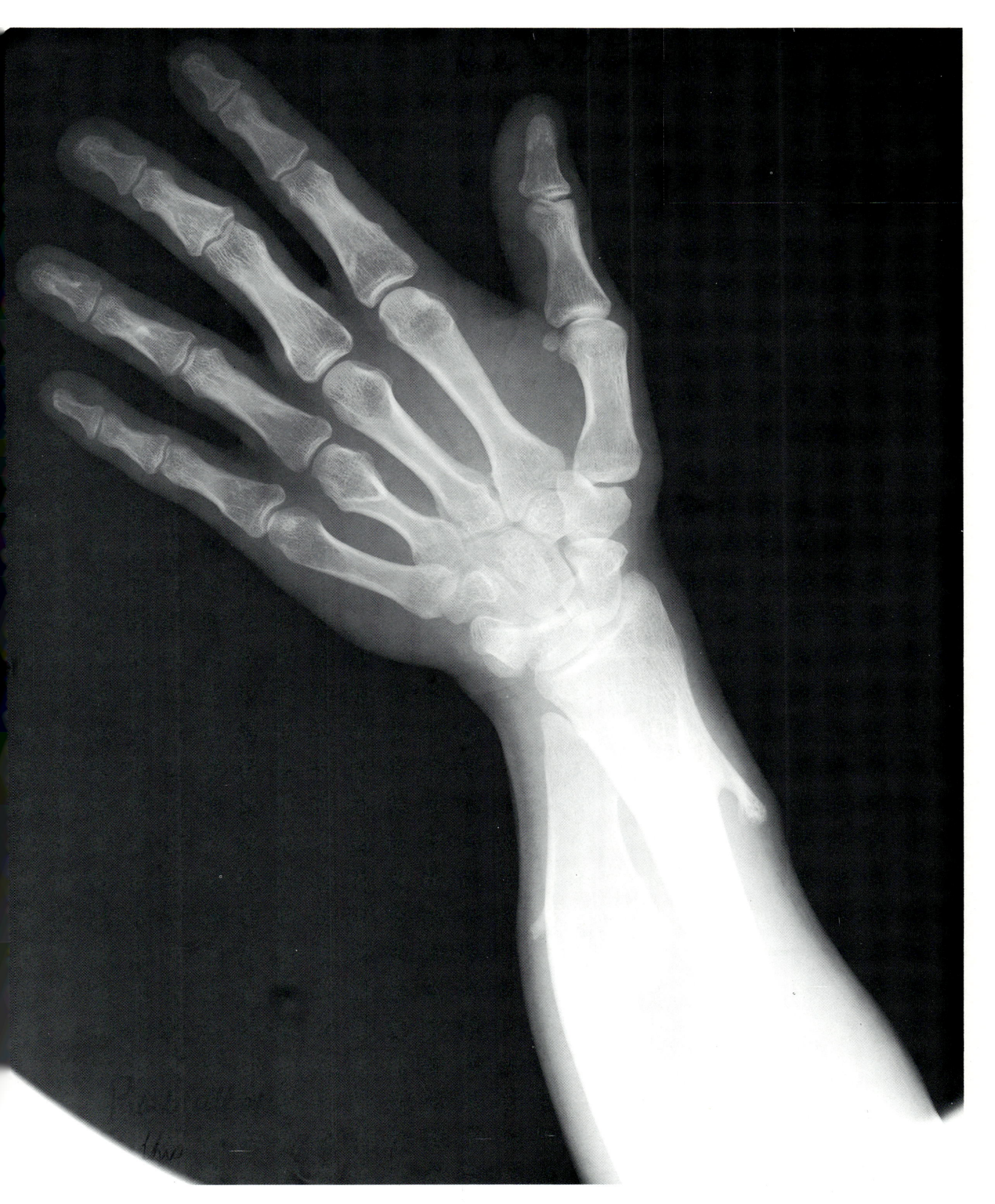

Abb. 54 **Kartilaginäre Exostosen.** Exostosen in den unteren Enden von Radius und Ulna; häufiger Befund ist das verkürzte, spitze, distale Ende der Ulna; Phalangen und Carpalia können befallen sein; das Metacarpale IV ist verkürzt; eine kleine Exostose sitzt seinem Kopf auf; weitere kleine Exostosen an den distalen Enden der Grundphalanx II und der Endphalanx IV

Dysplasien

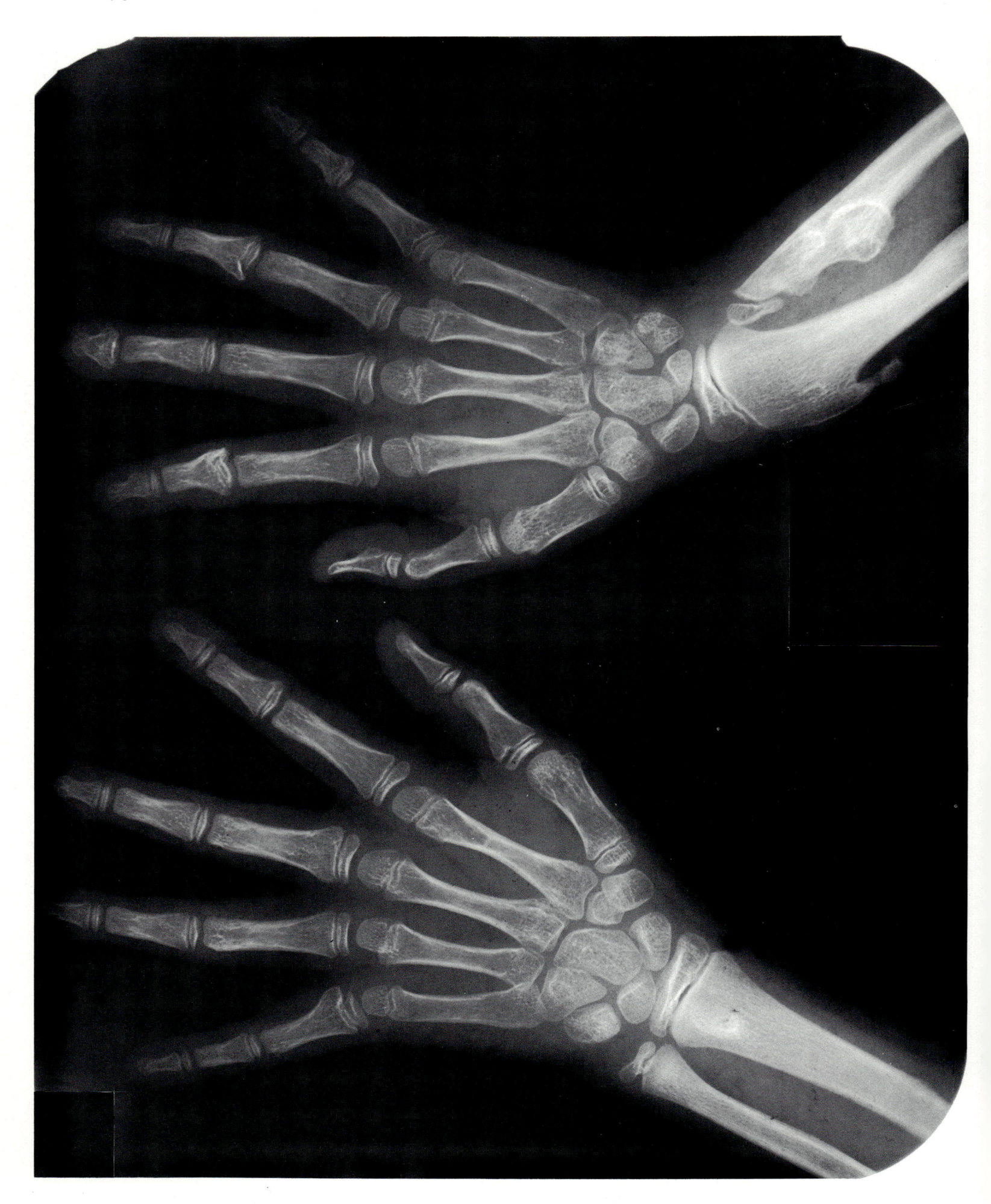

Dysplasien   37

a

b

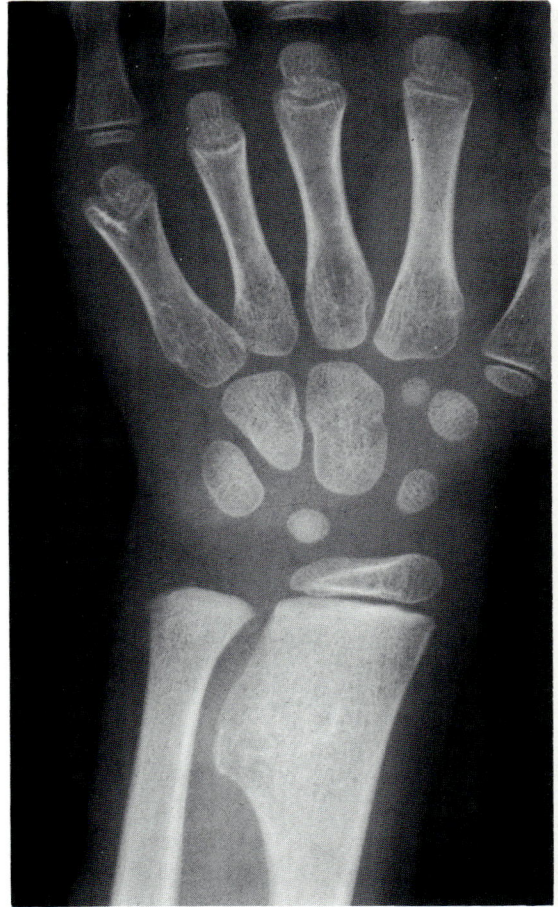

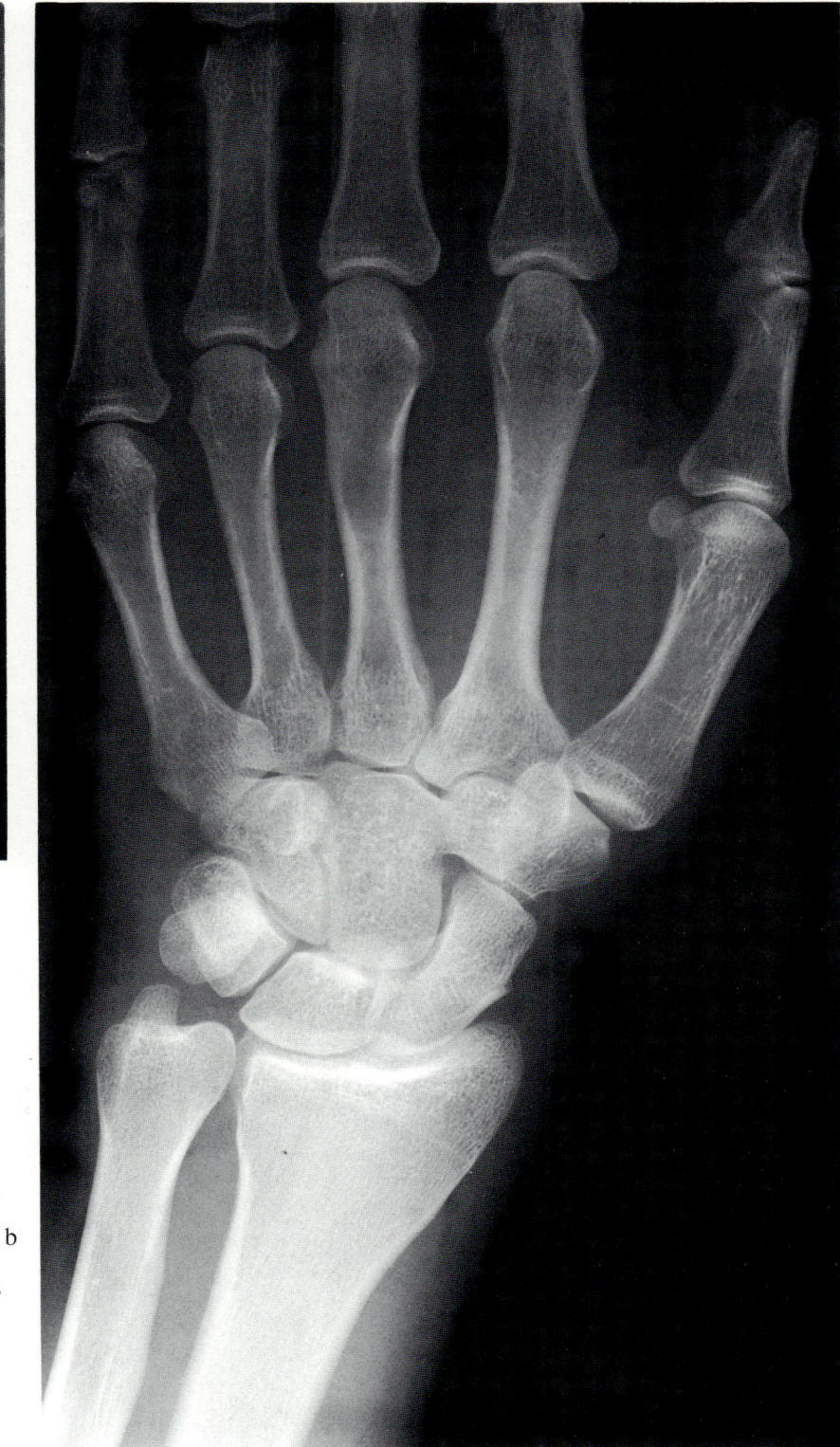

Abb. 56. **Kartilaginäre Exostosen.** Weniger bekanntes Merkmal ist das gelegentlich spontane Verschwinden der Exostosen. (a) (6. Lebensjahr): eine Exostose am unteren Ende des Radius und eine zweite der distalen Metaphyse des Metacarpale V aufsitzend.
(b) (20. Lebensjahr): keine Exostosen mehr nachweisbar

◀ Abb. 55. (links). **Kartilagniäre Exostosen.** Einseitige Beteiligung des unteren Endes der Ulna; zahlreiche Unregelmäßigkeiten an Phalangen und Metacarpalia

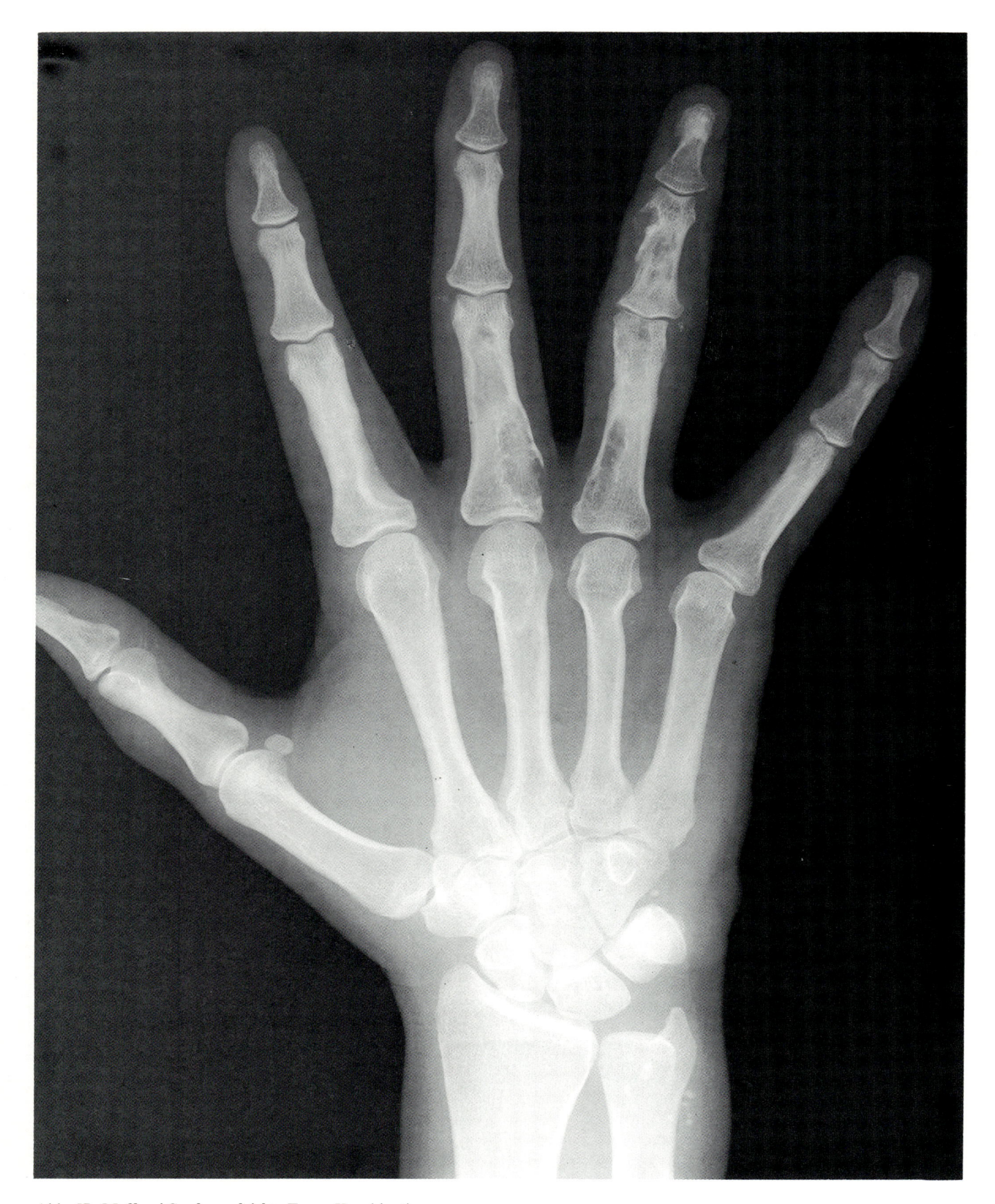

Abb. 57. **Maffucci-Syndrom, leichte Form.** Kombination einer Dyschondromatose mit einer Angiomatose; einige Phlebolithen in Nähe des distalen Endes der Ulna; Feststellung angiomatöser Veränderungen im Bereich der Haut dieses Patienten mehrere Jahre vor Erscheinen der Phleboliten

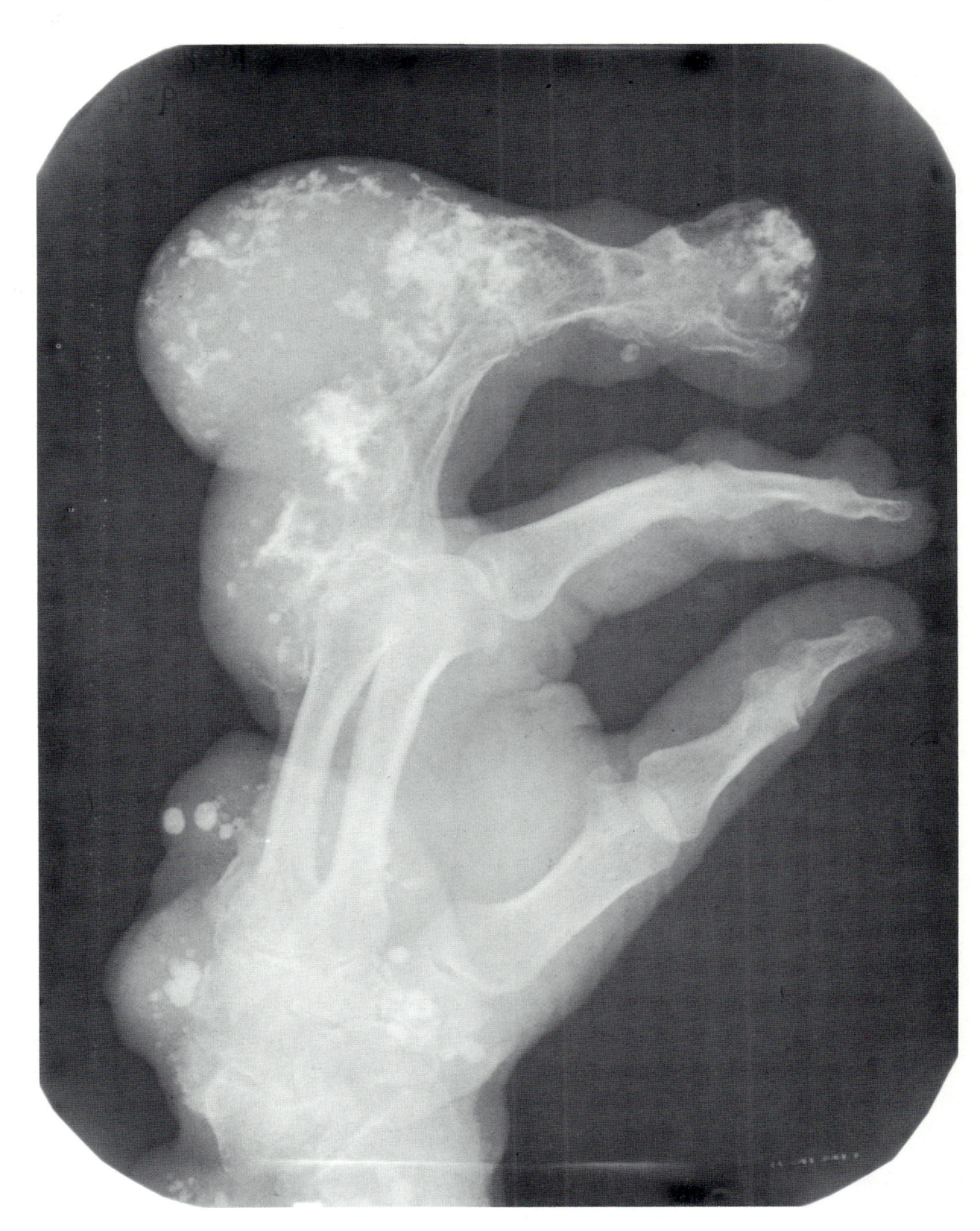

Abb. 58. **Maffucci-Syndrom.** Kombination multipler Chondrome mit kavernösen Hämangiomen; Phlebolithen in den Weichteilen

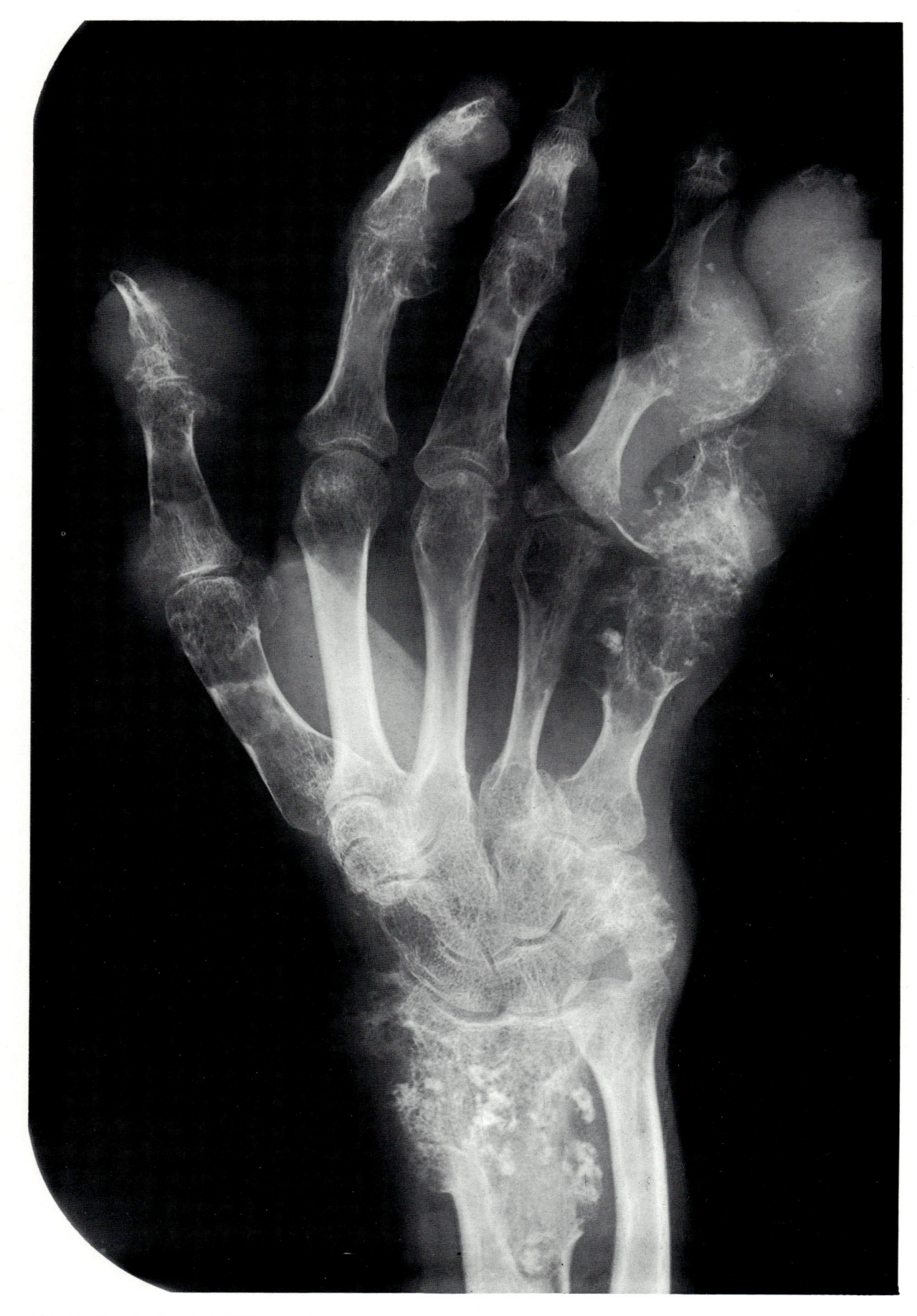

Abb. 59. **Dyschondroplasie (Ollier-Syndrom).** Seltene Dysplasie mit multiplen Enchondromen verschiedener Größe und Form; Verkalkung einiger Enchondrome

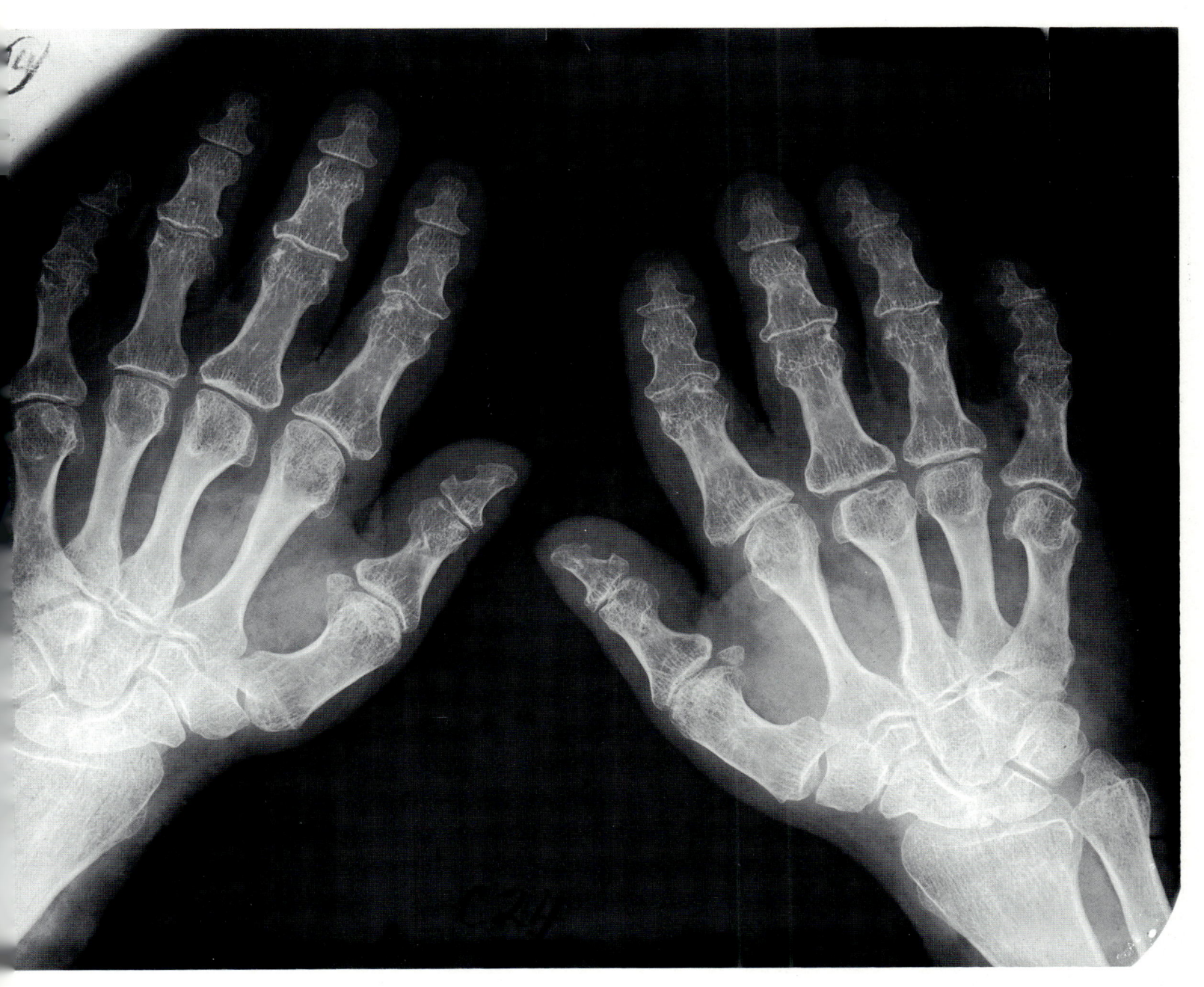

Abb. 60. **Achondroplasie (Parrot-Syndrom).** Kurze, plumpe Finger; keine Dreizackhand

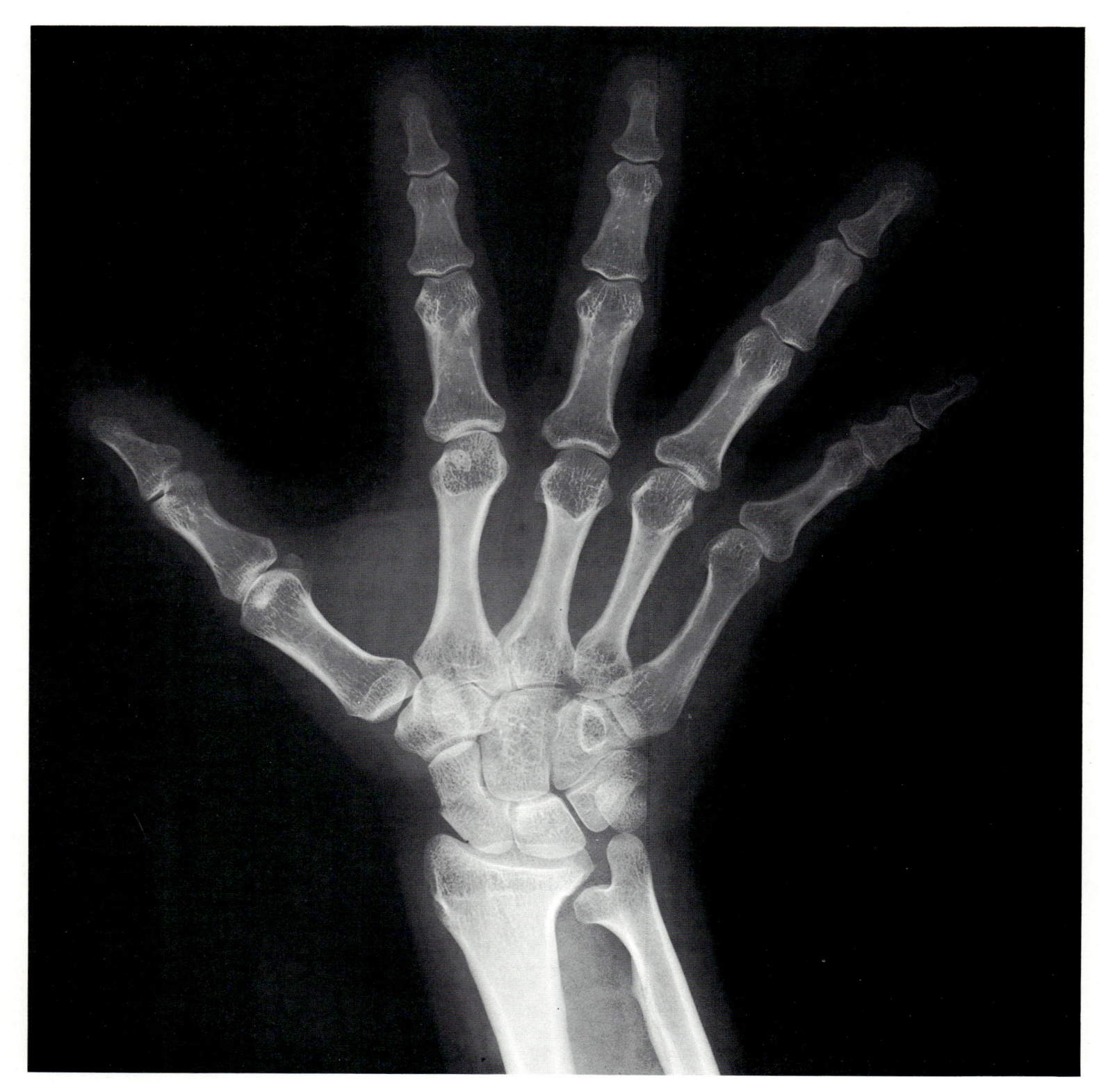

Abb. 61. **Achondroplasie.** Mutter des in Abb. 62 gezeigten Kindes; Dreizackhand

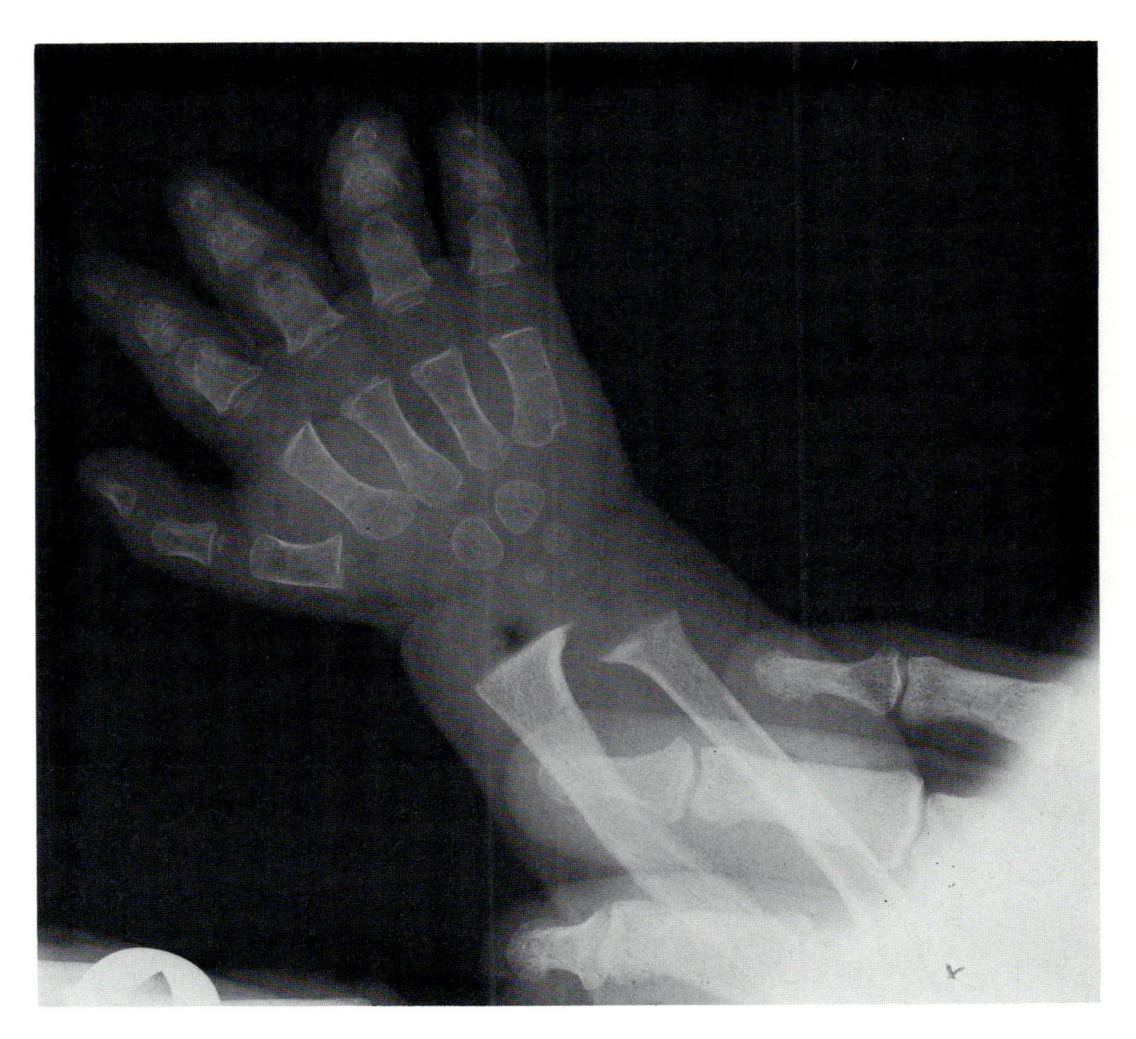

Abb. 62. **Achondroplasie** (2 Jahre alt). Typische Dreizackhand (nicht obligat); kurze, plumpe Finger; gespreizte distale Enden von Radius und Ulna; verkürzte Ulna (gelegentlich vorkommend); auch an der Hand der Mutter, die den Unterarm des Kindes hält, Zeichen der Achondroplasie

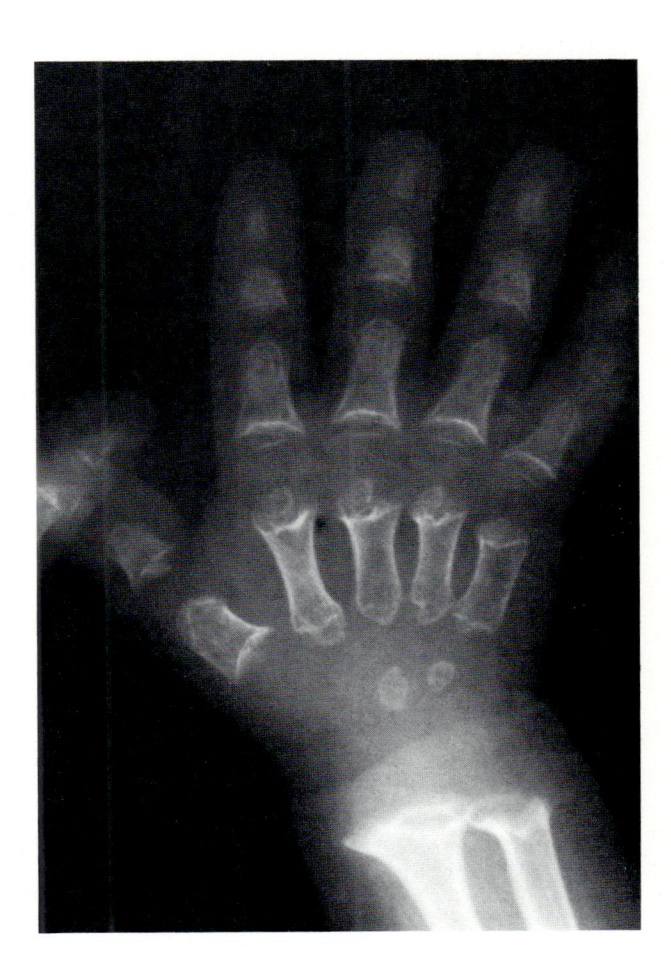

Abb. 63. **Pseudoachondroplasie.** Schädel und Gesicht des Kindes waren anfangs ebenso wie das Becken normal. Die Handveränderungen gleichen denen der Achondroplasie. Angesichts des verzögerten Auftretens dieser Symptome und der Wirbelsäulenveränderungen wird die Läsion als eine spondylo-epiphysäre Dysplasie vom pseudoachondroplastischen Typ klassifiziert

44 Dysplasien

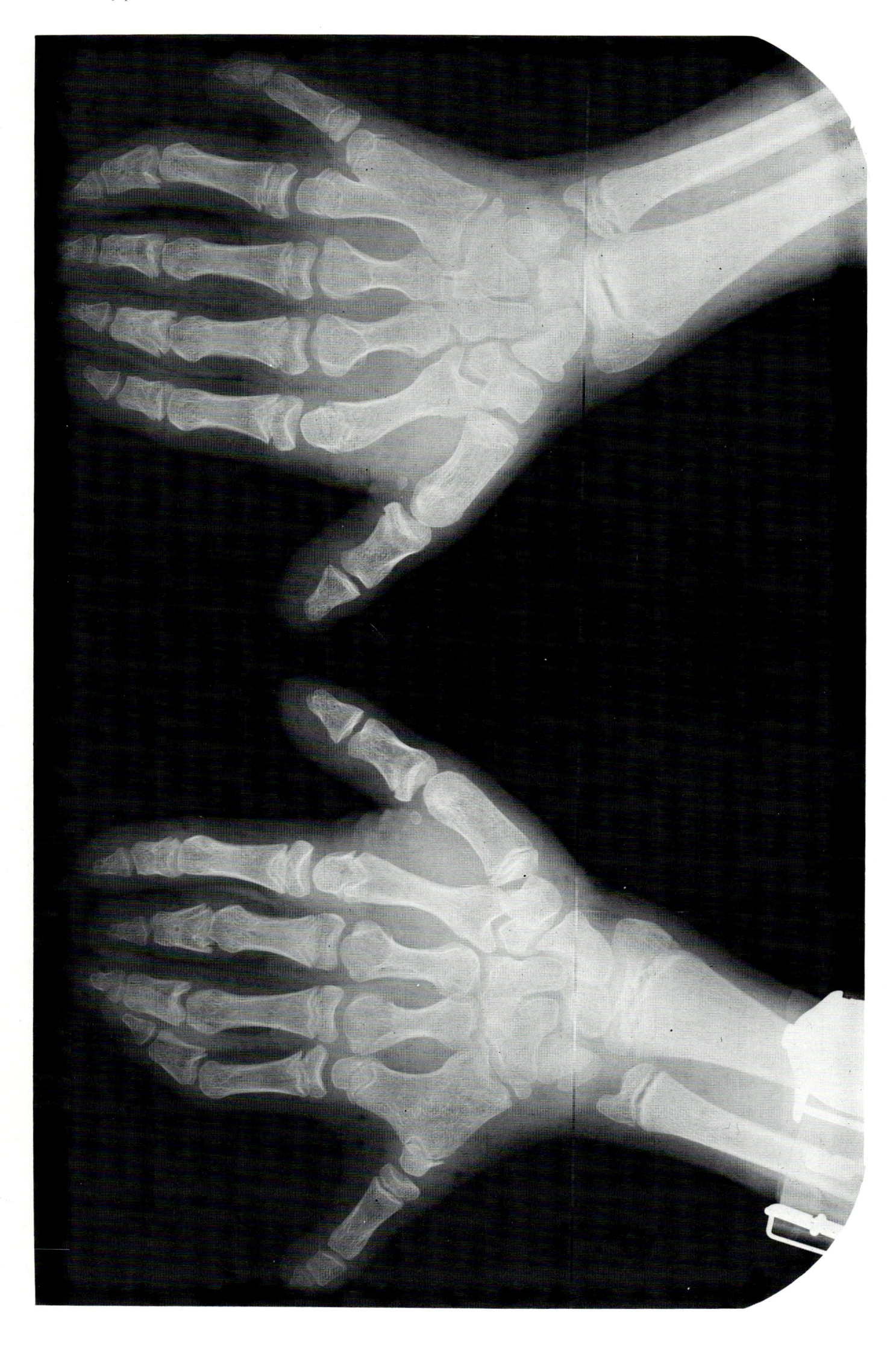

Abb. 64 (oben). **Chondroectodermale Dysplasie (Ellis-van Creveld-Syndrom).** Beachte den sechsten Strahl an beiden Händen; Trennung der Strahlen bei partieller (nicht ganz symmetrischer) Verschmelzung der Metacarpale V und VI; Mittelphalangen verbreitert; Endphalangen hypoplastisch. Bei Retardierung des Diaphysenwachstums ist die Reifung der Ossifikationszentren beschleunigt. Beachte ferner das große Hamatum, mit dem die Phalangen V und VI gelenkig verbunden sind

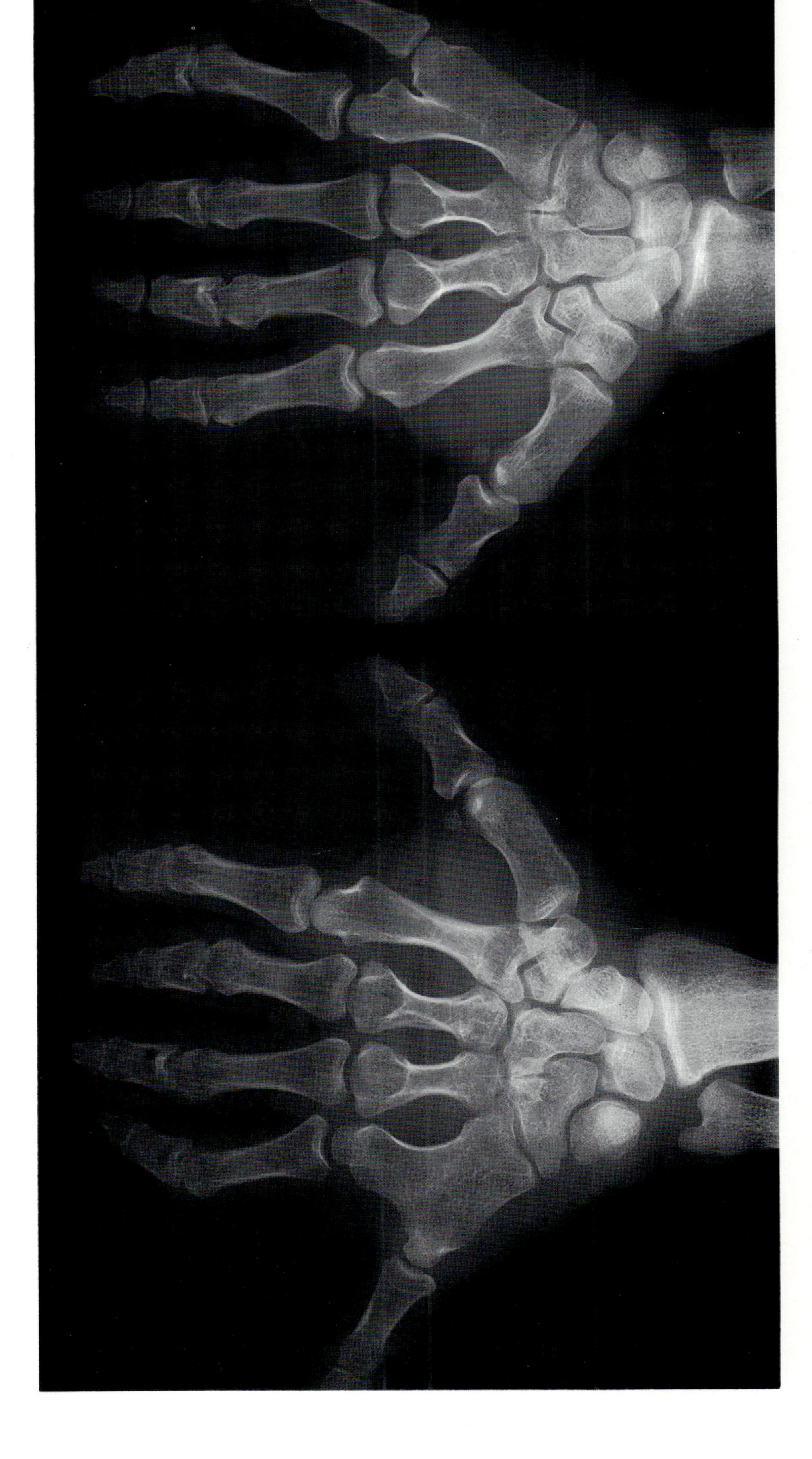

Abb. 65. **Chondroectodermale Dysplasie (Ellis-van Creveld-Syndrom).** Der in Abb. 64 gezeigte Patient (28. Lebensjahr): bilaterale, nicht ganz symmetrische Anomalien

46 Dysplasien

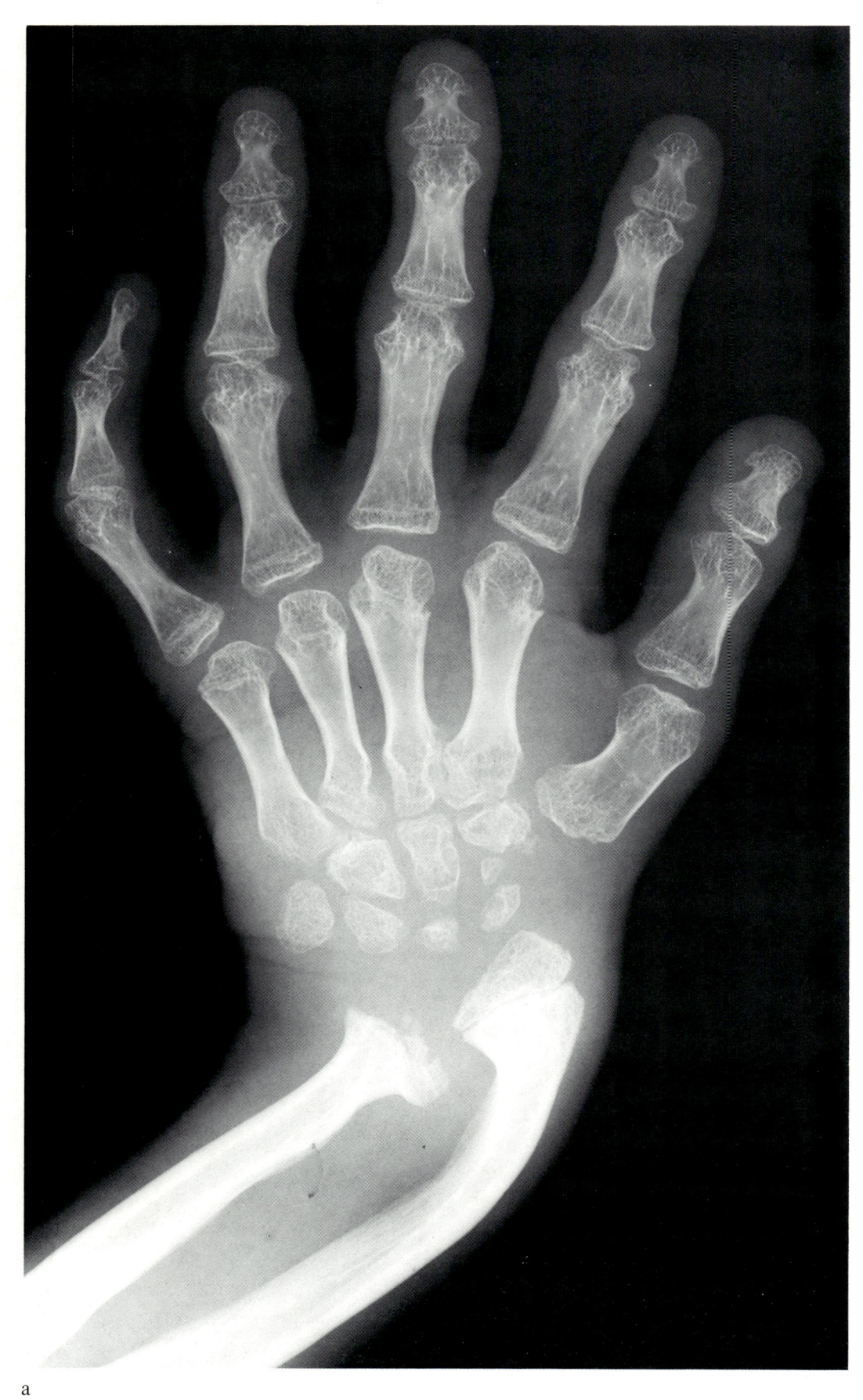

a

Abb. 66a und b. **Dysostosis enchondralis metaepiphysaria (Morquio-Syndrom).** Metacarpalia und Phalangen plump mit ausgewalzten Enden; Gelenkflächen aller Metacarpalknochen, mit Ausnahme des Metacarpale I, zugespitzt; deutliche Unregelmäßigkeiten aller Carpalia; distale Enden von Radius und Ulna gegeneinander geneigt; Ulnae verkürzt

Dysplasien 47

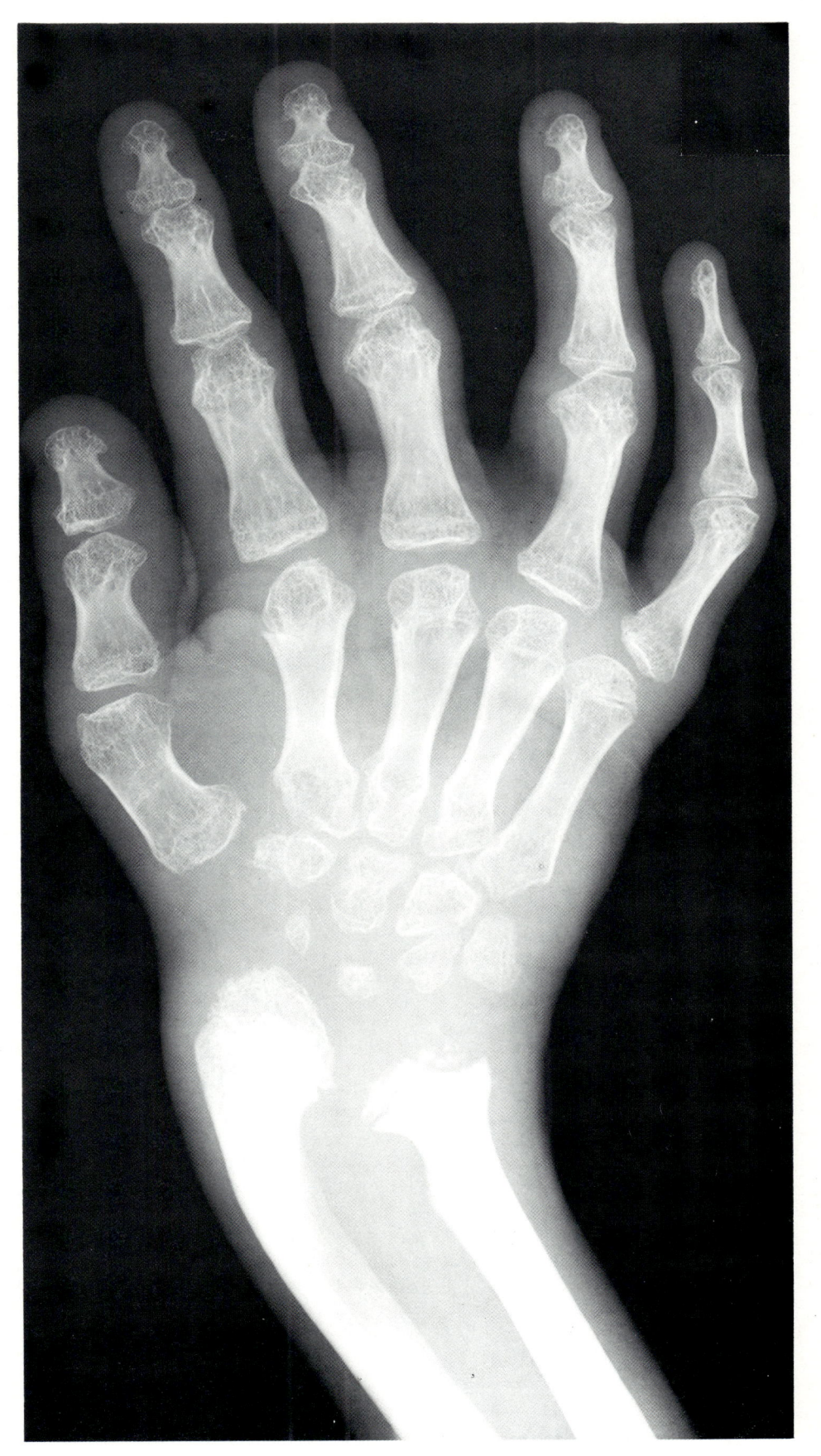

b

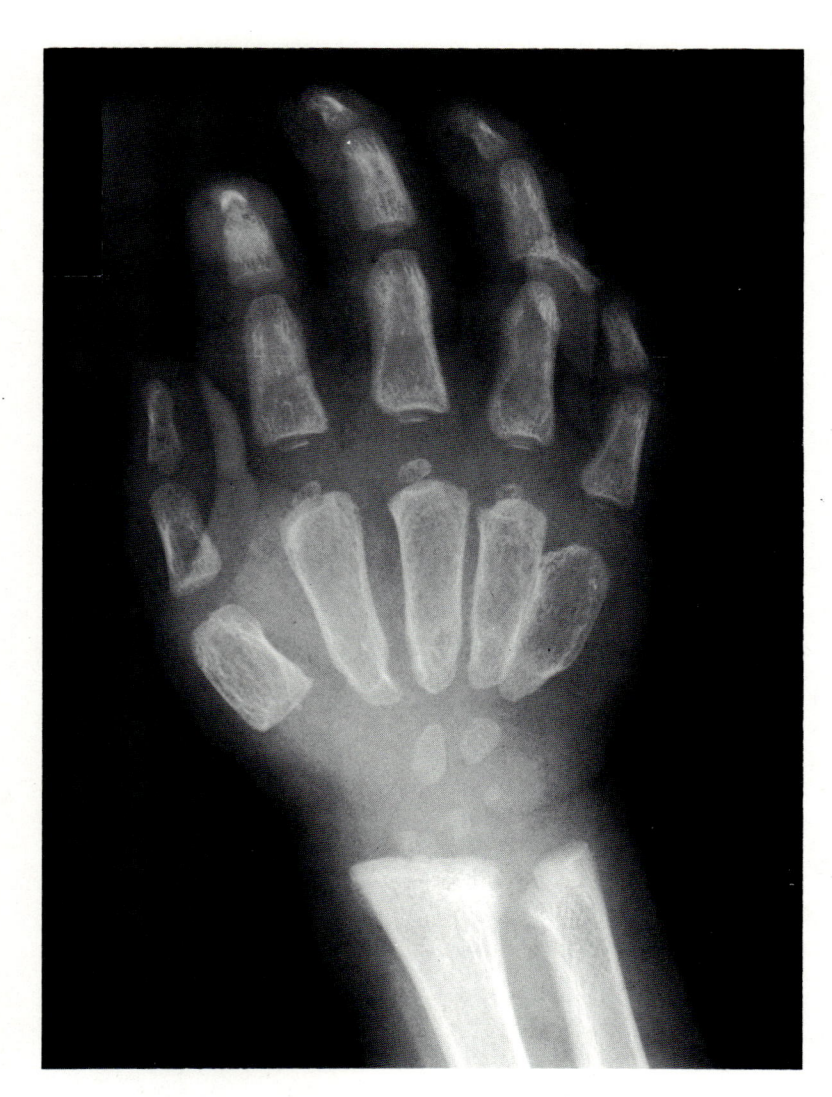

Abb. 67. **Gargoylismus (Dysostosis multiplex) — v. Pfaundler-Hurler-Syndrom.** Metacarpalia distal breit und proximal spitz zulaufend; Enden von Radius und Ulna relativ schmal und zueinander geneigt; Phalangen aufgrund der Erweiterung des Markraums verbreitert. Diese Veränderungen am Handskelett sind das häufigste und für den Gargoylismus wahrscheinlich am meisten charakteristische Merkmal.

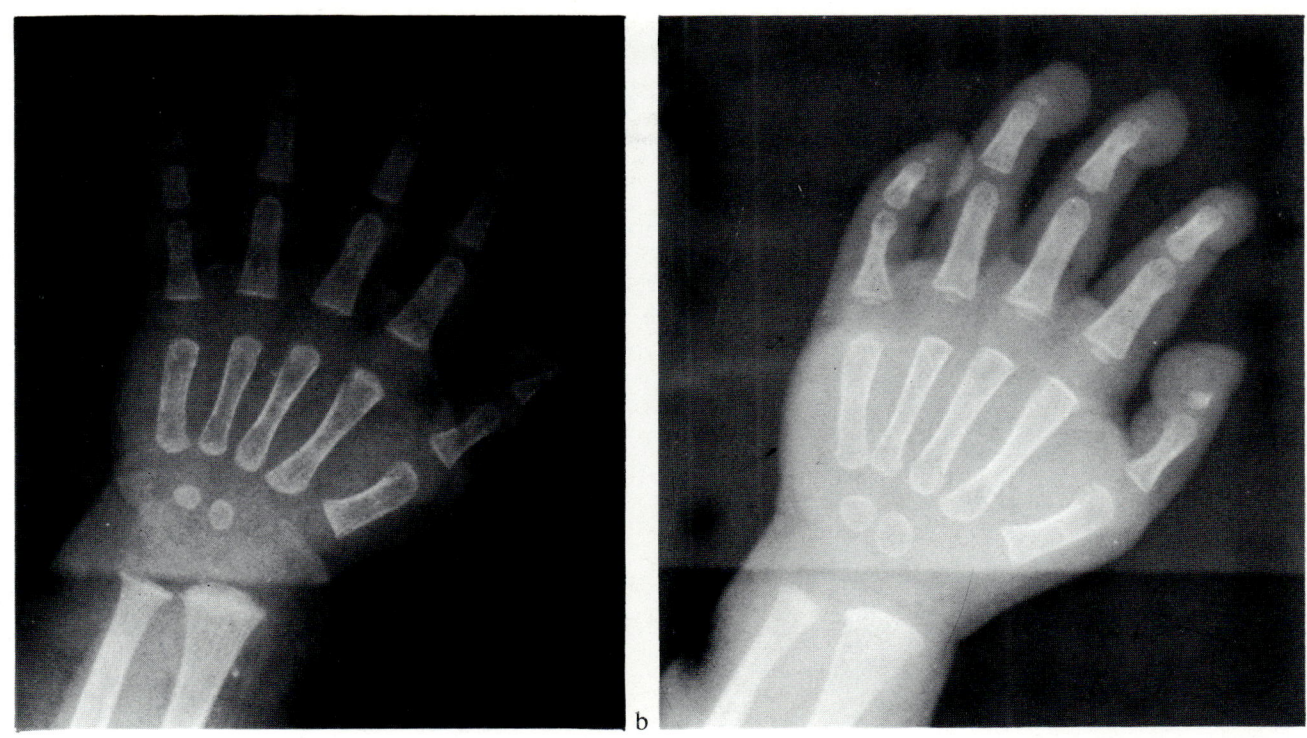

Abb. 68 a–c. **Progerie (Hutchinson-Gilford-Syndrom).** Minderwuchs und vorzeitige Vergreisung sind typische Merkmale dieser seltenen Krankheit. Schlanke, dünne Knochen; verminderte Knochendichte. Die in (b) gezeigte Atrophie der Endphalangen war in (a) noch nicht nachweisbar; (c) zeigt ein gleichfalls krankes Geschwisterkind

50 Dysplasien

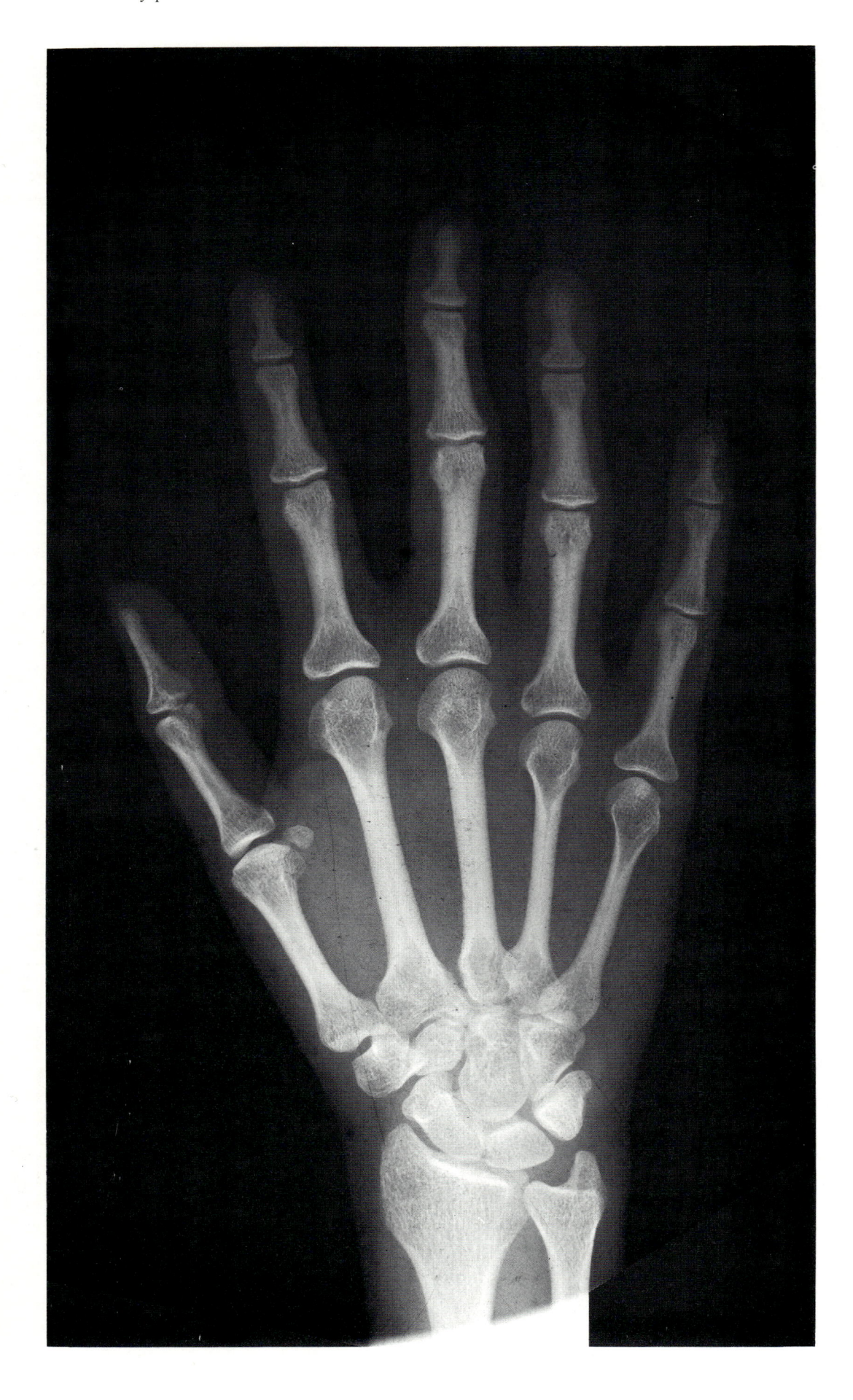

Abb. 69. **Arachnodaktylie (Marfan-Syndrom)**. Überlange, schlanke Knochen; der Begriff „Spinnenfinger" wird gelegentlich bei dieser Läsion, die durch überall auftretende mesodermale Defekte charakterisiert ist, angewandt

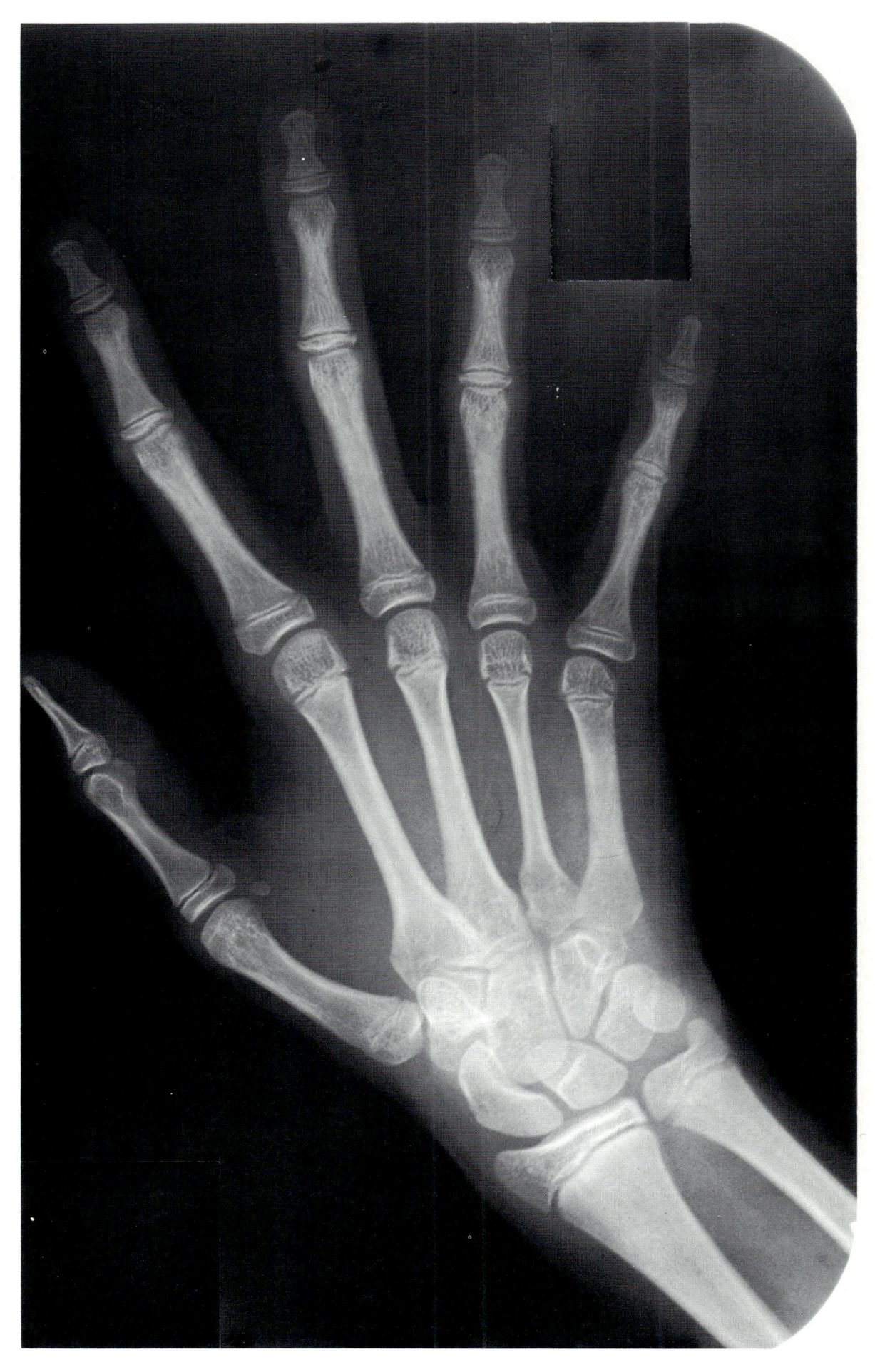

Abb. 70. **Arachnodaktylie (Marfan-Syndrom).** Verlängerte Röhrenknochen; zartes Knochengewebe; dünne Corticalis. Die Bestimmung des Metacarpal-Index kann die Diagnosestellung erleichtern. Die Längen der Metacarpale II, III, IV und V werden addiert und durch die Summe der entsprechenden, in der exakten Mitte gewonnenen Breiten dividiert. In der Regel liegt der Metacarpal-Index zwischen 5,4 und 7,9; bei Arachnodaktylie im Bereich von 8,4 bis 10,4

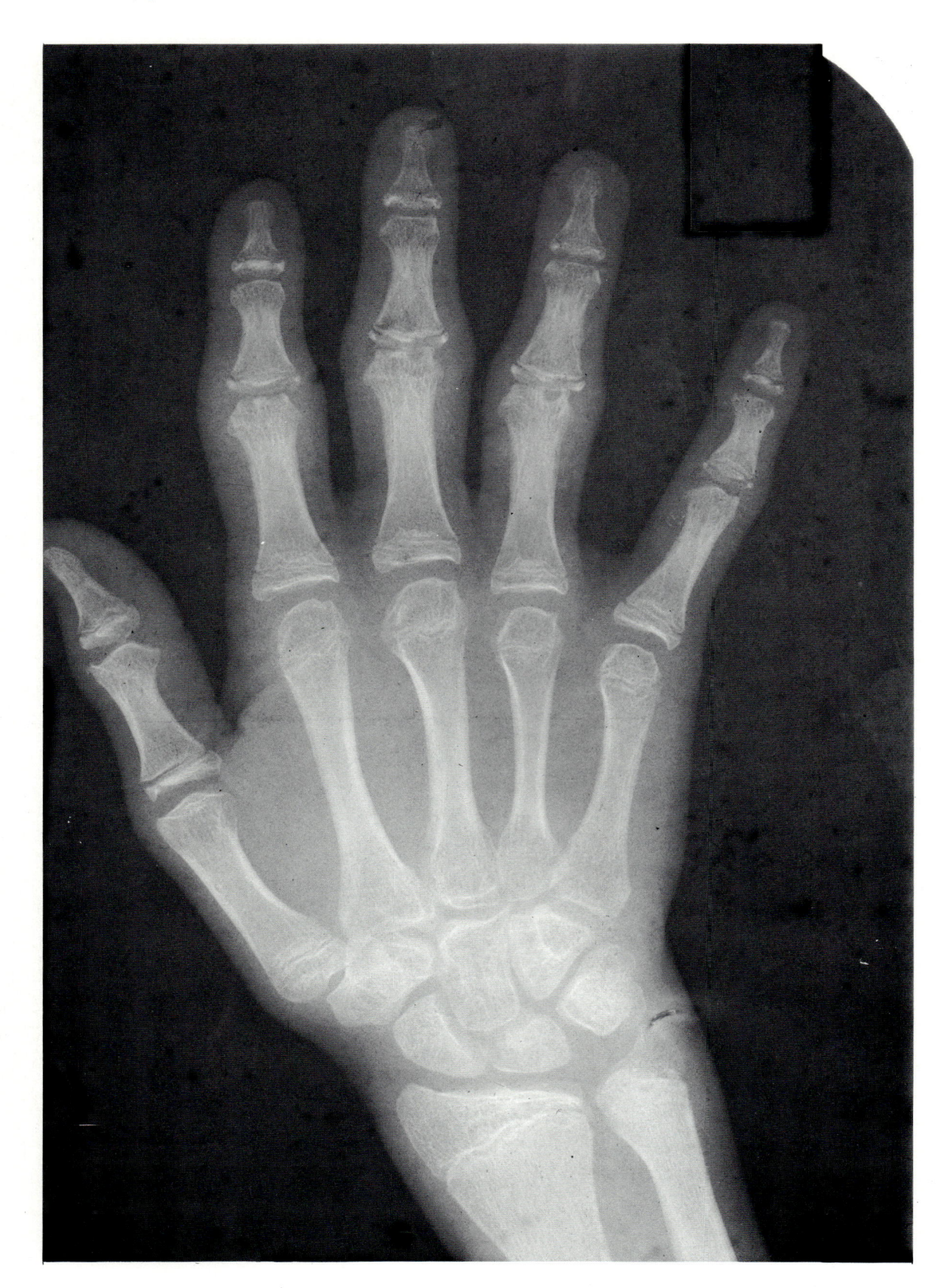

Abb. 71. **Thiemann-Syndrom.** In der Regel auf die Finger beschränkte Entwicklungsstörungen; Beteiligung anderer Epiphysen, z.B. des Femurkopfs, beschrieben. Beachte die spindelartigen Weichteilschwellungen der Mittelgelenke, die Fragmentation der Epiphysen und die Unregelmäßigkeit der angrenzenden Endphalangen; Gelenkspalten der Grund- und Fingerendgelenke erweitert; unregelmäßige Epiphysenfugen von Radius und Ulna

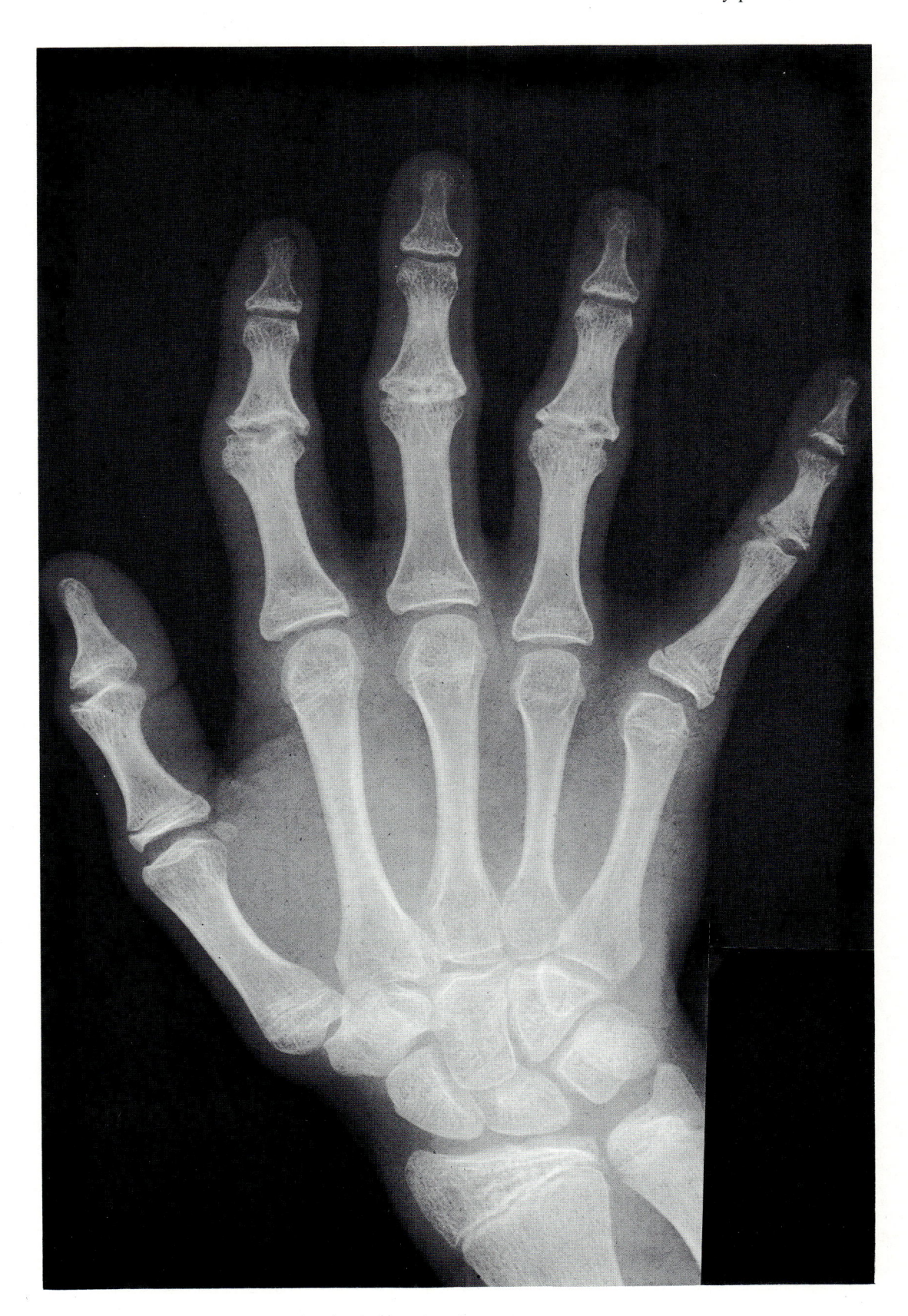

Abb. 72. **Thiemann-Syndrom.** (Abb. 71 – 1 Jahr später.)
Geringgradige Konsolidierung; ein Stillstand der Krankheit
wird nicht selten beobachtet

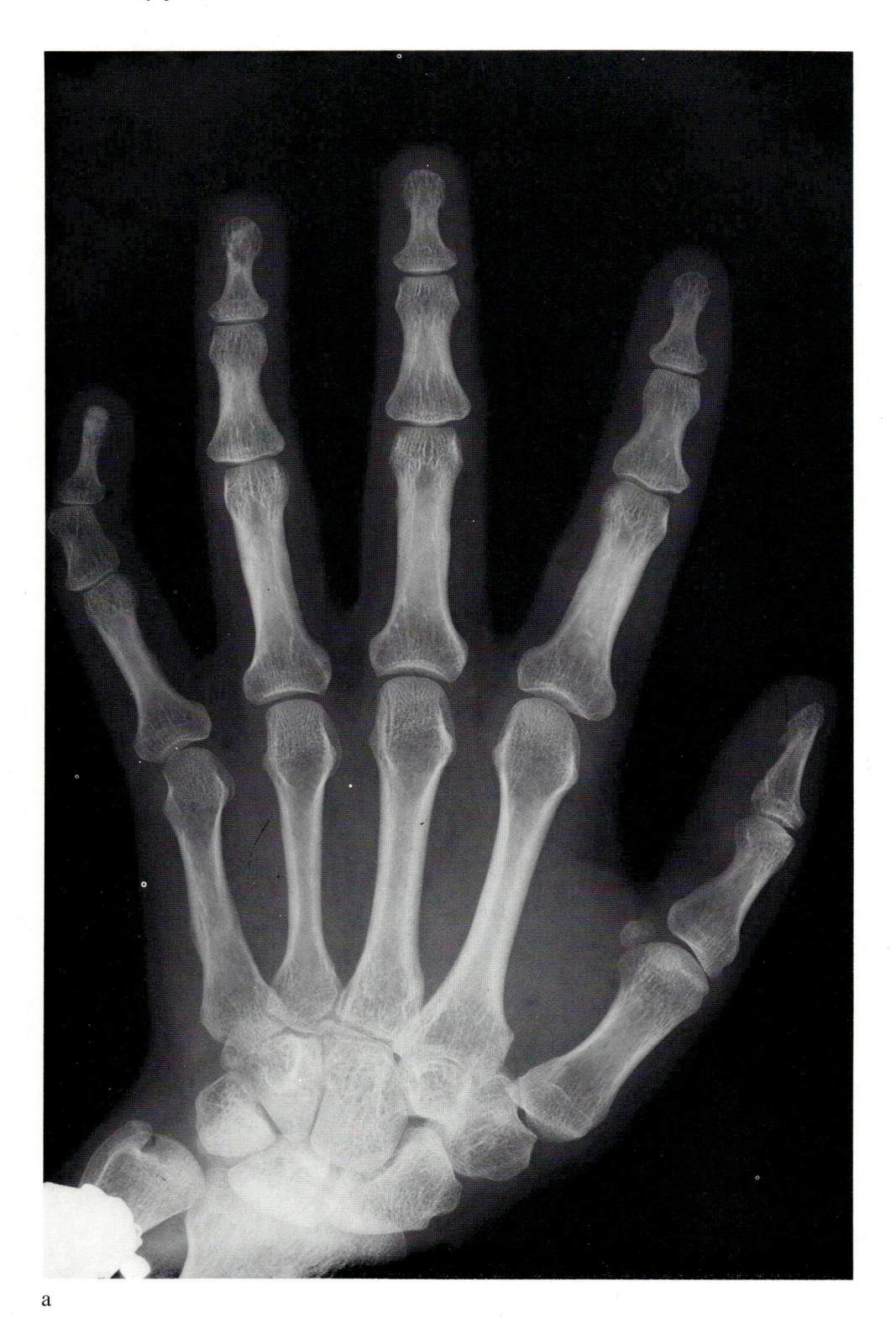

Abb. 73a und b. Myositis ossificans progressiva (Münchmeyer-Syndrom). In der Regel angeborene Verkürzung des Metacarpale I (und des Metatarsale I) und der Mittelphalanx V. Diese Knochenveränderungen treten vor Beginn anderer Läsionen auf, was auf Vererbungsfaktoren hindeutet. Zwei Beispiele dieser seltenen Krankheit werden gezeigt, um auf die Ähnlichkeit der Veränderungen am Handskelett hinzuweisen

Dysplasien 55

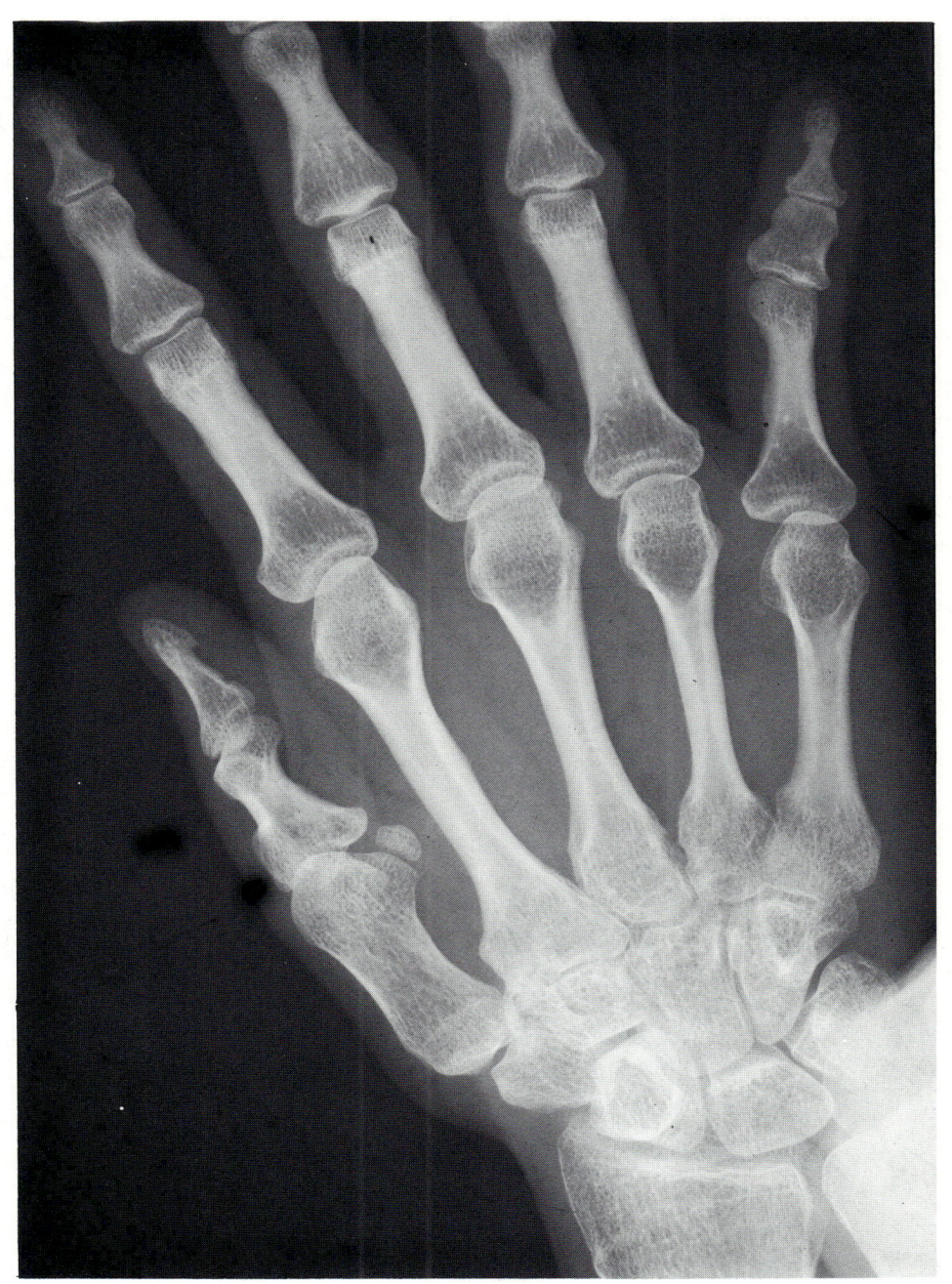

b

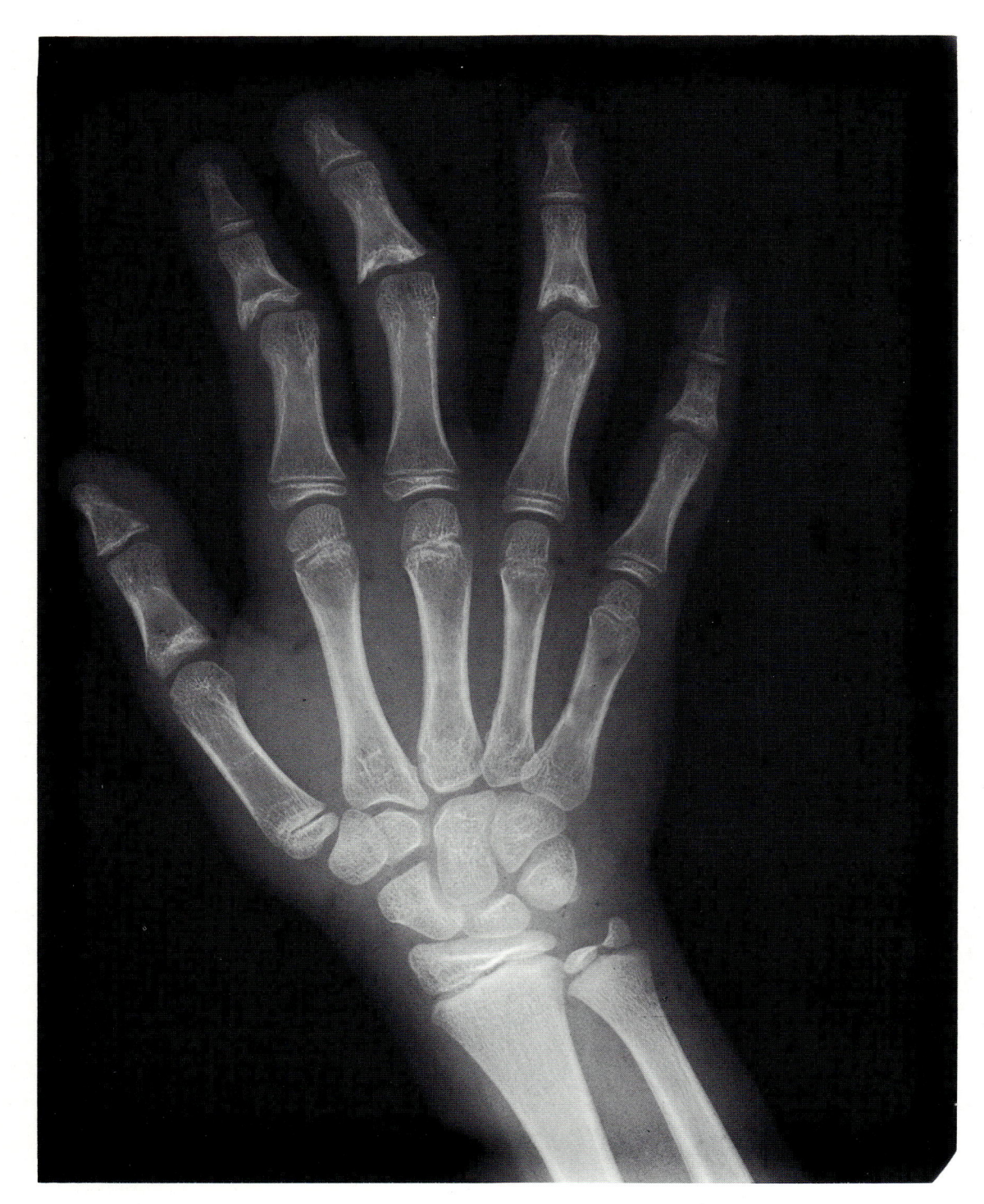

Abb. 74. Periphere Dysostosen. Dieser Begriff wird für zahlreiche auf Hände und Füße beschränkte Läsionen verwandt. Gelegentlich sind alle Metacarpalia und Phalangen verkürzt; die befallenen Epiphysen sind dreieckig oder zapfenförmig („Zapfenepiphysen") und brechen in die Basis der Metaphysen ein. Diese an der Hand angeblich seltene Veränderung wird am Fuß häufig beobachtet

IV. Infektionskrankheiten:
Tuberkulose, Lues und Sarkoidosis

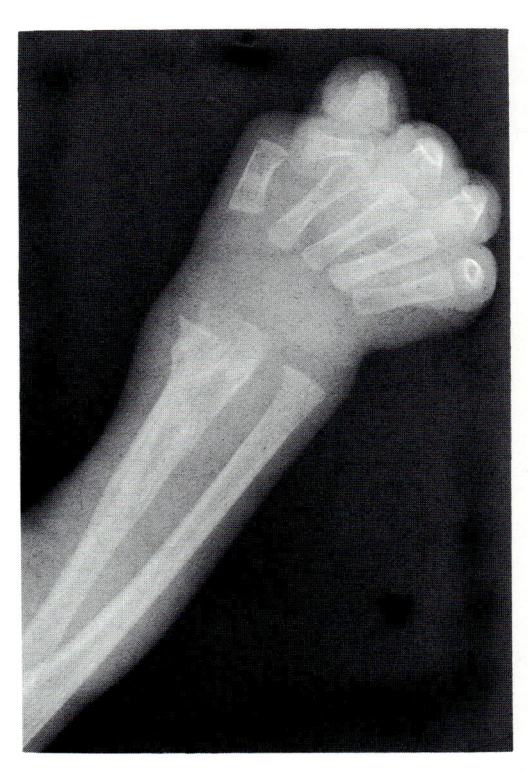

Abb. 75. **Voll ausgeprägte Osteomyelitis** am distalen Ende des Radius beim Neugeborenen

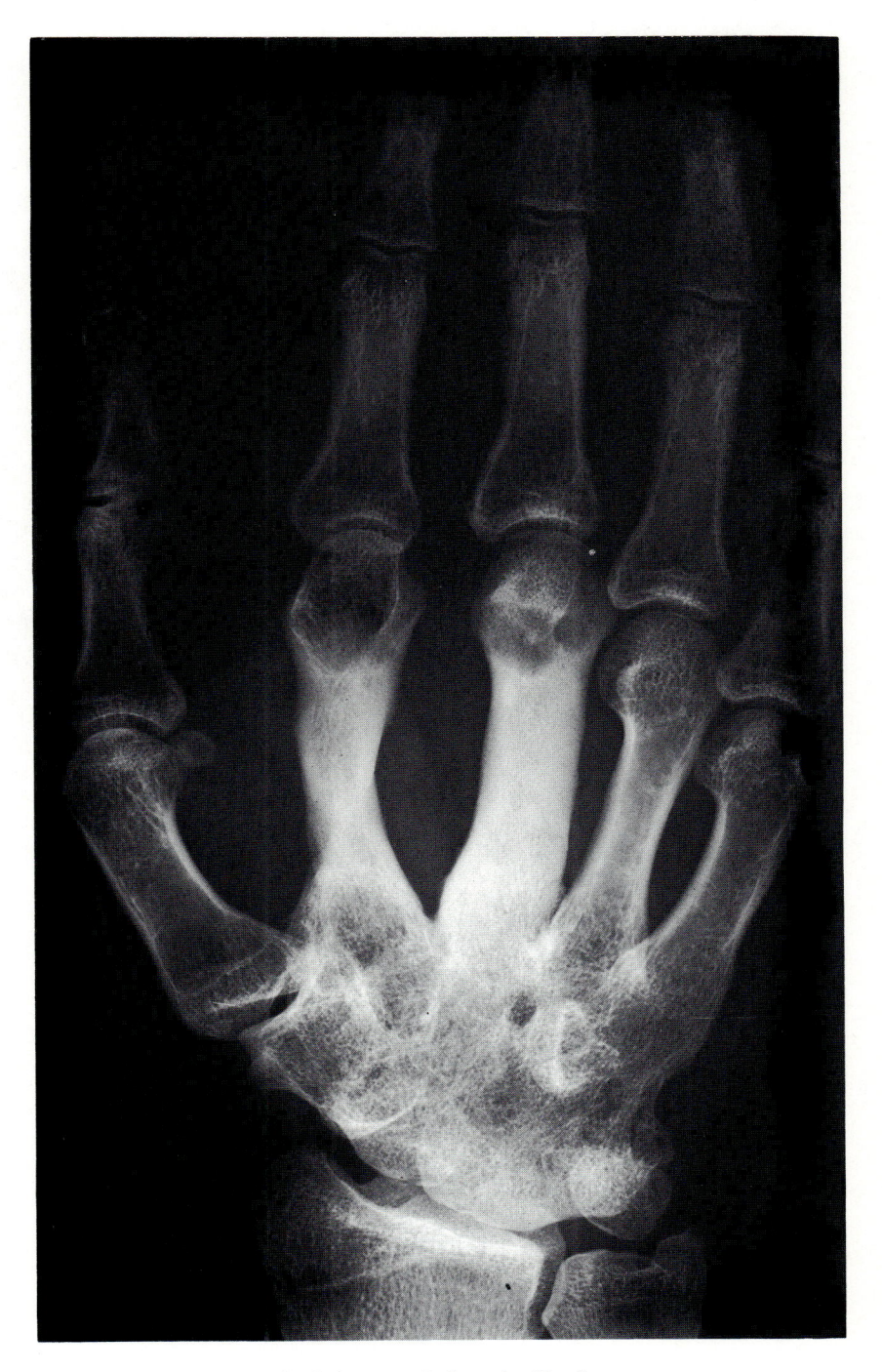

Abb. 76. **Osteomyelitis mit eitriger Entzündung des Handwurzelgelenks.** Dieser Patient litt an einer Staphylokokken-Osteomyelitis des Metacarpale II und III mit nachfolgender starken Sklerose. Alle Gelenke der Handwurzel infiziert; Ankylose aller Carpalia unter Aussparung des proximalen Handgelenks

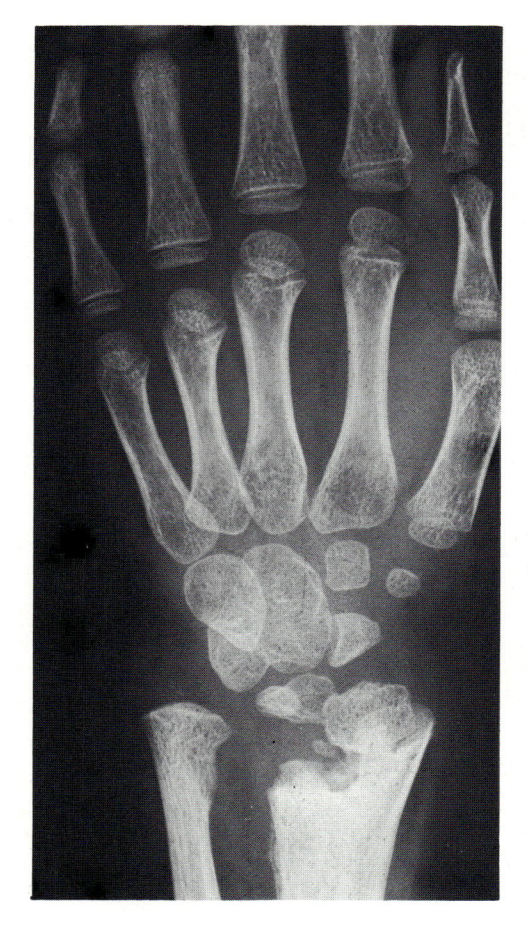

Abb. 77. **Osteomyelitis mit eitriger Entzündung des Handwurzelgelenks.** Restzustand am distalen Ende des Radius und in einigen Carpalia; Antibiotica und Dränage des Gelenks haben diese, einst häufige Infektion, selten werden lassen

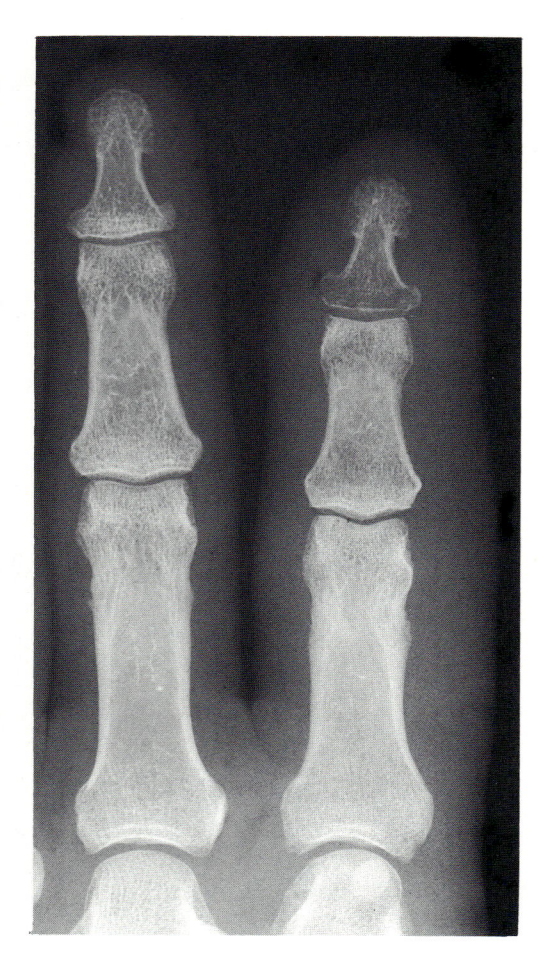

Abb. 78. **Panaritium.** Beachte die außerordentliche Weichteilschwellung des 2. Fingers; kleiner Herd an der Basis der Endphalanx. Heutzutage werden stärkere Infektionen kaum beobachtet

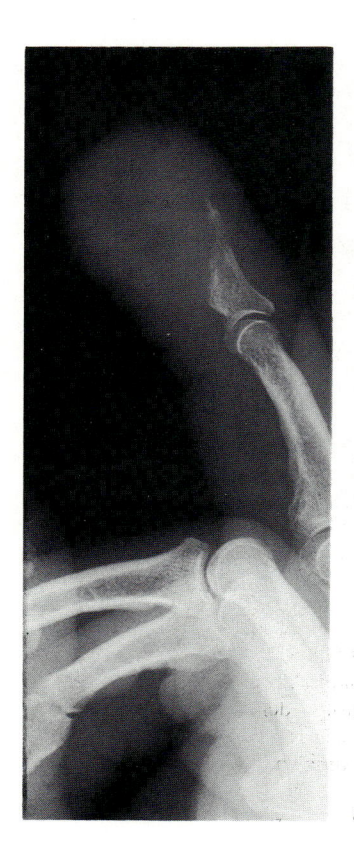

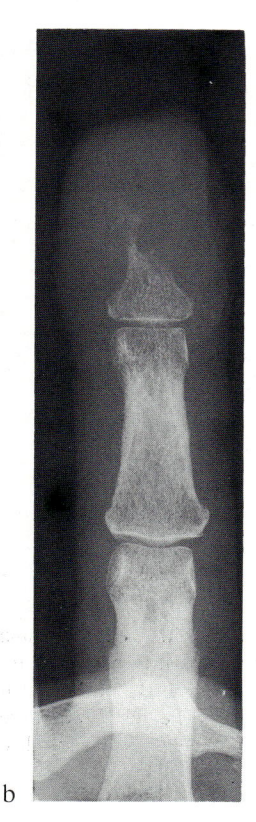

Abb. 79a und b. **Panaritium.** Derartige Infektionen der Finger sind heute sehr selten. (Es war nicht einfach, ein Beispiel für diesen Atlas zu finden.)

Infektionskrankheiten: Tuberkulose, Lues und Sarkoidosis 59

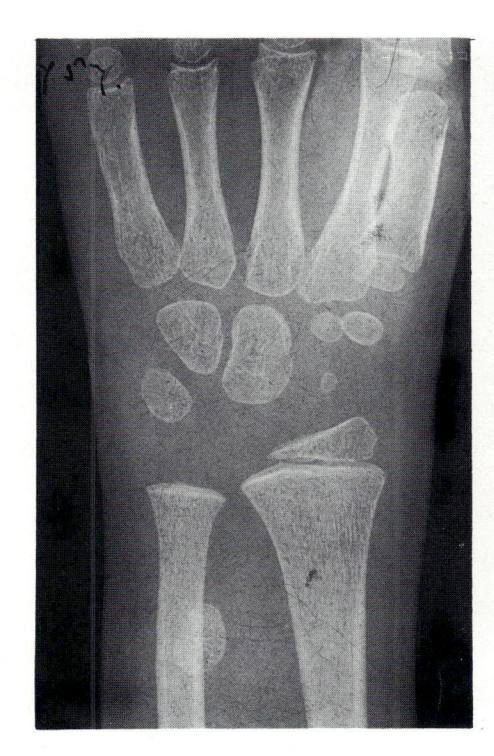

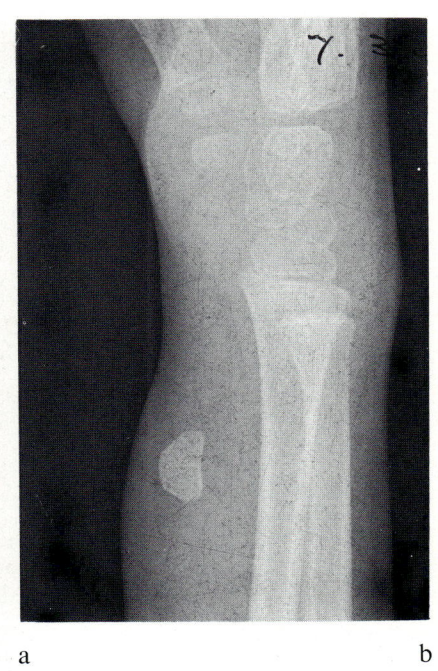

Abb. 80a und b. **Eitrige Entzündung des Handgelenks.** Dieser Fall illustriert die bizarren Folgen einer Osteomyelitis und Sepsis vor Einführung der Antibiotica. Das Kind hatte zahlreiche Knochenabscesse; ein Absceß infizierte das Handgelenk und wanderte, das Lunatum mit sich nehmend, nach außen

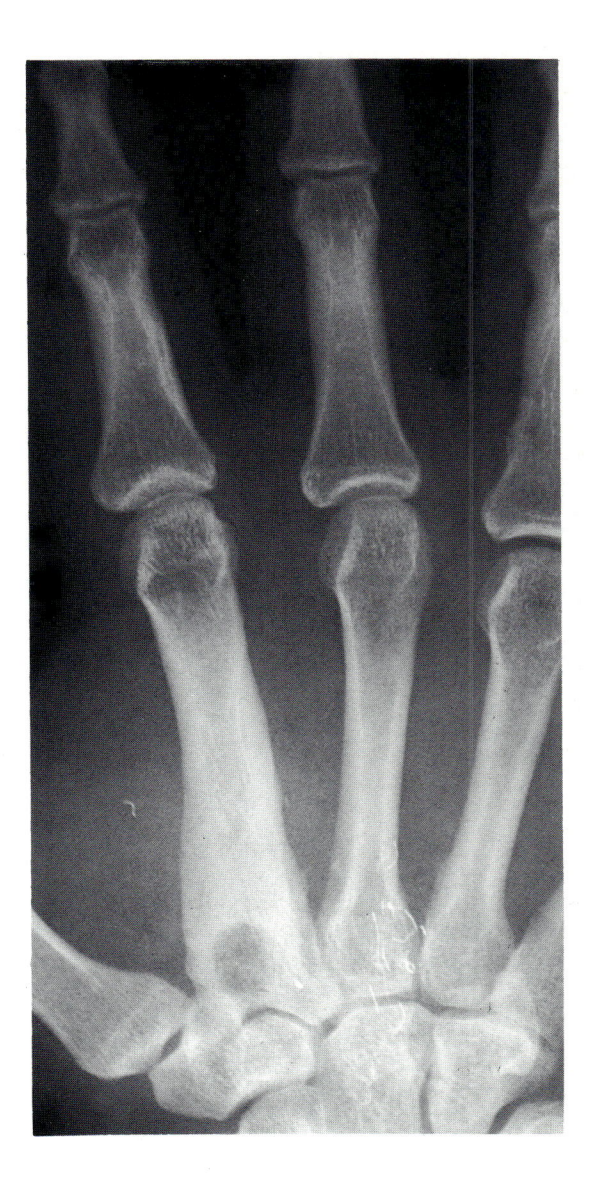

Abb. 81. **Chronische Osteomyelitis des Metacarpale II.** Erhebliche Verdickung der Diaphyse; Absceß an der Basis. Ursache war ein Trauma; Sehnendrahtnaht in situ

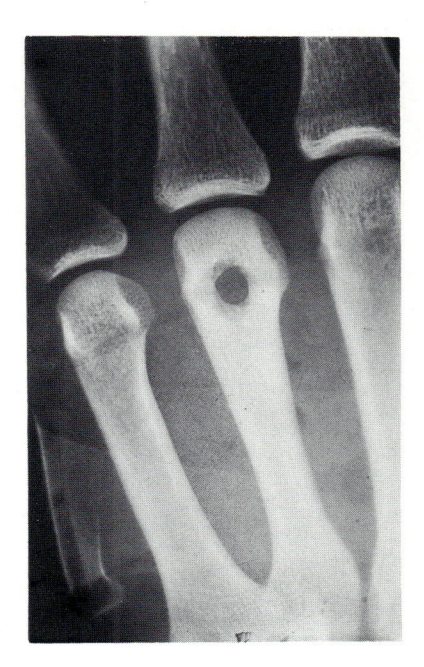

Abb. 82. **Brodie-Absceß.** Dieser scharf umrissene, sauber ausgestanzte Defekt am distalen Ende des Metacarpale IV erwies sich als ein Brodie-Absceß

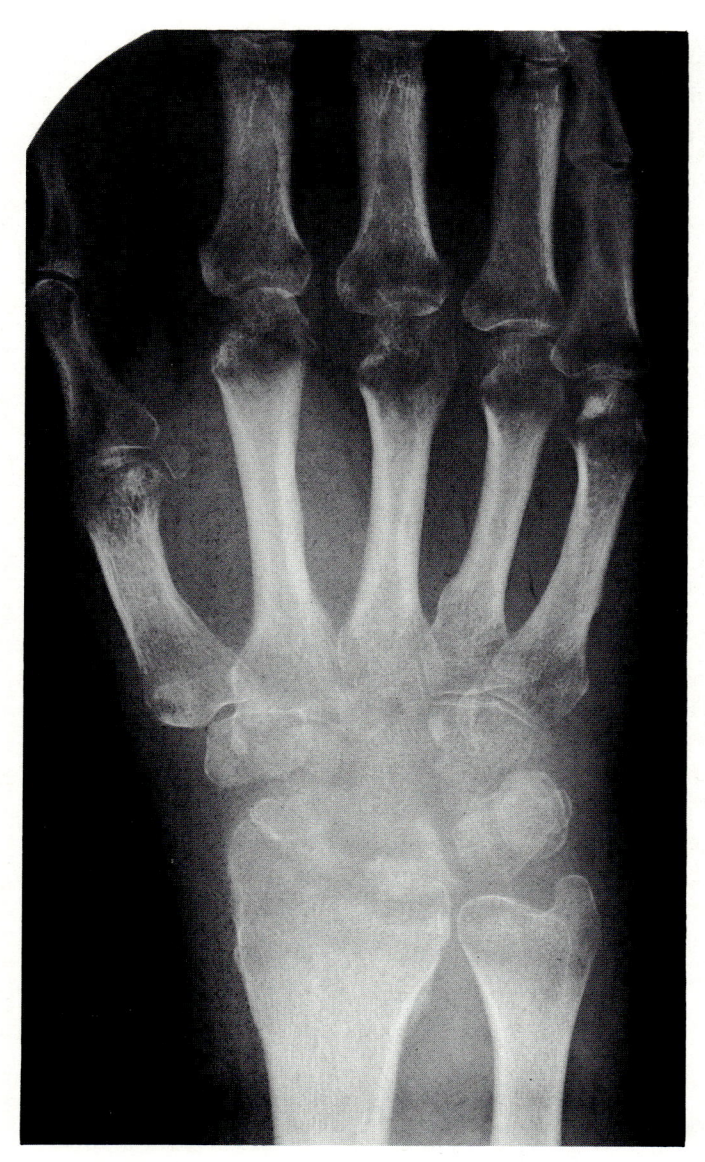

Abb. 83. **Tuberkulose des Handgelenks und der Handwurzel.** Starke Osteoporose und Zerstörung der Corticalis; geringe, periostale Reaktion auf der ulnaren Seite des distalen Radiusendes; periartikuläre Osteoporose im Bereich der Grundgelenke

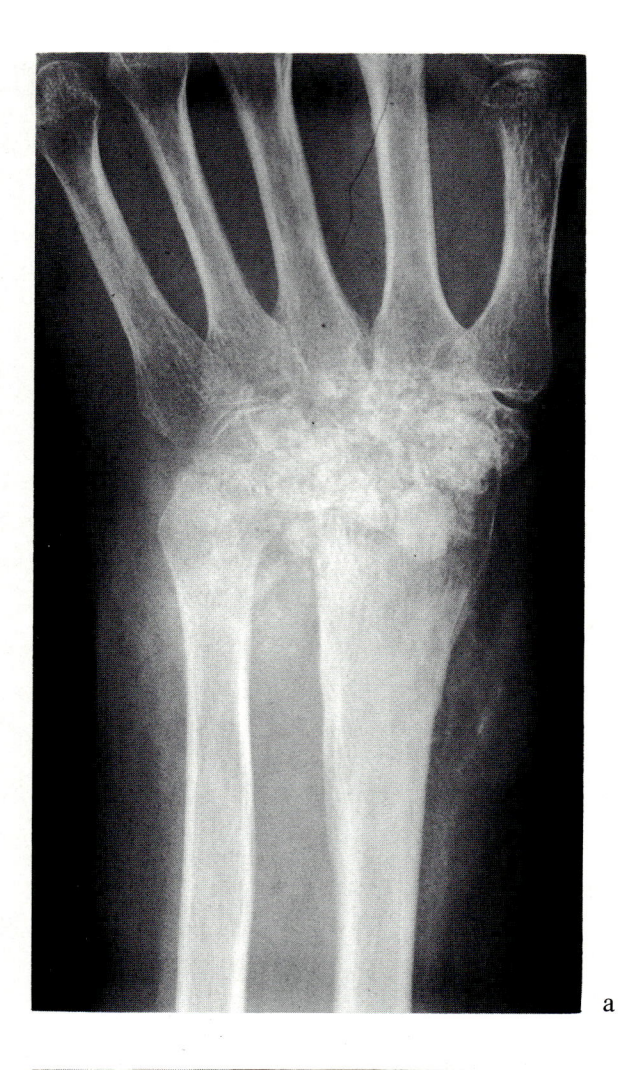

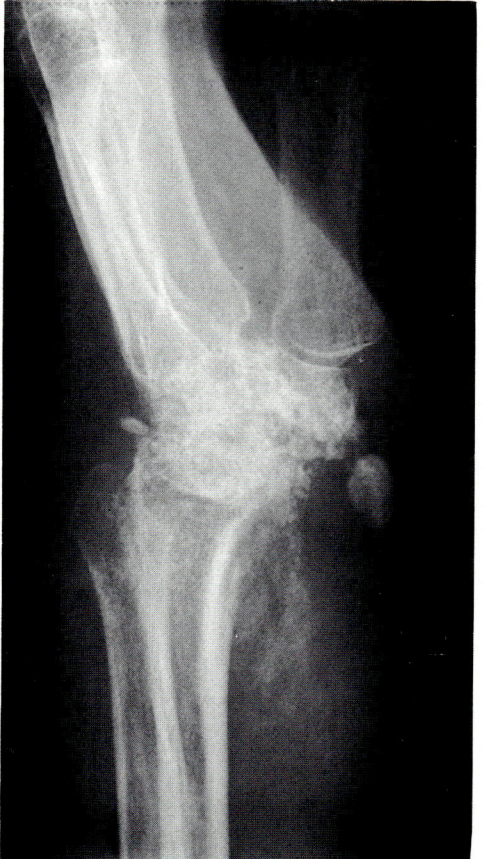

Abb. 84a und b. **Arthritis tuberculosa — Spätstadium.** Ausgedehnte Zerstörungen im Bereich des Handgelenks und der Handwurzel; verkalkende Abscesse

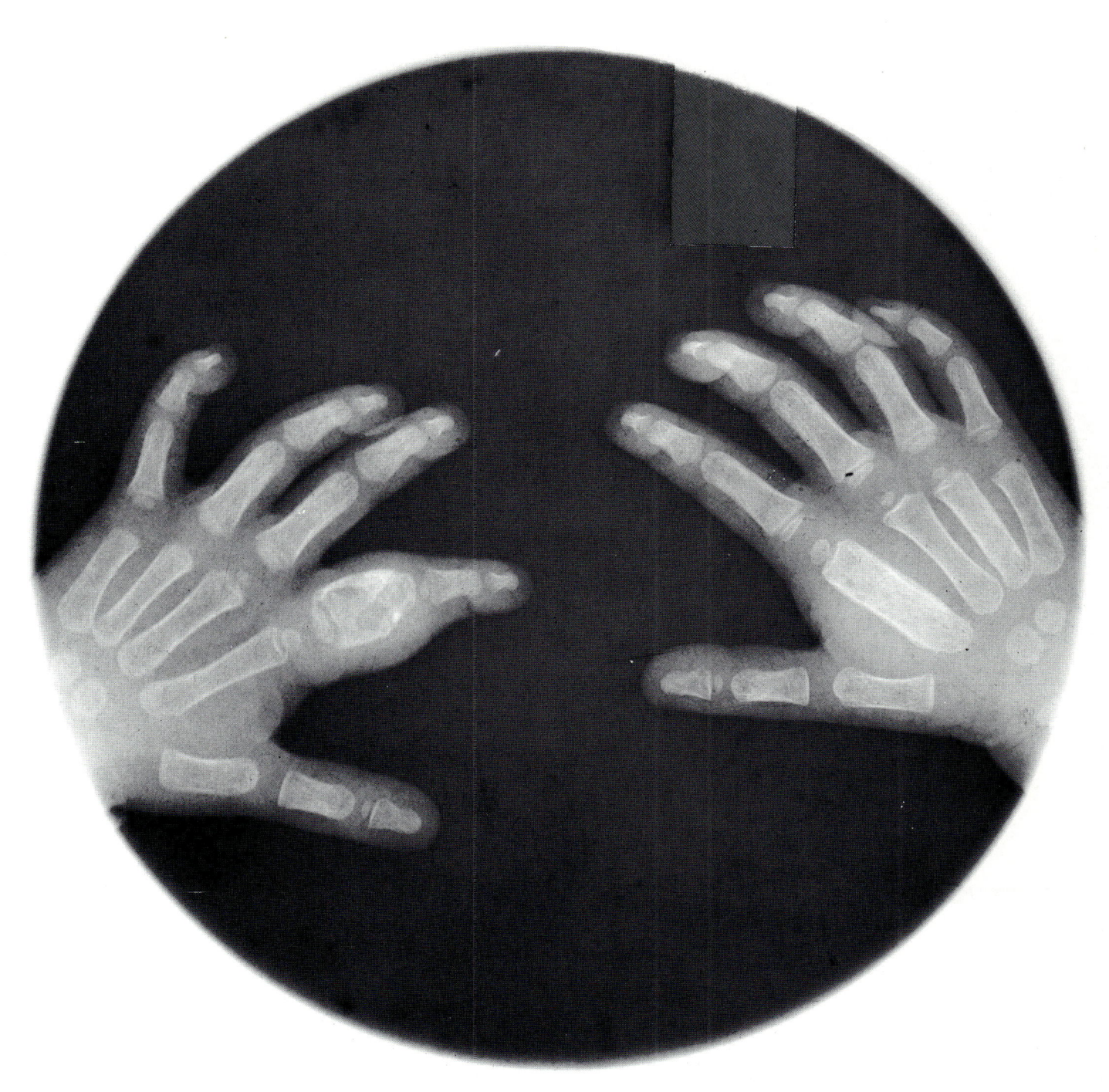

Infektionskrankheiten: Tuberkulose, Lues und Sarkoidosis 61

Abb. 85. Tuberkulose. Die Veränderung der Endphalanx III links ist die seltene, aber klassische Spina ventosa. Dieser anschauliche Begriff beinhaltet einen verbreiterten, verdünnten, wie aufgeblasenen Knochen. Dies war der erste beim Kind röntgenologisch nachgewiesene Fall einer Spina ventosa. Mitbefall auch des rechten Metacarpale II mit Verbreiterung des Knochens und leichter periostaler Reaktion; fleckige Destruktionsherde im Markbereich

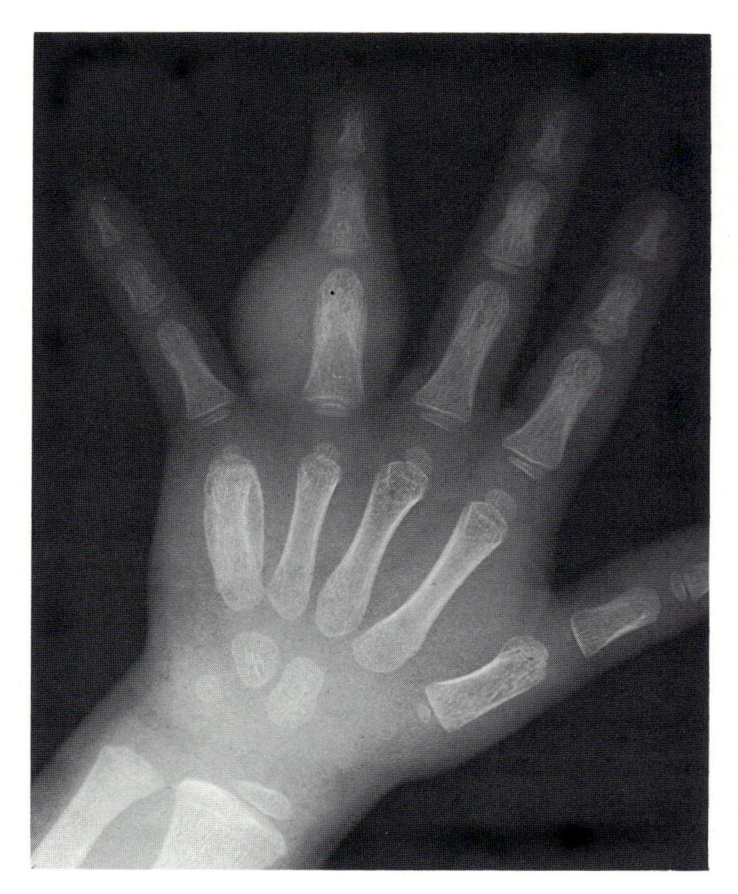

62 Infektionskrankheiten: Tuberkulose, Lues und Sarkoidosis

Abb. 86. **Ostitis cystica tuberculosa.** Befall des Metacarpale V und der Grundphalanx IV. Es wird gewöhnlich behauptet, daß die Erweiterung des Knochens Folge der Ausdehnung der Markräume sei, während bei der Osteochondritis luica die Erweiterung auf eine periostale Proliferation zurückzuführen sei. Hier wird deutlich, daß die Unterscheidung auf dieser Grundlage schwierig sein kann

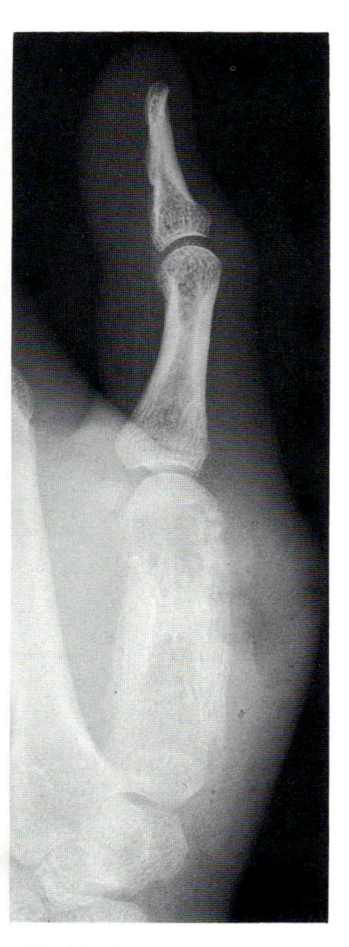

Abb. 87. **Ostitis cystica tuberculosa.** Säurefeste Bakterien wurden isoliert; starke periostale Knochenneubildung. In diesem Fall sind die Röntgenbefunde von denen anderer Infektionen schwer zu trennen

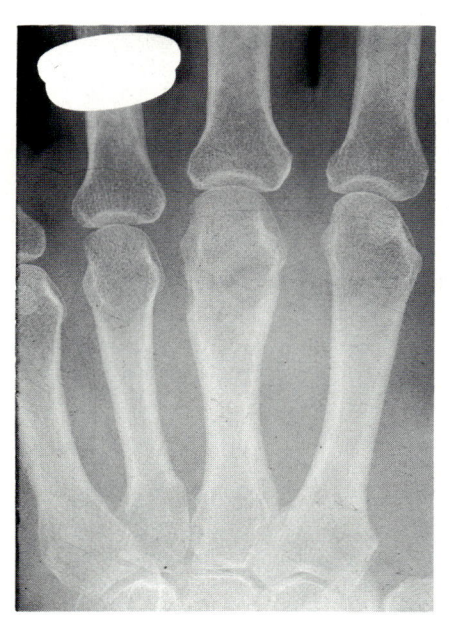

Abb. 88. **Ostitis cystica tuberculosa des linken Metacarpale III.** Distaler Anteil des Metacarpale III verbreitert; Aufhellungsbezirk im Markraum; geringe periostale Reaktion

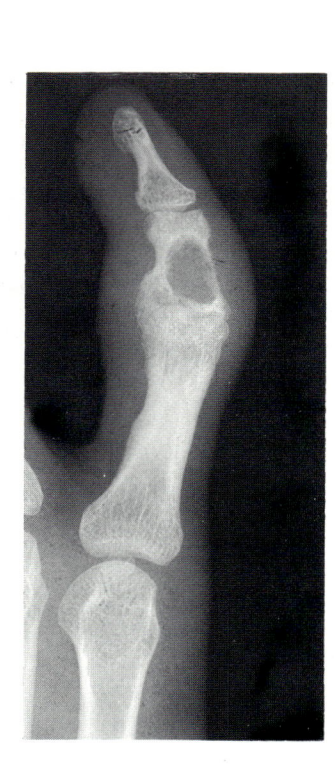

Abb. 89a und b. **Ostitis cystica tuberculosa.** Zerstörung der Mittelphalanx V ohne für eine Tuberkulose charakteristische Zeichen. (Erregernachweis im Eiter)

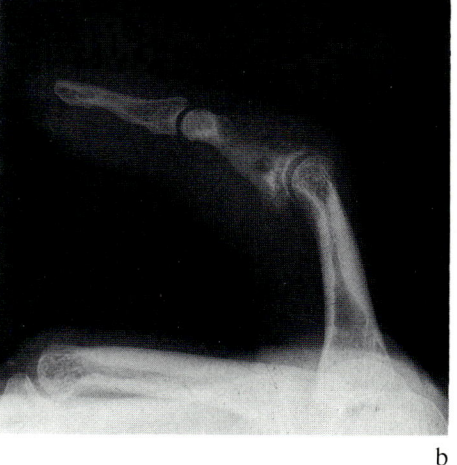

Abb. 90. **Lues connata.** Die Häufigkeit der angeborenen Lues connata ist erheblich zurückgegangen, so daß knöcherne Manifestationen außerordentlich selten geworden sind. Charakteristisches Merkmal sind die ausgeprägten, symmetrischen, periostalen Reaktionen. Die Metaphysen sind — wie auch bei diesem Patient — gezähnelt und unregelmäßig

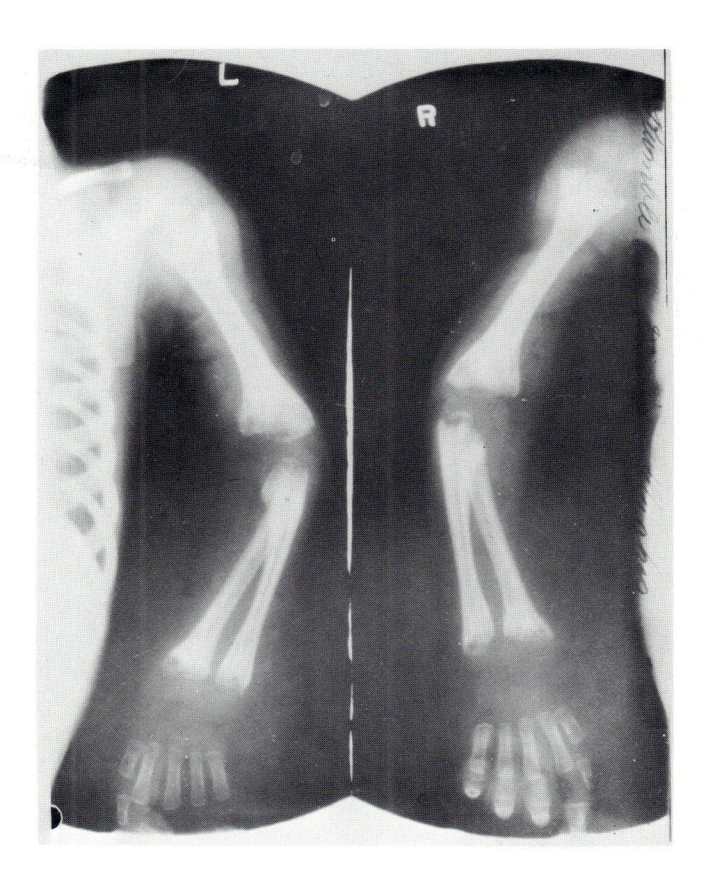

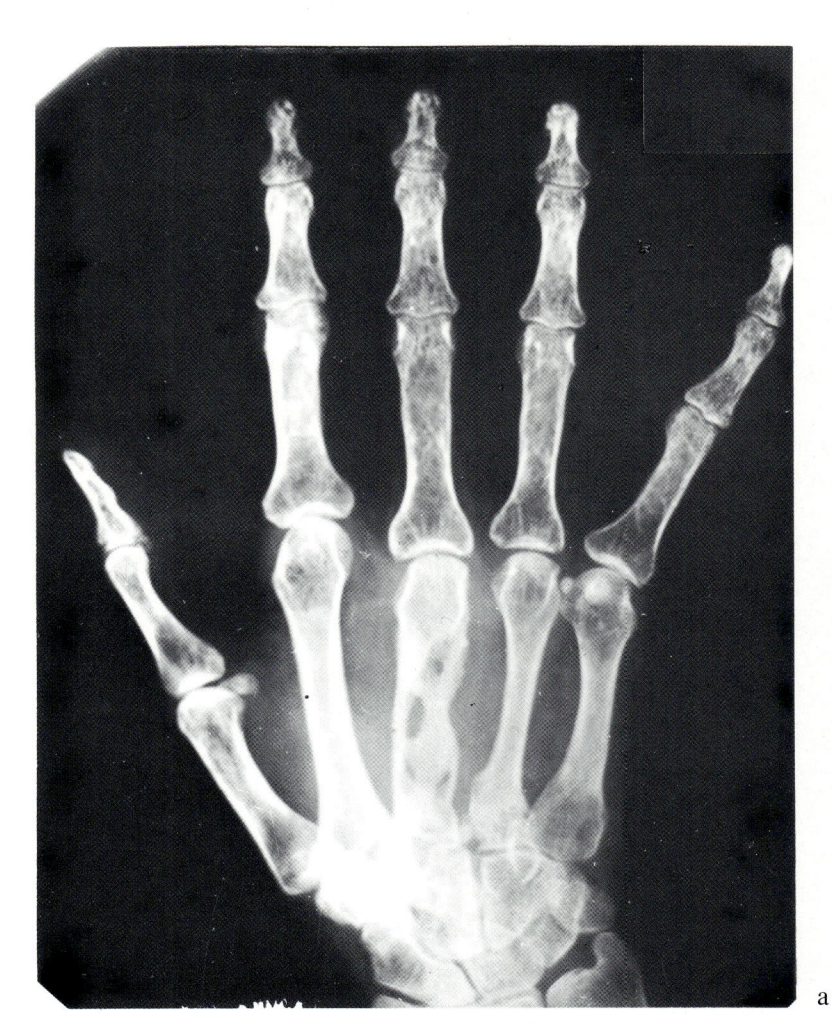

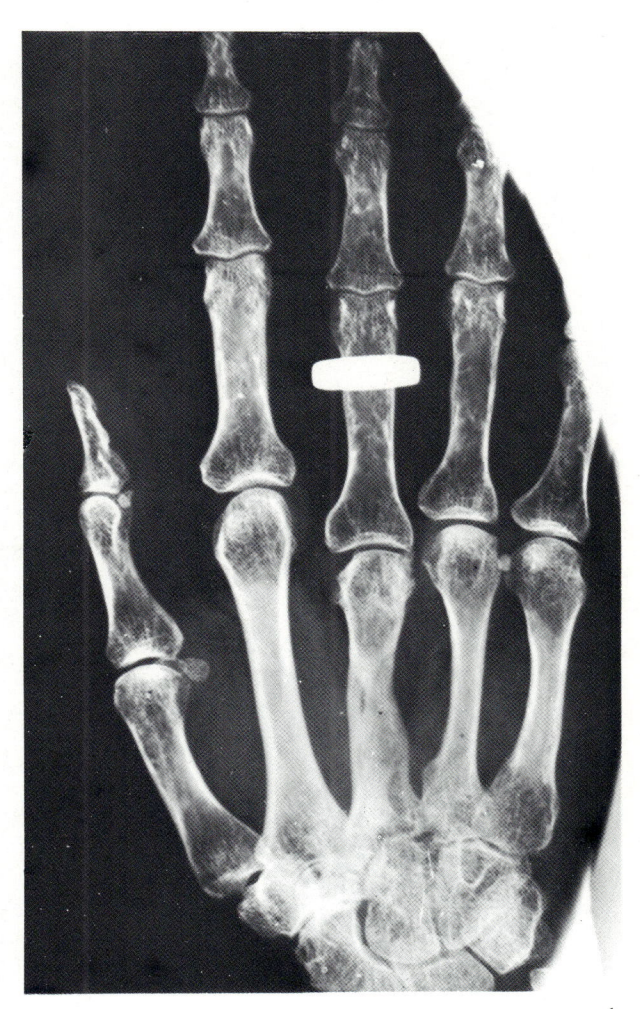

Abb. 91a und b. **Ostitis luica.** (a) Diese große, unregelmäßige Destruktion am Metacarpale III erwies sich als Gumma. (b) Nach Behandlung der Lues ist die Läsion fast ausgeheilt

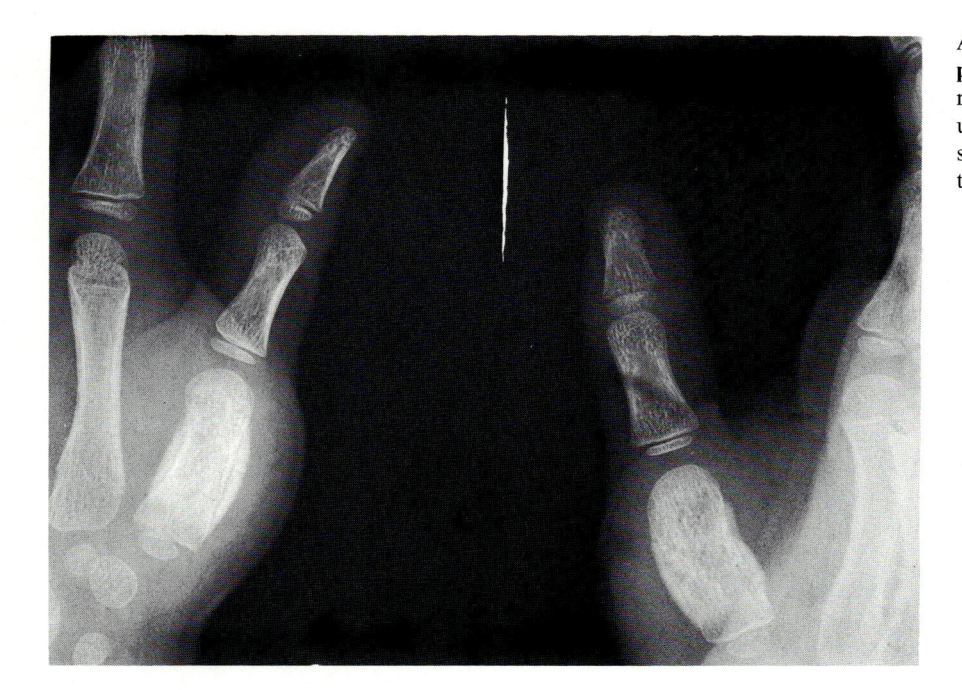

64   Infektionskrankheiten: Tuberkulose, Lues und Sarkoidosis

Abb. 92. **Ostitis luica des Metacarpale I.** Extreme, periostale Knochenneubildung, die den ganzen Schaft umgibt. Diese Befunde unterscheiden sich kaum von denen anderer Infektionen

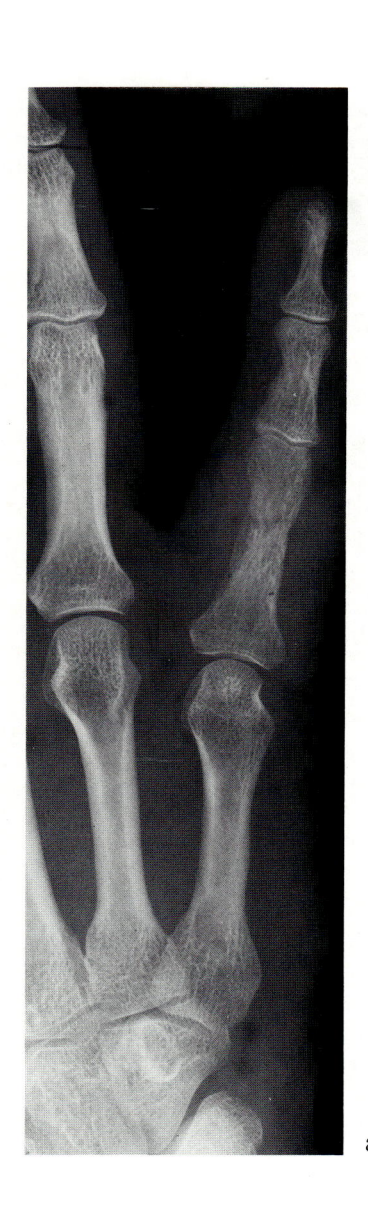

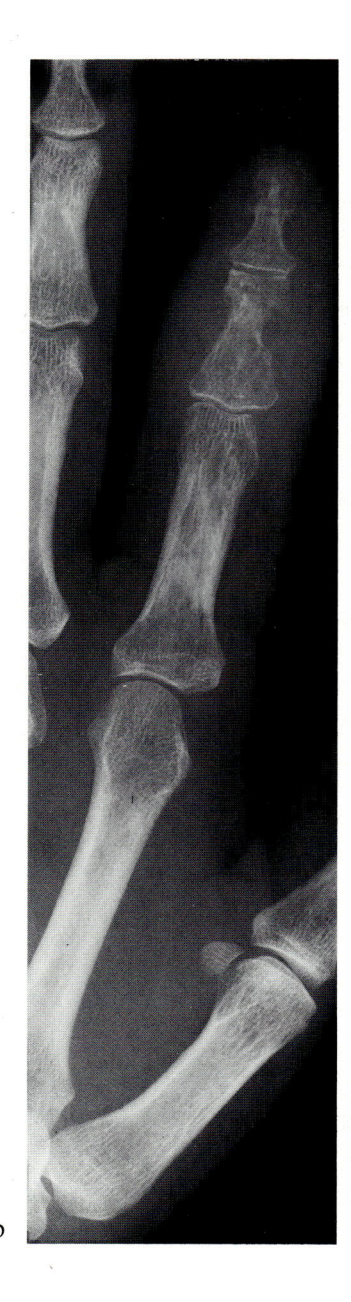

Abb. 93a und b. **Sarkoidosis (Besnier-Boeck-Schaumann-Syndrom).** Befall aller Glieder der Phalanx V rechts und II links. Beachte die Resorption der distalen Endphalanx II links. Erheblicher Substanzverlust des Knochens. Besonders klassisch waren die cystischen Veränderungen im Fuß dieses Patienten

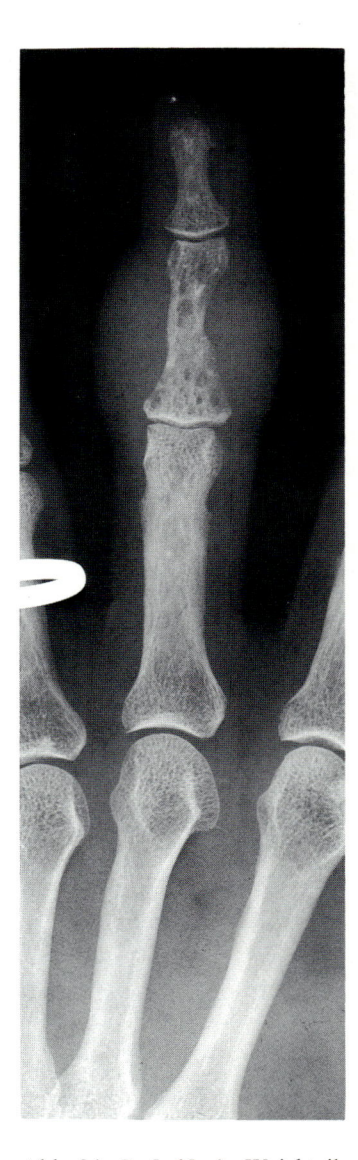

Abb. 94. **Sarkoidosis.** Weichteilschwellung an der Mittelphalanx III; Pseudo-Cyste im spongiösen Knochen dieses Glieds; Substanzverlust auf der radialen Seite aufgrund des Drucks entzündlicher Weichteile auf einen erweichten Knochen.

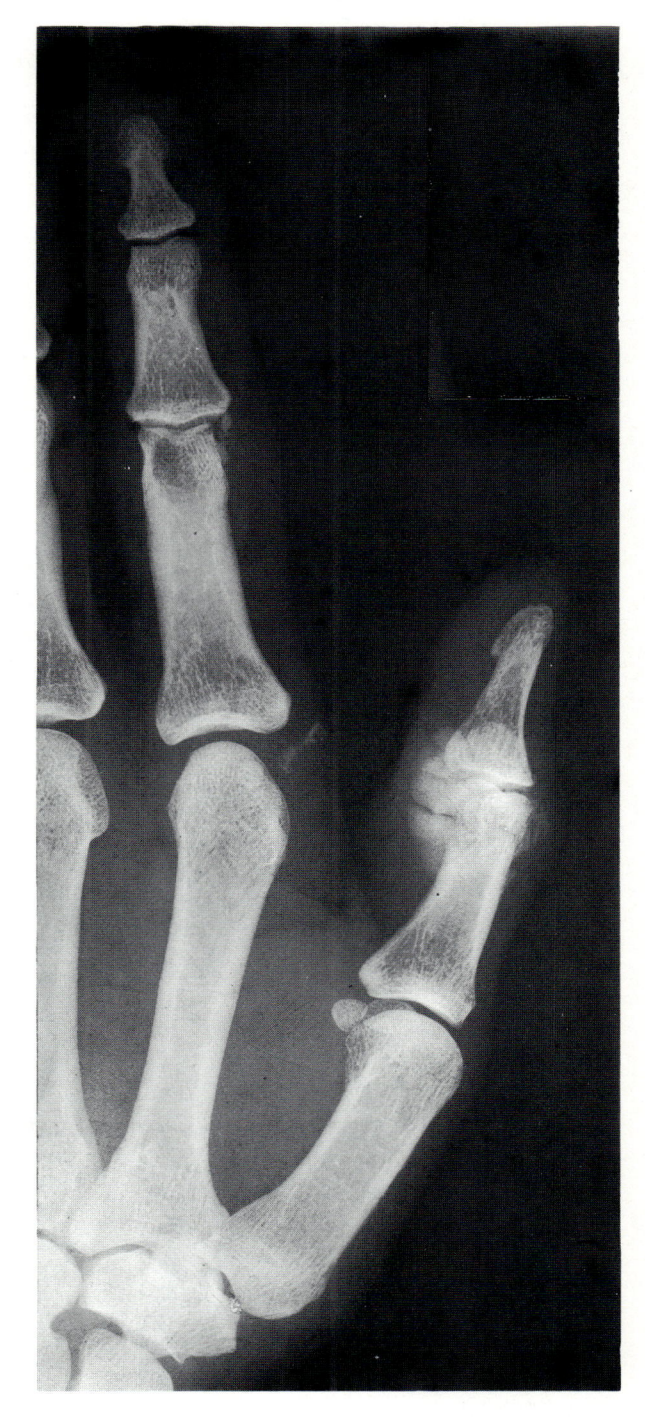

Abb. 95. **Sarkoidosis.** Starke Verkalkung der Weichteile im Bereich des Daumenendgelenks; die bei Sarkoidosis auftretende Hypercalcämie kann metastatische Verkalkungen zur Folge haben; scharfbegrenzte Cyste der distalen Grundphalanx II

V. Tropische und andere Infektionskrankheiten

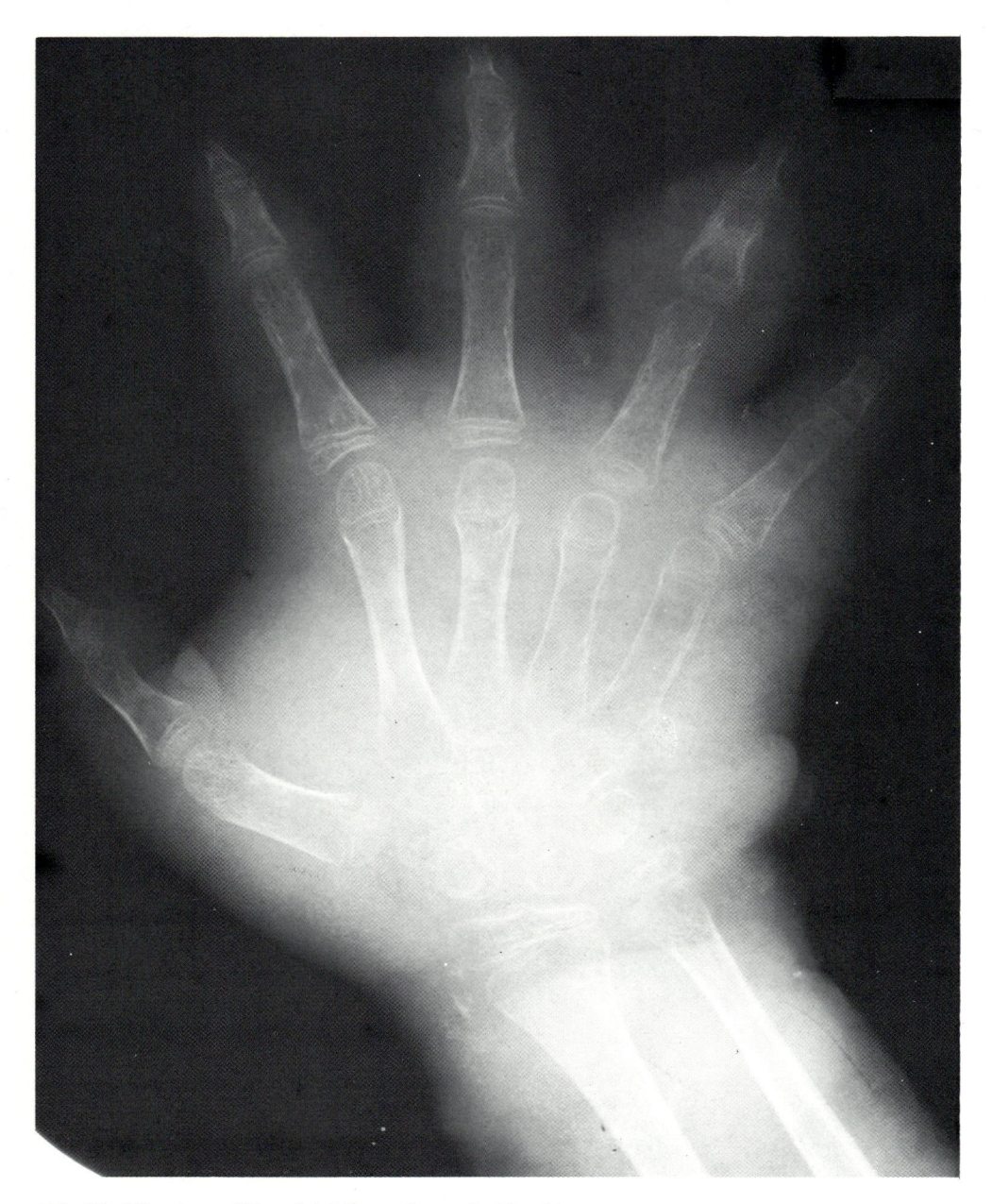

Abb. 96. **Mycetoma.** Diese Schädigung kann die Hand befallen und wird durch Schimmelpilze oder Actinomyceten verursacht. Diese Hand zeigt die charakteristische Weichteilschwellung mit periostaler Reaktion

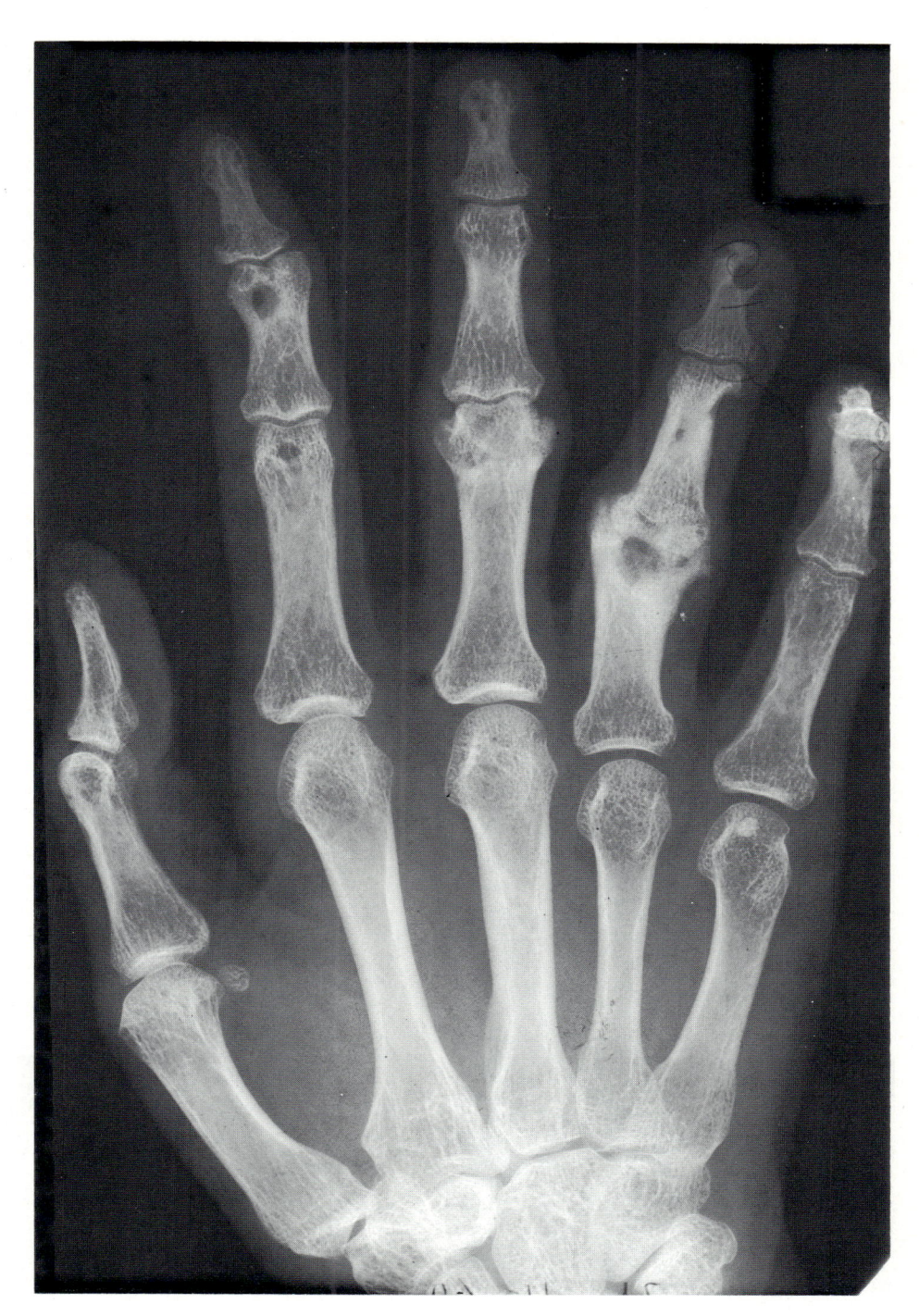

Abb. 97. **Lepra.** Spezifische Veränderungen des Knochens: Knochenneubildungen und Pseudo-Cysten zurückgehend auf Weichteil- und Knochenleprome

68   Tropische und andere Infektionskrankheiten

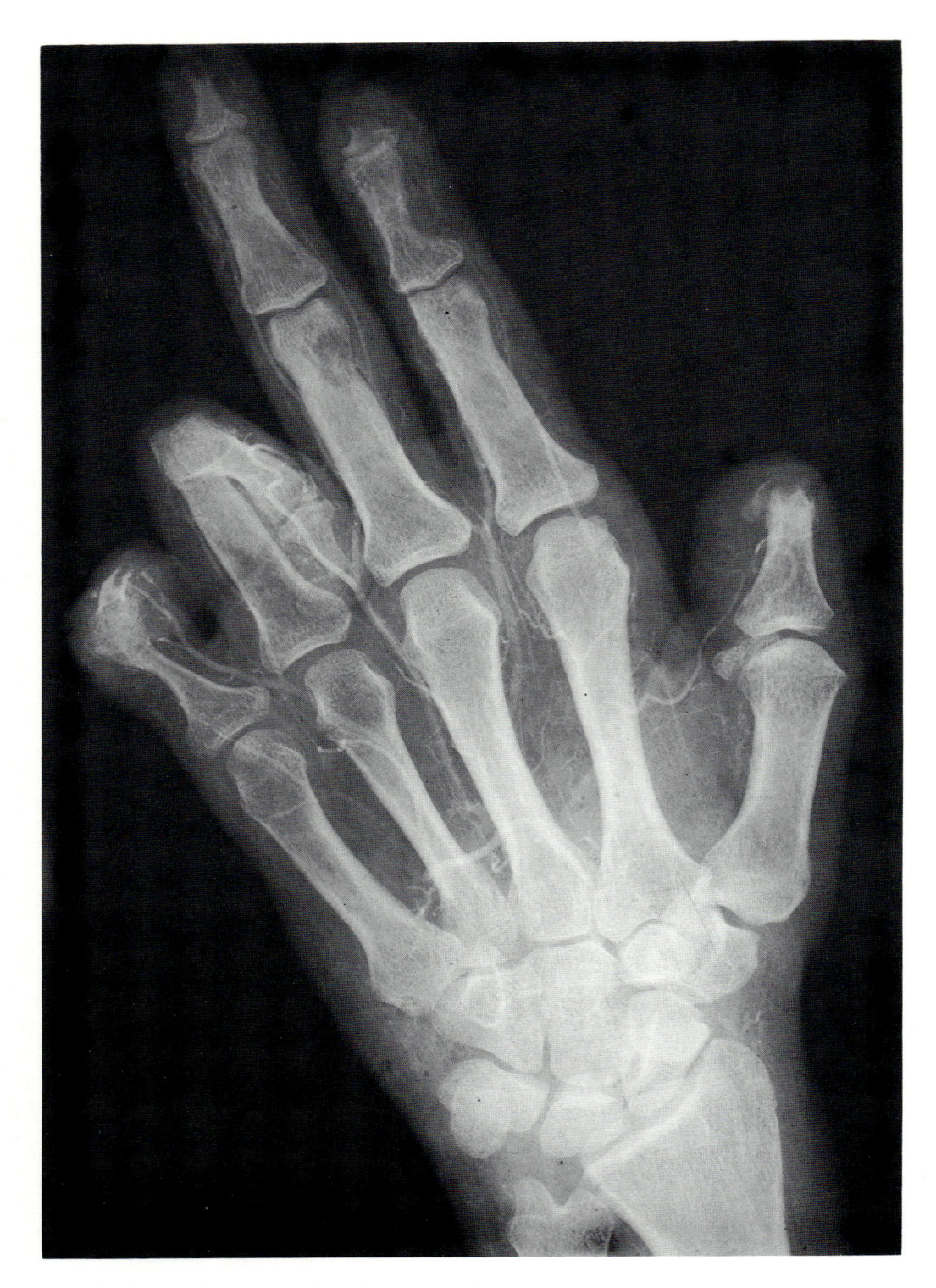

Abb. 98. **Lepra.** Neurotrophe Veränderungen der Finger — im Angiogramm geringgradiger Verlust von Gefäßschlingen an den Fingerspitzen erkennbar, was die Neigung zu Infektionen und Geschwürsbildung erklärt. Bei dem aufgehellten Bezirk auf der ulnaren Seite der distalen Endphalanx III handelt es sich um ein Lepragranulom

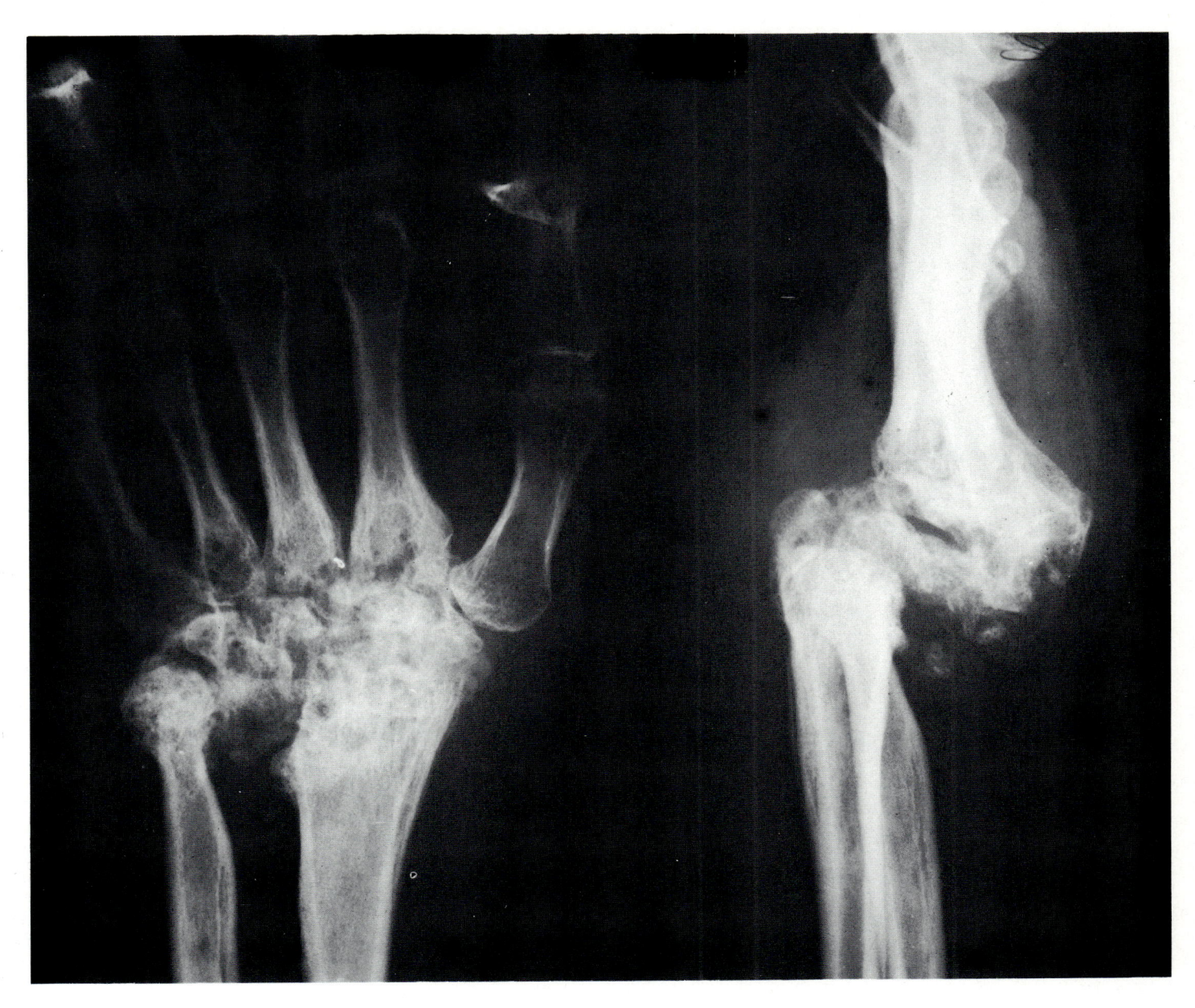

Abb. 99. **Lepra.** Neurotrophe Störungen im Handgelenk, bedingt durch berufliche Belastung des Patienten, dessen Handgelenk beim Pflügen durch langanhaltenden Druck nekrotisierte

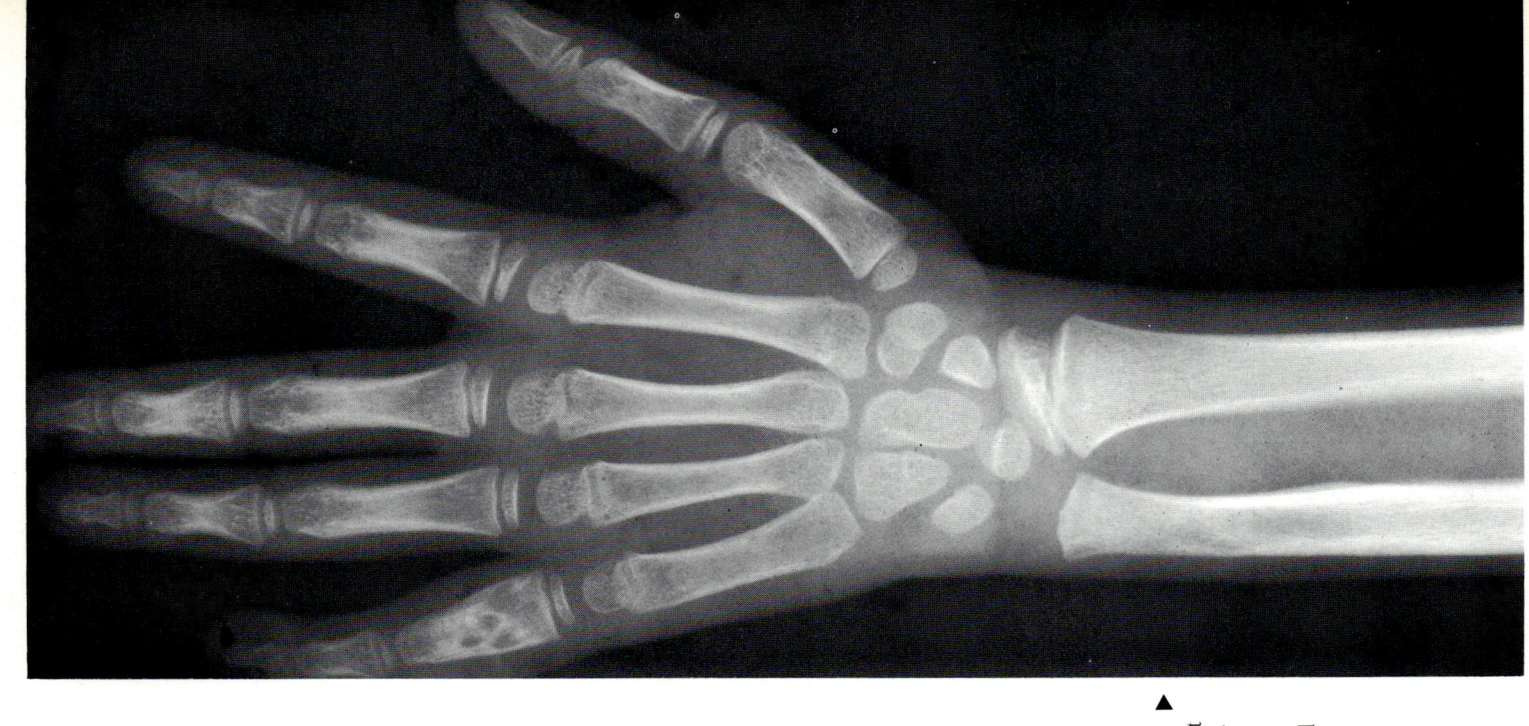

Abb. 100. **Lepra.** Neurotrophe Veränderungen am 3. und 4. Finger. (Erster in Großbritannien publizierter Fall)

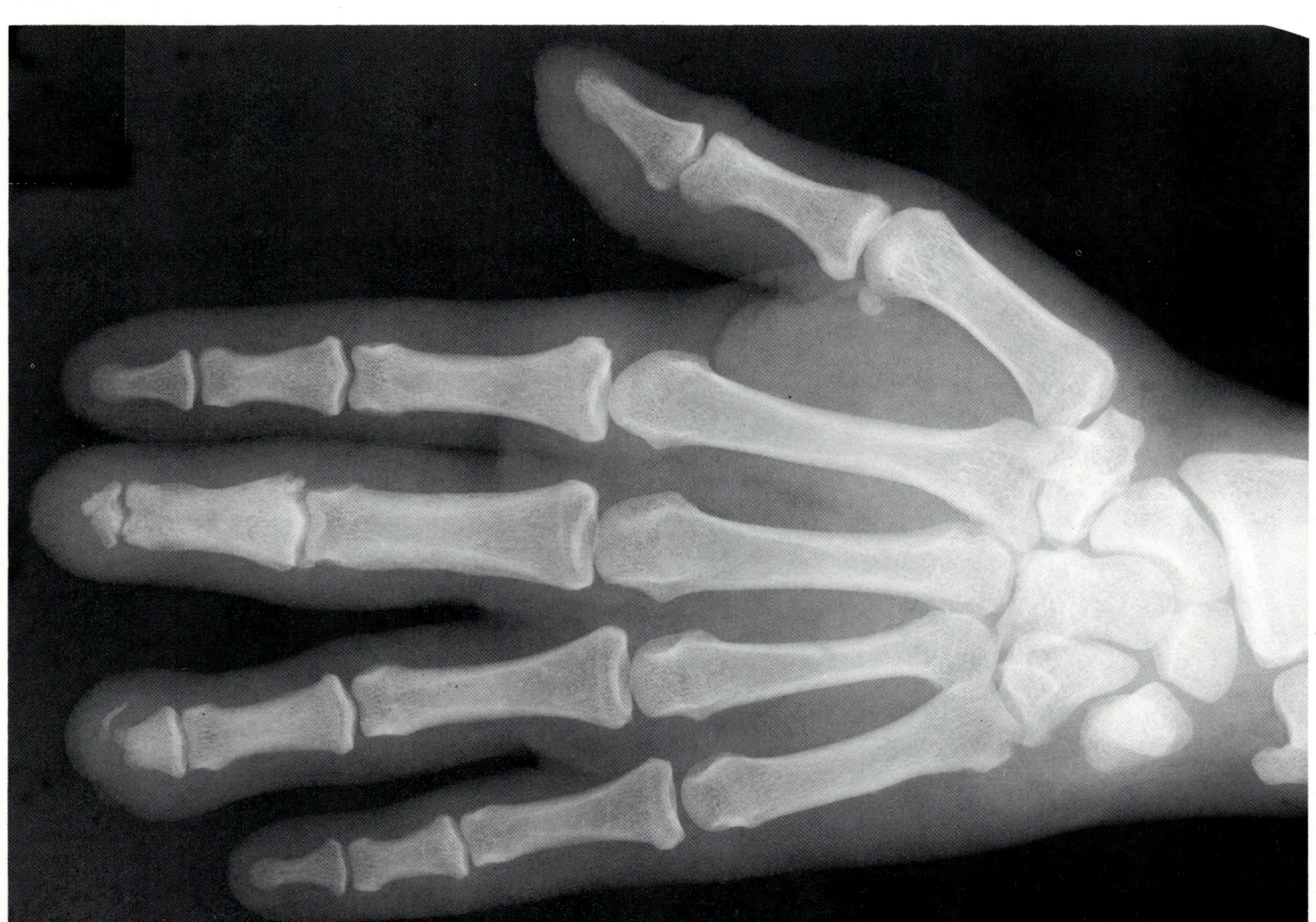

Abb. 101. **Frambösie.** Im Sekundär- und Tertiärstadium dieser Krankheit können kaum voneinander zu unterscheidende Knochenveränderungen auftreten; sichtbar sind die Ostitis und Periostitis. Im vorliegenden Fall handelt es sich um ein Sekundärstadium mit Destruktionsherden in der Grundphalanx V, die an wurmstichiges Holz erinnern; ein weiterer Herd am distalen Ende der Ulna

◀ Abb. 102. **Frambösie — Sekundärstadium.** Destruktionsherd lediglich in der Mittelphalanx II

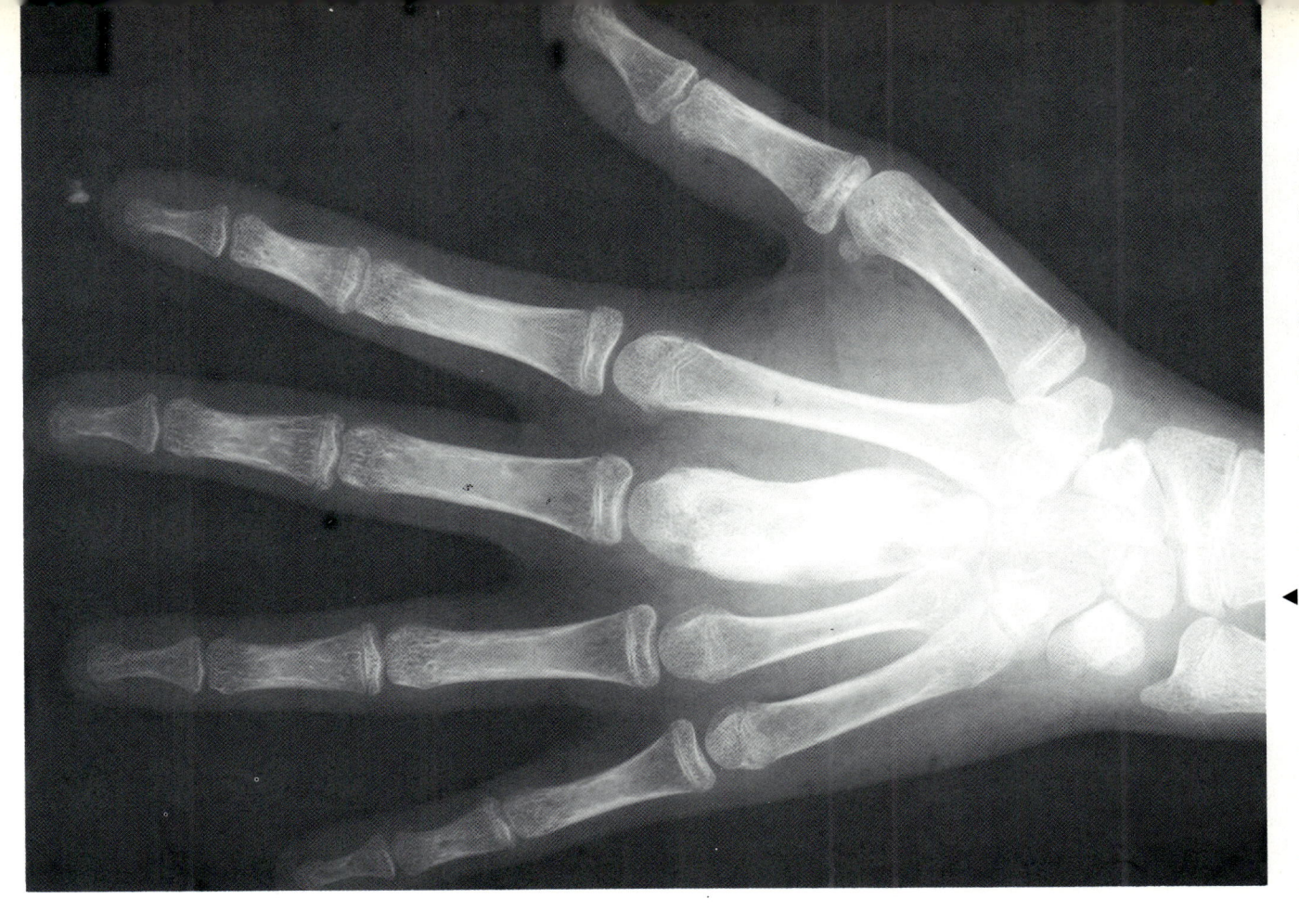

◀ Abb. 103. **Frambösie — Sekundärstadium.** Konsolidierung durch überschießende, periostale Knochenneubildung; einige Destruktionsherde

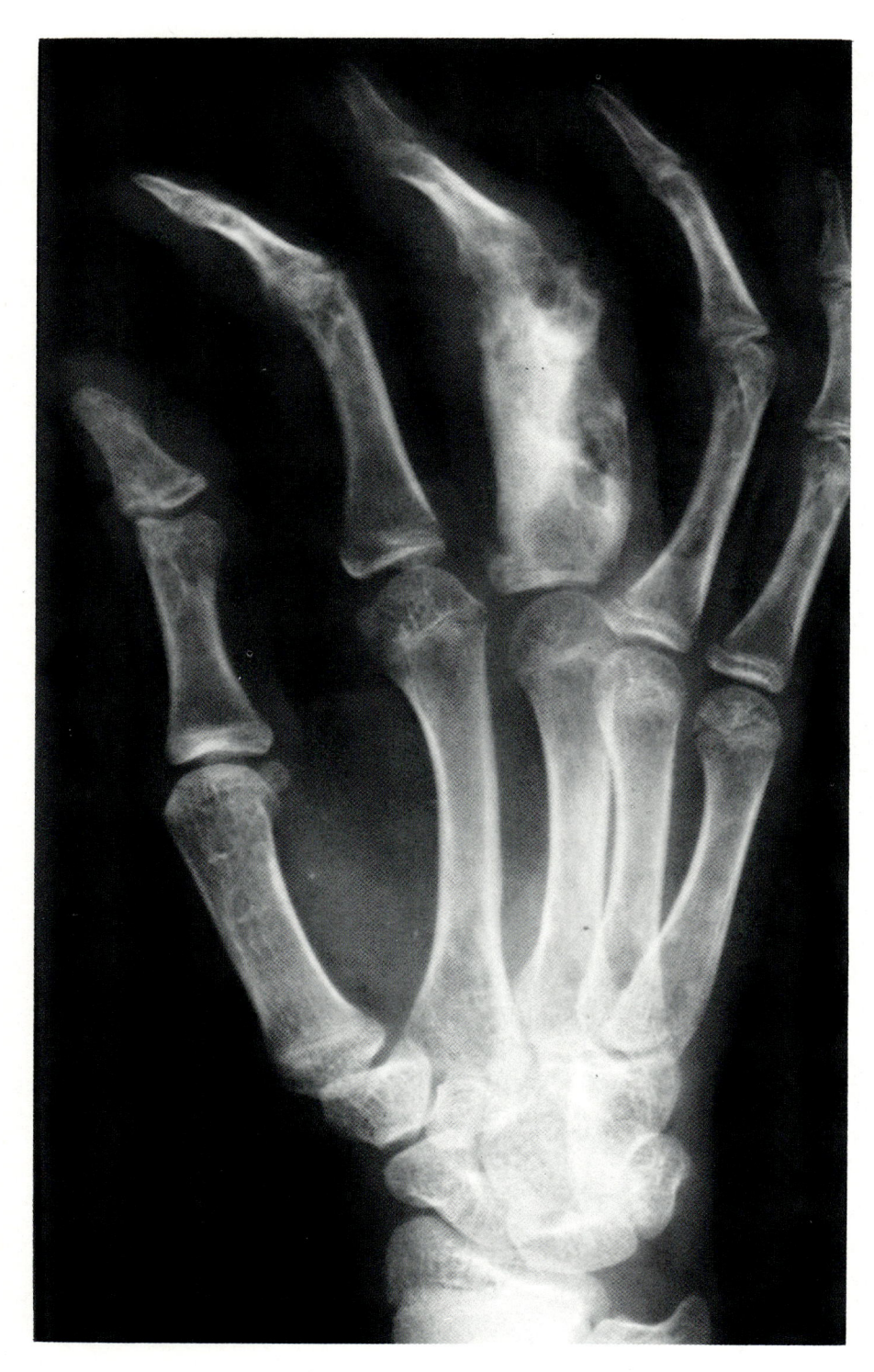

Abb. 104. **Frambösie — Tertiärstadium.** Gummöse Destruktion bei gleichzeitiger, ausgeprägter Knochenneubildung

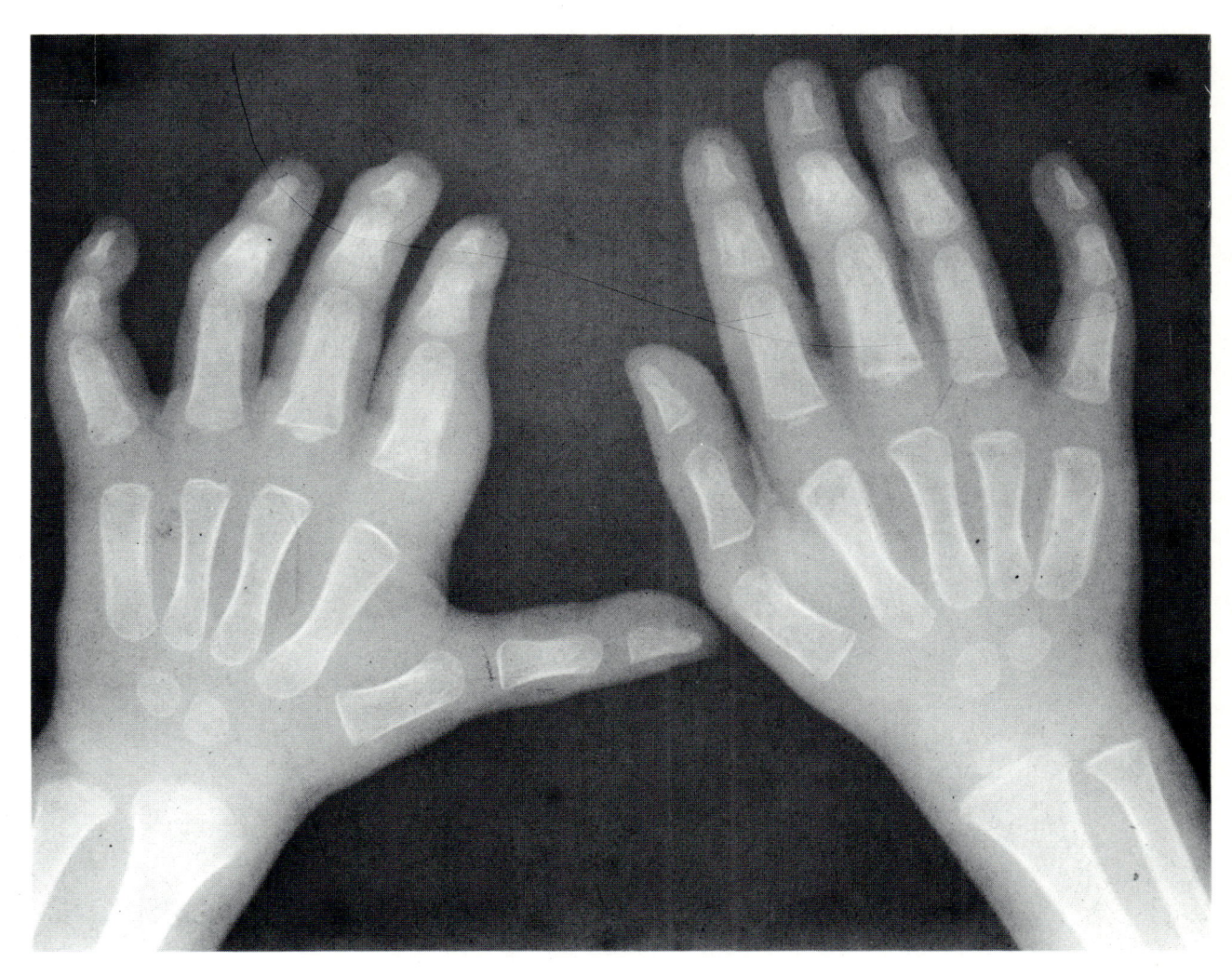

Abb. 105. **Malioidosis.** Seltene, durch Whitmore-Bakterien (den Rotzbakterien ähnliche Erreger) verursachte, durch subakute Pyämie zum Tode führende Erkrankung; Knochenbefall durch angrenzende Abscesse oder auf dem Blutweg. Bei diesem Patienten besteht eine periostale Reaktion mehrerer Metacarpalia und Phalangen. An diese Krankheit sollte bei Patienten aus Süd-Ost-Asien mit Abszeßbildung oder Knochenbeteiligung unbekannter Ursache gedacht werden

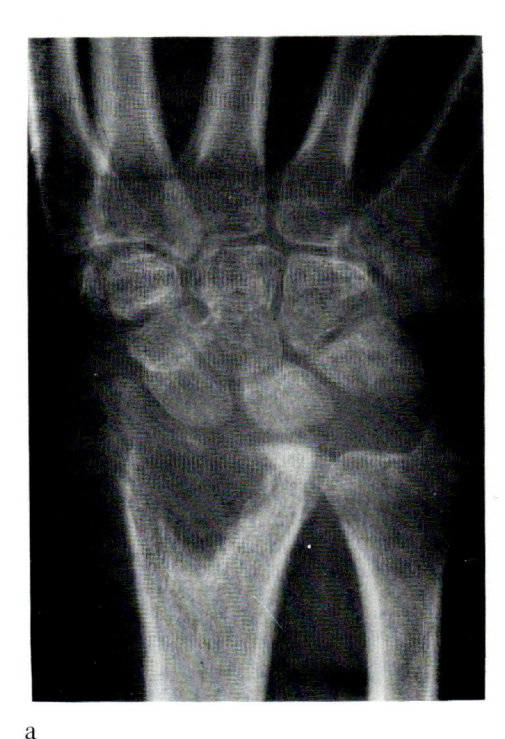

Abb. 106a und b. **Granuloma inguinale (Donovania granulomatis).** Diese venerische Krankheit kann sich in seltenen Fällen auf dem Blutweg ausbreiten und den Knochen befallen. Der Erreger wurde bei der histologischen Untersuchung im unteren Ende des Radius gefunden. (b) Geringgradige Konsolidierung nach Gabe von Achromycin

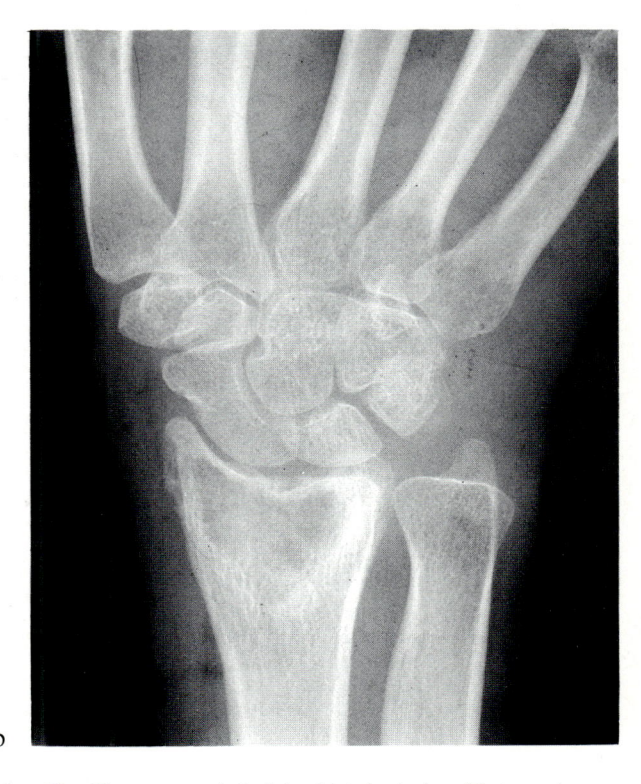

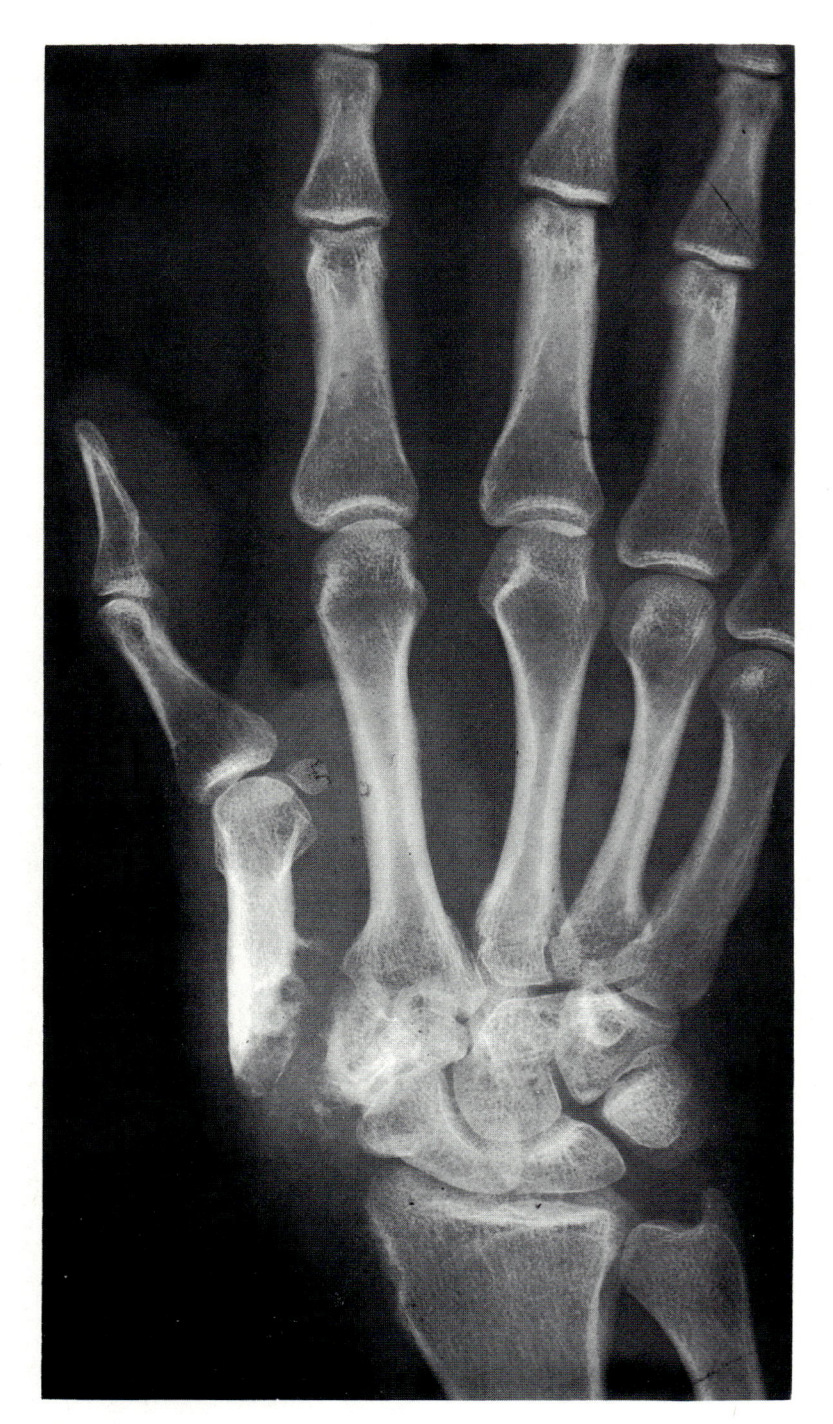

Abb. 107. **Kokzidioidomykose beim Menschen.** Durch den in südlichen Teilen der USA und in Mexiko endemisch vorkommenden Pilz, Coccidioides immitis, hervorgerufene Infektion. Knochenveränderungen wie bei anderen Formen der Osteomyelitis, insbesondere wie bei der Tuberkulose; Diagnose durch Nachweis des Erregers in begleitenden Abscessen

VI. Hämoglobinopathien

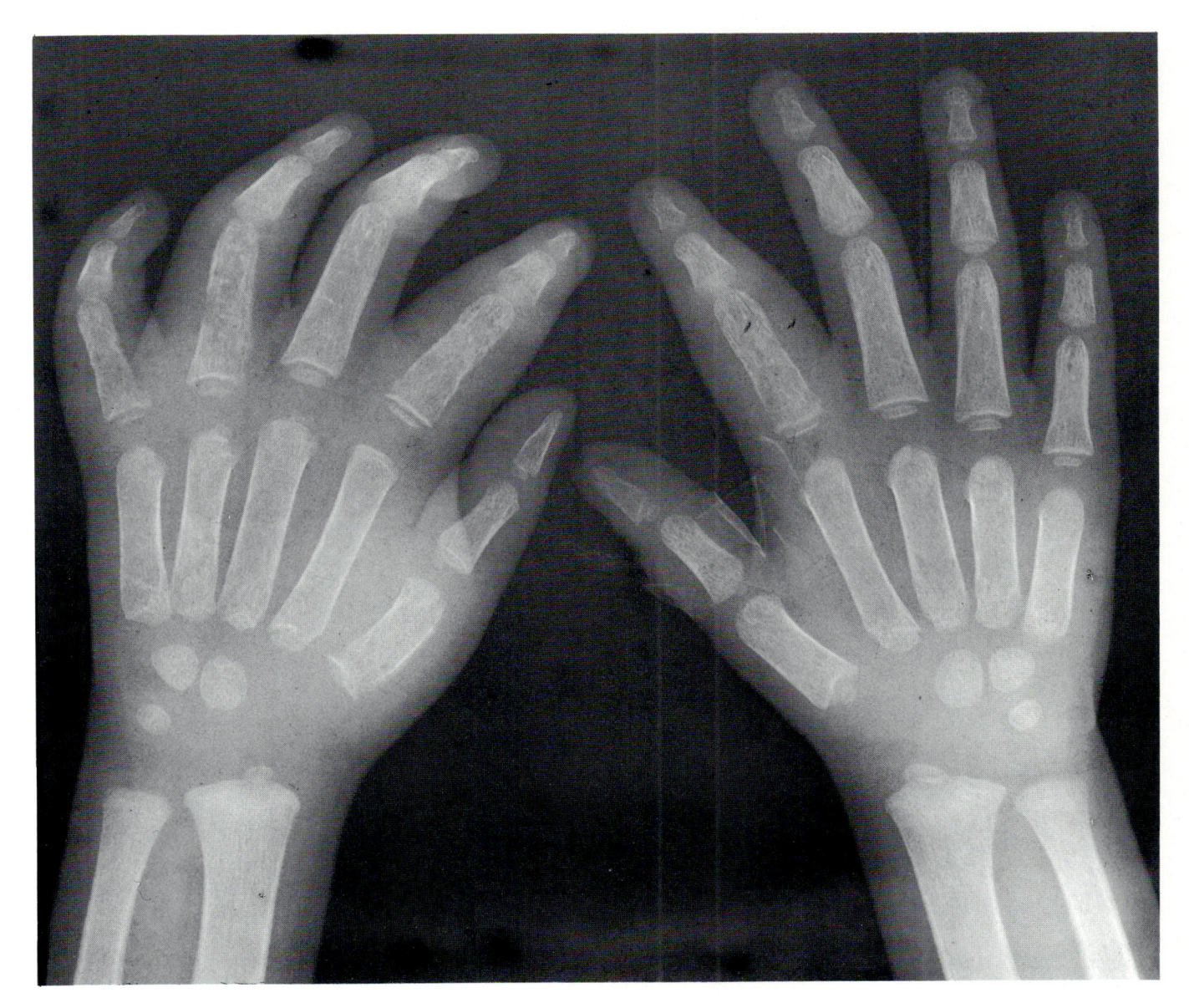

Abb. 108. **Hämoglobinopathie (Sichelzellanämie).** Die Vielgestaltigkeit und Verflechtung der Hämoglobinopathien nimmt ständig zu. Die schwersten Läsionen treten, sowohl im Früh- als auch im Spätstadium, bei der Hämoglobin-SS-Anämie auf. Zu frühen Veränderungen gehören — wie bei diesem Patienten — (a) Corticalisverdünnung und verminderte Bälkchenzeichnung aufgrund übermäßiger Erythropoese; (b) medulläre Infarkte durch Verschluß von Capillaren. Bei anderen Hämoglobinpathien wie z. B. der Sichelzellanämie kommt es nur gelegentlich zu Veränderungen an den Händen

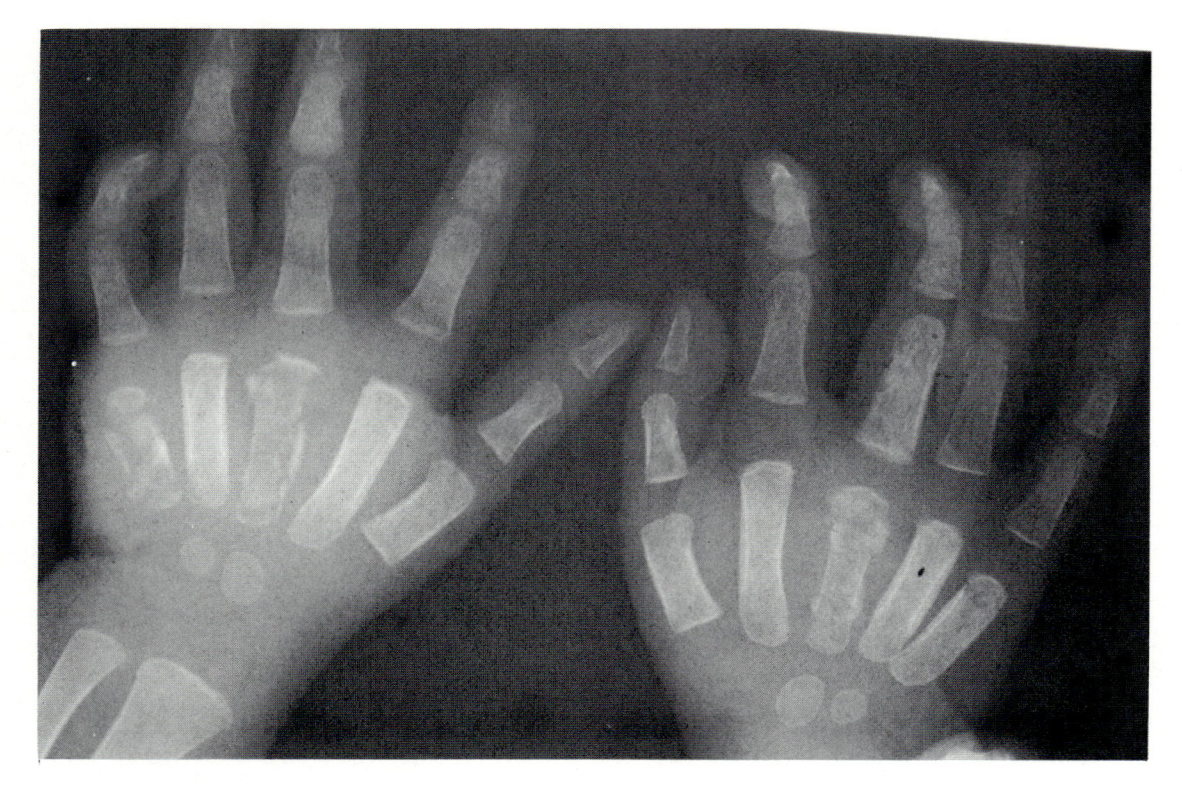

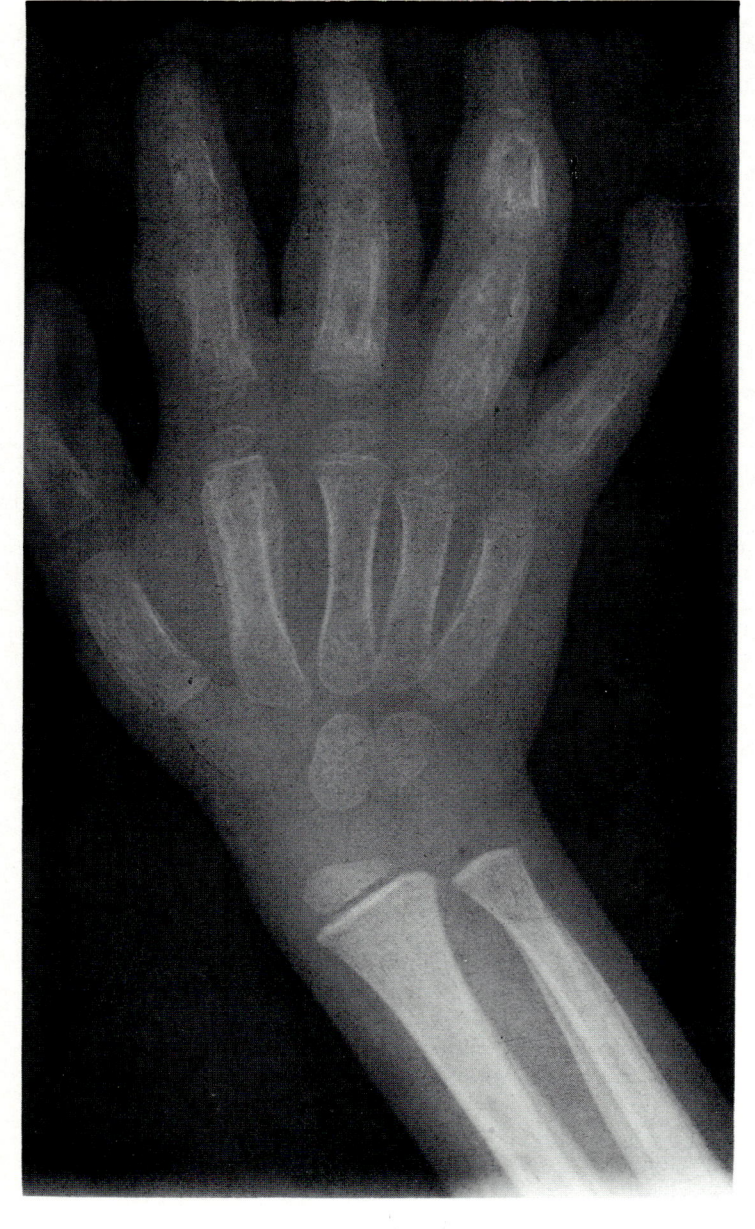

▲ Abb. 109. **Hämoglobinopathie (Sichelzellanämie).** Deutliche Infarkte in mehreren Metacarpalia; Infektionen z.B. durch Salmonellen können auftreten und zu einer Osteomyelitis führen; eine eindeutige Entscheidung zwischen Infarkt und Infektion ist in der Regel röntgenologisch nicht möglich

Abb. 110. **Hämoglobinopathie (Sichelzellanämie).** Multiple Infarkte — deutliche periostale Reaktion

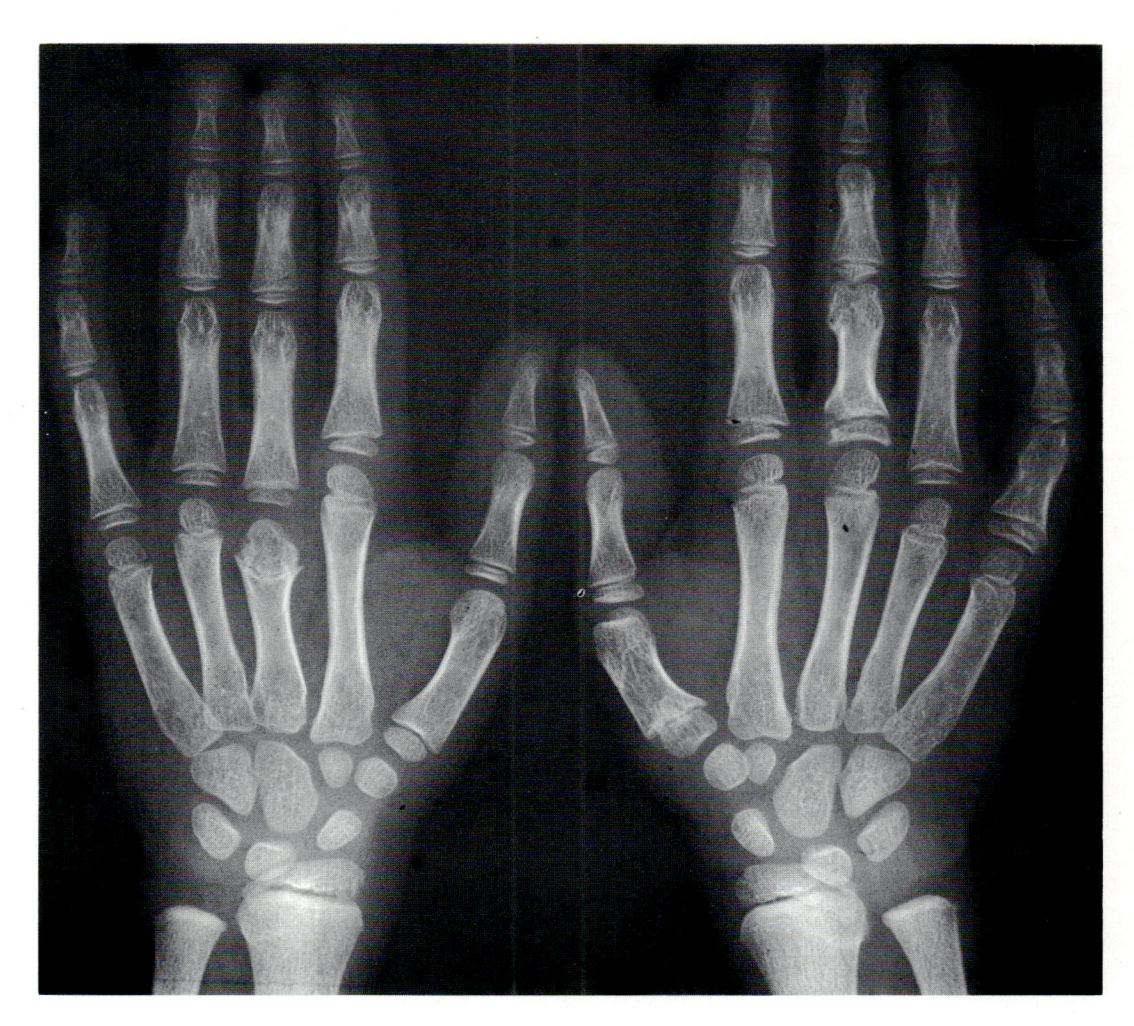

Abb. 111. **Hämoglobinopathie (Sichelzellanämie)** — **Spätstadium.** Die Wachstumsstörungen der Phalangen und Metacarpalia sind durch Infarkte bedingt. Beachte die meisselförmige Verformung der Metaphysen von Metacarpale I rechts und III links

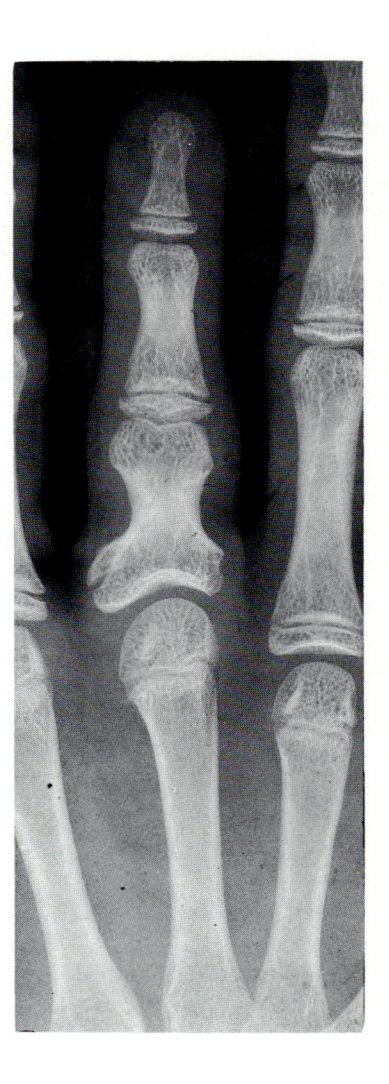

Abb. 112. **Hämoglobinopathie (Sichelzellanämie).** Durch Infarkte verursachte Wachstumsstörung der Grundphalanx III

78 Hämoglobinopathien

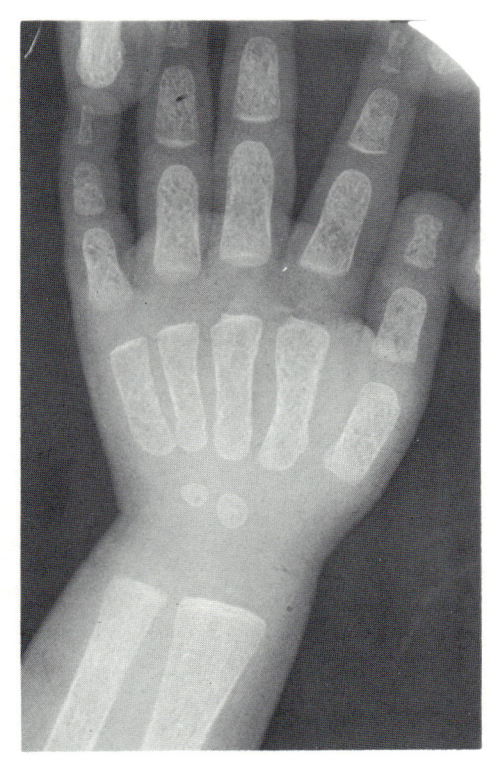

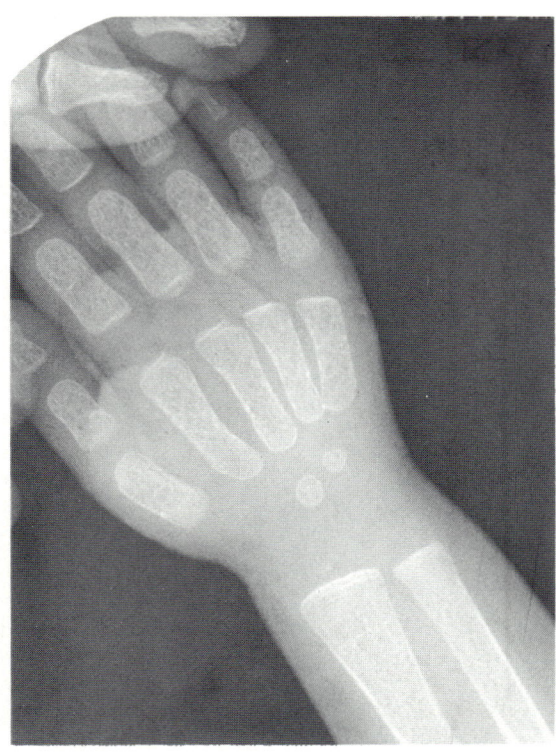

Abb. 113a und b. **Thalassämie (Cooley-Anämie).** Es wird kein pathologisches Hämoglobin gefunden, sondern es besteht ein Defekt in der Hämoglobin A-Synthese. Patienten mit Thalassämie können gleichzeitig heterozygote Erbträger für Hb-S, Hb-C oder Hb-E sein. Es wird zwischen Thalassämia major und minor unterschieden; nur erstere zieht körperliche Behinderungen nach sich. Die Veränderungen der Hand gehen auf eine Hyperplasie der Markräume zurück. Beachte die grobe Bälkchenzeichnung und die verbreiterten Metacarpalia und Phalangen mit extrem verdünnter Corticalis; gelegentlich findet man die Foramina nutricia erweitert

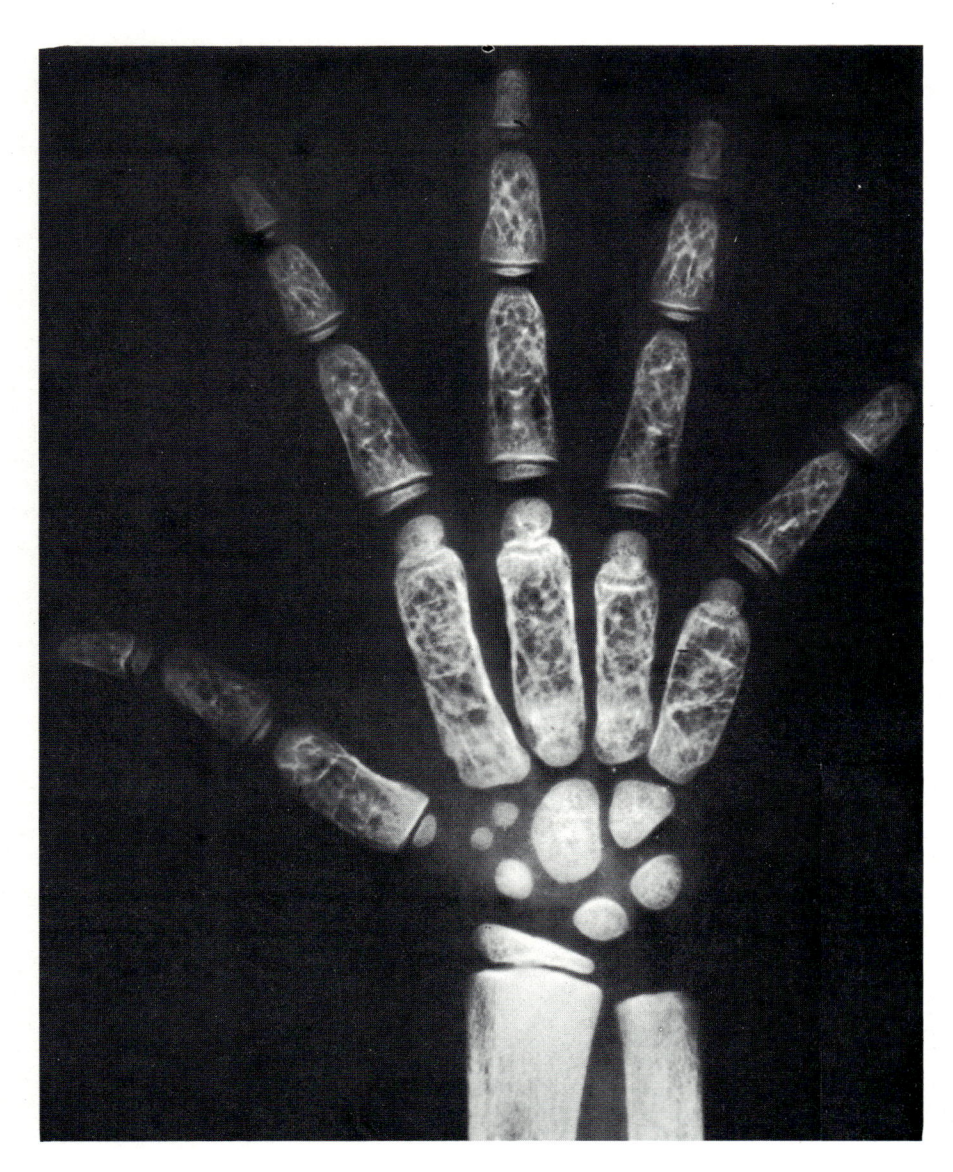

a   b

Abb. 114. **Thalassämie (Cooley-Anämie oder Mittelmeeranämie).** Grobe Bälkchenzeichnung durch Zerstörung der feinen Trabekel; Knochenauftreibung mit bikonvexen Umrissen an mehreren Knochen. Bei Patienten, die das Kindesalter überleben, ist eine Rückbildung der Veränderungen üblich, obgleich der genetische Defekt natürlich irreversibel ist

VII. Stoffwechselkrankheiten, Erkrankungen der Organe innerer Sekretion (mit Ausnahme der Nebenschilddrüse), Vitaminmangelzustände und Vergiftungen

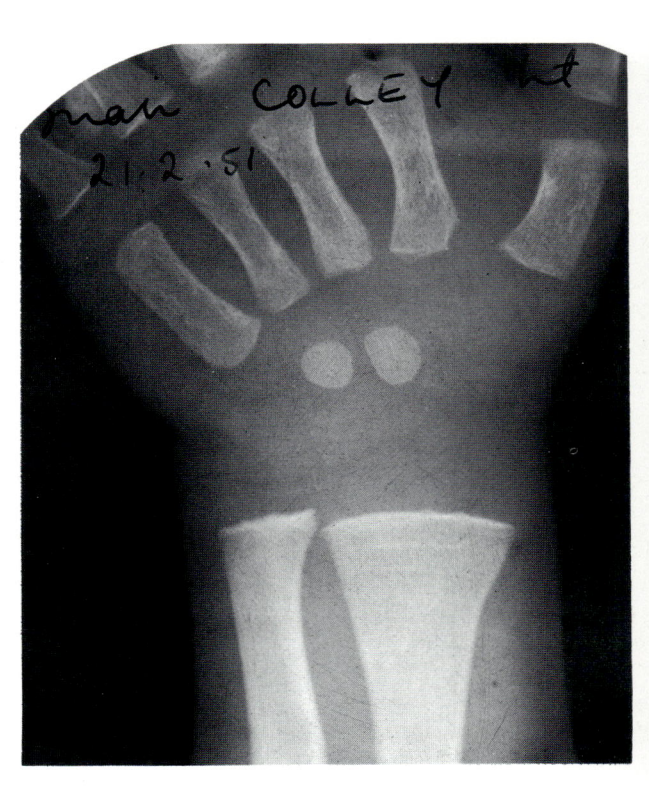

Abb. 115. **Kretinismus (4. Lebensjahr).** Hochgradige Retardierung des Skelettalters

Abb. 116. **Kretinismus (Spätstadium).** Verkürzte ▶ Finger und Fragmentation der Epiphysen von Radius und Ulna. Akzessorische Ossifikationszentren der Metacarpalia kommen beim Kretinismus — wie bei diesem Patienten am Metacarpale II — vor, werden jedoch auch bei Gesunden recht häufig beobachtet

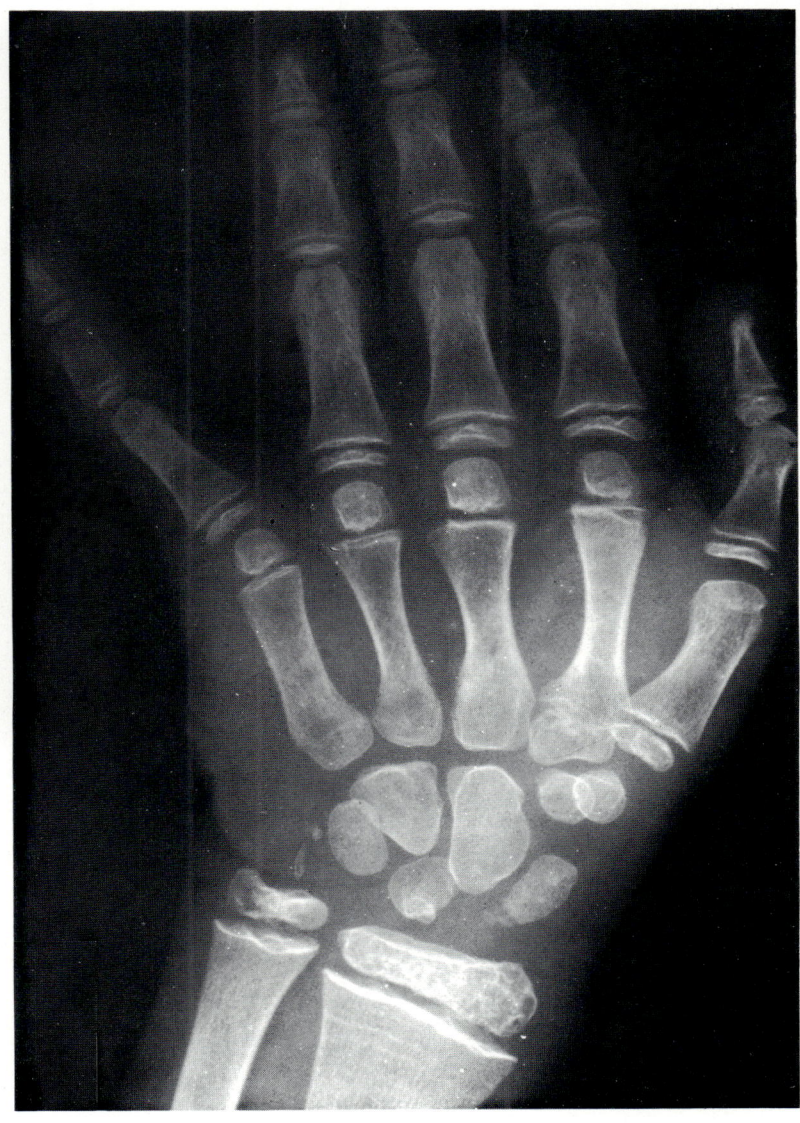

80 Stoffwechselkrankheiten

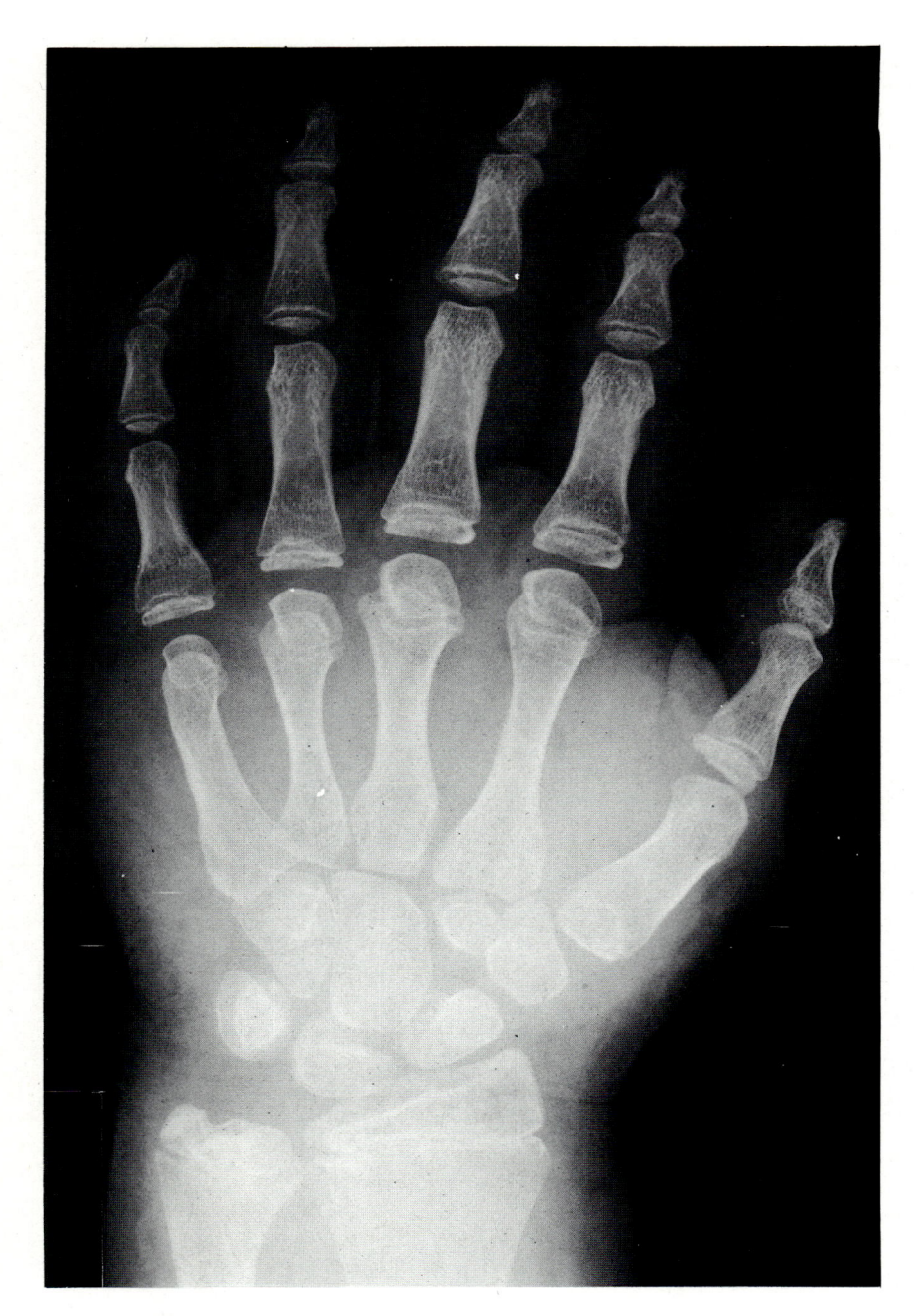

Abb. 117. **Hypothyreose — Myxödem (23. Lebensjahr).**
Dieser Patient starb während der Untersuchungen an einem Herzinfarkt. Retardierung des Skelettalters; vermindertes Längenwachstum aller Knochen und unregelmäßig begrenzte Epiphysen; starkes Weichteilpolster

Abb. 118 (rechts). **Kolbenfinger bei Hyperthyreose (Vergrößerung).** Dieser seltene Befund kommt bei Patienten mit Thyreotoxikose vor. Kolbige Auftreibung der Finger und periostale Reaktionen, am deutlichsten im Bereich der Diaphysen aller Metacarpalia

Stoffwechselkrankheiten 81

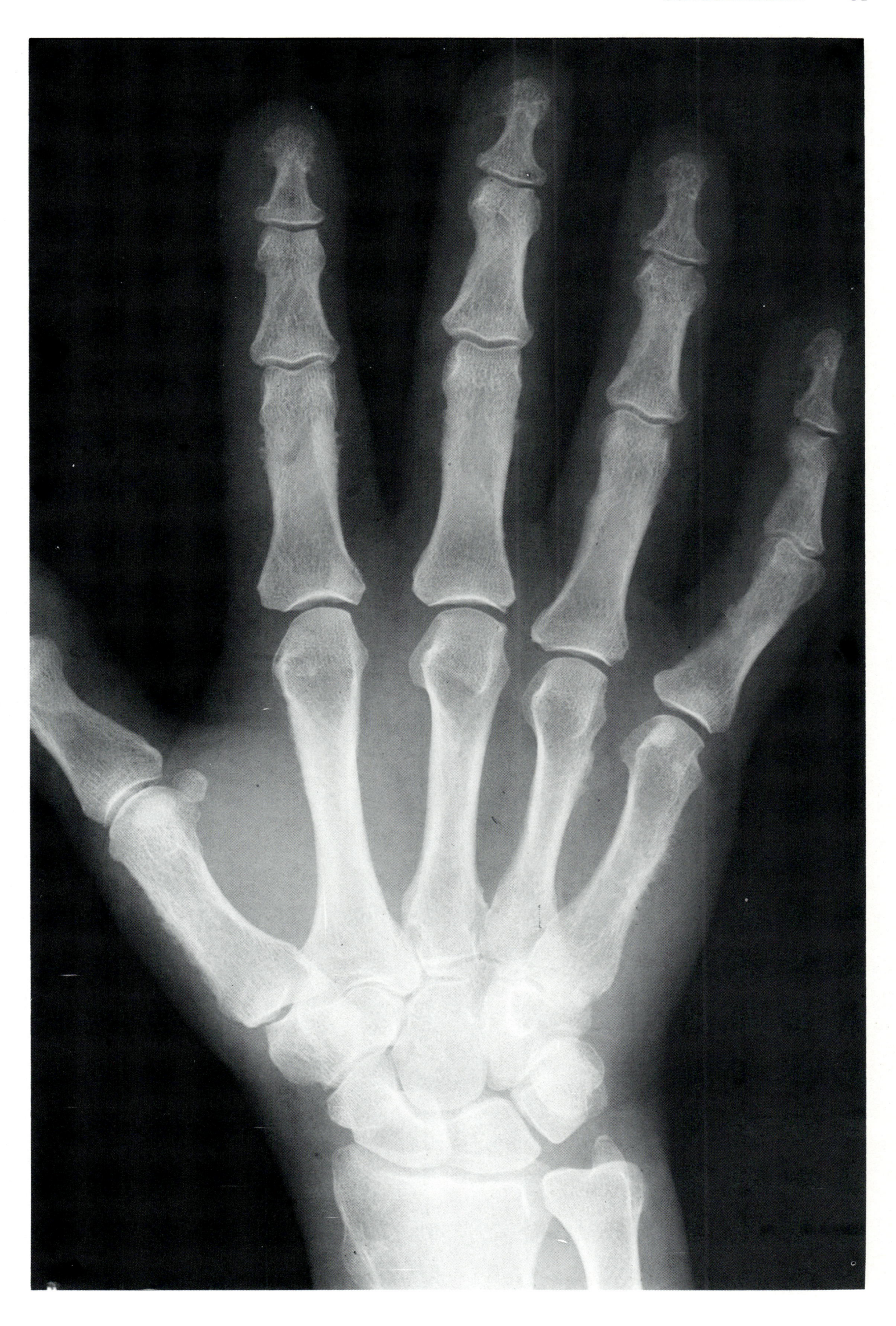

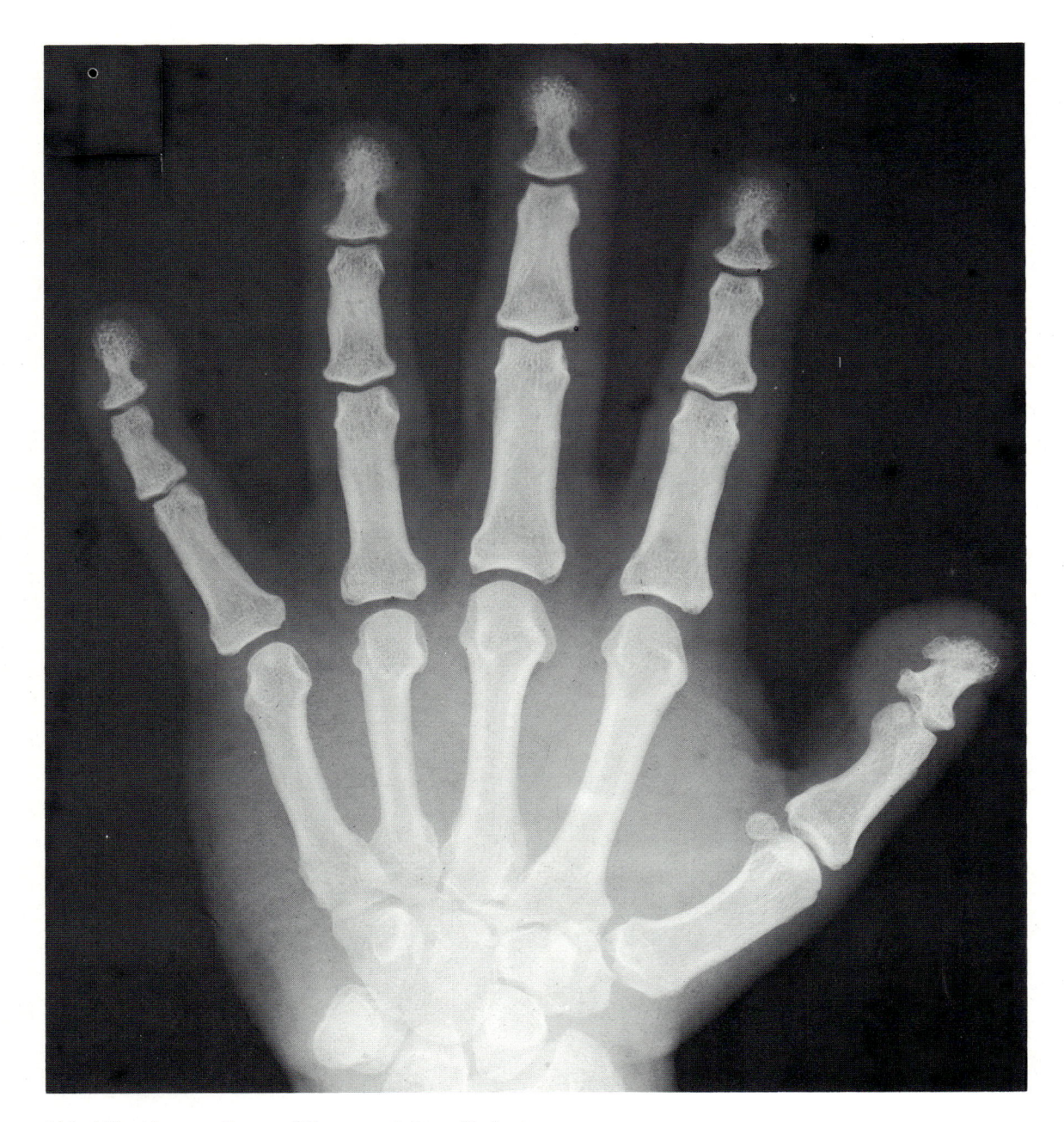

Abb. 119. **Akromegalie — mäßig vorgeschritten.** Verbreiterung der distalen Endphalangen, Aufhebung der konkaven Form der Diaphysen einiger Phalangen — besonders der Mittelphalangen III und IV

Abb. 120. **Akromegalie — weit vorgeschritten.** Büschelige Verbreiterung der distalen Endphalangen; Hypertrophie knöcherner Vorsprünge und Zunahme des Gelenkknorpels; Randwulstbildung

Stoffwechselkrankheiten 83

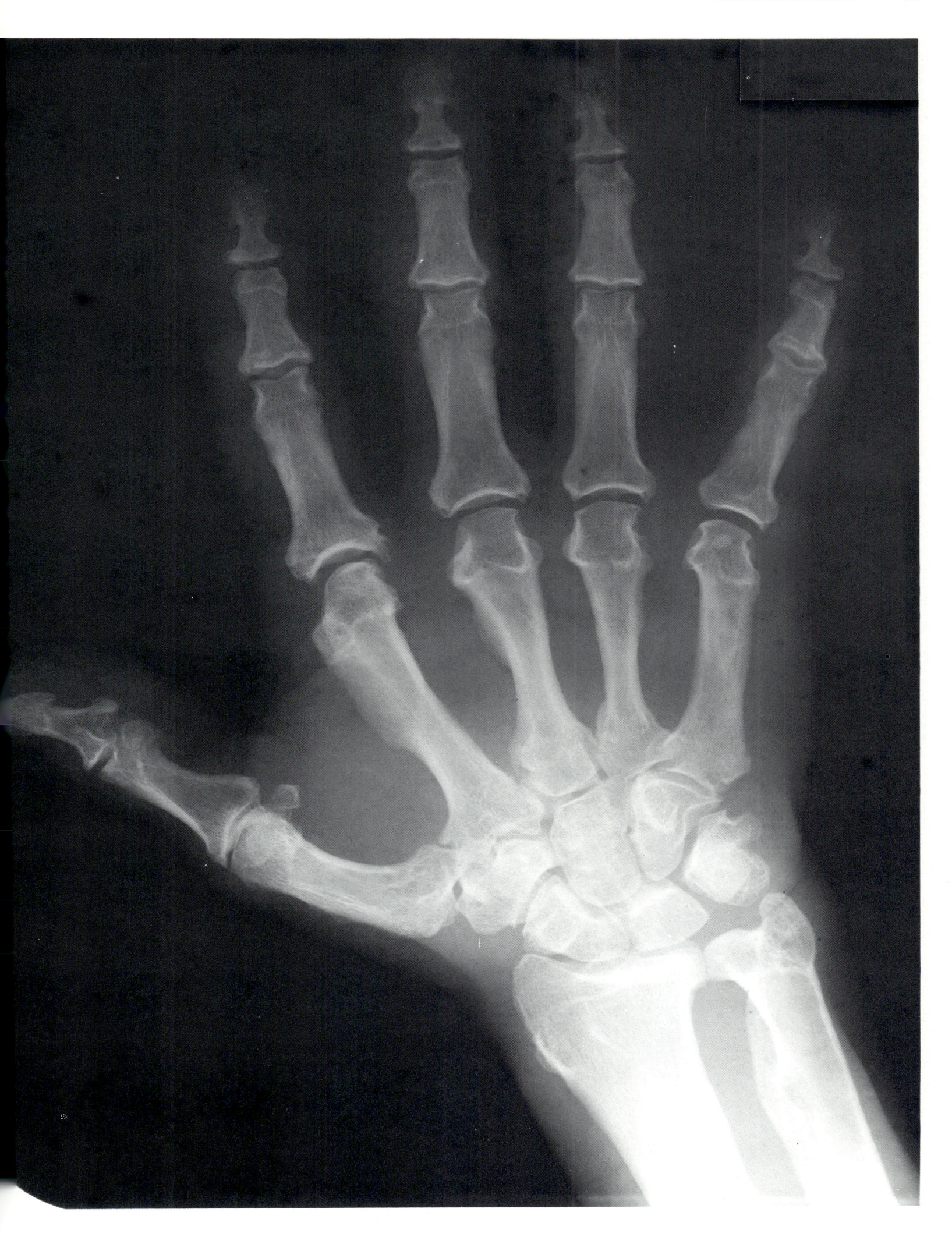

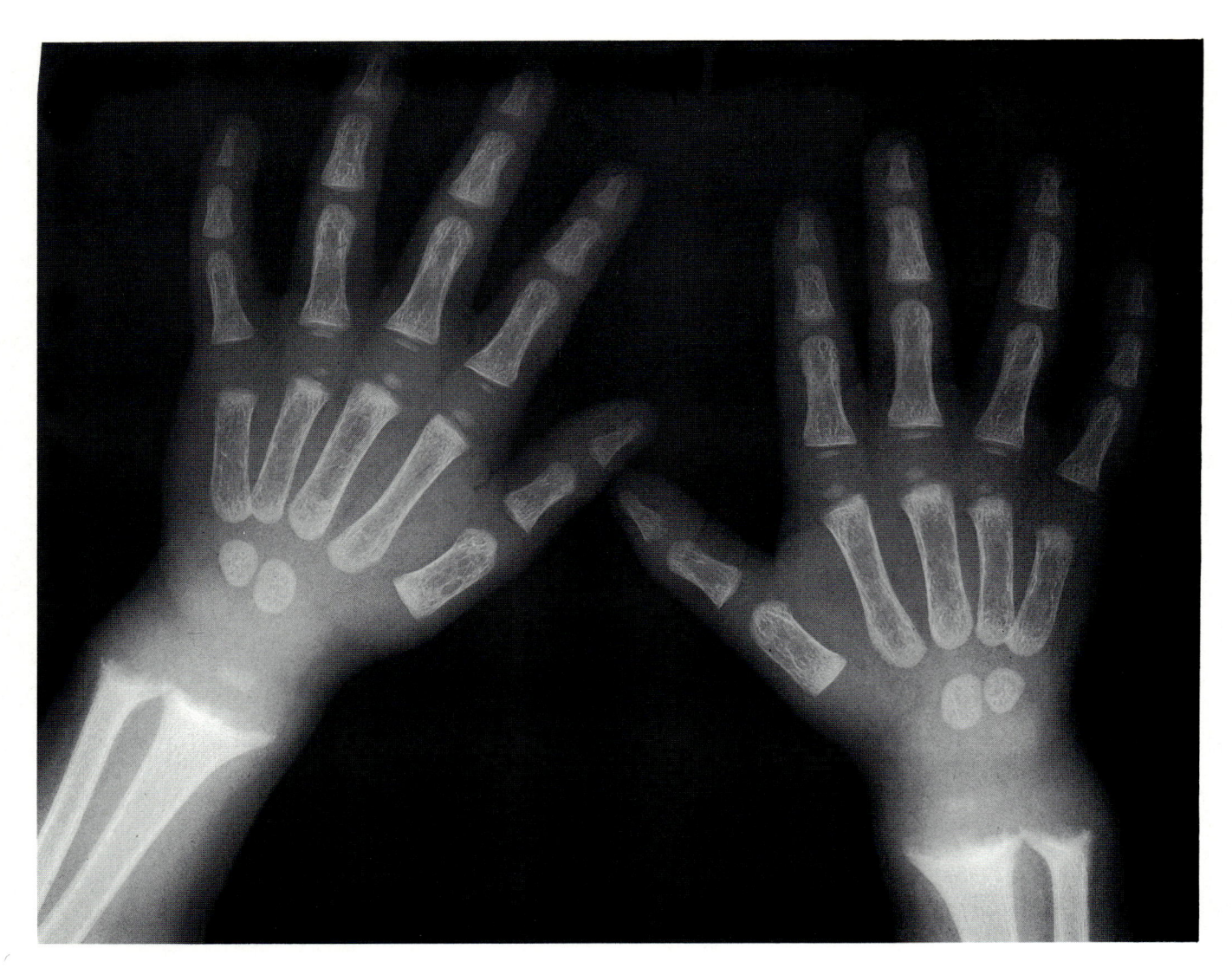

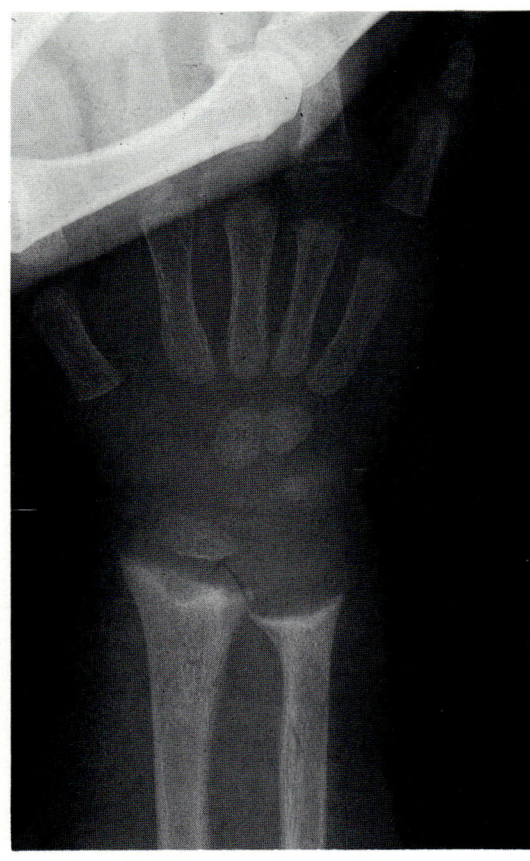

84 Stoffwechselkrankheiten

a

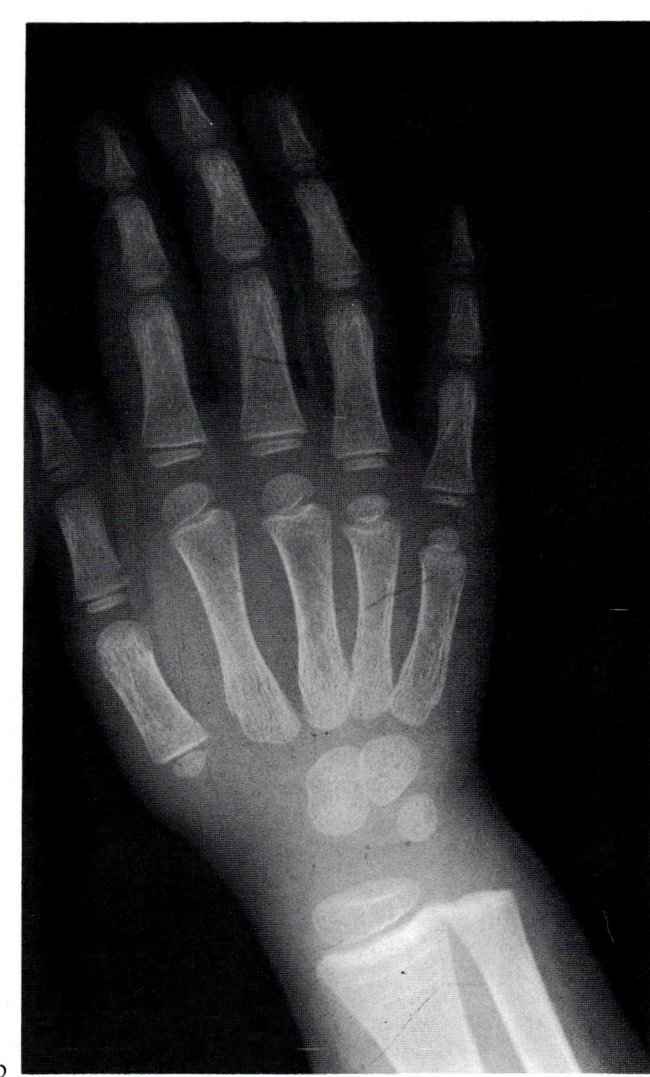

b

Stoffwechselkrankheiten   85

◀ Abb. 121 (links). **Floride Rachitis.** Beachte die Becherung der Metaphysen und die dünne, unregelmäßige, präparatorische Verkalkungszone. Die Epiphyse des distalen Radius ist unscharf gezeichnet; die Epiphysenfuge ist verbreitert. Beachte die schummrige Bälkchenzeichnung und die Corticalisverdünnung der Diaphysen

◀▼Abb. 122a und b (links unten). **Rachitis — (a) vor und (b) nach Behandlung.** (a) Beachte die Becherung der distalen Enden von Radius und Ulna und den vergrößerten Abstand zwischen Meta- und Epiphyse; (b) normaler Abstand zwischen Meta- und Epiphyse; Kalkeinlagerung in die präparatorische Verkalkungszone

▼Abb. 123a und b (unten). **Rachitis — (a) vor und (b) nach Behandlung.** (a) Erhebliche Unregelmäßigkeit im Bereich der präparatorischen Verkalkungszone am distalen Ende von Radius und Ulna; Becherung des distalen Ulna-Endes; zarte, periostale Reaktion entlang der distalen Diaphysen von Radius und Ulna, wahrscheinlich zurückzuführen auf eine verminderte Kalkeinlagerung in das subperiostale Osteoid. Beachte das Fehlen der Corticalis bei allgemeiner Abnahme der Knochendichte; geringe periostale Reaktion an der ulnaren Seite des Metacarpale III. (b) Normalisierung nach dreimonatiger Vitamin D-Therapie

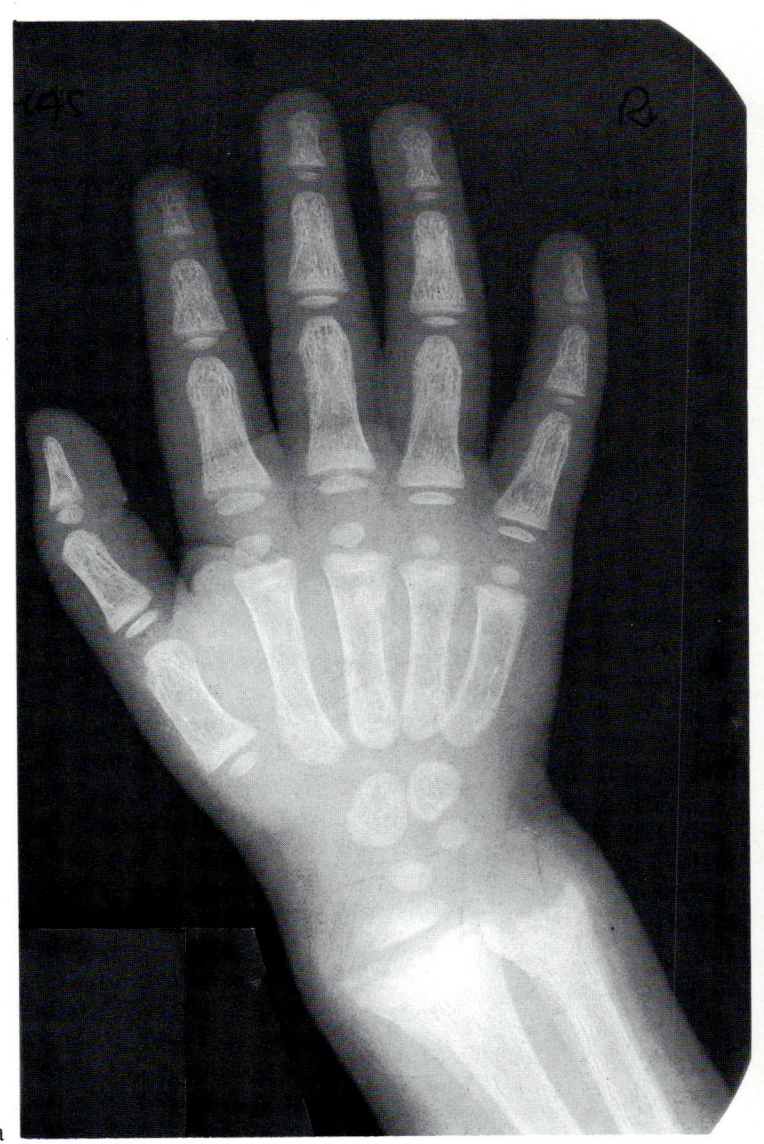

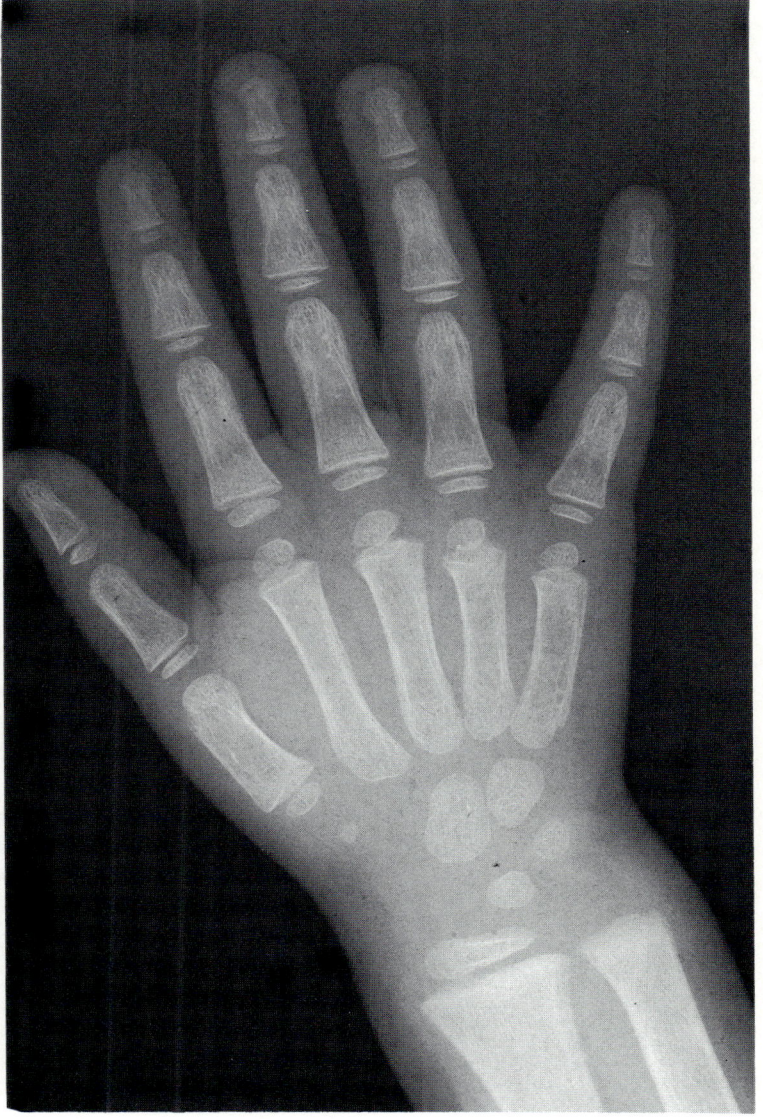

a   b

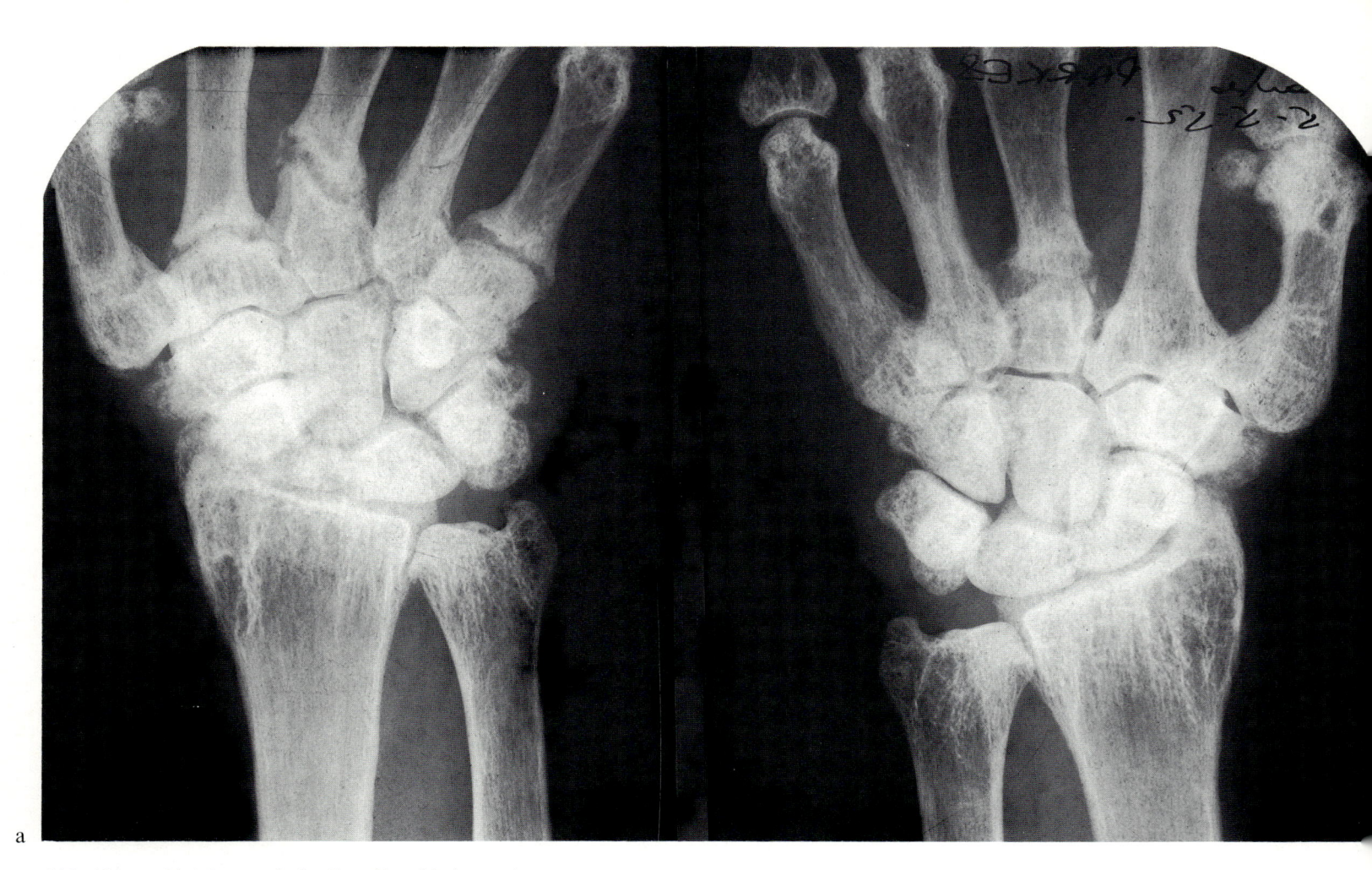

Abb. 124a und b. Osteomalacie. Grundkrankheit war ein renal-tubulärer Defekt. (a) vor Behandlung: Looser-Umbauzonen in mehreren Metacarpalia; Knochendichte vermindert; Corticalisumrisse schummrig gezeichnet; (b) nach massiver Vitamin D-Therapie: Abheilung der Looser-Umbauzonen bei Fortbestehen der groben Trabekelzeichnung und verminderter Knochendichte. Bei Fehlen der Looser-Umbauzonen kann die Osteomalacie von der Osteoporose röntgenologisch nicht zu unterscheiden sein

Stoffwechselkrankheiten 87

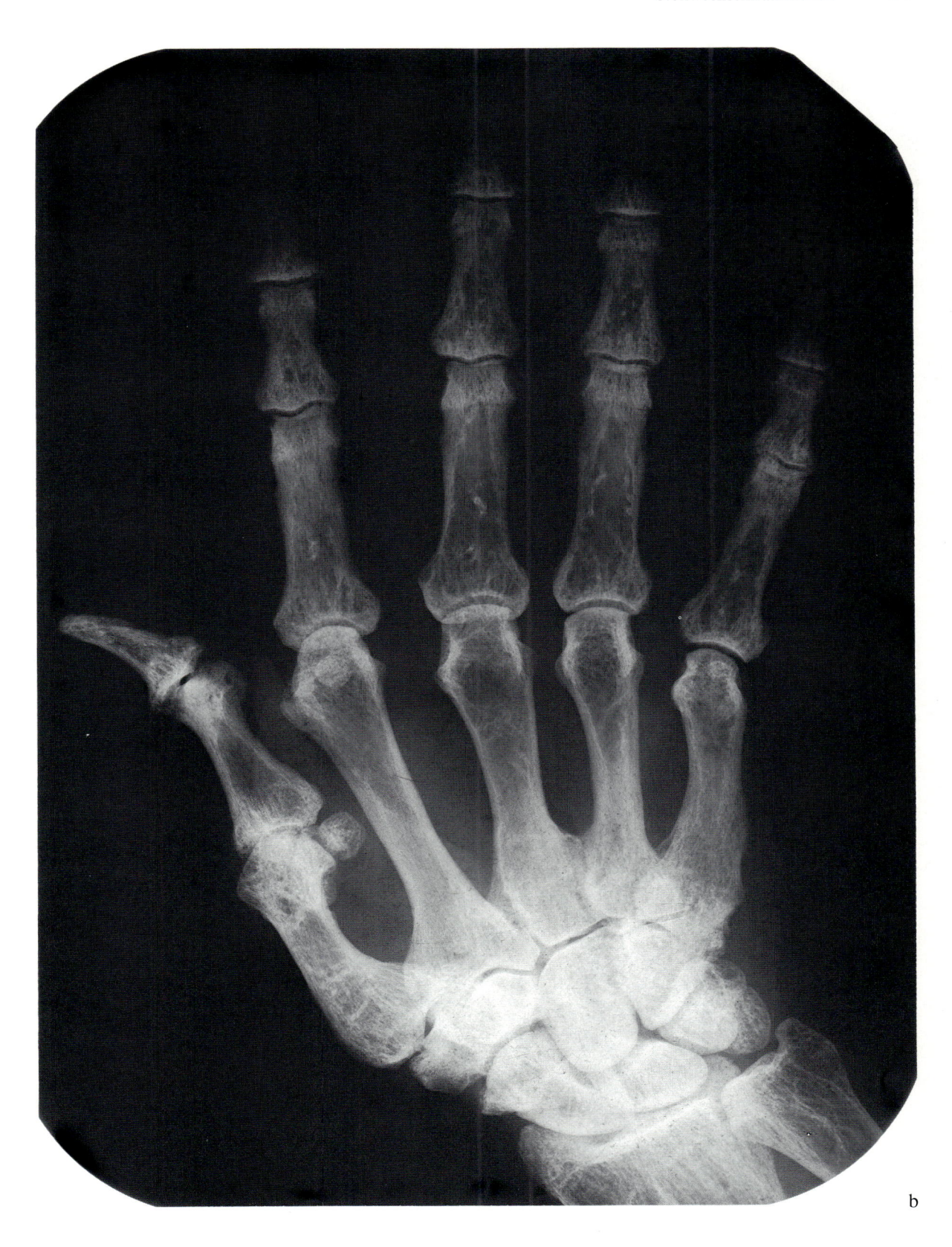

b

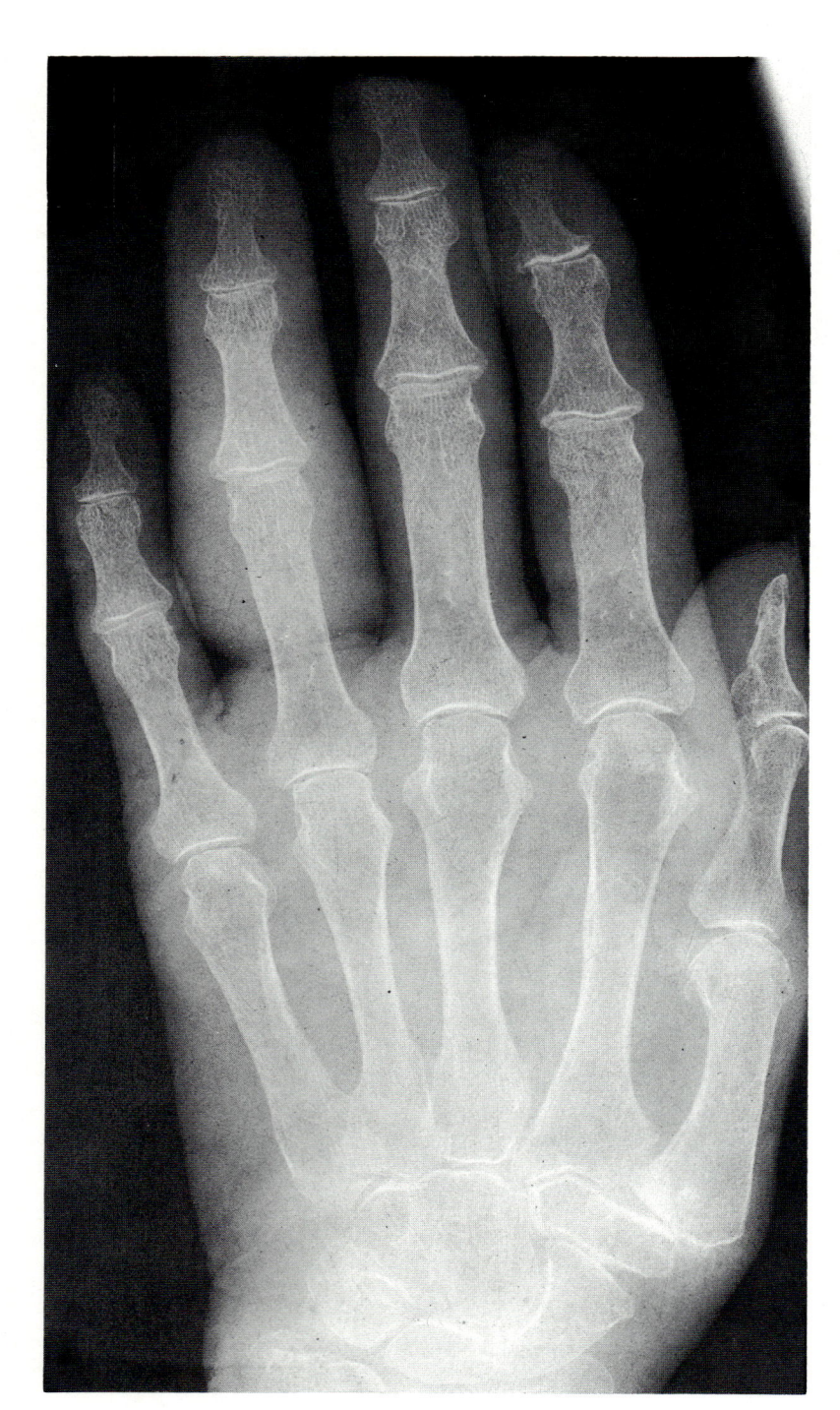

Abb. 125. **Osteoporose.** Bei diesem Patienten deutlich verminderte Knochendichte und nur bleistiftstrichdicke Corticalis. In weniger eindeutigen Fällen kann die Bestimmung des „Hand-Index" nach Barnett-Nordin hilfreich sein: Die Summe der ulnaren und radialen Corticalisbreiten im Bereich der Diaphyse des Metacarpale II wird durch den Durchmesser der Diaphyse in gleicher Höhe dividiert und das Ergebnis mit 100 multipliziert. Eine Osteoporose ist wahrscheinlich, wenn das Ergebnis 88 oder weniger beträgt. (Die Verdickung des 4. Fingers geht auf eine Abschnürung zurück, die sich die geisteskranke Patientin mittels eines fest um den Finger gebundenen Bandes selbst beibrachte)

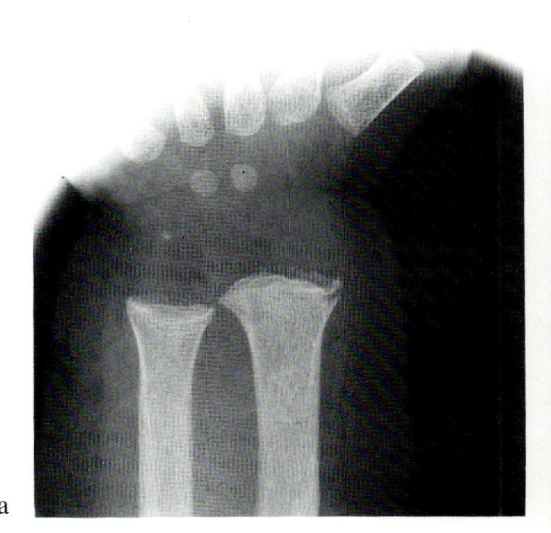

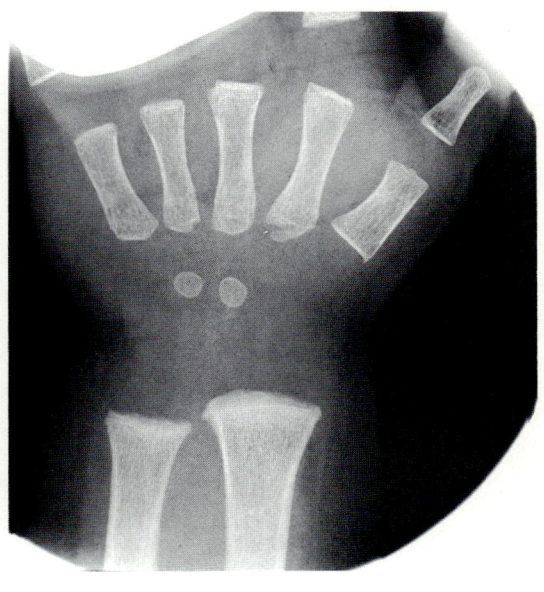

Abb. 126a und b. **Skorbut — (a) vor und (b) nach Behandlung.** Die Knochen sind osteoporotisch, da Vitamin C zur Bildung der Knochengrundsubstanz notwendig ist. Die präparatorische Verkalkungszone ist verbreitert und dichter als normal ("white line of securvy"). Ein queres Aufhellungsband ("scurvy-zone") schließt sich an. Beachte den Defekt der Spongiosa und Corticalis an der radialen Metaphysenkante des Radius ("corner sign"). Später kann es zu Querbrüchen und Absprengungen kommen („Trümmerfeldzone"). Beachte die scharfen Umrisse der Carpalia und ihr aufgehelltes Zentrum

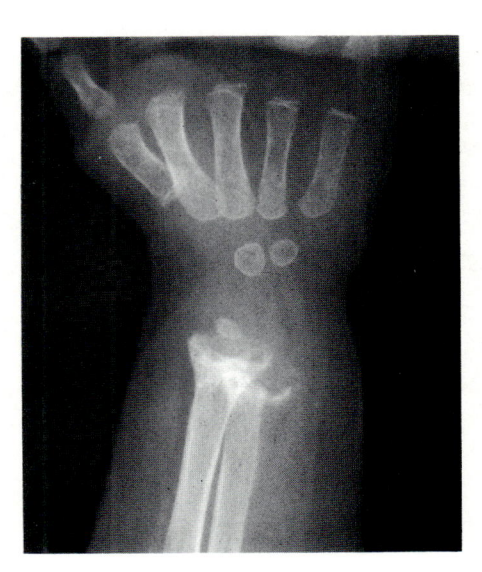

Abb. 127. **Skorbut.** Besonders deutliches Eckenzeichen ("corner sign") und knöcherne Absprengungen

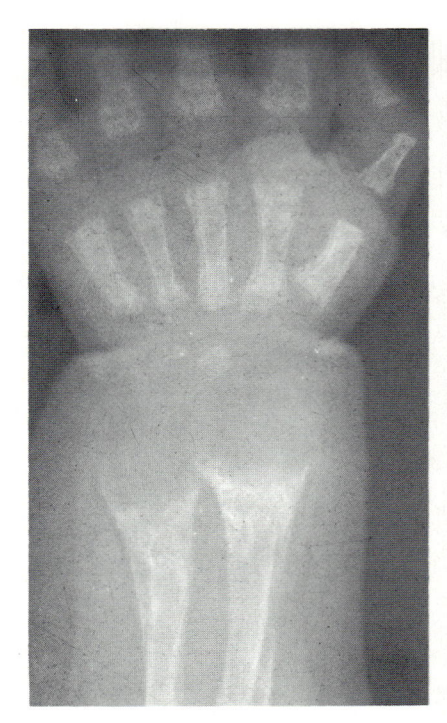

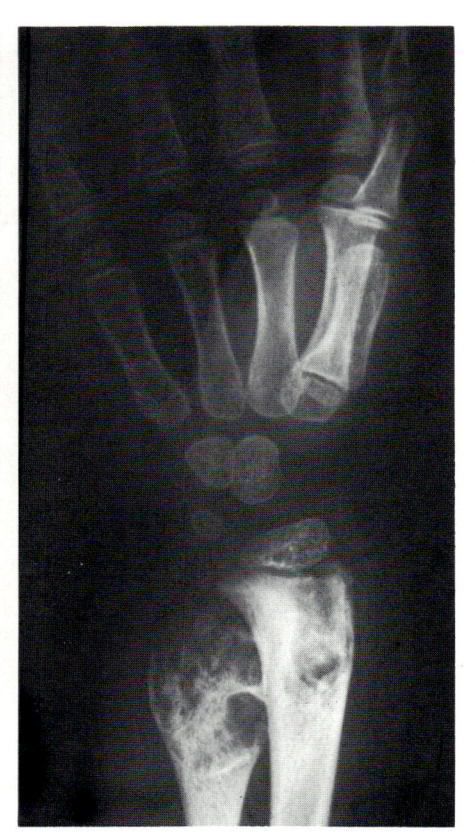

Abb. 128a und b. Hypophosphatasie (Rathbun-Syndrom).
Eine der schweren Rachitis ähnelnde, auf eine verminderte Aktivität der alkalischen Phosphatase des Serums und des Gewebes zurückgehende Erkrankung; Folge ist eine Störung der Ossifikation des Knorpels und des wachsenden Knochens.
(a) frühe, der schweren Rachitis ähnelnde Veränderungen;
(b) hochgradige, cystische Auftreibung im Bereich der Metaphysen

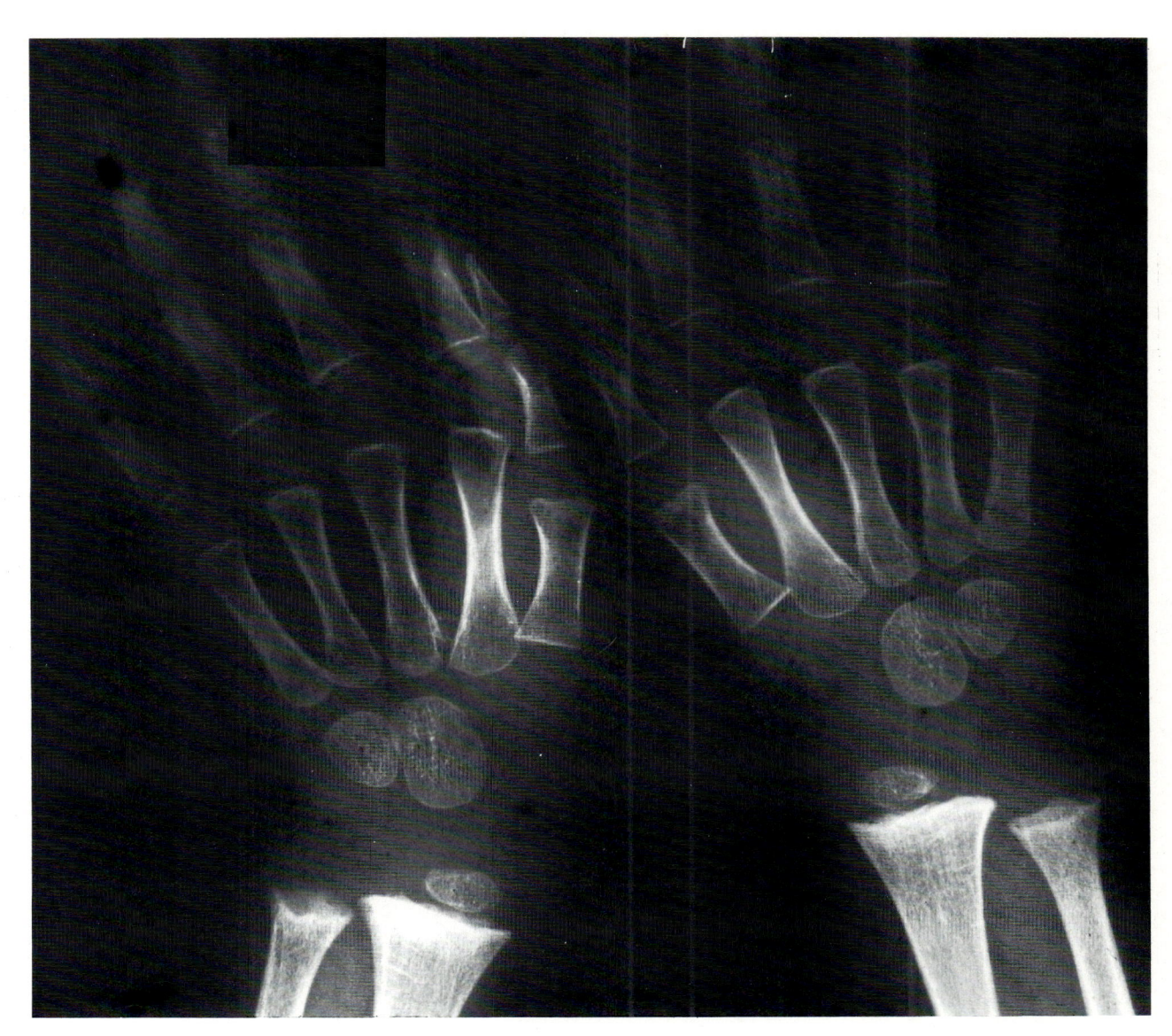

Abb. 129. **Homocystinurie.** Ererbter Defekt des Methionin-Stoffwechsels, häufig mit Skelettveränderungen. Dieses Bild eines dreijährigen Jungen zeigt: a) Osteoporose; b) vermehrte Dichte der Metaphysen und c) abnorm langgestrecktes Hamatum und Capitatum bei sonst verzögerter Knochenreifung der anderen Carpalia

Abb. 130. **Bleivergiftung.** Metaphysäre Verdichtungsbänder in den distalen Enden von Radius und Ulna; die Metacarpalia waren, wenn auch sonst gelegentlich beteiligt, bei diesem Kind nicht betroffen. Die Erkrankung wird üblicherweise bei Kindern angetroffen, die bleihaltige Farbe von ihren Betten bzw. Spielsachen lecken. Da es eine Erkrankung des wachsenden Knochens ist, findet sich die höchste Bleikonzentration in den Metaphysen. Erwachsene mit Bleivergiftung bekommen keine metaphysären Verdichtungsbänder, in ihren Knochen wird Blei diffus abgelagert. Ähnliche Bilder werden unter anderem bei Wismut oder Phosphorvergiftungen beobachtet

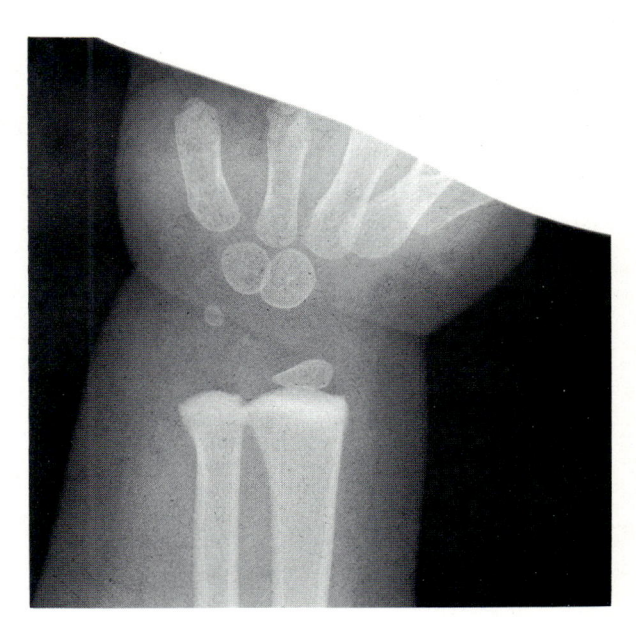

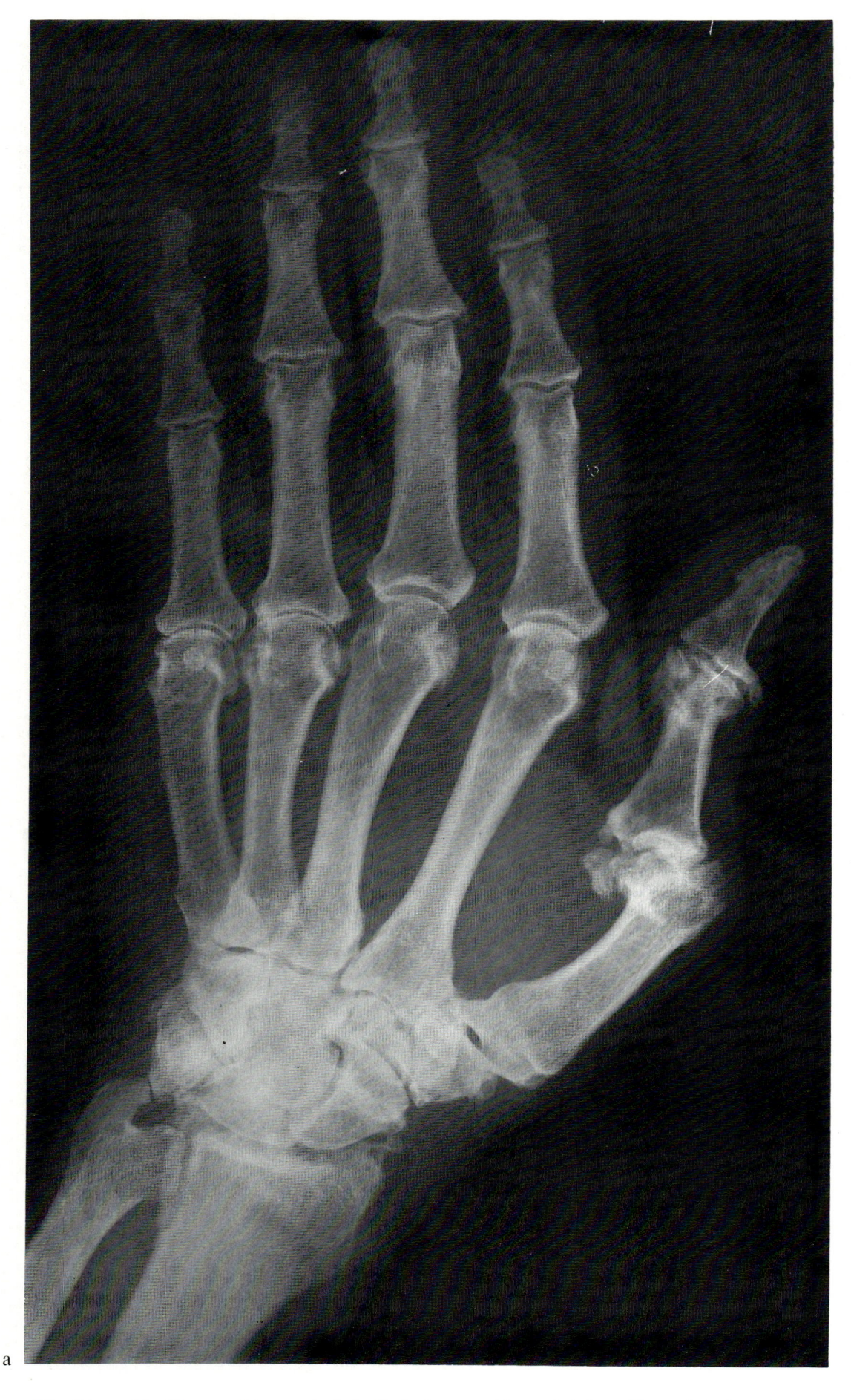

Abb. 131a und b. **Fluorose.** Röntgenologische Veränderungen können bei einem Fluorgehalt des Trinkwassers von mehr als 0,8 µg/ml auftreten oder durch landwirtschaftliche bzw. industrielle Kontamination verursacht werden. Zwei Hauptkriterien werden beobachtet: 1. Sklerose — diese Hand zeigt im Gegensatz zu den Veränderungen an der Wirbelsäule des Patienten keine wesentliche Sklerosierung; 2. erhebliche Osteophytenbildung an allen Ansatzpunkten von Muskeln, Sehnen und Bändern

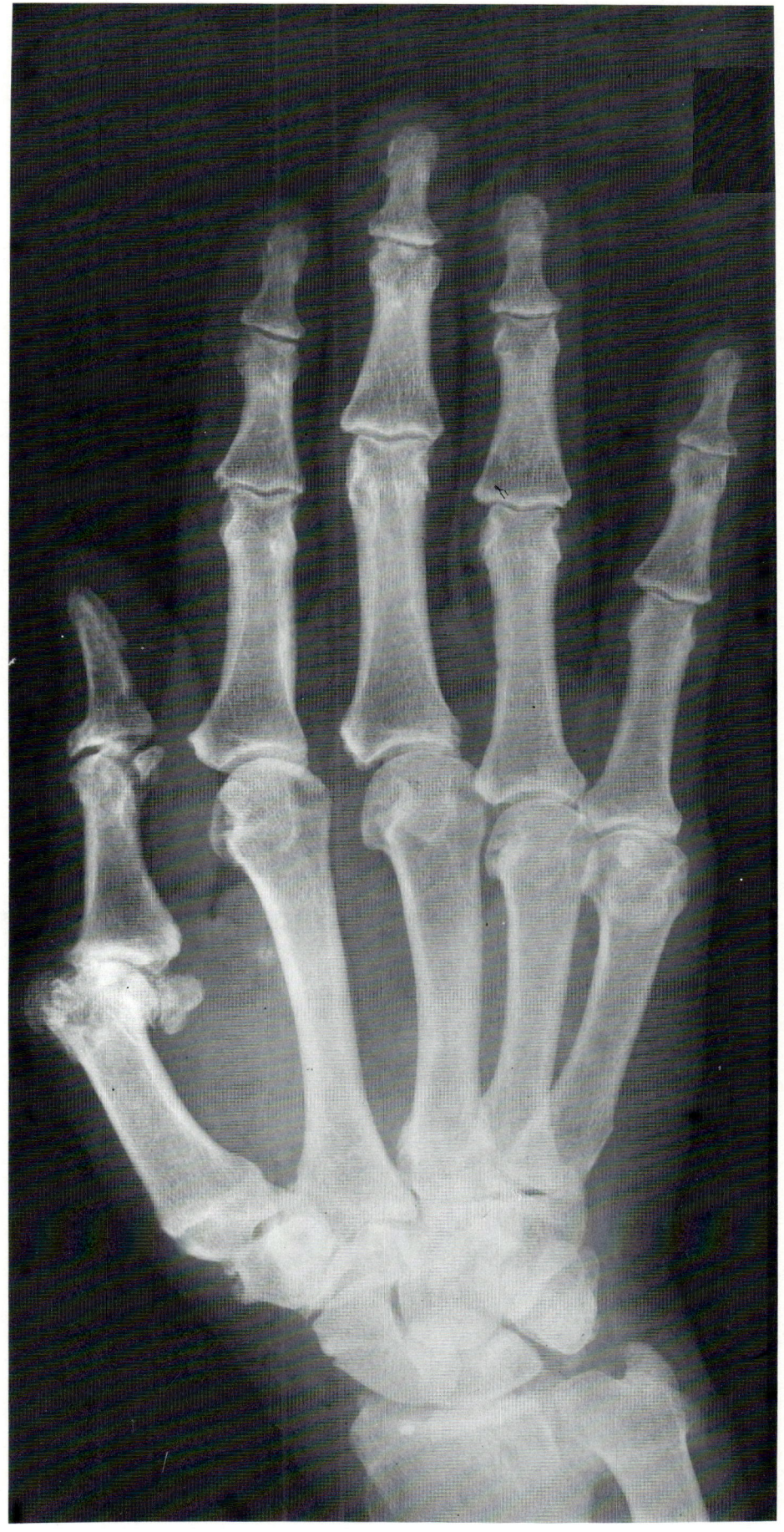

b

VIII. Erkrankungen der Nebenschilddrüse; renale Osteodystrophie

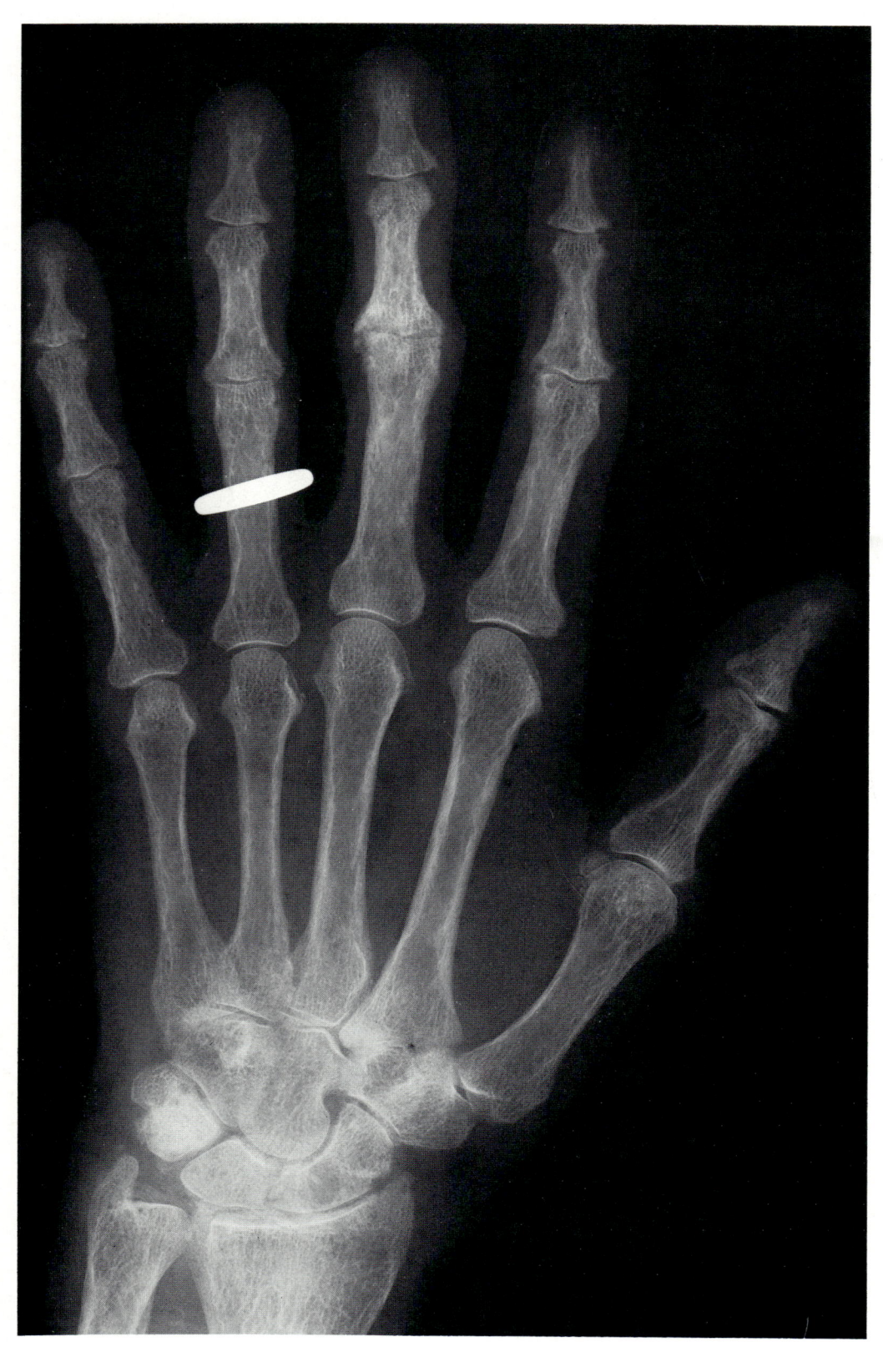

a

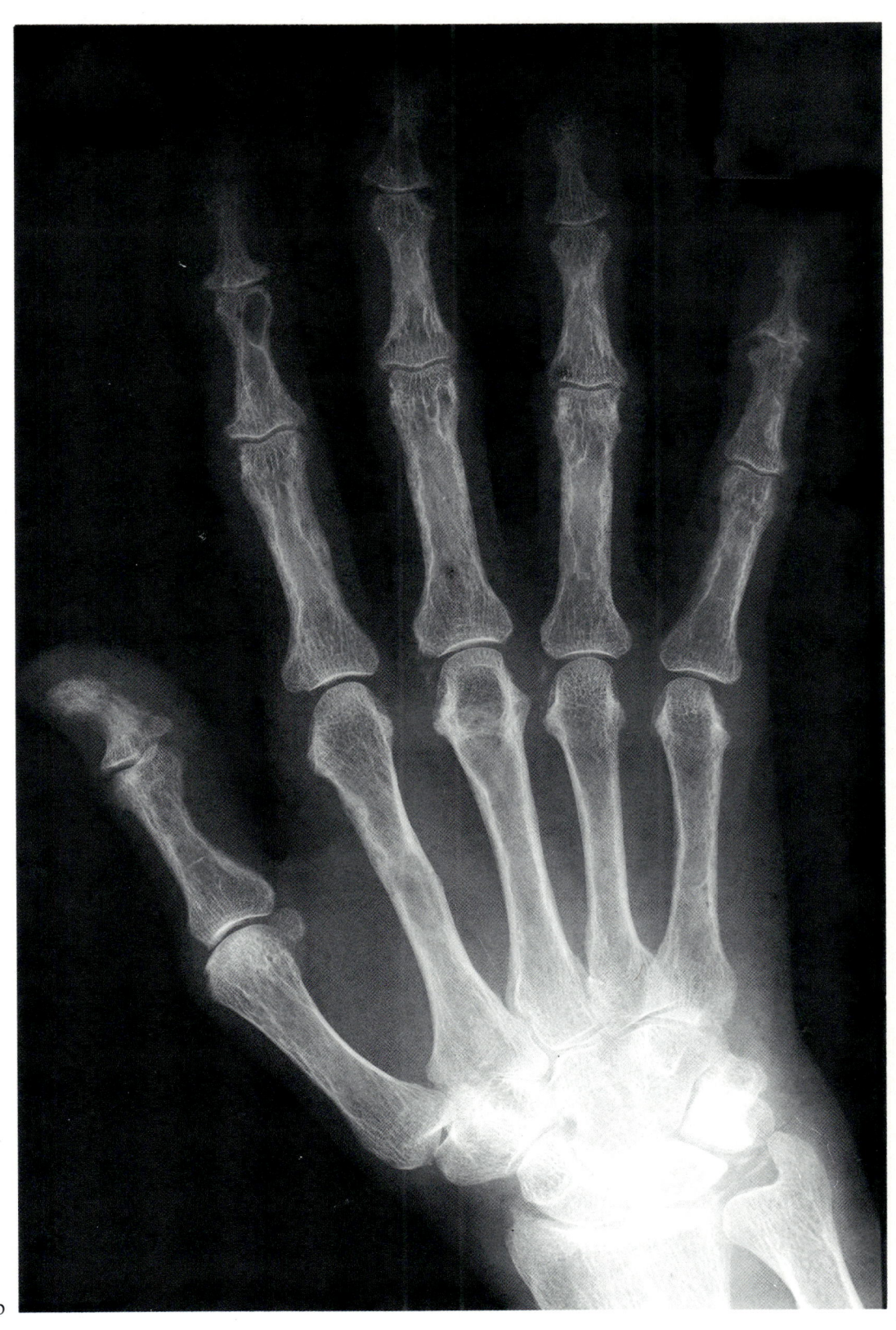

Abb. 132a und b. **Primärer Hyperparathyreoidismus.** Beachte: 1. Allgemeine Verminderung der Knochendichte; 2. Resorption distaler Endphalangen (Akroosteolyse); 3. subperiostale Knochenresorption — besonders ausgeprägt entlang der radialen Seiten der Mittelphalangen; 4. cystische Aufhellungen z. B. im rechten Lunatum, linken Naviculare (anat.: Scaphoid), distalen Metacarpale III rechts und in einigen Phalangen; 5. Weichteilverkalkung im Bereich des rechten 3. und 4. Grundgelenks; 6. Chondrocalcinose des Discus articularis im Handgelenk. — Es besteht ein gesicherter Zusammenhang zwischen Hyperparathyreoidismus und Chondrocalcinose. 7. Arthrose der Fingerendgelenke und einiger Fingermittelgelenke — neuerdings als Begleiterscheinung dieser Erkrankung anerkannt

b

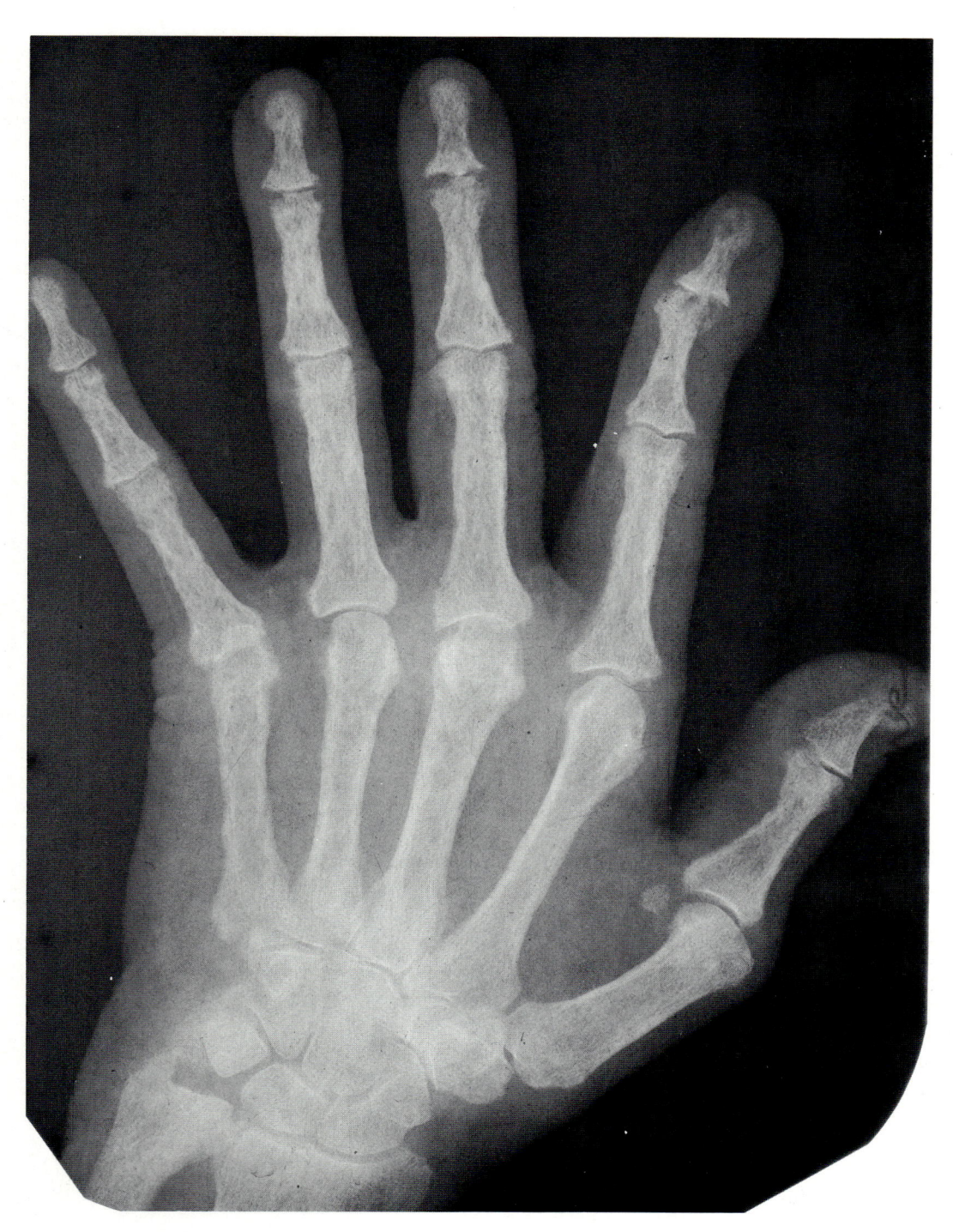

Abb. 133. **Primärer Hyperparathyreoidismus.** Lacunenbildung in der Corticalis und Veränderung der Bälkchenzeichnung; besonders deutlich ist die Arthropathie aller Fingerendgelenke

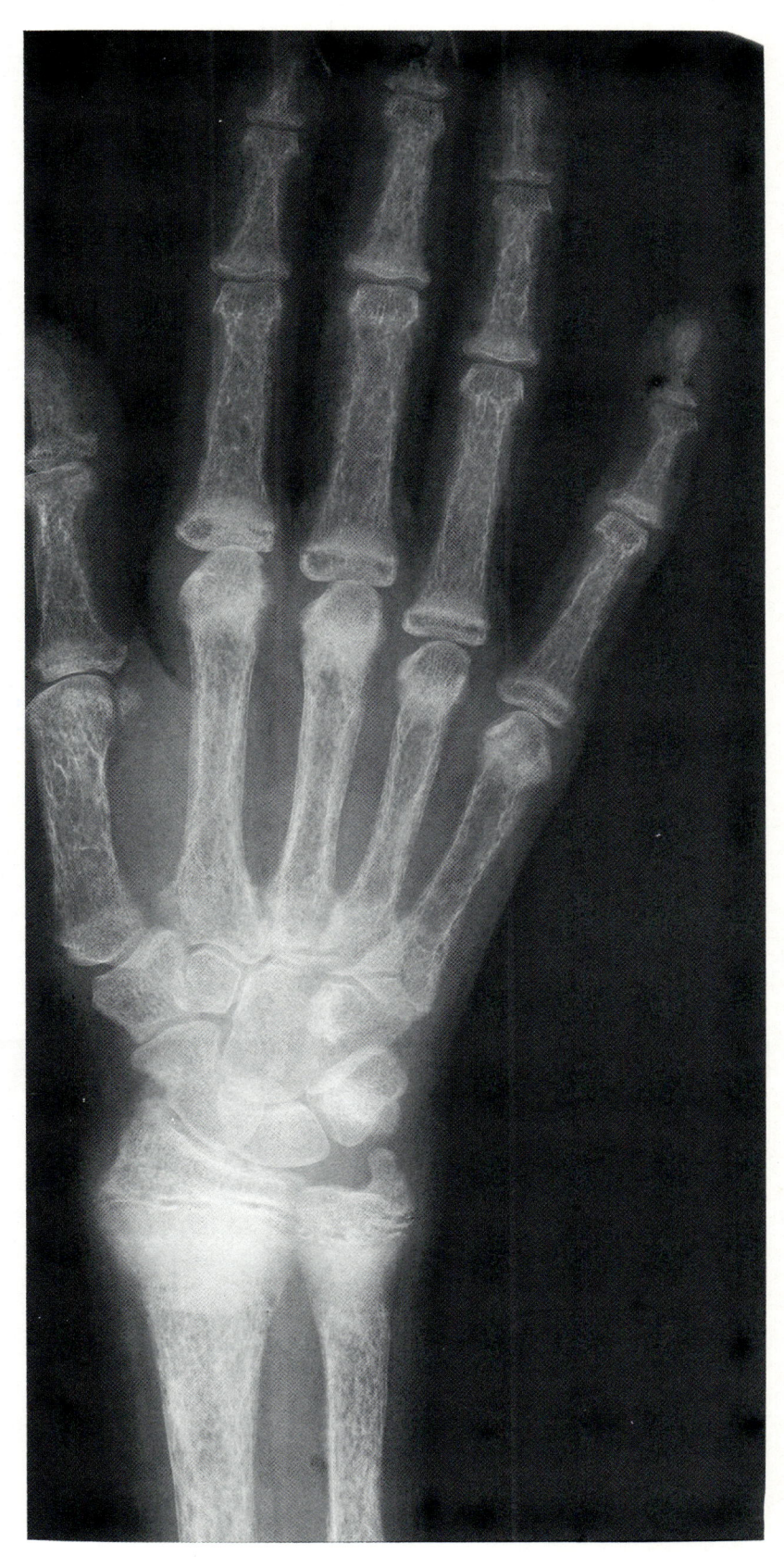

Abb. 134. **Primärer Hyperparathyreoidismus.** Resorptionszonen und äußerst ausgeprägte Veränderung der Bälkchenzeichnung

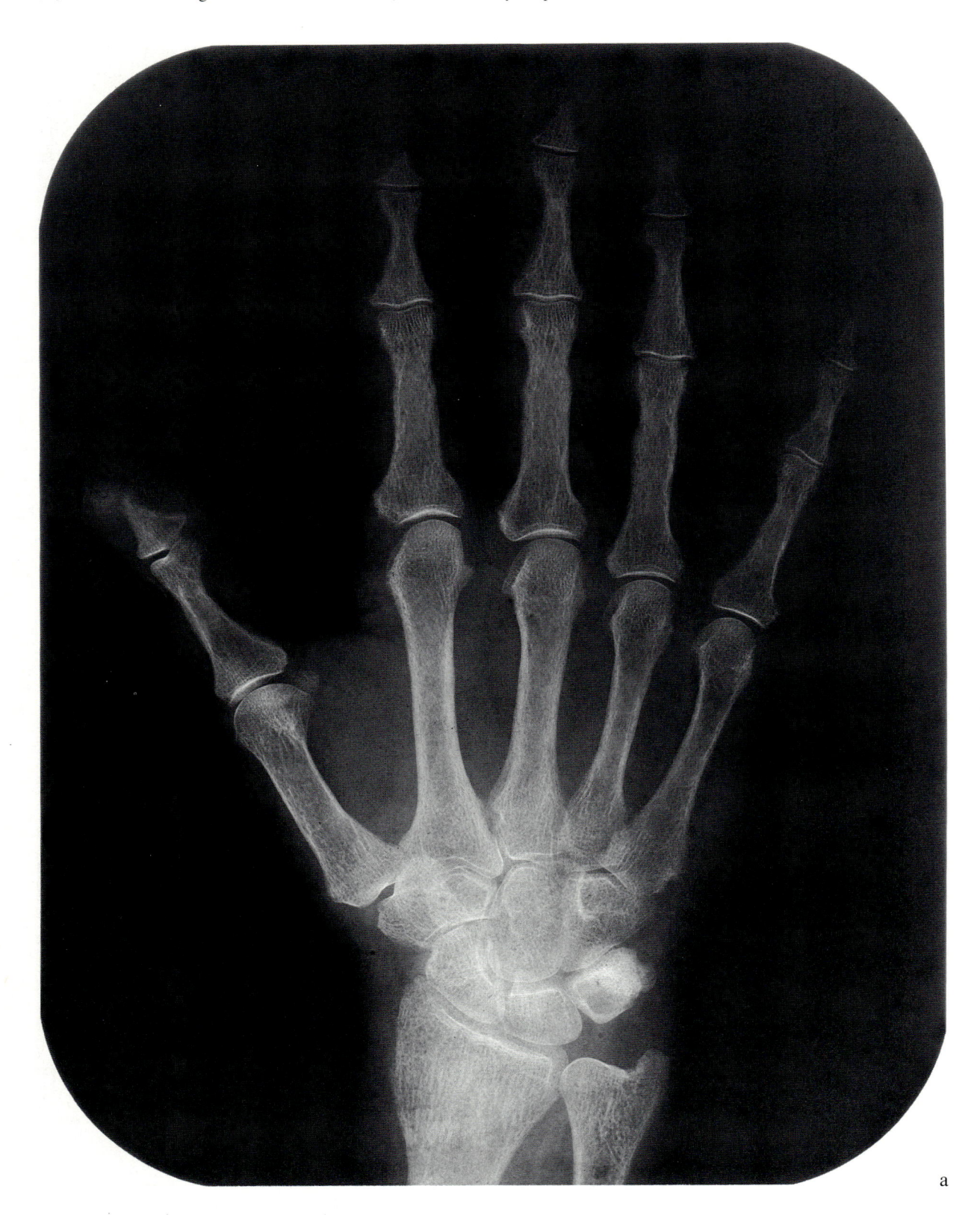

Abb. 135a und b. **Primärer Hyperparathyreoidismus — vor und nach Entfernung eines Nebenschilddrüsenadenoms.**
(a) starke Knochenresorption an den distalen Endphalangen;
(b) nach Behandlung — Regeneration des Knochens. (Beachte die Abheilung der Lacunen)

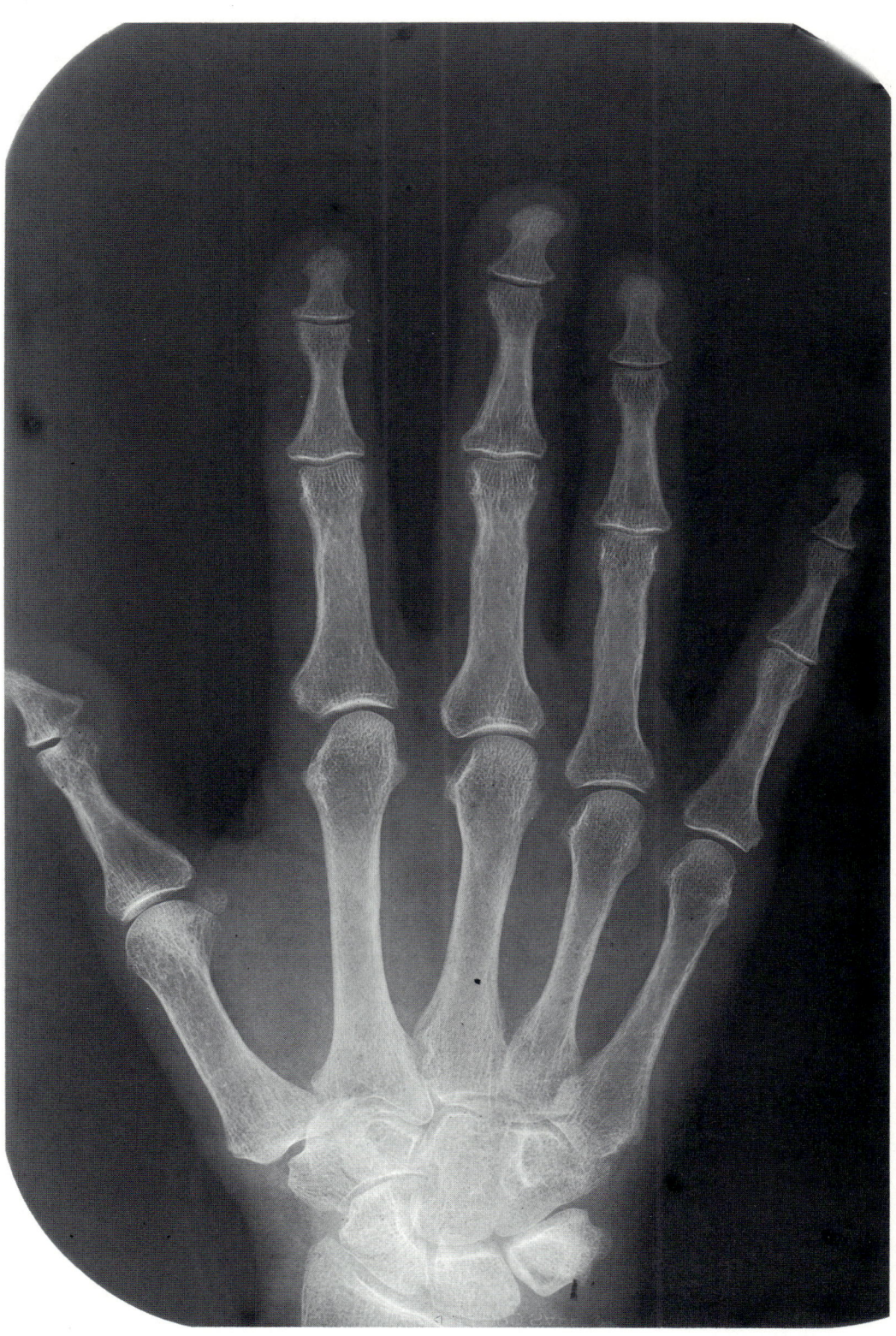

b

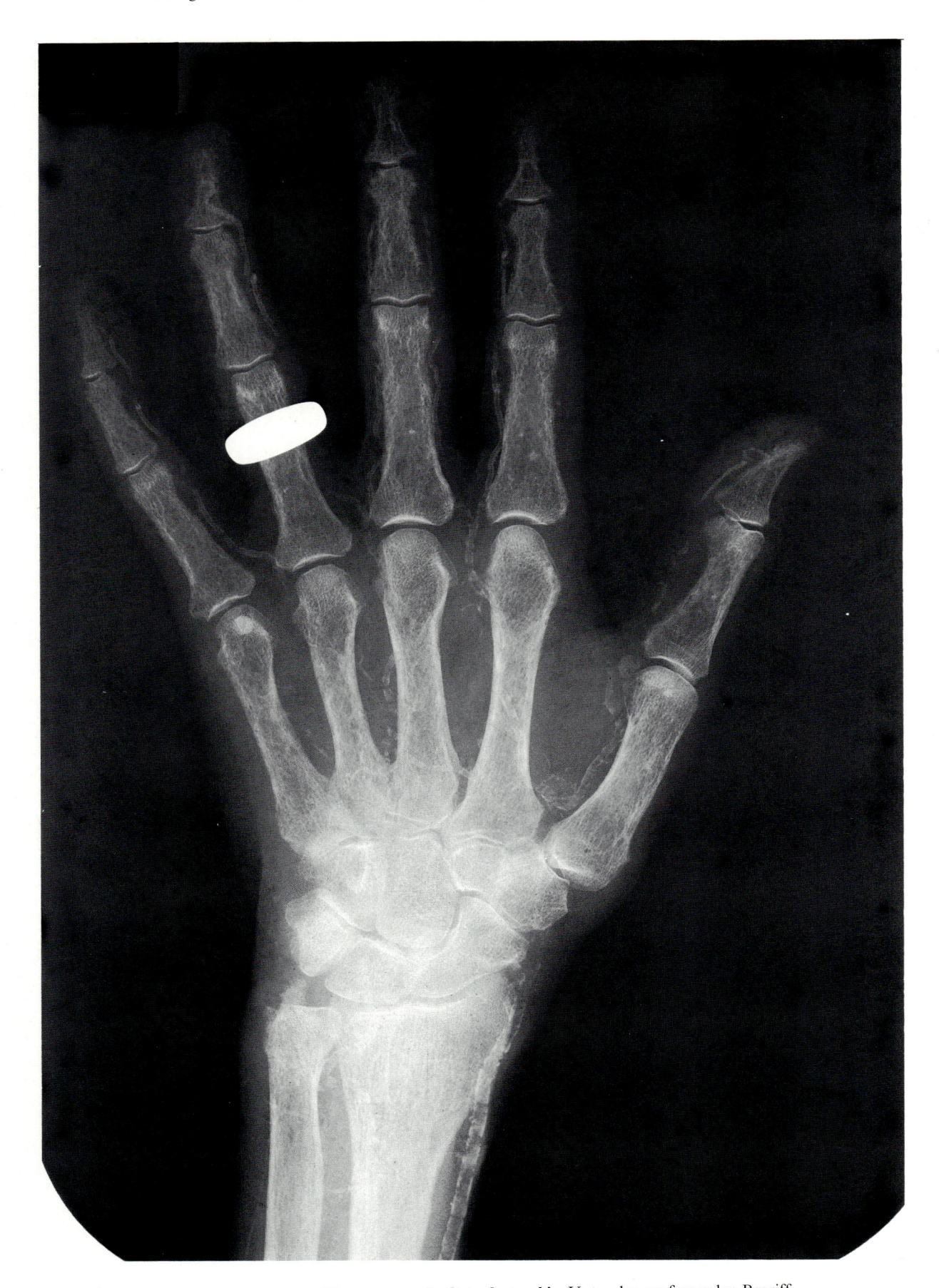

Abb. 136. **Sekundärer Hyperparathyreoidismus — renale Osteodystrophie.** Unter den umfassenden Begriff der renalen Osteodystrophie fallen alle Formen von Knochenveränderungen, die mit Nierenschädigungen einhergehen, wie z. B. sekundärer Hyperparathyreoidismus (Ostitis fibrosa), Rachitis oder Osteomalacie und Osteosklerose. Dieser Patient hat eine ausgeprägte Ostitis fibrosa; zusätzlich hochgradige Verkalkung der Arteria radialis — ein beim sekundären Hyperparathyreoidismus häufiger als beim primären Hyperparathyreoidismus auftretendes Phänomen

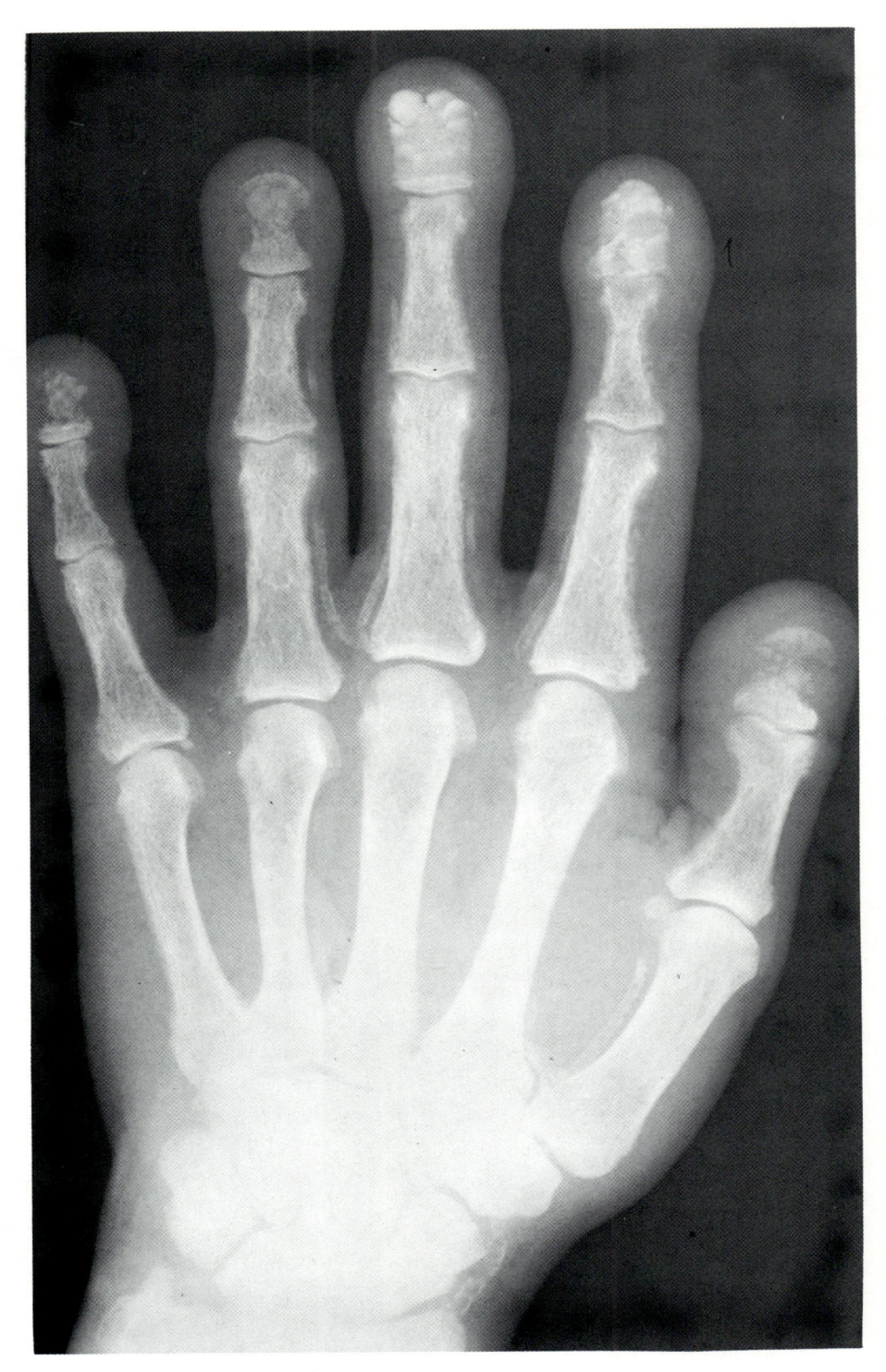

Abb. 137. **Sekundärer Hyperparathyreoidismus bei chronischer Niereninsuffizienz.** Arterienverkalkung und subperiostale Resorptionszonen mit starker Resorption der distalen Endphalangen bei Weichteilverkalkung der Fingerkuppen. Pseudo-Trommelschlegelfinger — wie bei diesem Patienten — sind ein klinisch besonders auffälliges Zeichen

Abb. 138. **Hyperparathyreoidismus bei chronischer Nephritis.** Deutliche Resorptionszonen an der radialen Seite der Diaphysen der Mittelphalangen und der distalen Endphalangen; metastatische Verkalkungen der Weichteile und Arterien

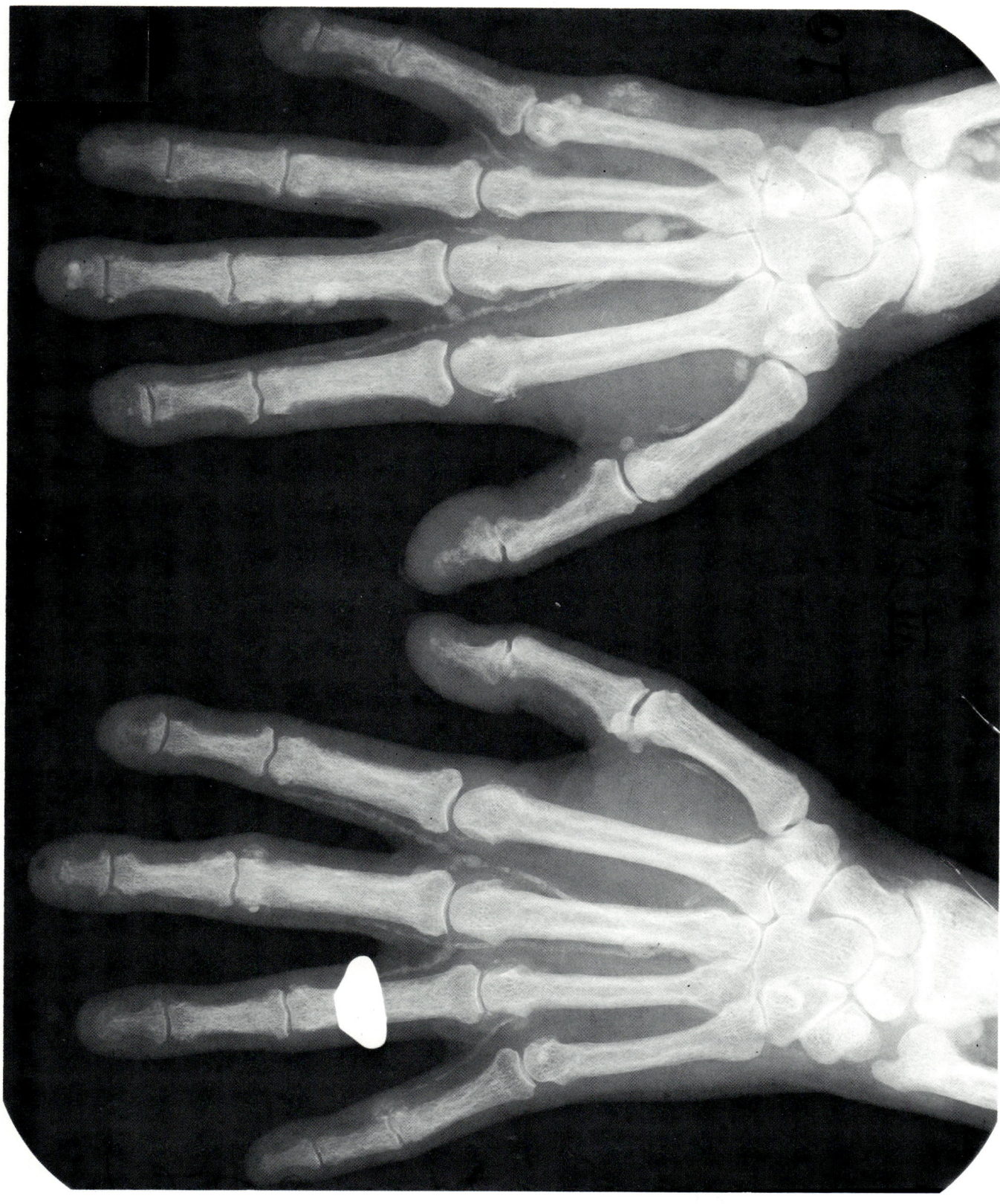

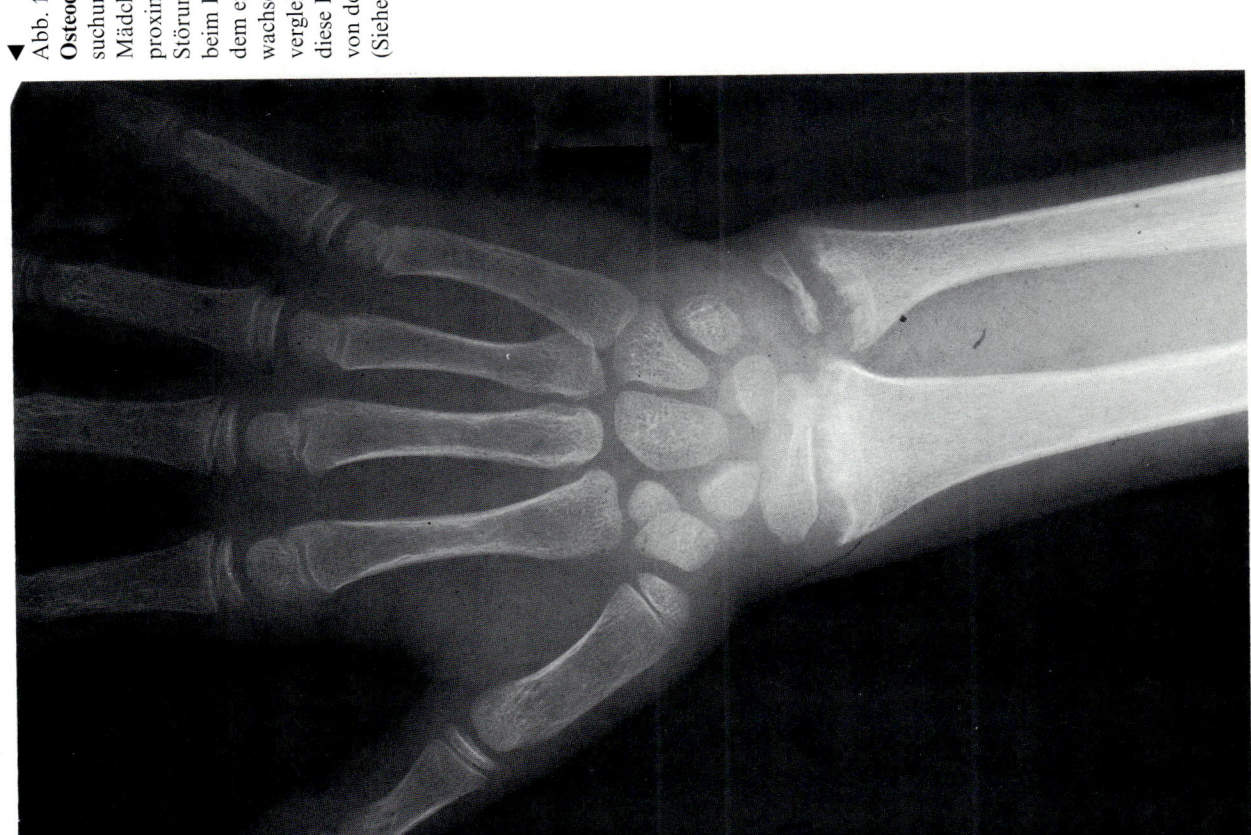

Abb. 139. **Fanconi-Syndrom mit renaler Osteodystrophie.** Biochemische Untersuchungen bei diesem neunjährigen Mädchen ergaben eine Insuffizienz des proximalen Tubulus. Bei zusätzlicher Störung der Phosphatresorption entsteht beim Kleinkind ein Krankheitsbild, das dem einer Rachitis ähnelt, beim Erwachsenen das einer Osteomalacie. Bei vergleichbarem Alter unterscheidet sich diese Form röntgenologisch oft kaum von der Vitamin D-Mangel-Rachitis. (Siehe hierzu auch Abb. 140)

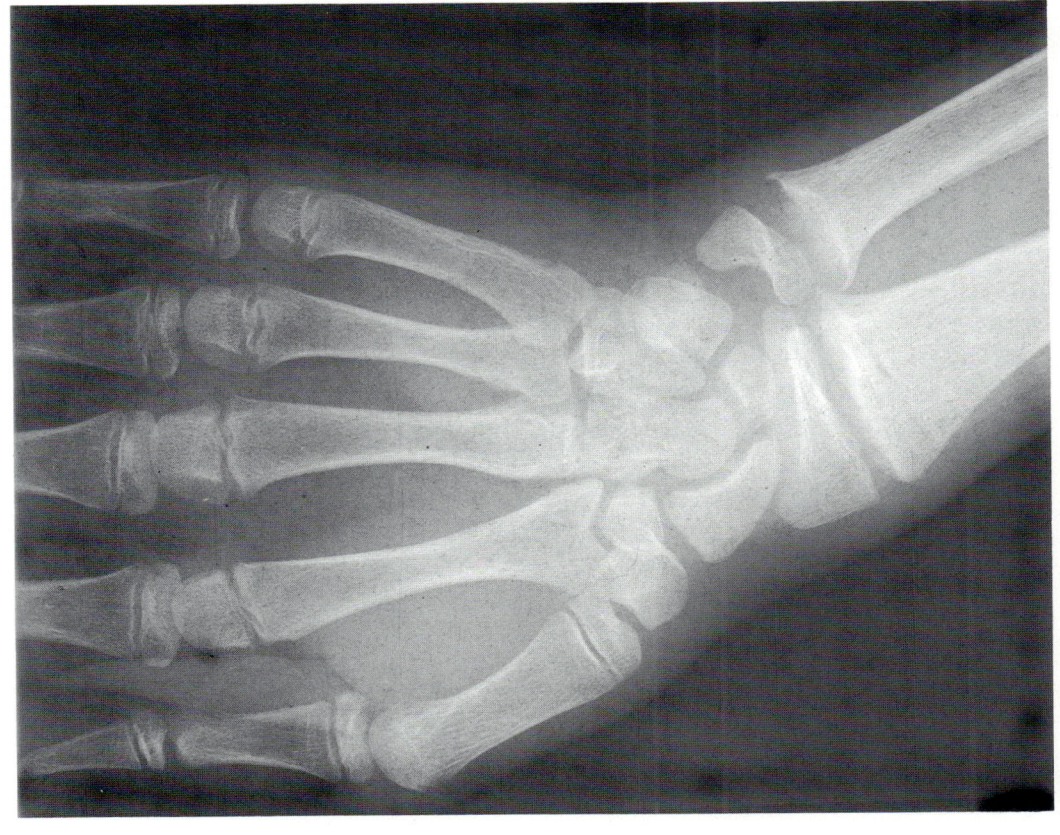

Abb. 140. **Renale Osteodystrophie (18. Lebensjahr).** Blasenektopie und Nierenversagen infolge chronischer Pyelonephritis; Zwergwuchs; deutliche Skelettretardierung mit dem Erscheinungsbild einer Spätrachitis. Beachte den großen Abstand zwischen Epi- und Metaphysen. Die Rachitis ist bei der renalen Osteodystrophie das auffälligste Merkmal des wachsenden Skeletts, unabhängig davon, ob das Glomerulum oder der Tubulus geschädigt sind

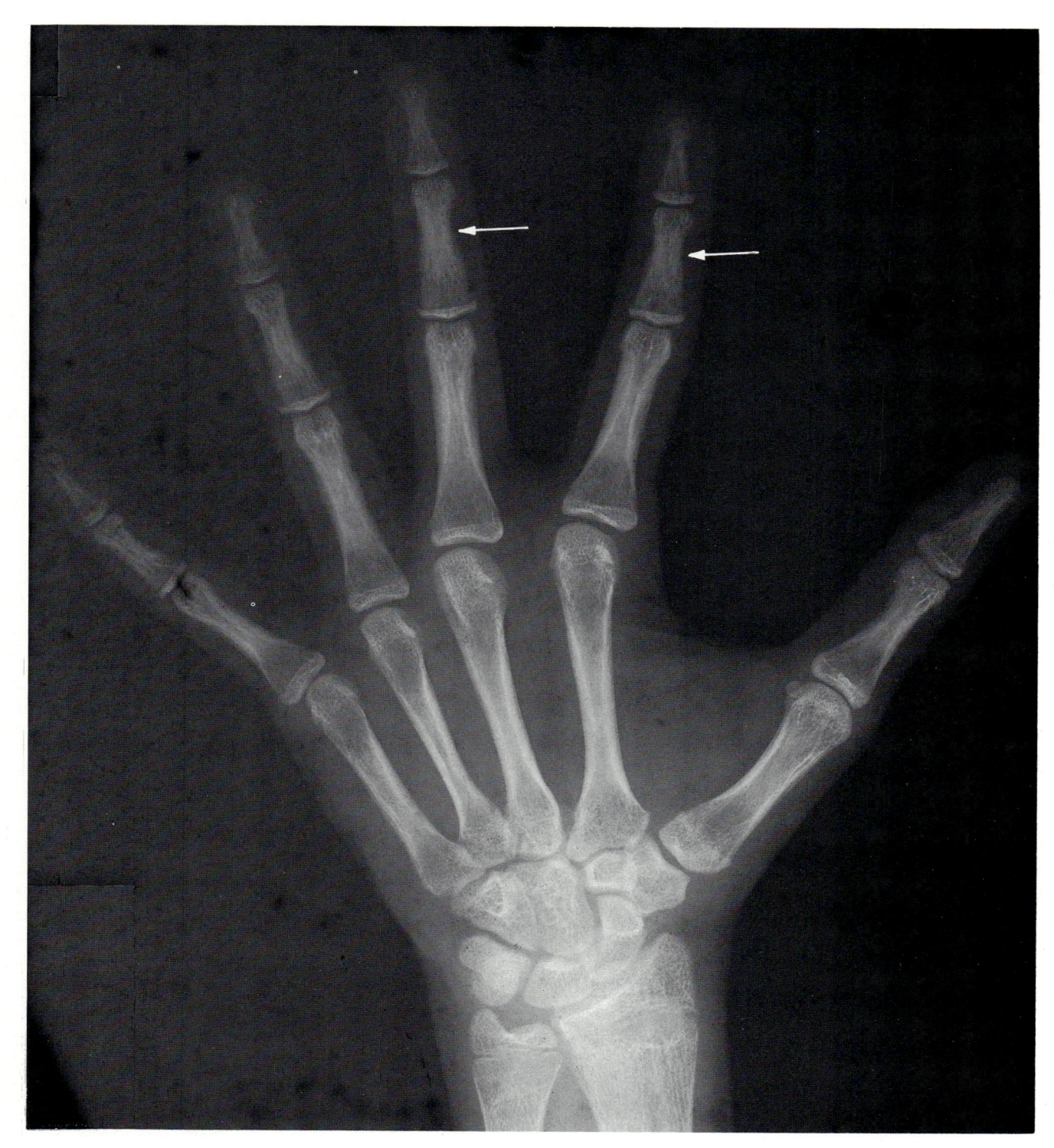

Abb. 141. **Sekundärer Hyperparathyreoidismus.** Bei dieser jetzt in England lebenden Inderin ist der sekundäre Hyperparathyreoidismus mit einem diätetischen Vitamin D-Mangel vergesellschaftet. Beachte die Resorption einiger distaler Endphalangen — besonders der Phalangen II und V und die subperiostalen Resorptionszonen im Bereich einiger Diaphysen (Pfeile)

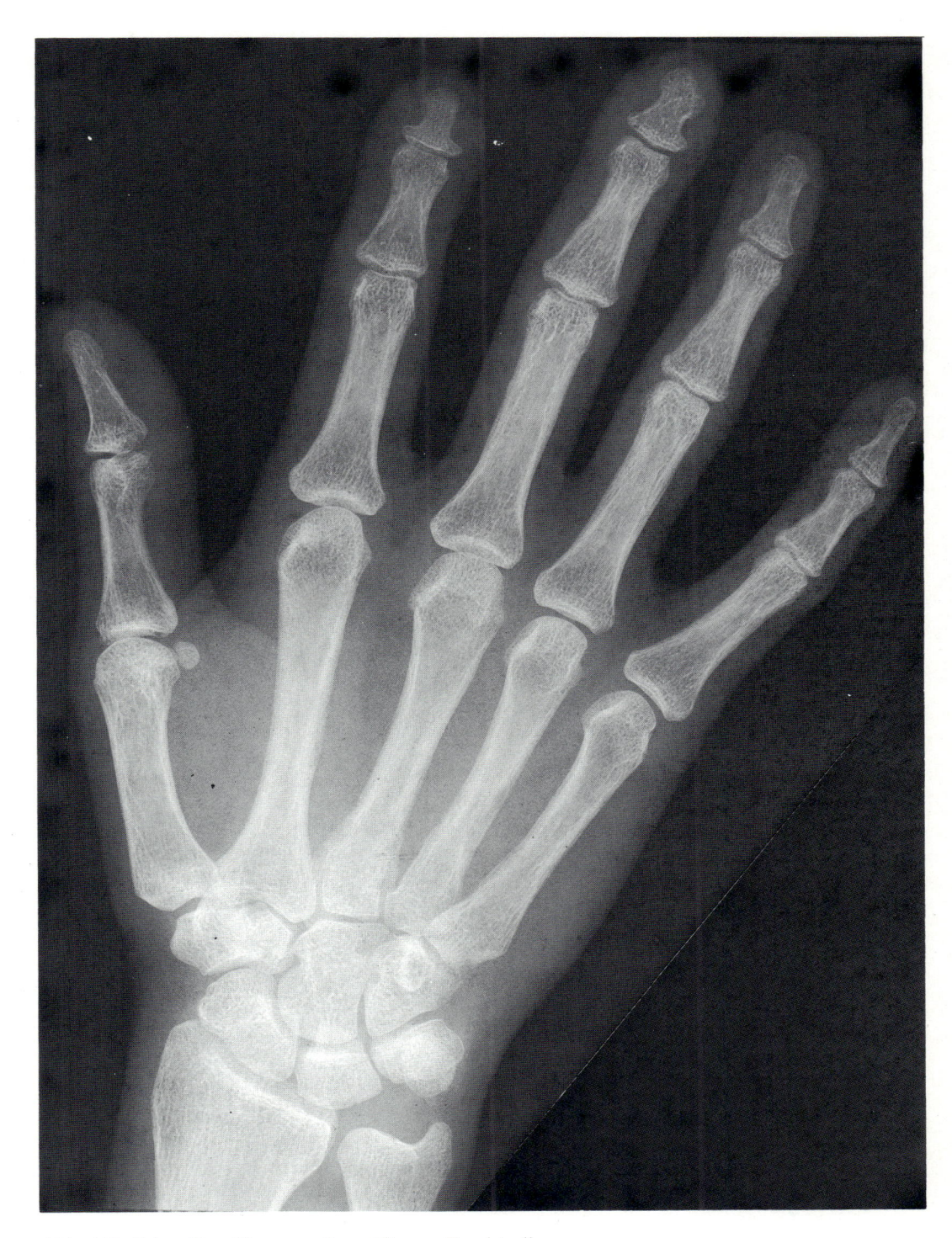

Abb. 142. **Sekundärer Hyperparathyreoidismus.** Beachte die
subperiostalen Resorptionszonen am Metacarpale IV bei
gleichzeitiger Osteomalacie (beobachtet bei einer Inderin)

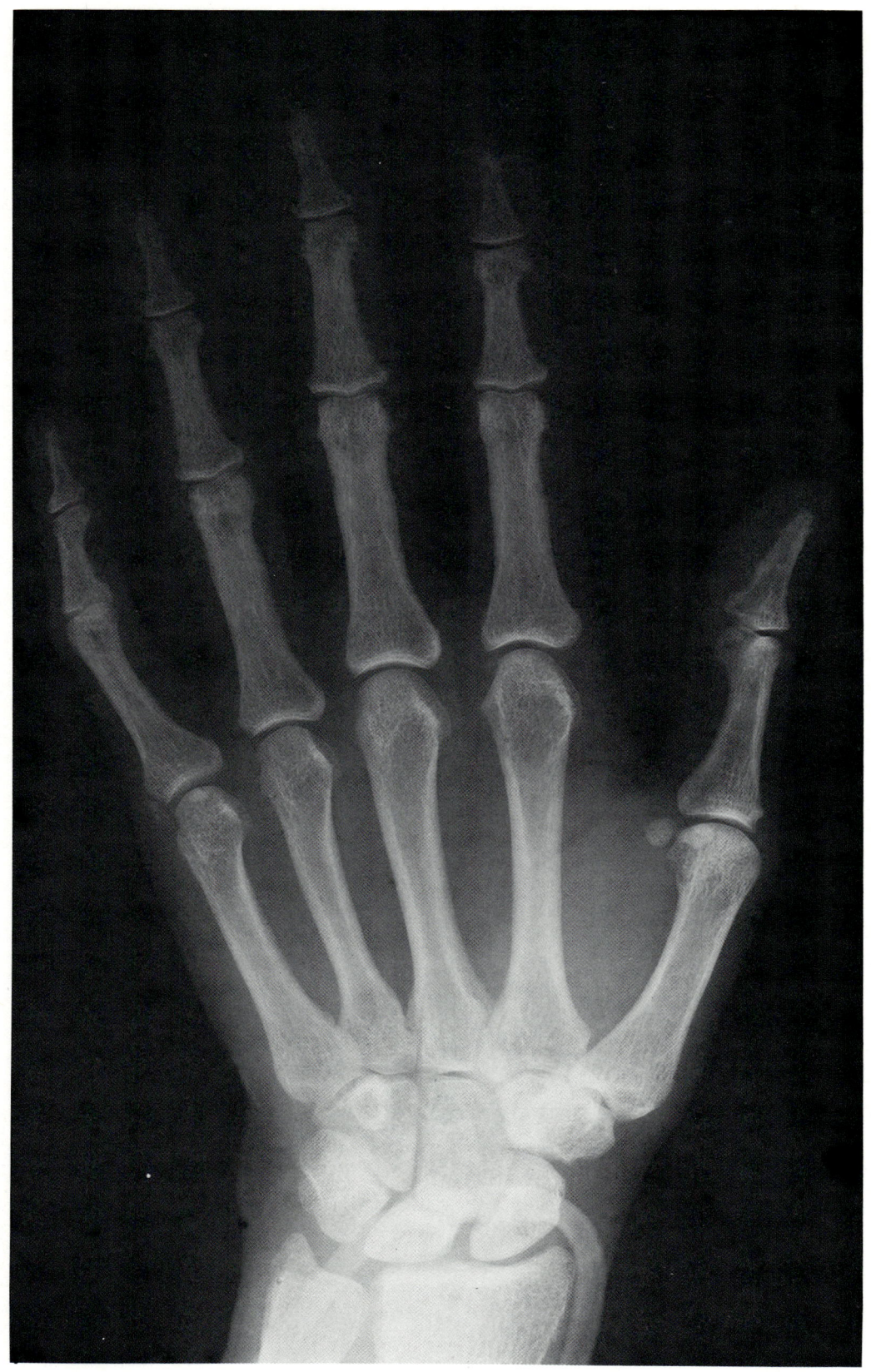

Abb. 143a und b. Chronische Niereninsuffizienz — Dialysebehandlung. Die renale Osteodystrophie nimmt gewöhnlich mit Dauer der Dialysebehandlung zu. (a) zeigt einen mäßig ausgeprägten sekundären Hyperparathyreoidismus; (b) drei Jahre später ist eine eindeutige Zunahme zu erkennen

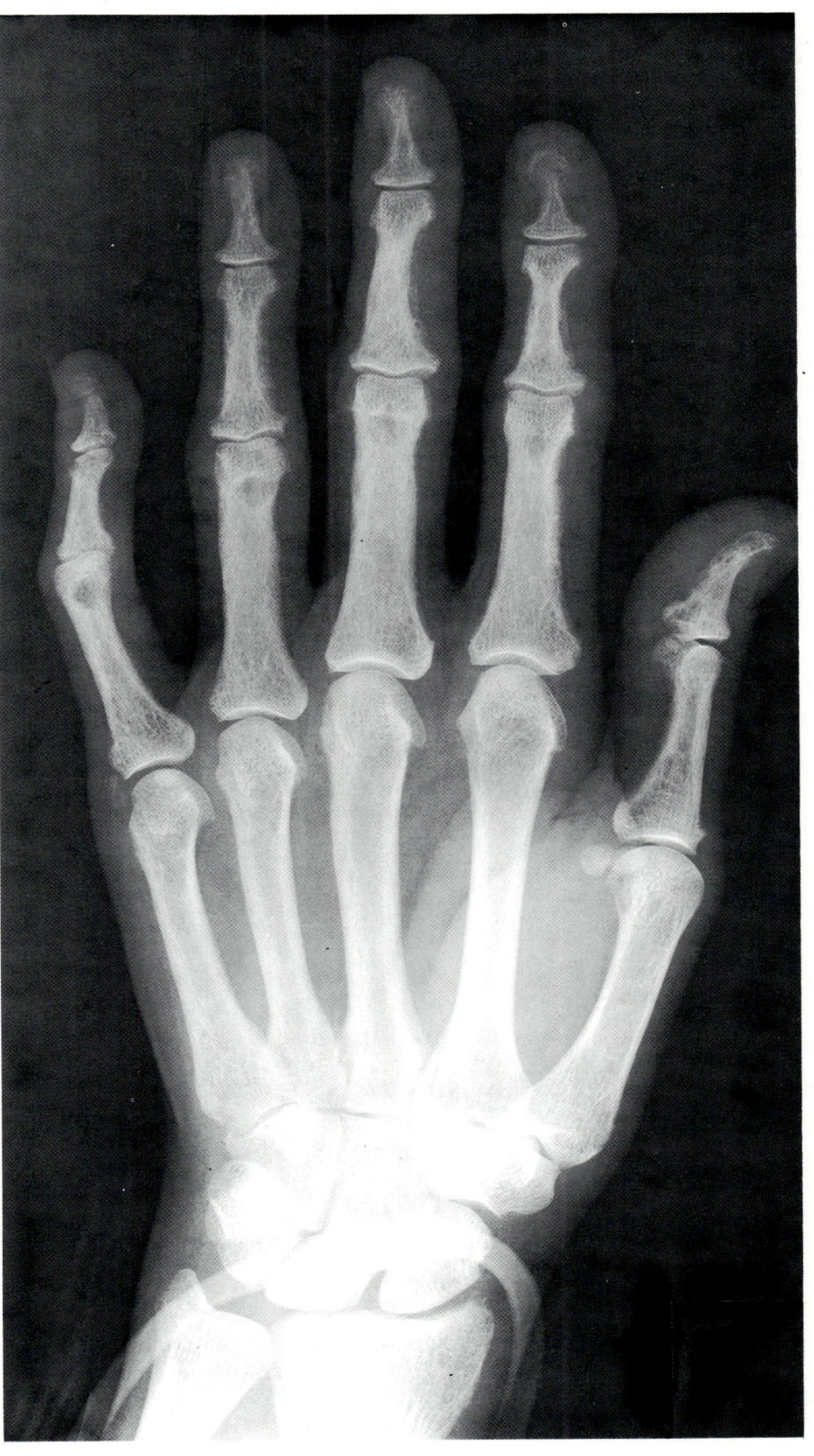

b

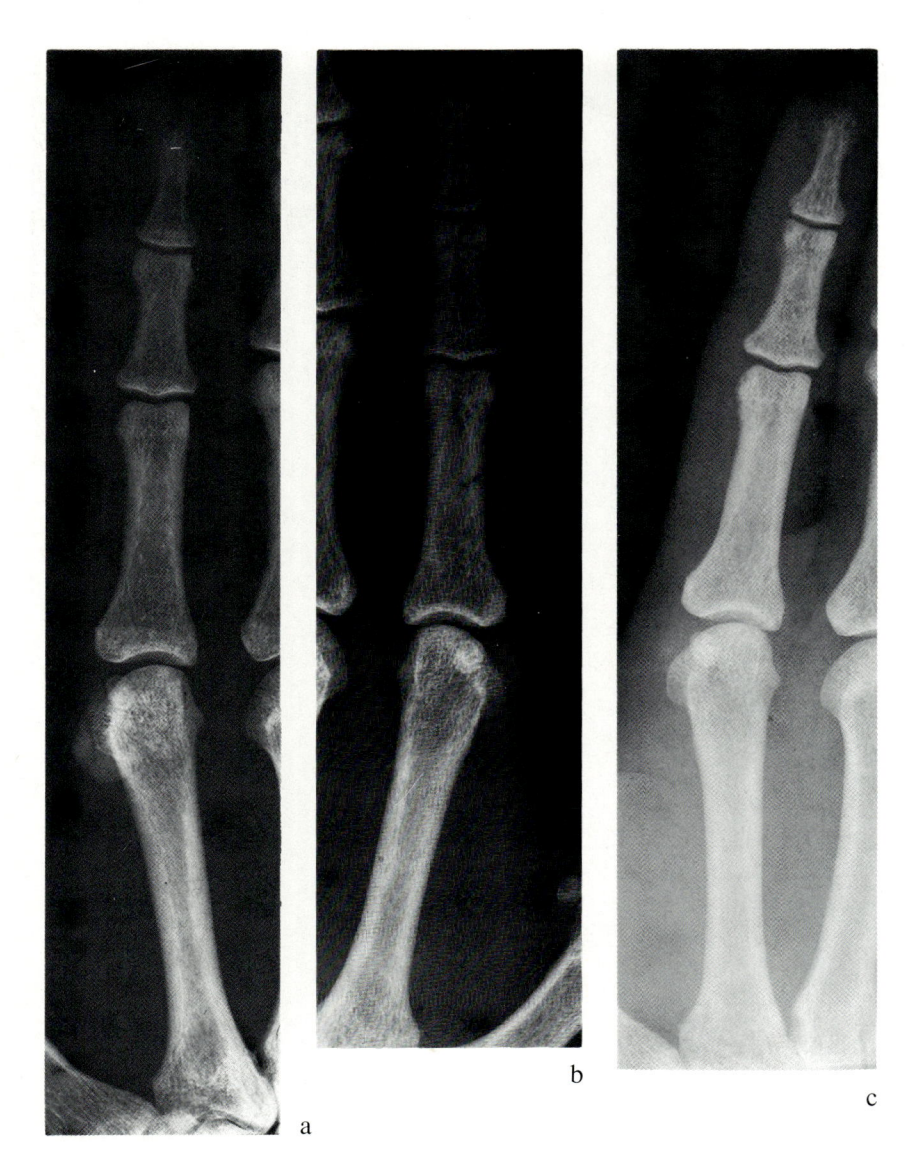

Abb. 144a–c. Chronische Niereninsuffizienz — Dialysebehandlung. Ektopische Verkalkungen verschwinden häufig unter der Dialysebehandlung. (a) Ektopische Verkalkung im Bereich des 2. Grundgelenks; (b) fast vollständige Auflösung der Verkalkung nach zwei Jahren Hämodialyse; (c) drei Jahre später ist die Verkalkung völlig verschwunden

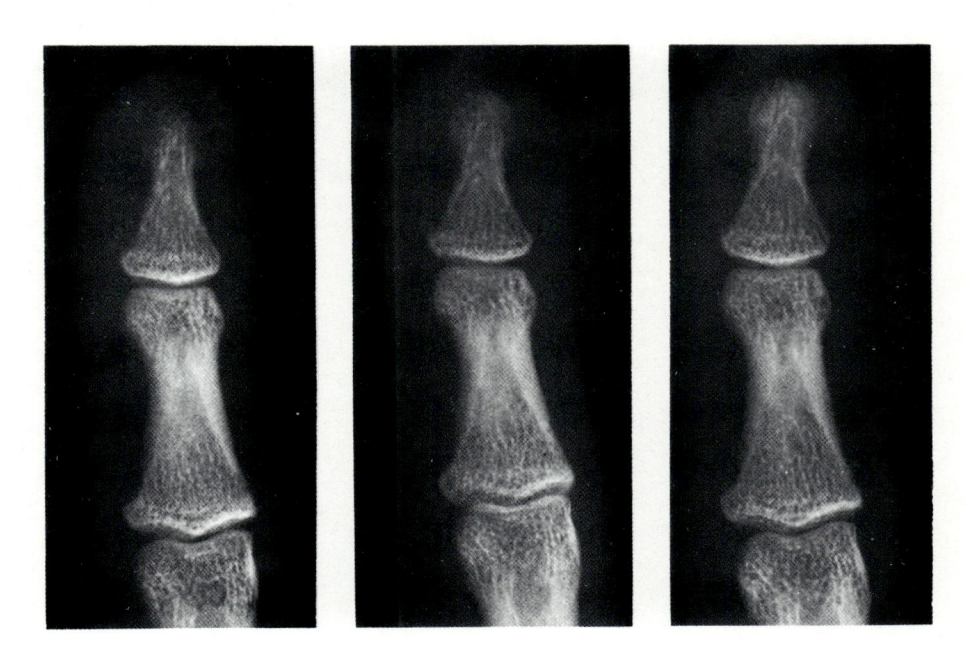

Abb. 145. **Chronische Niereninsuffizienz — Dialysebehandlung.** Obwohl eine Zunahme der Osteodystrophie unter der Dialyse die Regel ist, bessert sie sich auch gelegentlich. Nach dreimonatiger Dialyse Wiederaufbau einer osteolytischen, distalen Endphalanx

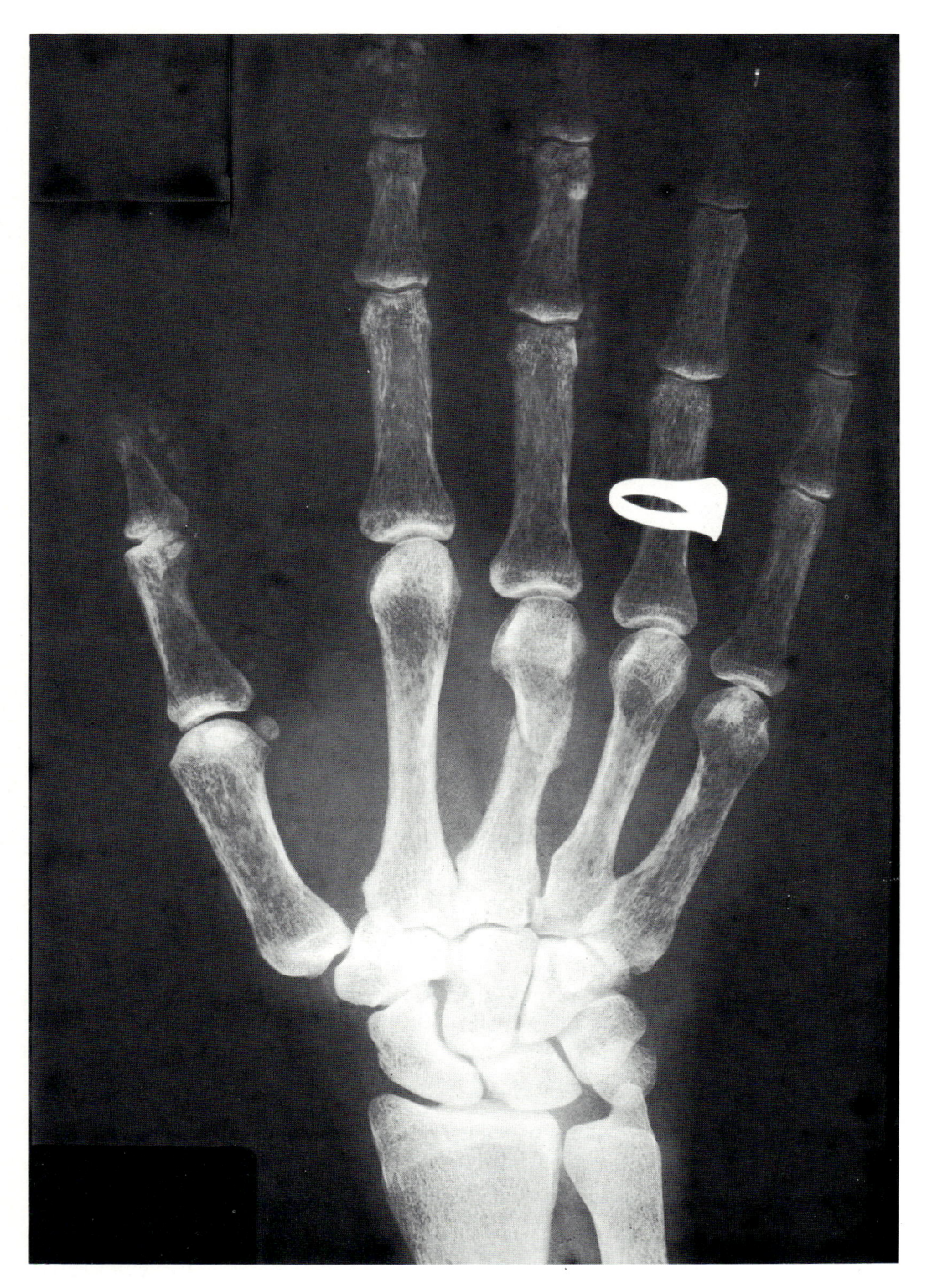

Abb. 146. **Osteomalacie nach Dialysebehandlung.** Dieses Bild einer schweren Osteoporose wird bei Dialysepatienten sehr selten beobachtet; bemerkenswert ist die Beschränkung der Veränderungen auf einige Skelettanteile

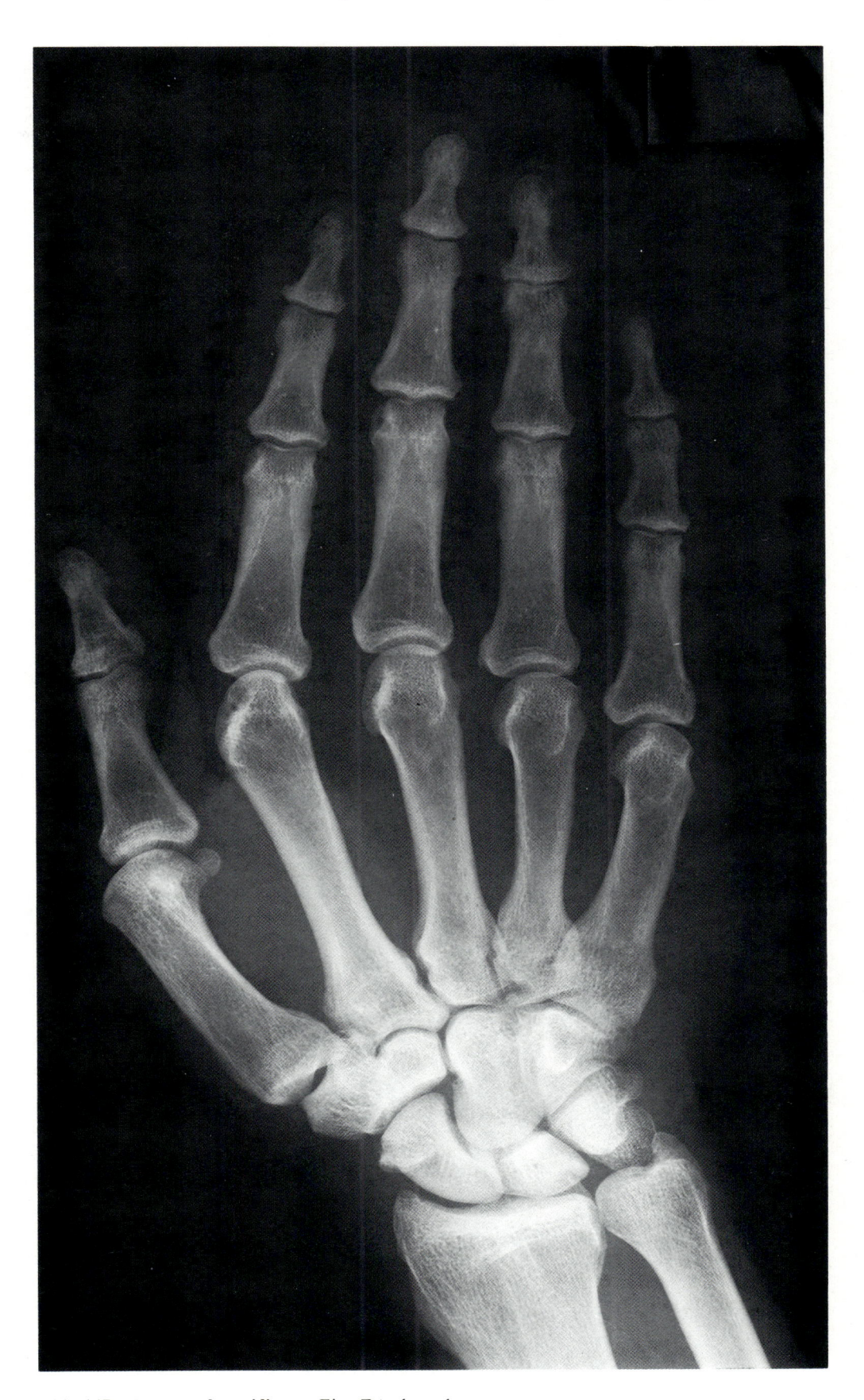

Abb. 147. **Hypoparathyreoidismus.** Eine Zunahme der
Knochendichte ist zwar möglich, jedoch röntgenologisch
schwierig nachzuweisen. Auf diesem Bild erkennt man eine
allgemeine Verdickung und vermehrte Dichte des Knochens

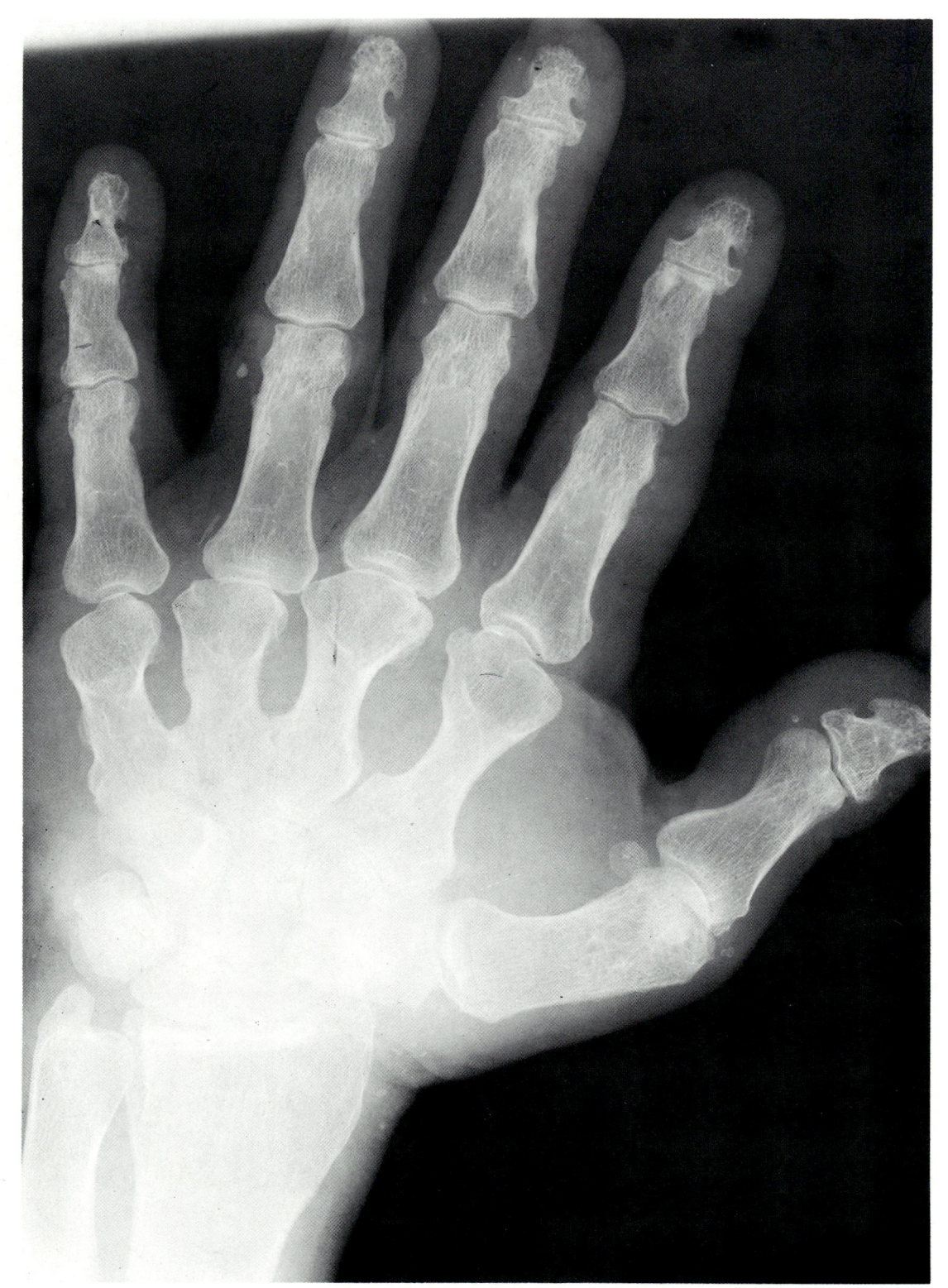

Abb. 148a und b. **Pseudo-Hypoparathyreoidismus (Martin-Albright-Syndrom).** Bei dieser Störung ist die Funktion der Nebenschilddrüse intakt, die Reaktion des Erfolgsorgans jedoch vermindert. Verkürzte Metacarpalia (in der Regel ist der 4. und 5. Strahl am stärksten betroffen); Verkalkungen in den Weichteilen, an den Basalganglien und im Kleinhirn — wie bei diesem Patient — werden beobachtet. Charakteristisch ist das volle runde „Mondgesicht" der Patienten

a

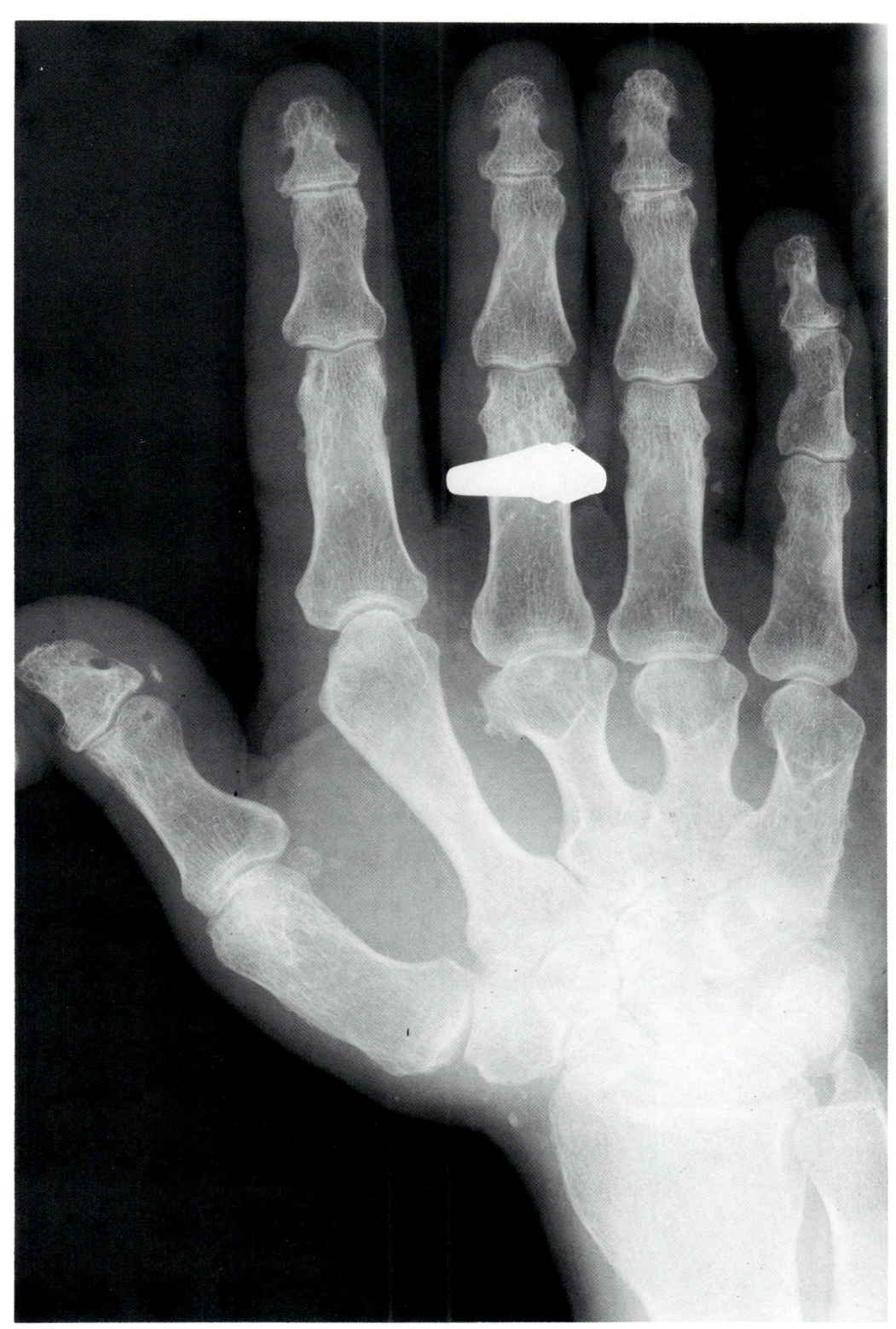

Erkrankungen der Nebenschilddrüse; renale Osteodystrophie 113

b

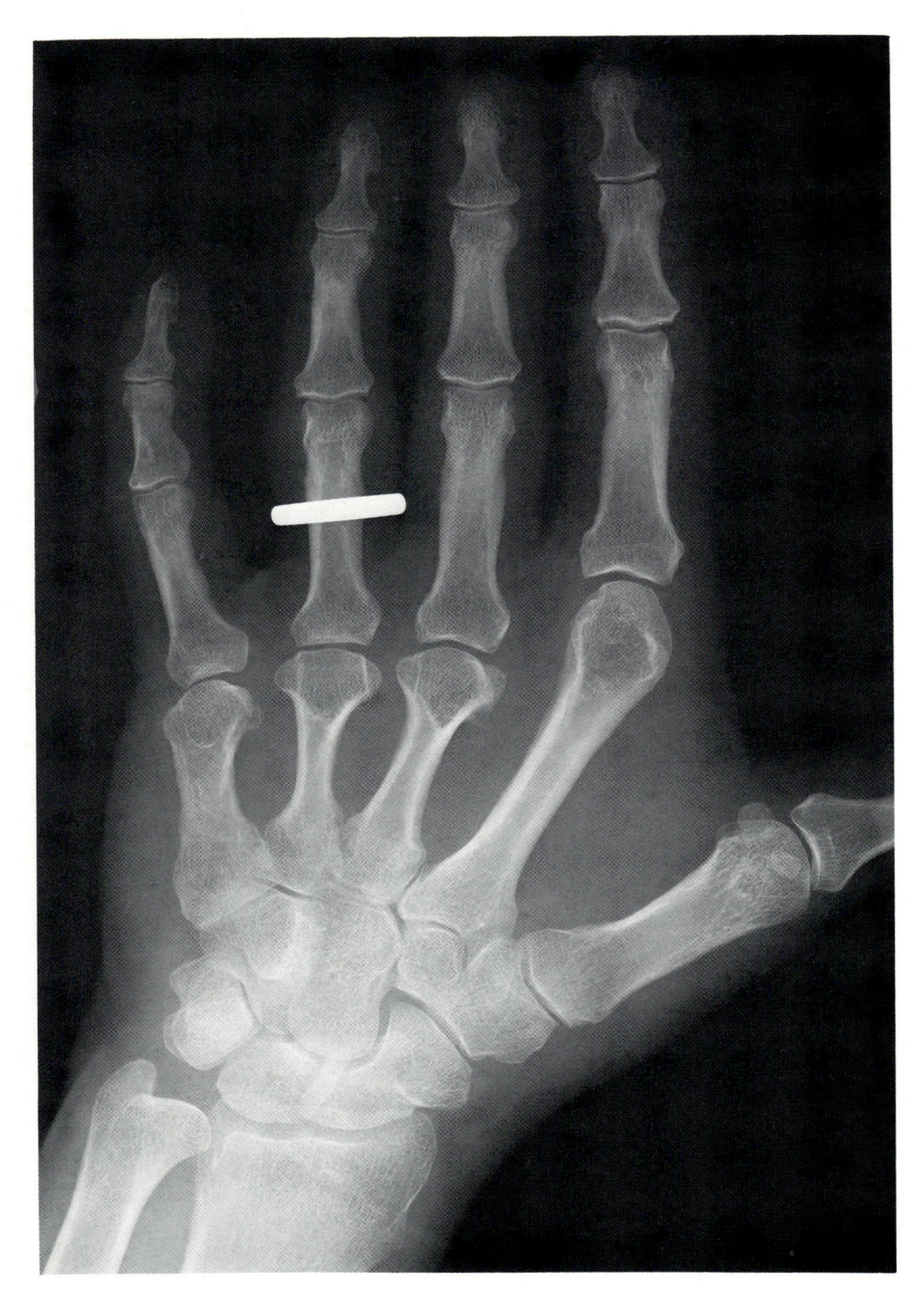

Abb. 149. **Pseudo-Pseudo-Hypoparathyreoidismus.** Bei normalem Blutchemismus gleiches Erscheinungsbild wie beim Pseudo-Hypoparathyreoidismus. Bei diesem Patienten: Minderwuchs, intracerebrale Verkalkungen, verkürzte Metacarpalia (und Metatarsalia)

IX. Gutartige Tumoren

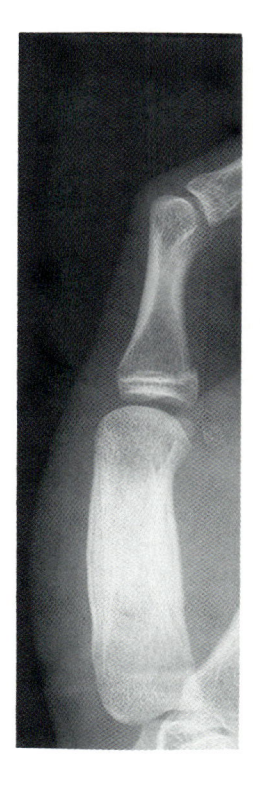

Abb. 150. **Osteoidosteom (Jaffé) eines Metacarpale.** Starke, periostale Knochenneubildung; außerdem zentrale Aufhellung, sog. Nidus (= Nest mit osteoidem Knochen)

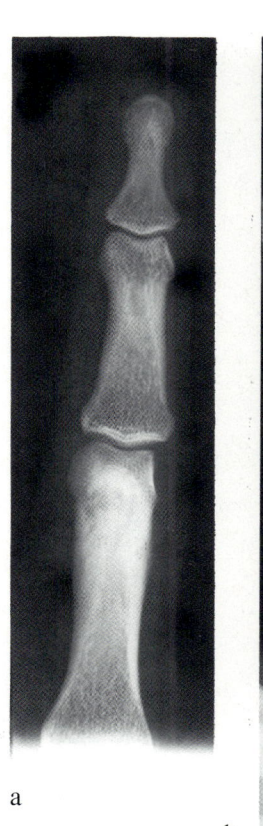

Abb. 151a und b. **Osteoidosteom an distaler Endphalanx**

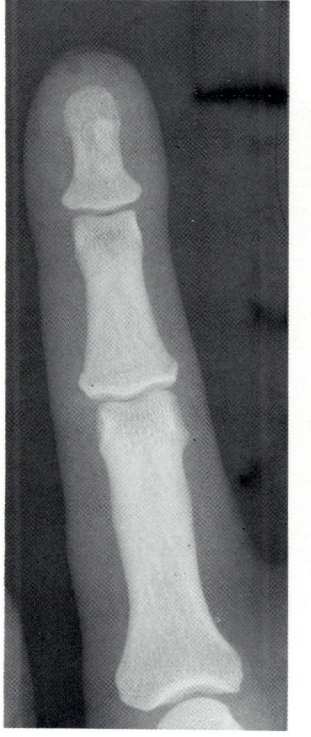

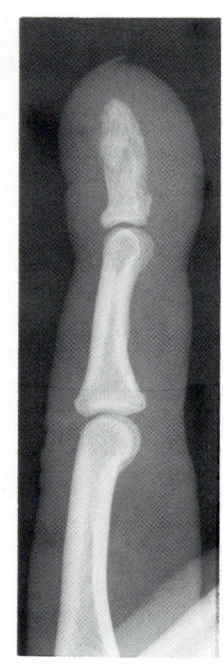

Abb. 152a und b. **Osteoidosteom.** Befall der Carpalia, Metacarpalia und Phalangen möglich; Ursache der Aufhellung in der distalen Endphalanx war ein histologisch gesichertes Osteoidosteom

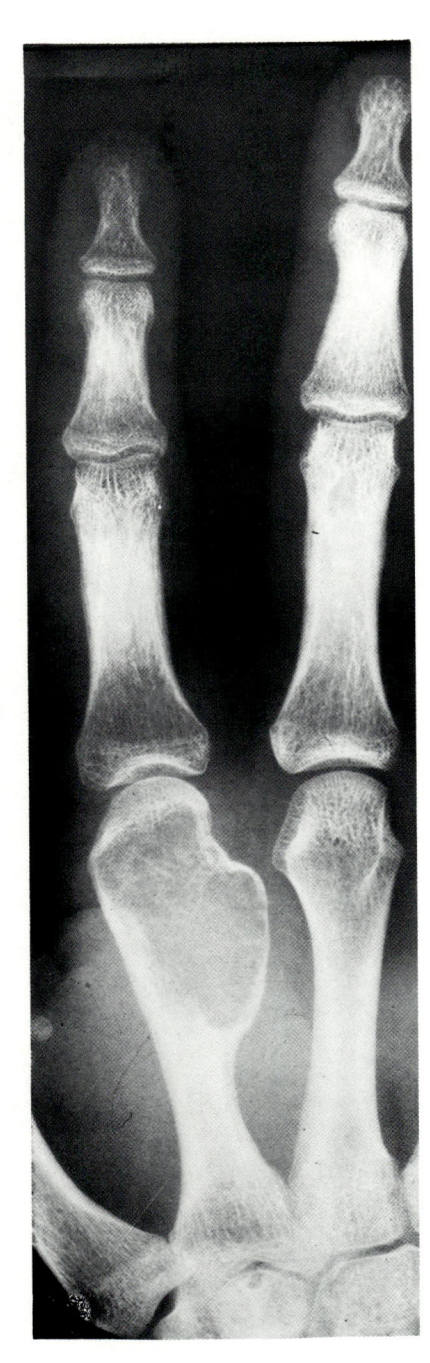

Abb. 153. **Sog. gutartige Riesenzellgeschwulst.** Diese seltene Veränderung kann die kleinen Knochen der Hand befallen. Aufweitung des distalen Metacarpale II; Verdünnung der Corticalis bei scharfer Konturierung. Diese unspezifischen Erscheinungen lassen einen gutartigen Tumor vermuten

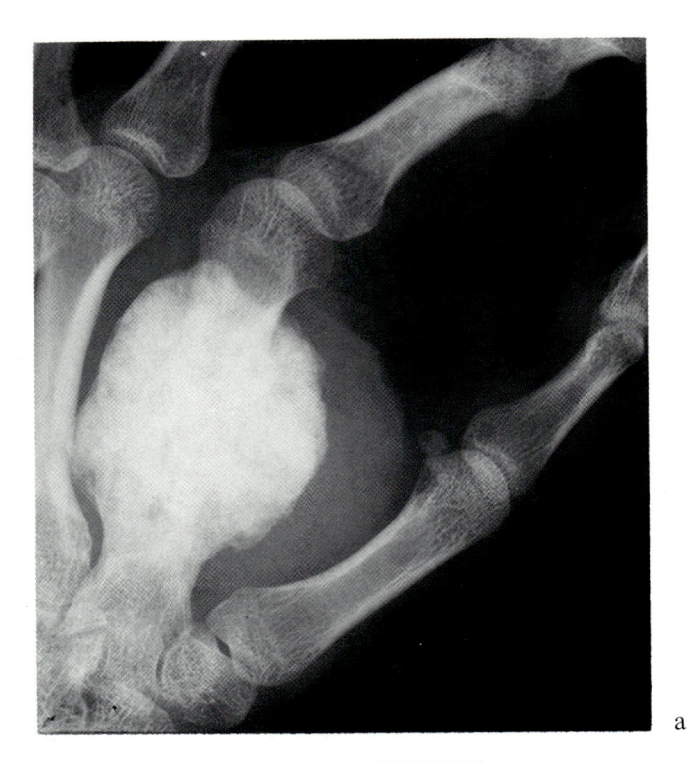

Abb. 154a und b. **Osteochondrom** ausgehend vom proximalen Metacarpale II. Relativ ungewöhnlicher Sitz für diesen Tumor

Gutartige Tumoren

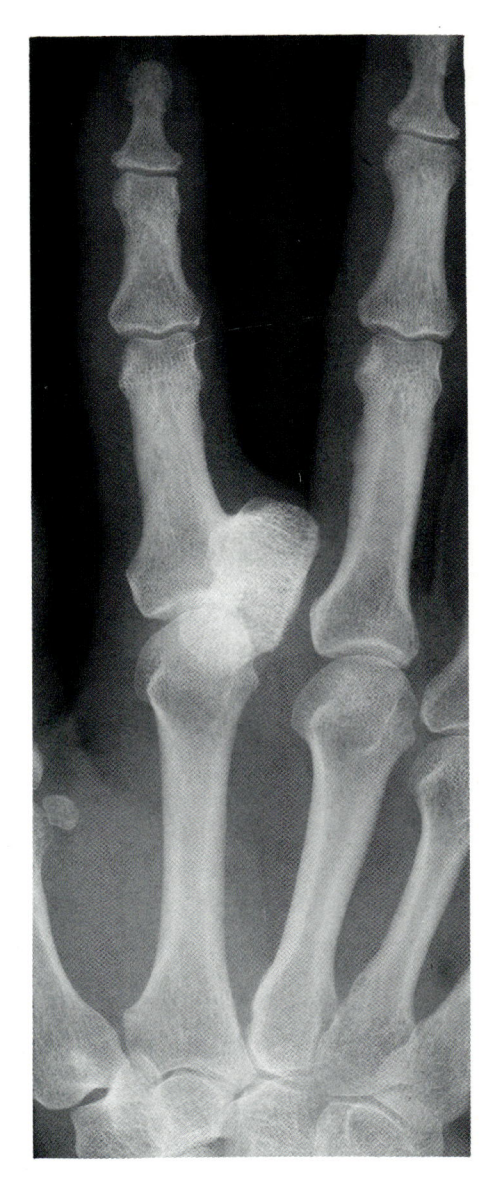

Abb. 155. **Osteochondrom.** Unüblicher Sitz eines Osteochondroms am proximalen Metacarpale II; differentialdiagnostisch muß an einen zusätzlichen Strahl gedacht werden

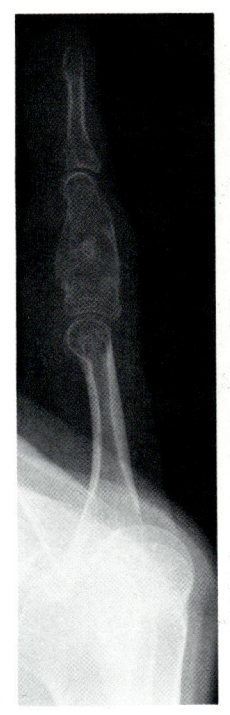

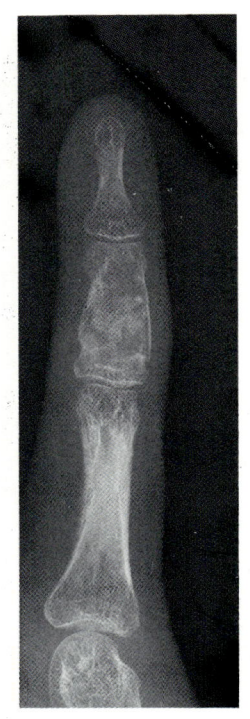

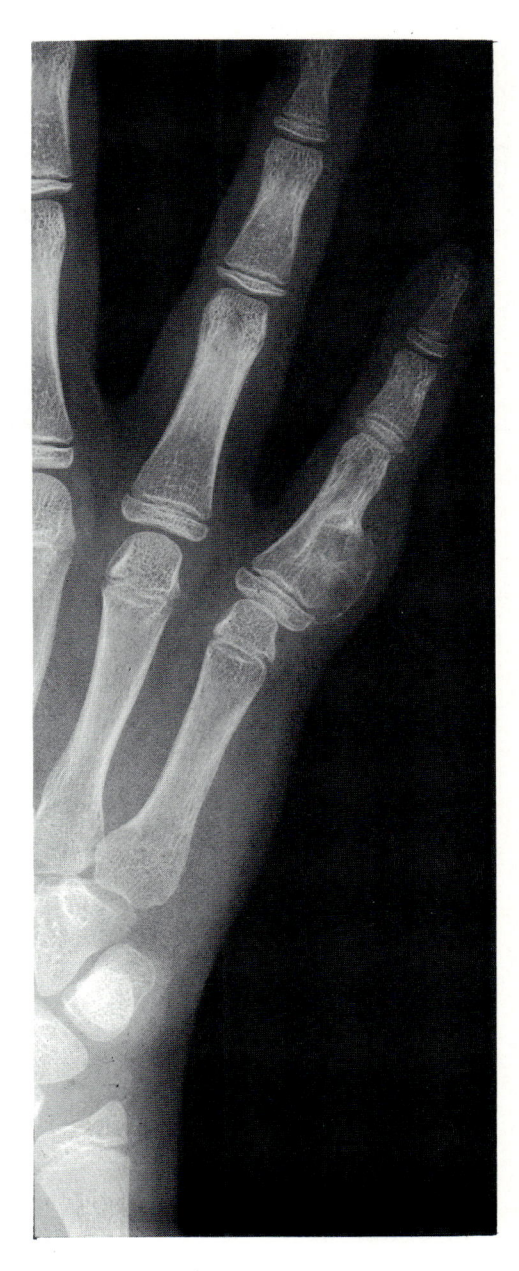

Abb. 156. **Enchondrom an der Grundphalanx V.** Bei erheblicher Aufweitung des Knochens sind innerhalb der Läsion keine Verkalkungszonen erkennbar

Abb. 157a und b. **Enchondrom.** Ausgedehnter Aufhellungsbezirk in der Mittelphalanx V mit geringgradiger, fleckiger Verkalkung; pathologische Fraktur; Osteoporose anderer Knochen als Folge der Grundkrankheit, einer Osteogenesis imperfecta

118　Gutartige Tumoren

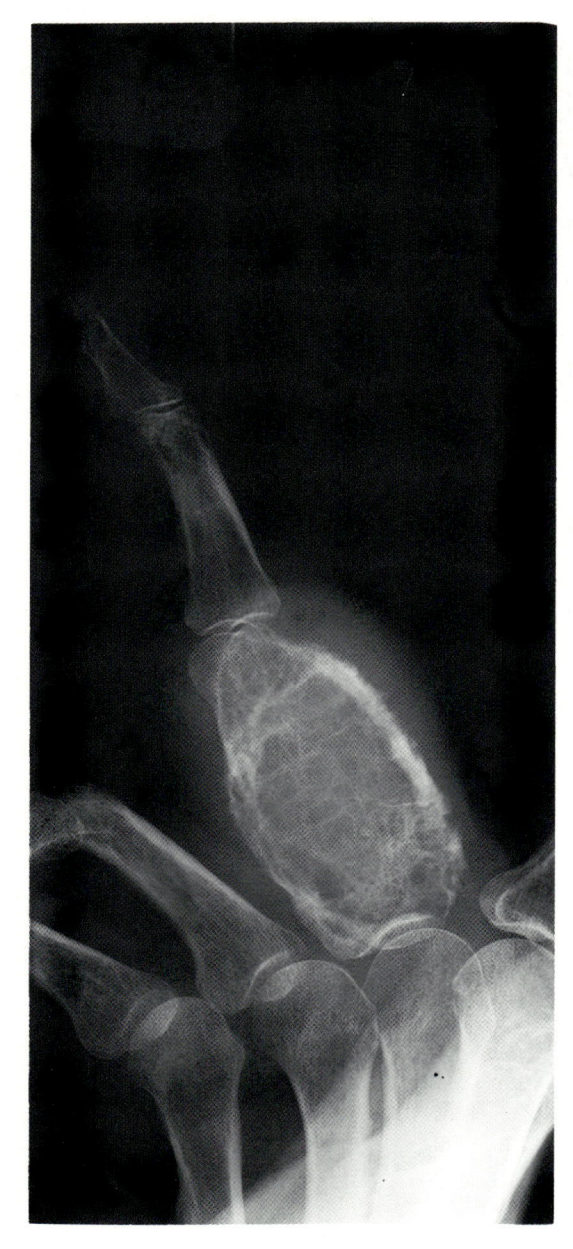

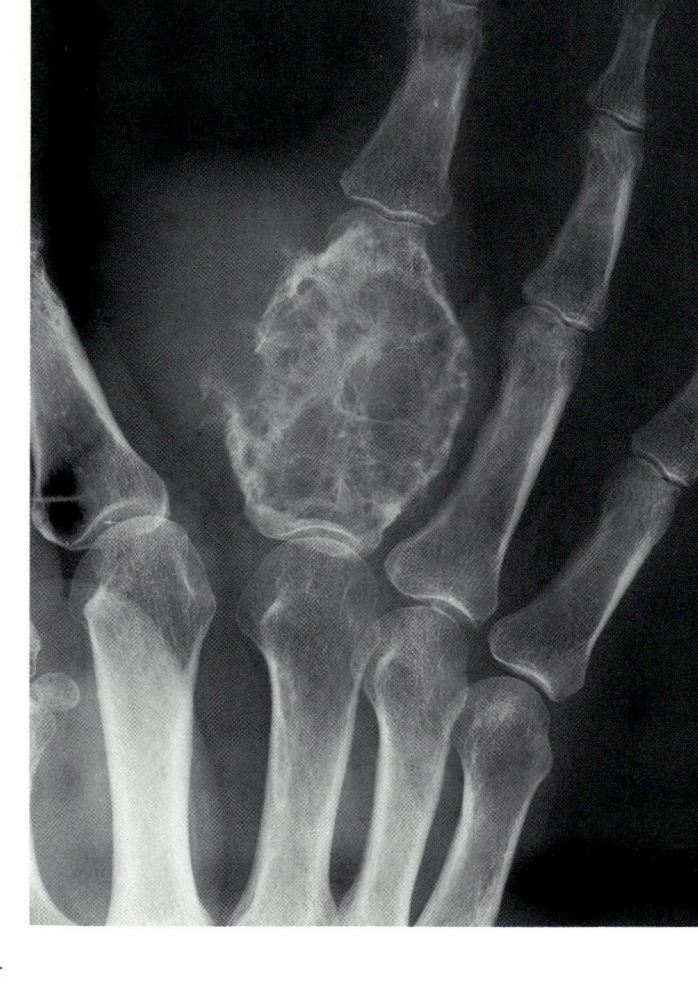

Abb. 158a und b. **Enchondrom — bioptisch gesichert.** Großer expansiv wachsender Tumor mit Verdickung der Weichteile. Beachte zur Unterscheidung von anderen Läsionen, wie z. B. der Gicht, die Aussparung der Enden der befallenen Phalangen

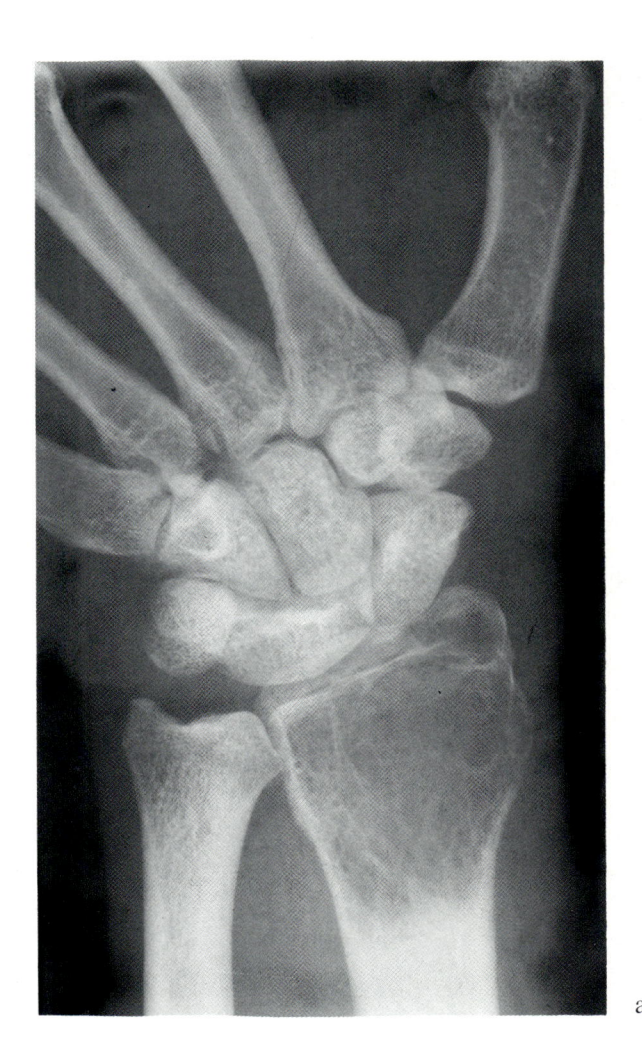

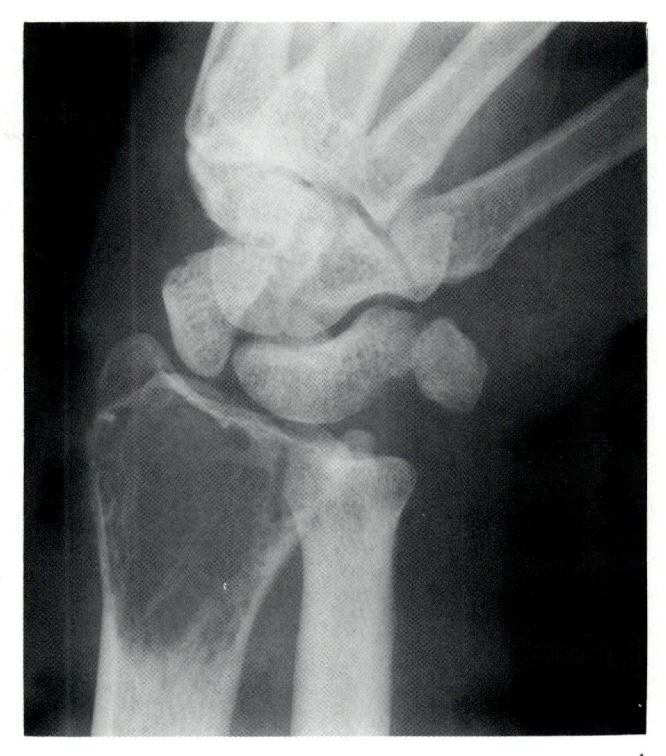

Gutartige Tumoren 119

Abb. 159a und b. **Riesenzellgeschwulst (Osteoclastom).** Obwohl insgesamt selten, ist das distale Ende des Radius bevorzugter Sitz dieser Läsion. Beachte ferner die angeborene Synostose von Lunatum und Triquetrum (Farbiger)

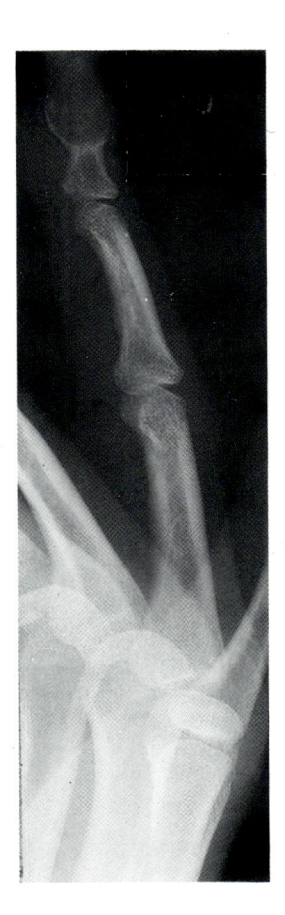

Abb. 160. **Epithelcyste.** Verbreiterung der distalen Endphalanx III durch eine Epithelcyste nach einer penetrierenden Verletzung von Haut, Weichteilen und Knochen

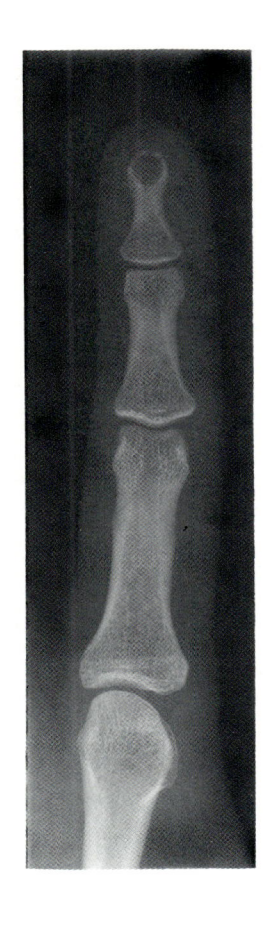

Abb. 161. **Glomustumor (Masson).** Blauverfärbung des Nagelbetts; röntgenologisch von einer Epithelcyste nicht zu unterscheiden. Glomustumoren können zur vollständigen Zerstörung der Endphalangen führen

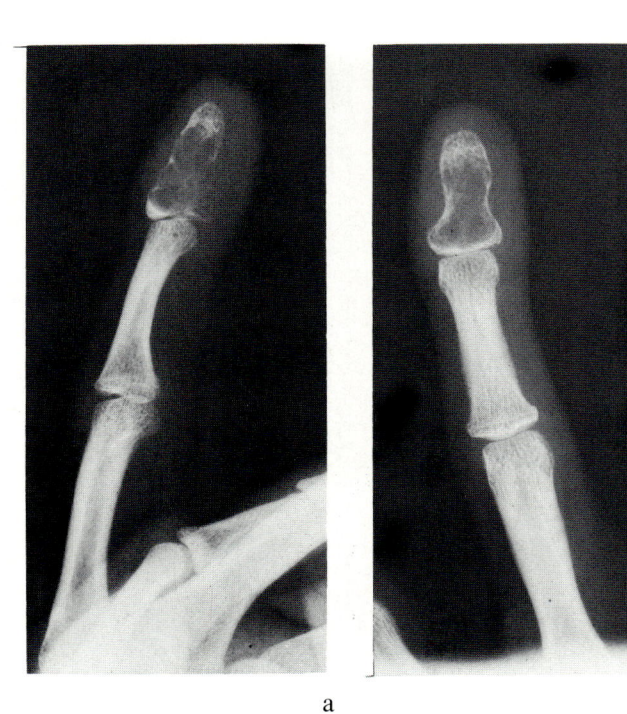

Abb. 162a und b. Aneurysmatische Knochencyste. Diese die Endphalanx aufweitende Destruktion wurde — histologisch gesichert — durch ein Aneurysma verursacht; sehr ungewöhnlicher Sitz dieser Erkrankung

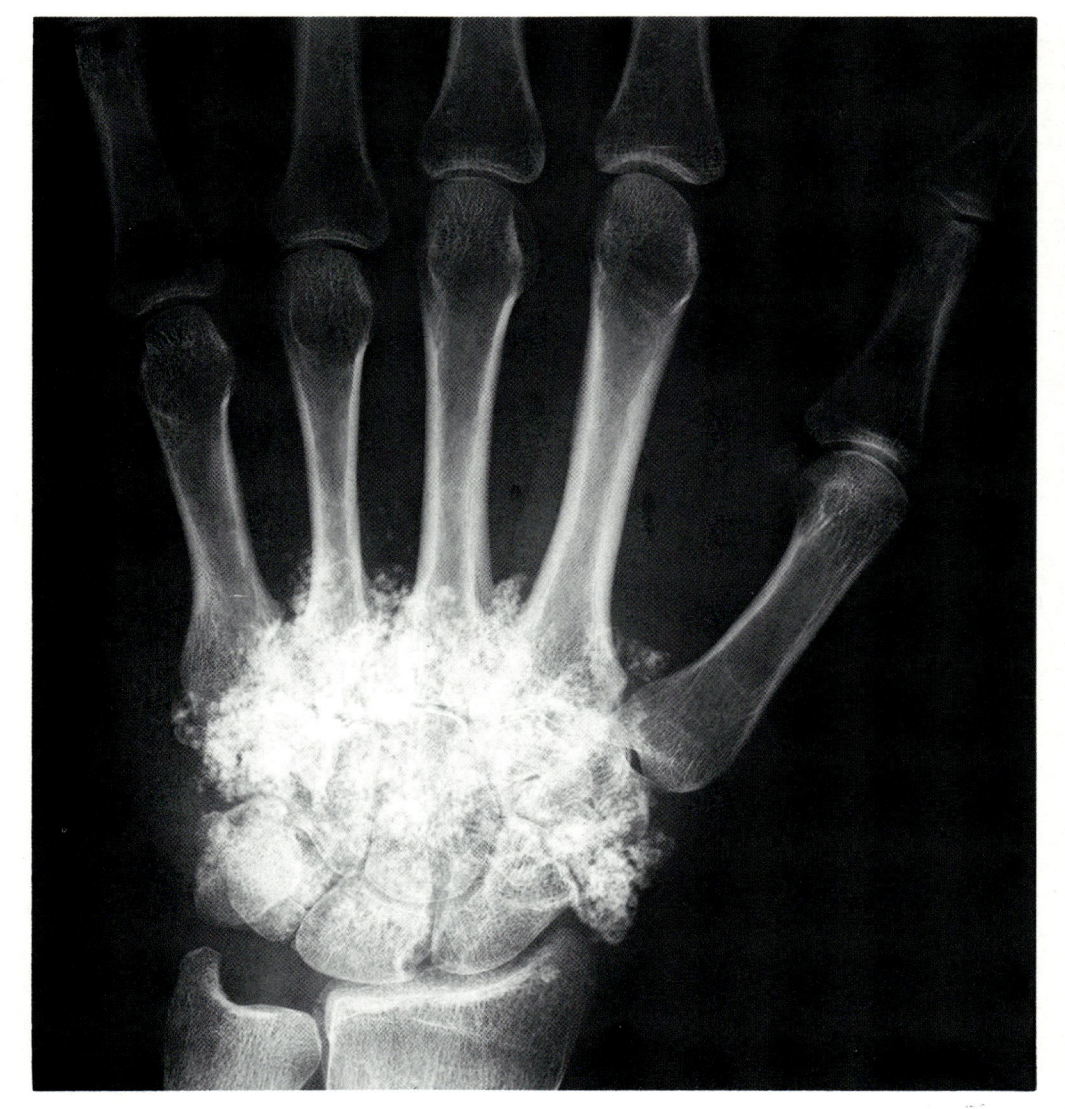

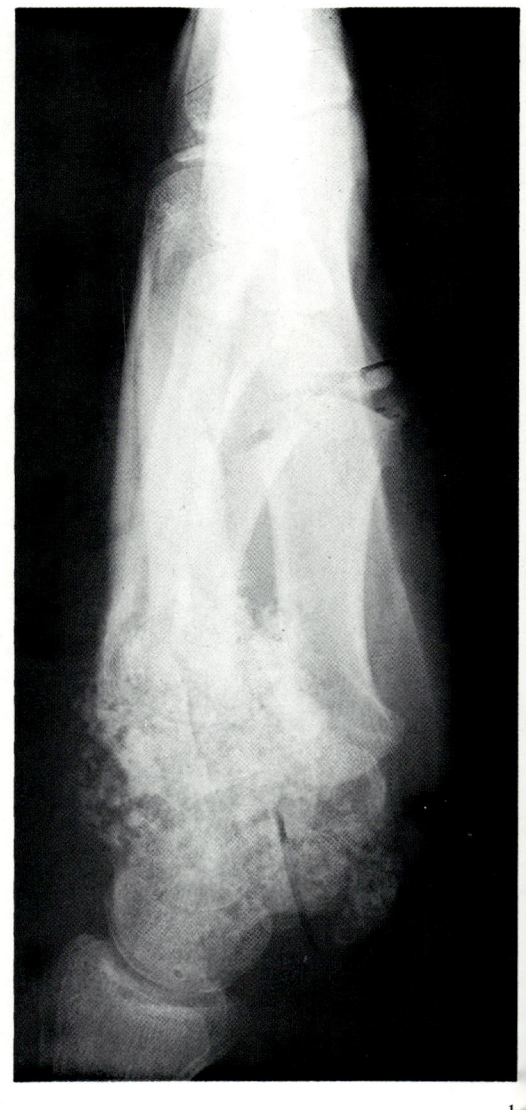

a   b

Abb. 163a und b. Osteochondromatose (Reichel-Syndrom). Am Handgelenk selten lokalisierte Erkrankung; multiple Knorpelknoten sind durch einen Stiel mit der Synovia verbunden und werden häufig zu freien Gelenkkörpern. Diese Knoten verkalken und verknöchern sogar gelegentlich

a   b

Gutartige Tumoren 121

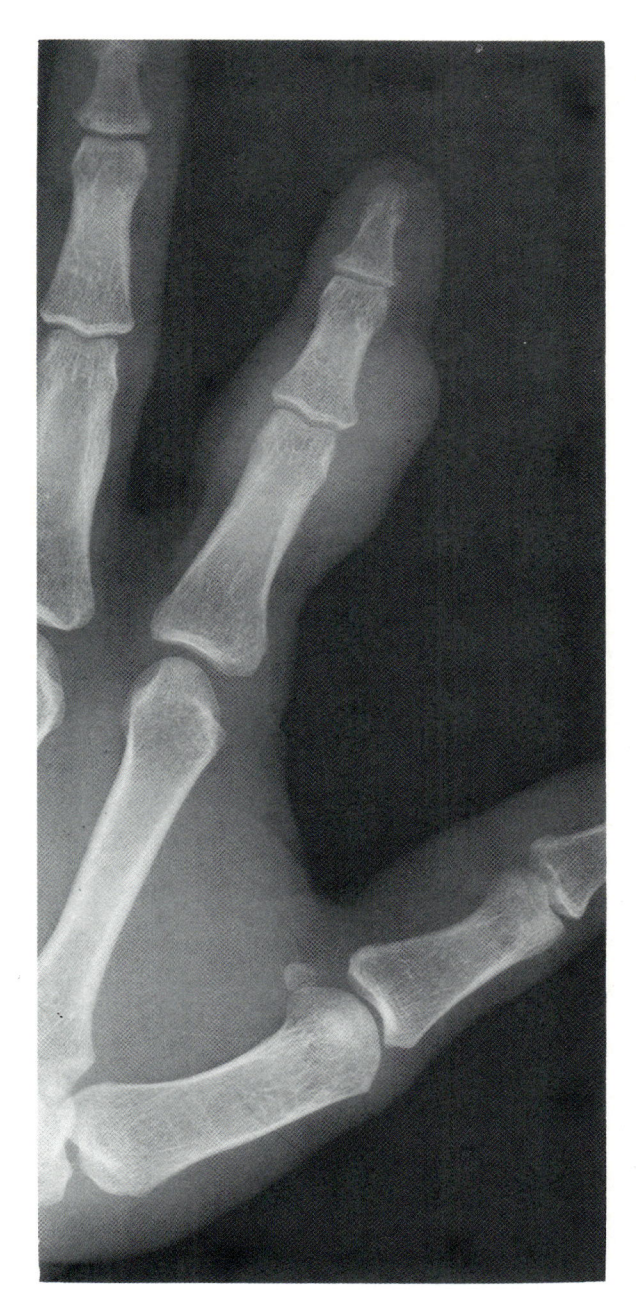

Abb. 164. **Villös-noduläre Synovitis (Bürger-Grütz-Syndrom) — Xanthomatöse Synovitis.** Die Ätiologie dieser Krankheit ist unbekannt, einiges spricht mehr für eine chronische, granulomatöse als für eine gutartige Neubildung; Synovia, Gelenkschleimbeutel und Sehnenscheiden werden befallen. Häufig erkennt man röntgenologisch lediglich die lappige Weichteilschwellung, die — wie bei diesem Patient — aufgrund von Hämosidereineinlagerung verdichtet erscheinen kann

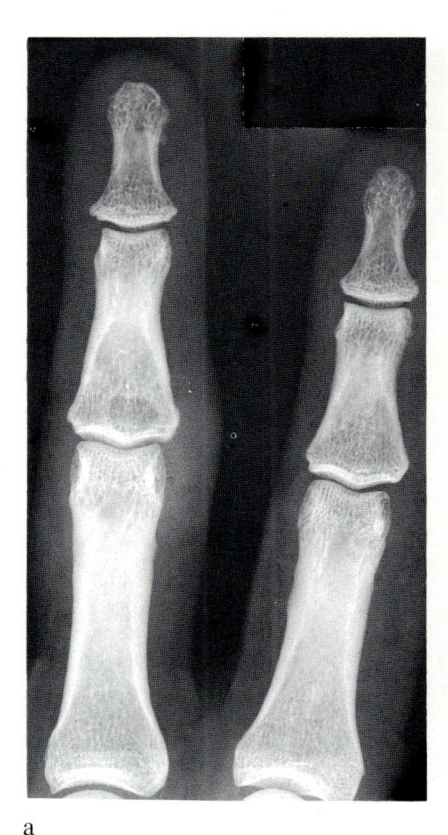

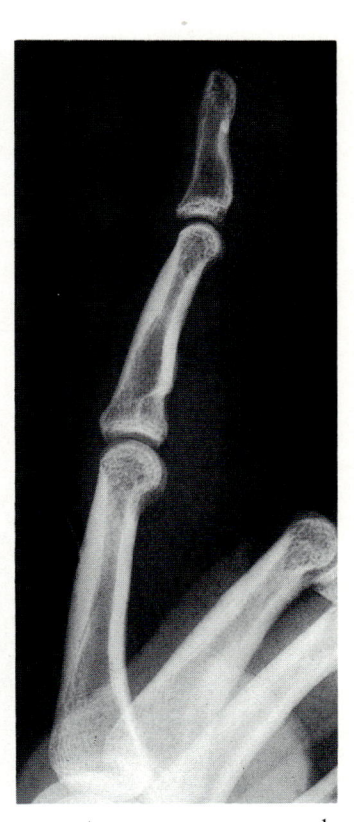

a b
Abb. 165a und b. **Villös-noduläre Synovitis — endostale Form.** Wie in diesem Fall kann der darunter liegende Knochen arrodiert sein. Eine Osteoporose ist ebenso wie der Befall der Gelenkräume selten, was die Unterscheidung von den Arthrosen ermöglicht

X. Bösartige Tumoren

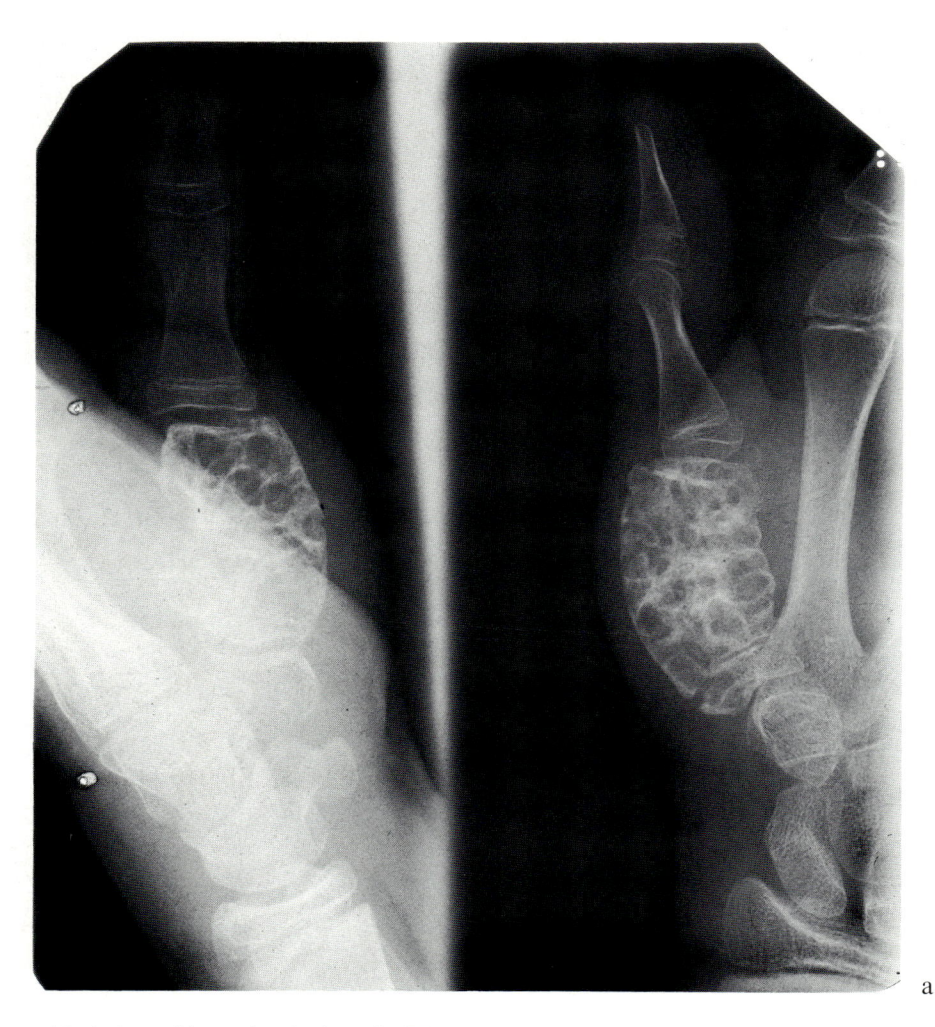

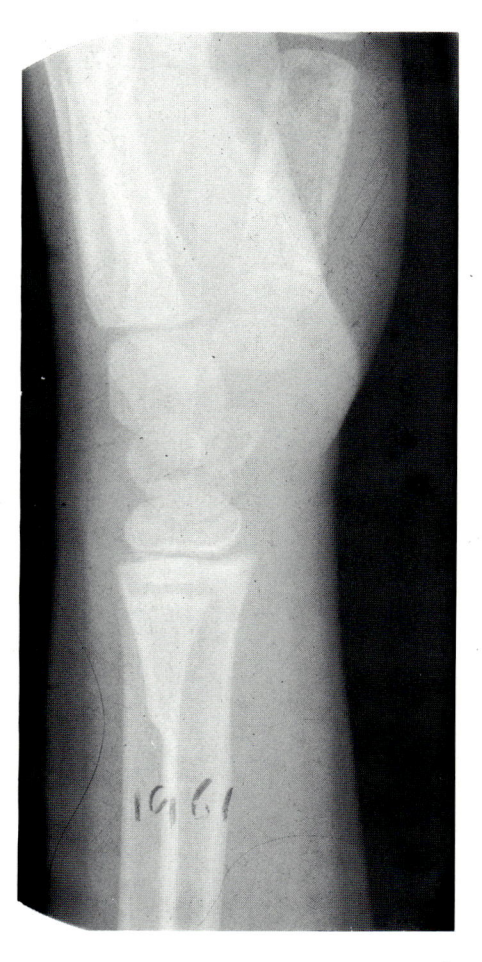

Abb. 166a und b. **Ewing-Sarkom des Metacarpale I bei einem fünfzehnjährigen Jungen — bioptisch gesichert.** Bemerkenswert ist, daß frühe Veränderungen im Markraum bereits auf einer Aufnahme, die aufgrund einer Verletzung $3^3/_{12}$ Jahre vorher angefertigt worden war, sichtbar waren

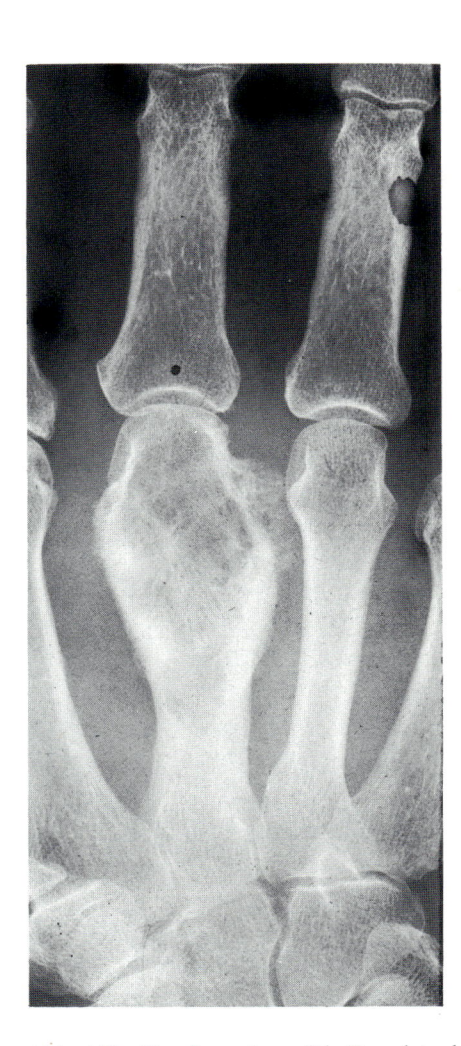

Abb. 167. **Chondrosarkom.** Die Knochen der Hand sind in der Regel nicht betroffen. Das gutartige Enchondrom wird nur selten maligne. In diesem Fall erkennt man eine die Weichteile infiltrierende Geschwulst mit periostaler Reaktion in Form feinstrahliger Zeichnung (Spiculae) nach beiden Seiten

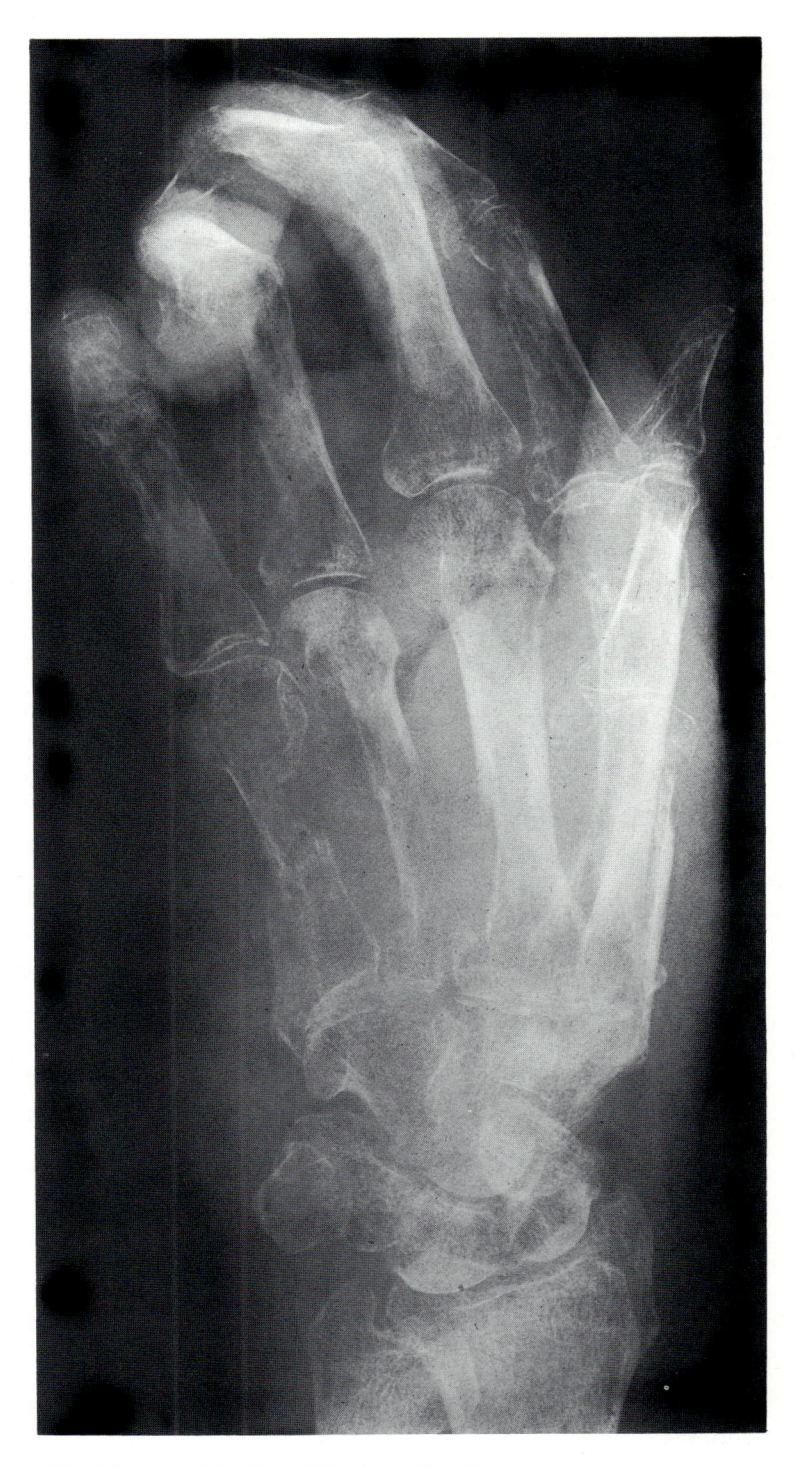

Abb. 168. **Kaposi-Sarkom.** Eine besonders in Äquatorial- und Südafrika vorkommende Erkrankung, die diffuse Haut- und Organveränderungen verursacht. Unter den Patienten mit Hautveränderungen an Armen und Beinen sind bei jedem zweiten Hand- und Fußknochen mitbefallen. Bei diesem Patienten sind überall destruktive Läsionen erkennbar

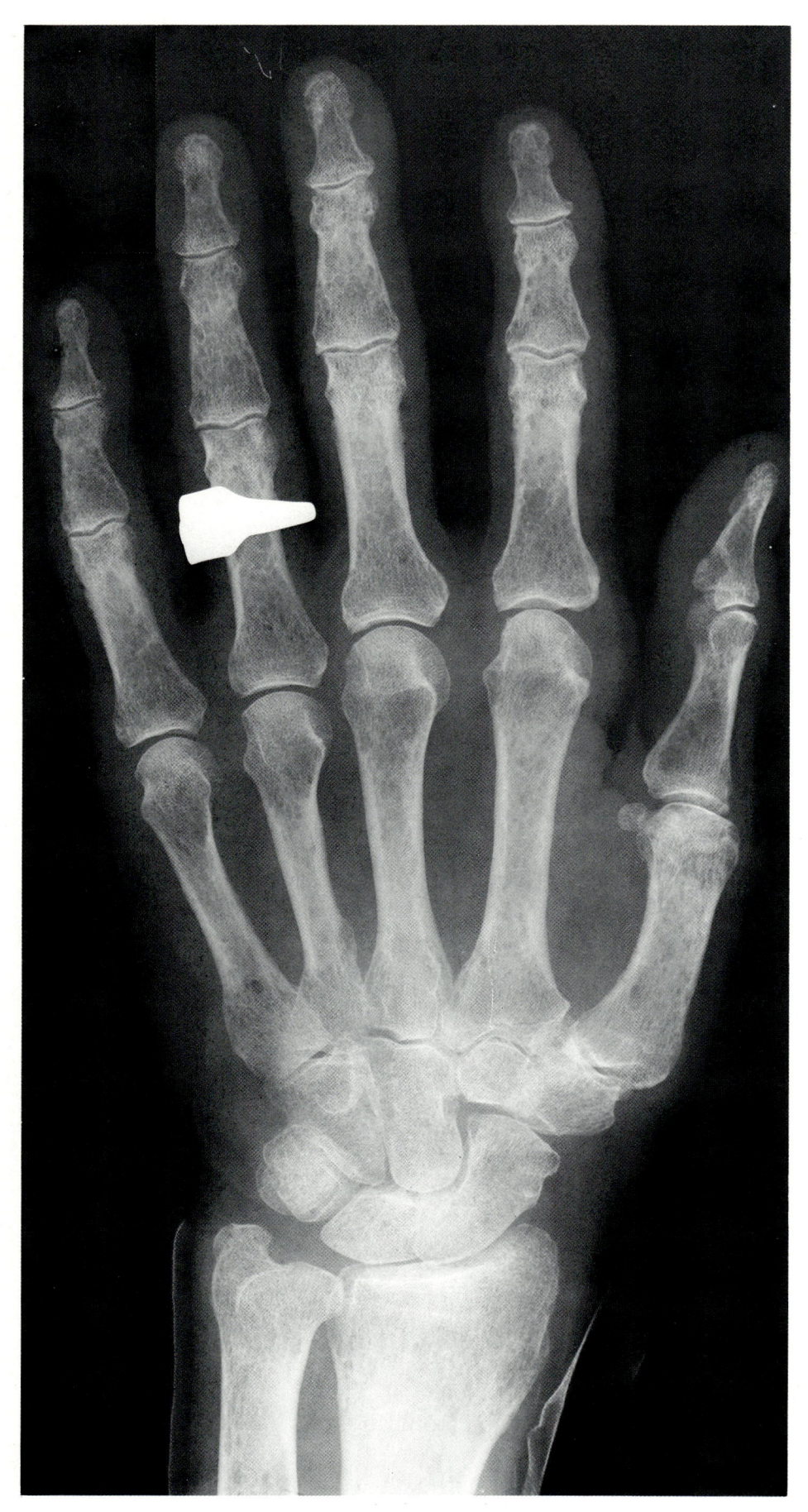

Abb. 169a und b. Plasmocytom — multiples Myelom (Kahler-Syndrom). Obwohl die Hand meist nicht betroffen ist, hatte dieser Patient zahlreiche kleine, wie ausgestanzte Knochendefekte

Bösartige Tumoren 125

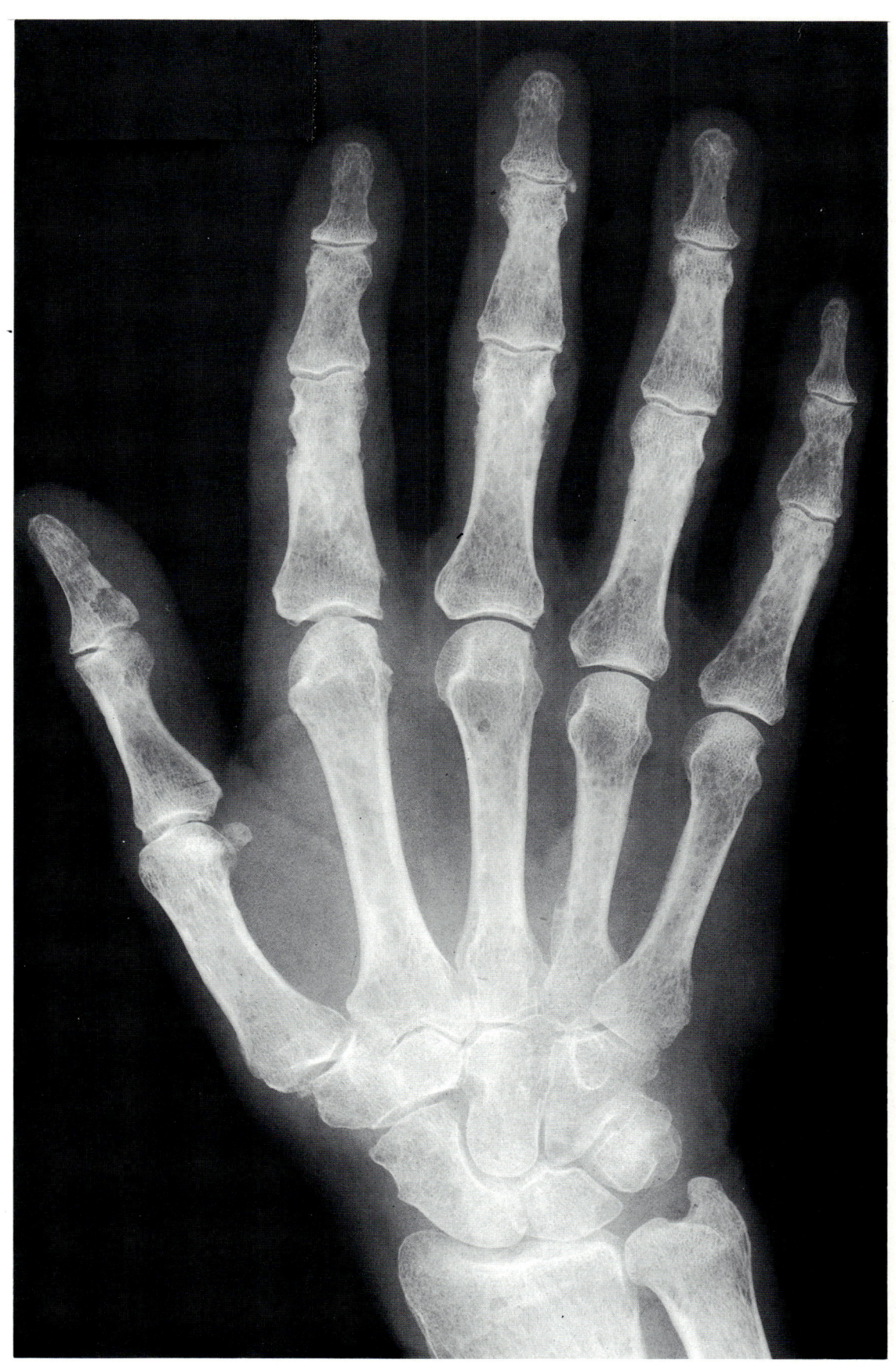

b

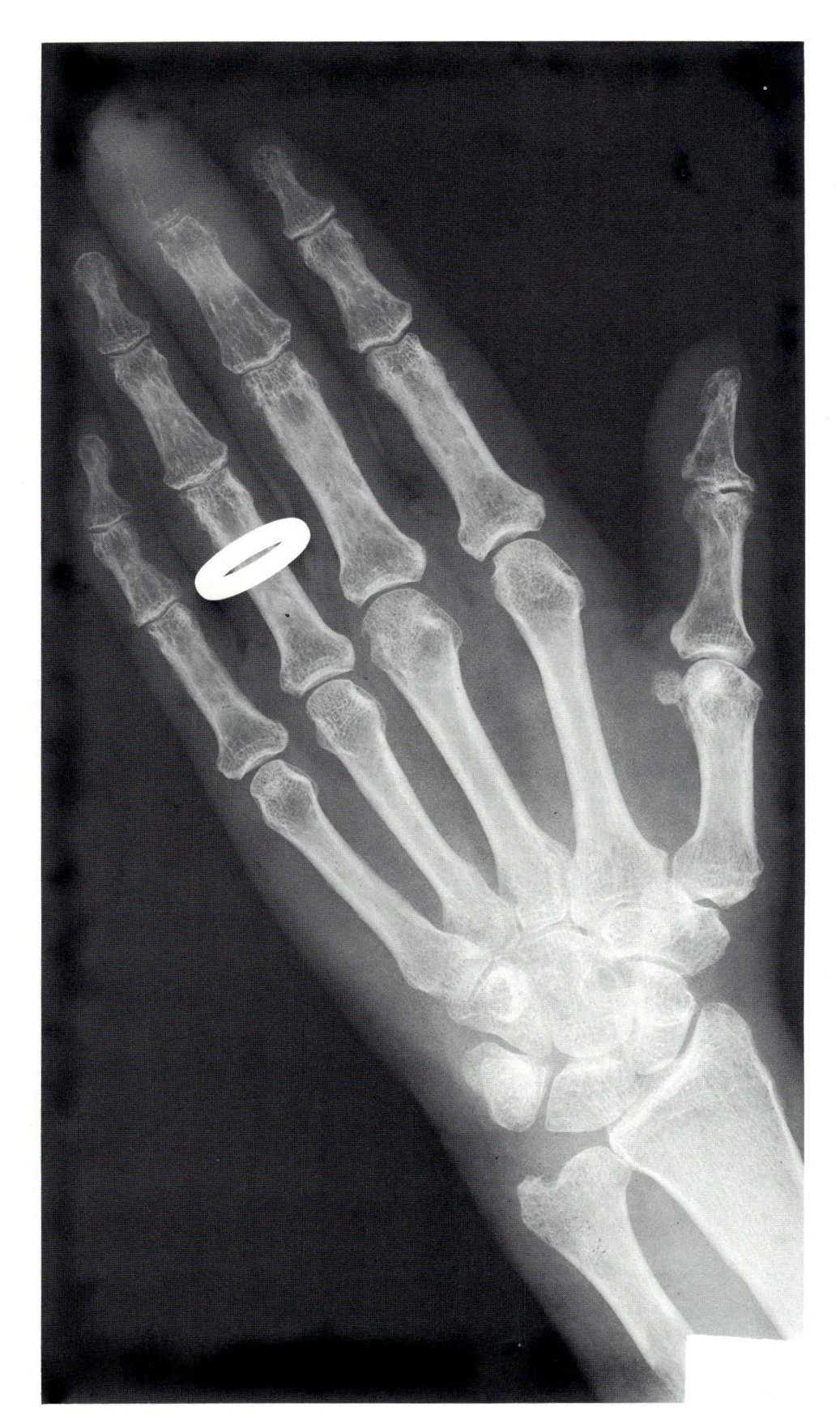

Abb. 170a und b. Metastasen eines Mammacarcinoms.
Obwohl Metastasen in den Handknochen selten gefunden werden, sind in der Grundphalanx I rechts und in den Endphalangen IV rechts und III links Tochtergeschwülste erkennbar. Beachte auch den Befall des distalen Endes der linken Ulna

Bösartige Tumoren 127

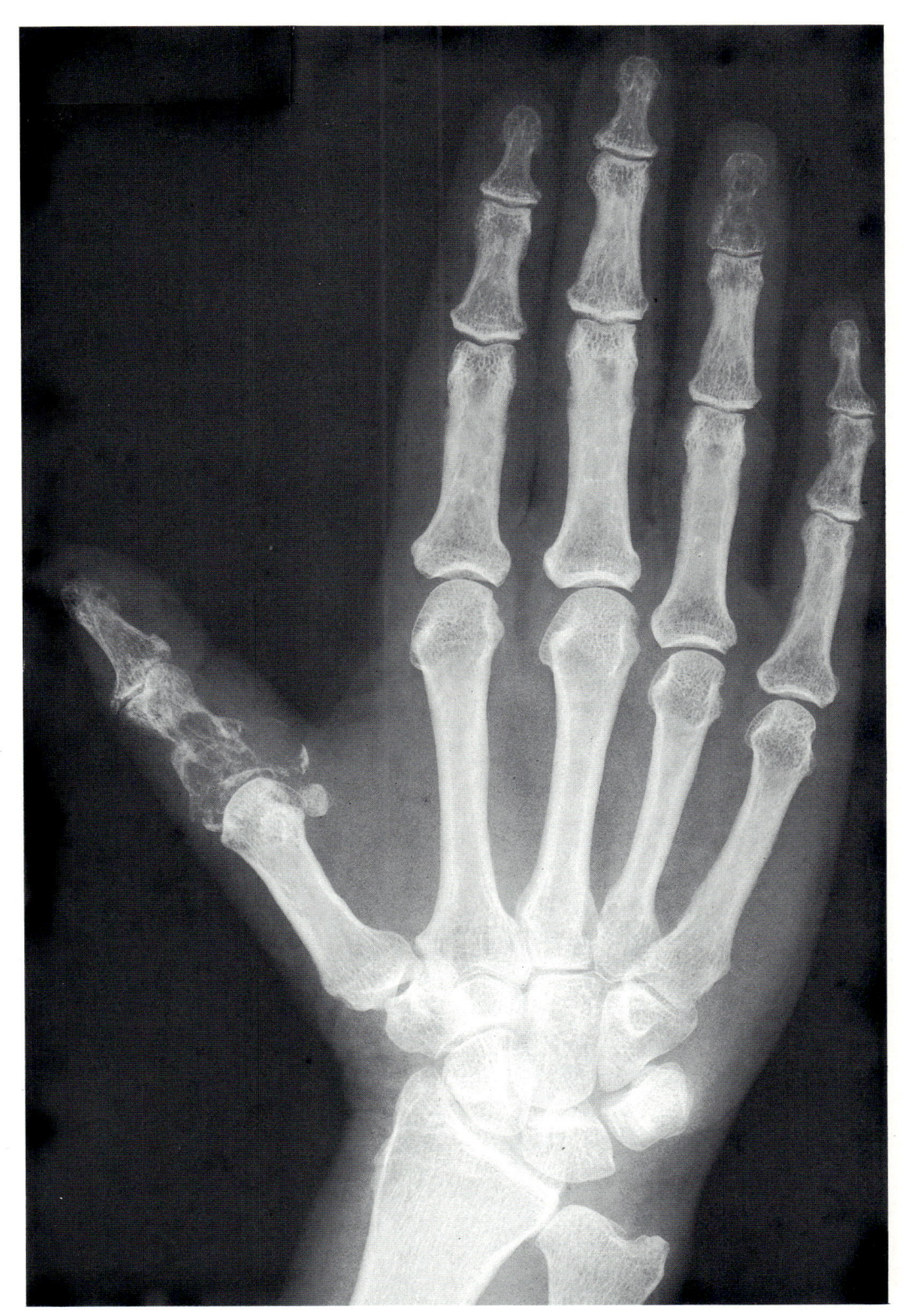

b

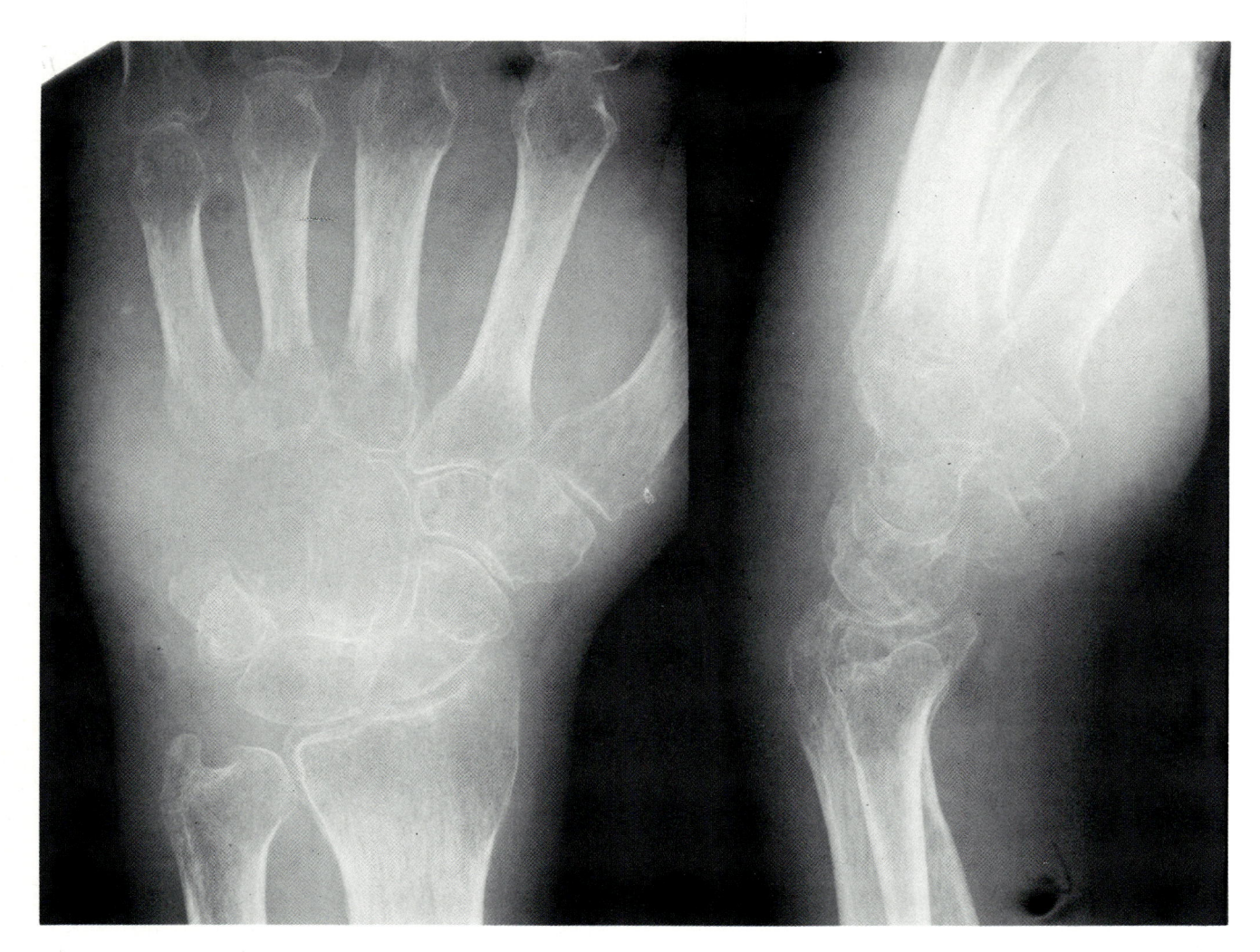

Abb. 171. Metastasen eines Bronchialcarcinoms. Ausgeprägte Osteoporose und Destruktionsherde, vornehmlich im Hamatum

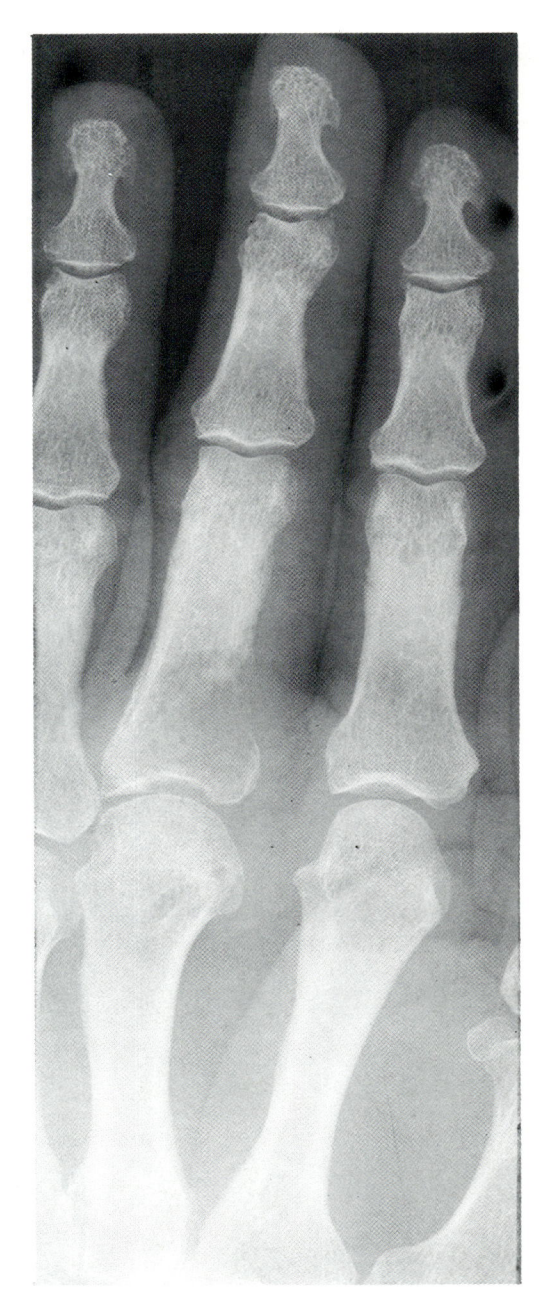

Abb. 172. **Metastase eines Bronchialcarcinoms in der Grundphalanx III**

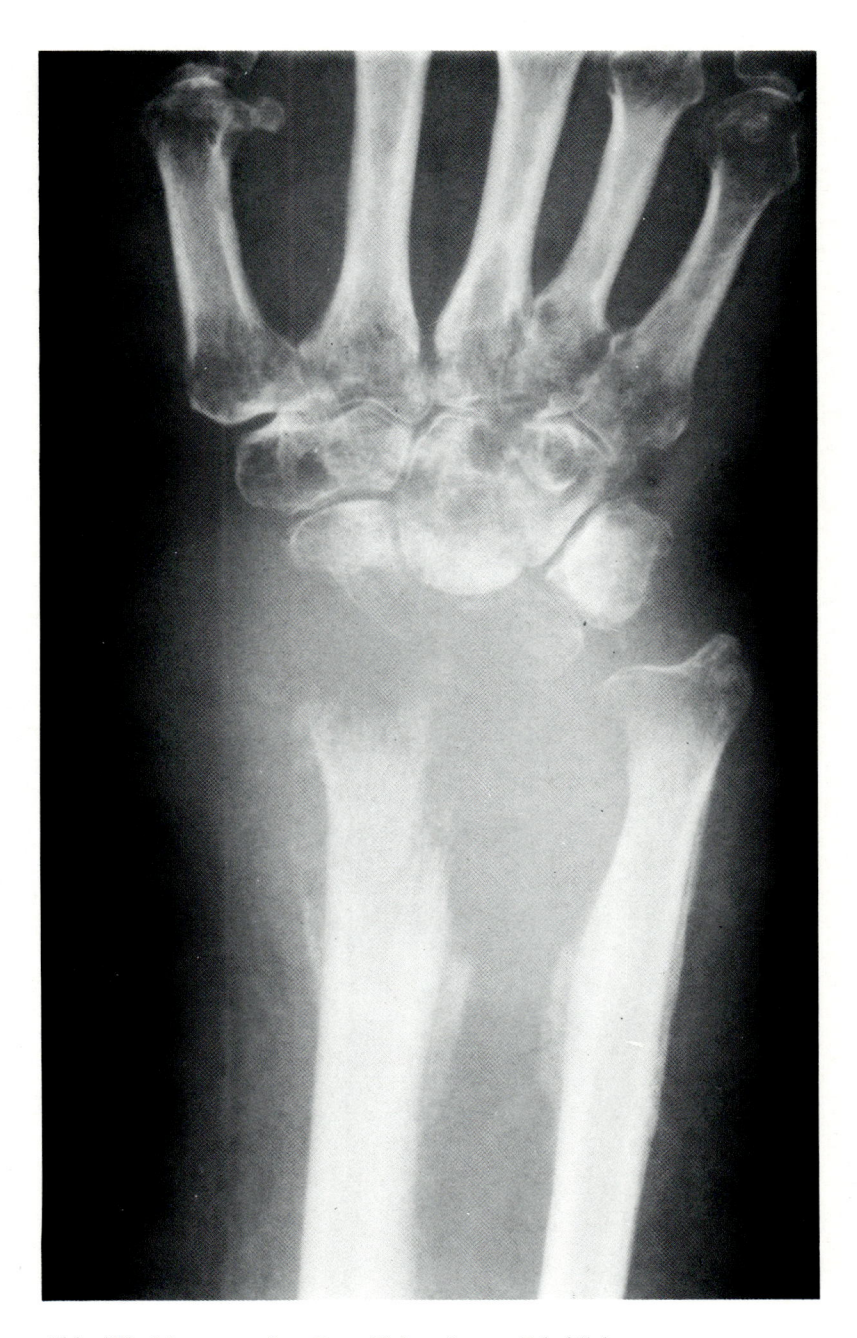

Abb. 173. **Metastase eines Bronchialcarcinoms.** Erhebliche, destruktive Veränderungen; die periostale Reaktion im Bereich der distalen Enden von Radius und Ulna war durch ein begleitendes Marie-Bamberger-Syndrom (hypertrophic pulmonary osteoarthropathy) verursacht

130 Bösartige Tumoren

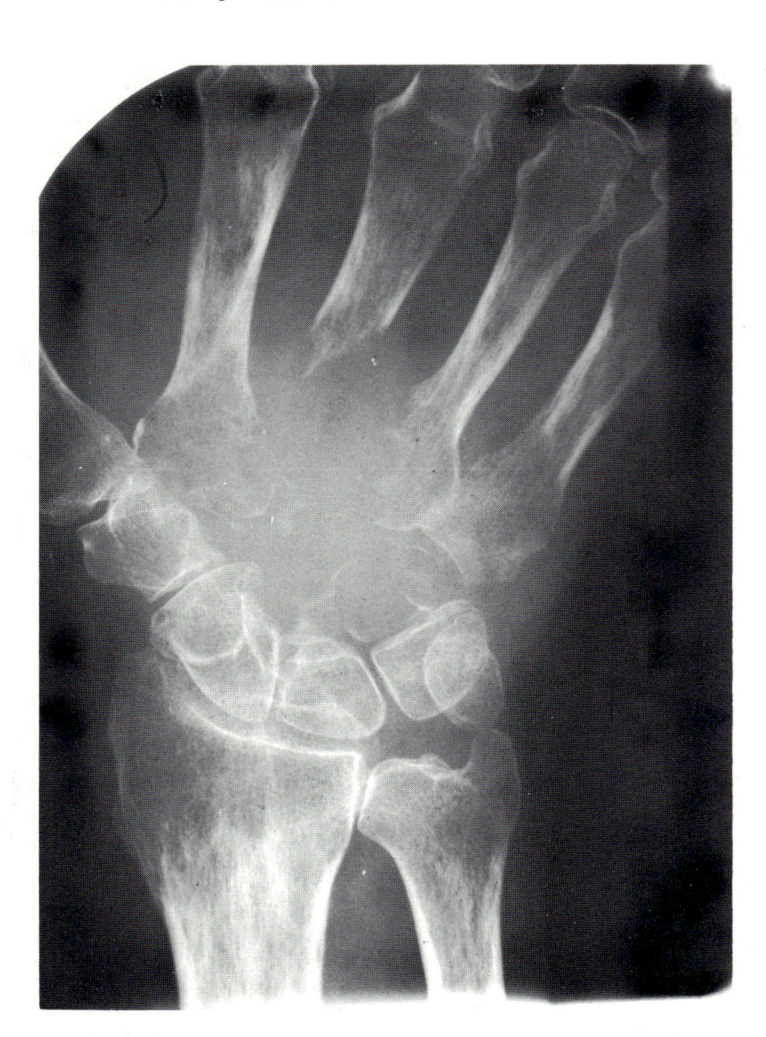

◀ Abb. 174. **Metastasen eines Nierencarcinoms.** Fast vollständige Zerstörung der distalen Reihe der Carpalia und teilweise Zerstörung einiger Metacarpalia. Bei atypischen Veränderungen dieser Art sollte immer an eine Nierencarcinommetastase gedacht werden

Abb. 175. **Synovialom.** Diese Weichteilschwellung ist durch ein bösartiges Synovialom bedingt. Der darunter liegende Knochen ist nicht mitbetroffen; dies wird jedoch durchaus beobachtet
▼

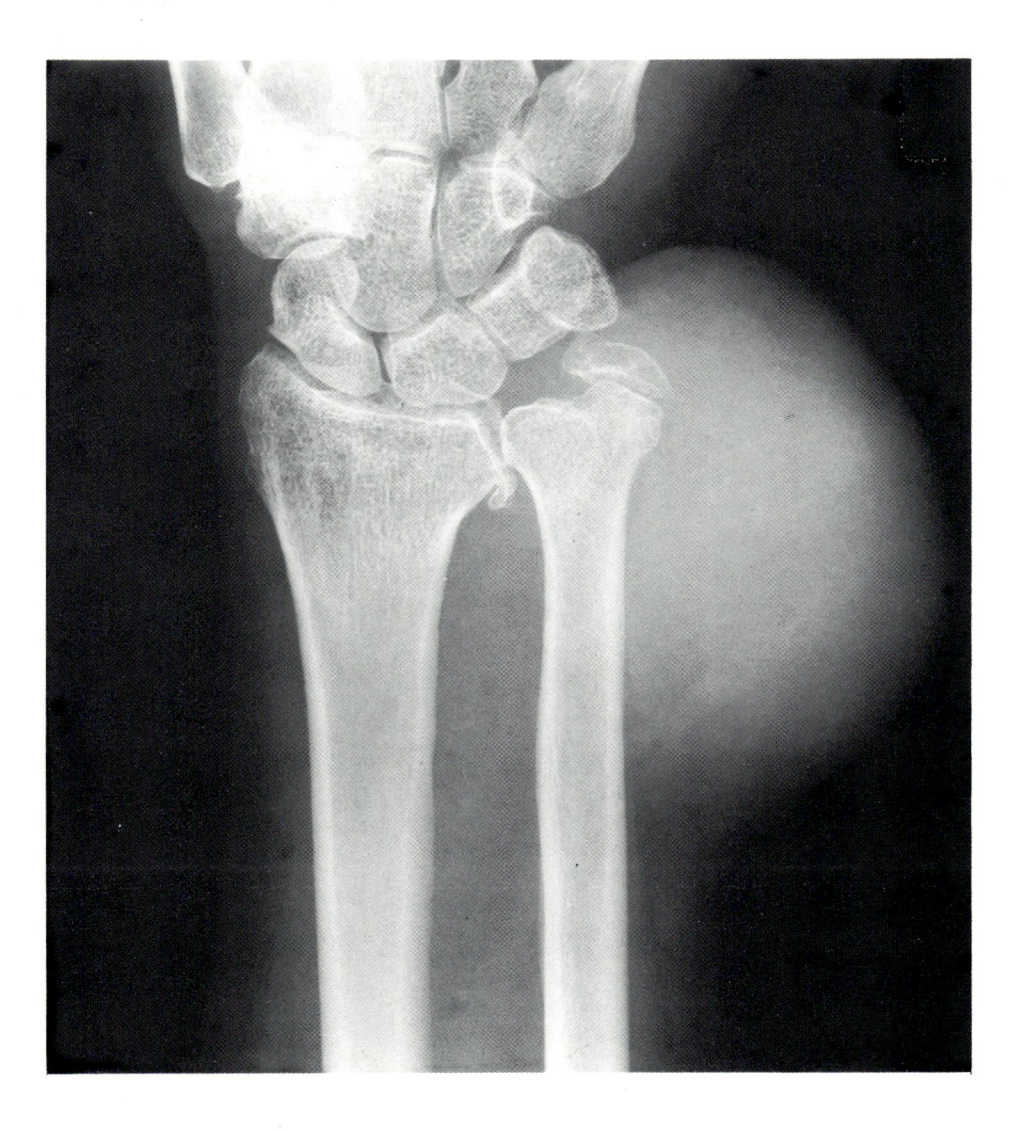

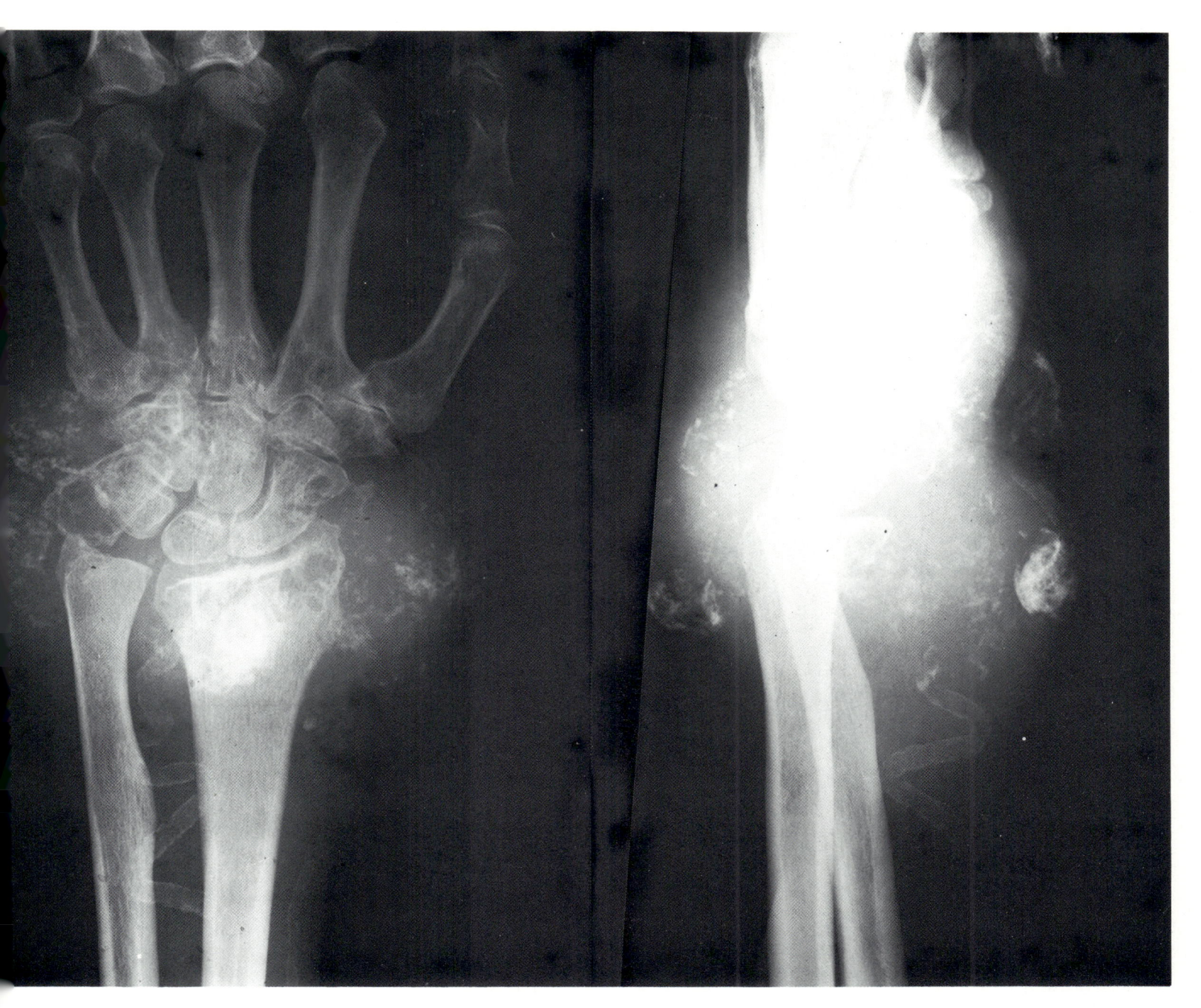

Abb. 176. **Synovialom.** Der große, erheblich verkalkte Tumor infiltriert das distale Ende des Radius und einige Carpalia; davon unabhängige Arterienverkalkung

XI. Verschiedene Erkrankungen

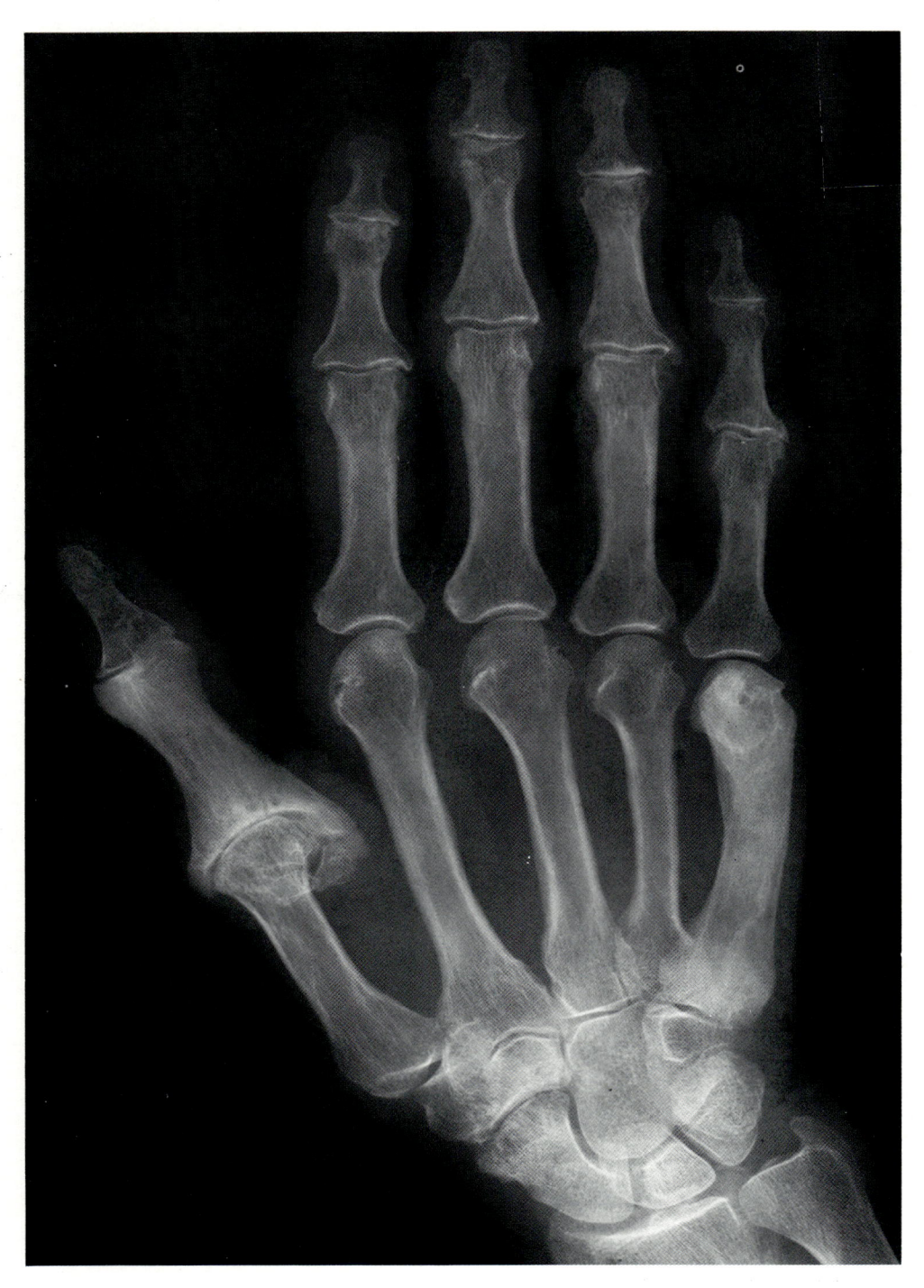

Abb. 177. **Paget-Syndrom (Ostitis deformans) des Metacarpale V und der Grundphalanx I.** Jeder Knochen der Hand kann befallen sein, wobei — wie in diesem Fall — die sklerotische Form des Paget-Syndrom für die Hand typisch ist

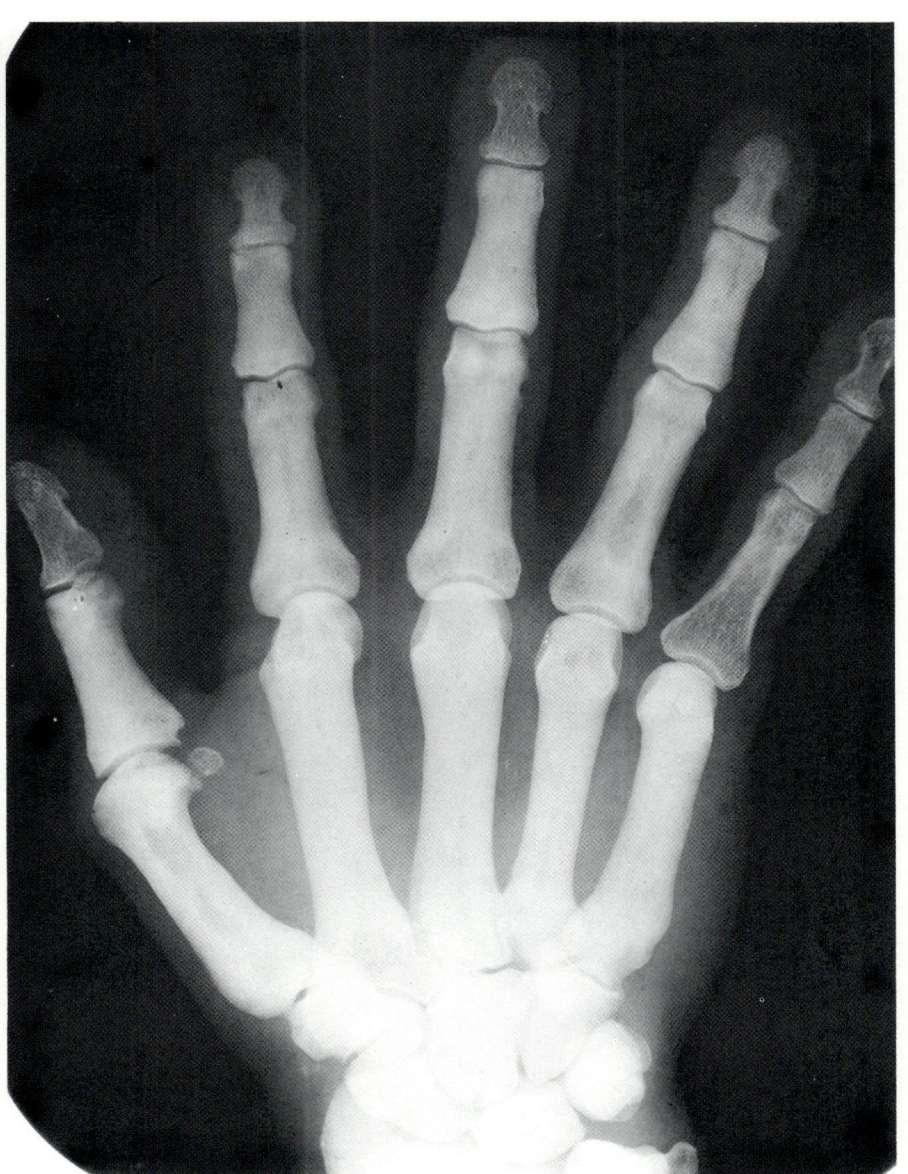

Abb. 179. **Paget-Syndrom — außergewöhnlicher Befall der ganzen Hand.** Ausgenommen sind Phalanx V und einige Endphalangen

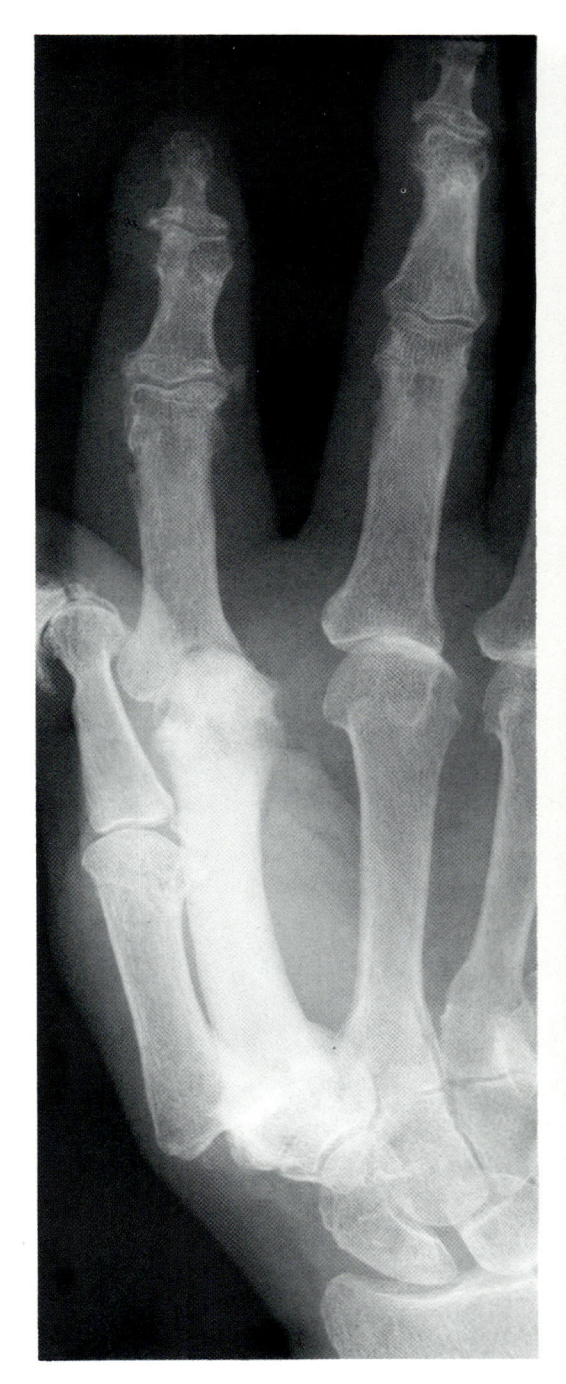

Abb. 178. **Paget-Syndrom am Metacarpale II.** Verödung des Markraums bei vergrößertem Durchmesser des Schafts

134 Verschiedene Erkrankungen

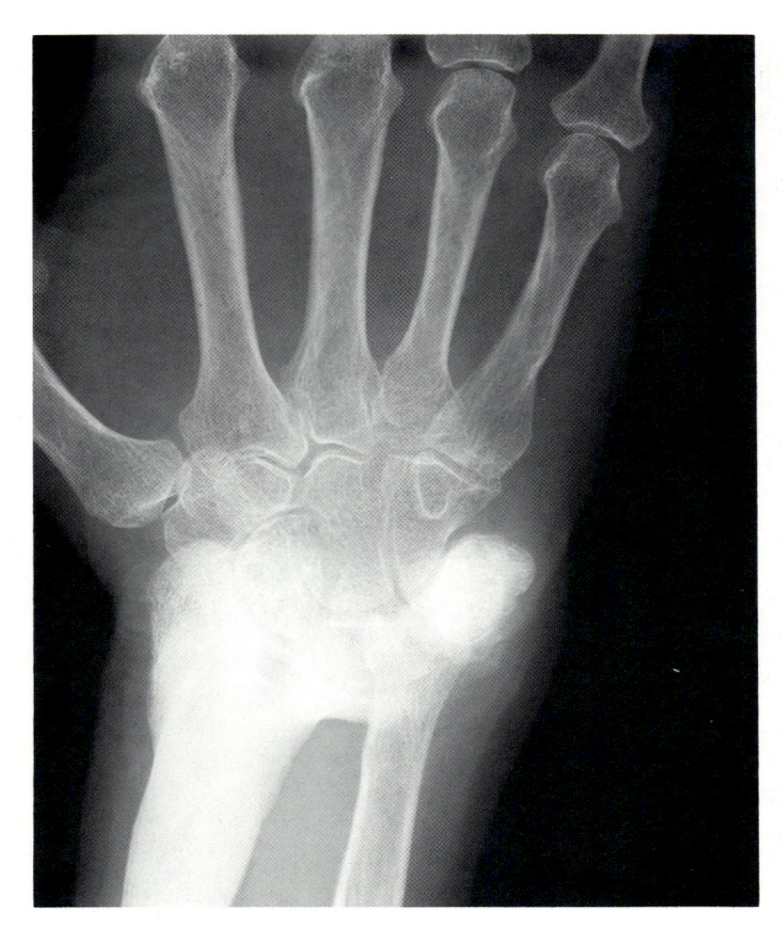

Abb. 180. **Paget-Syndrom.** Befallen sind Triquetrum, Pisiforme und das distale Ende des Radius

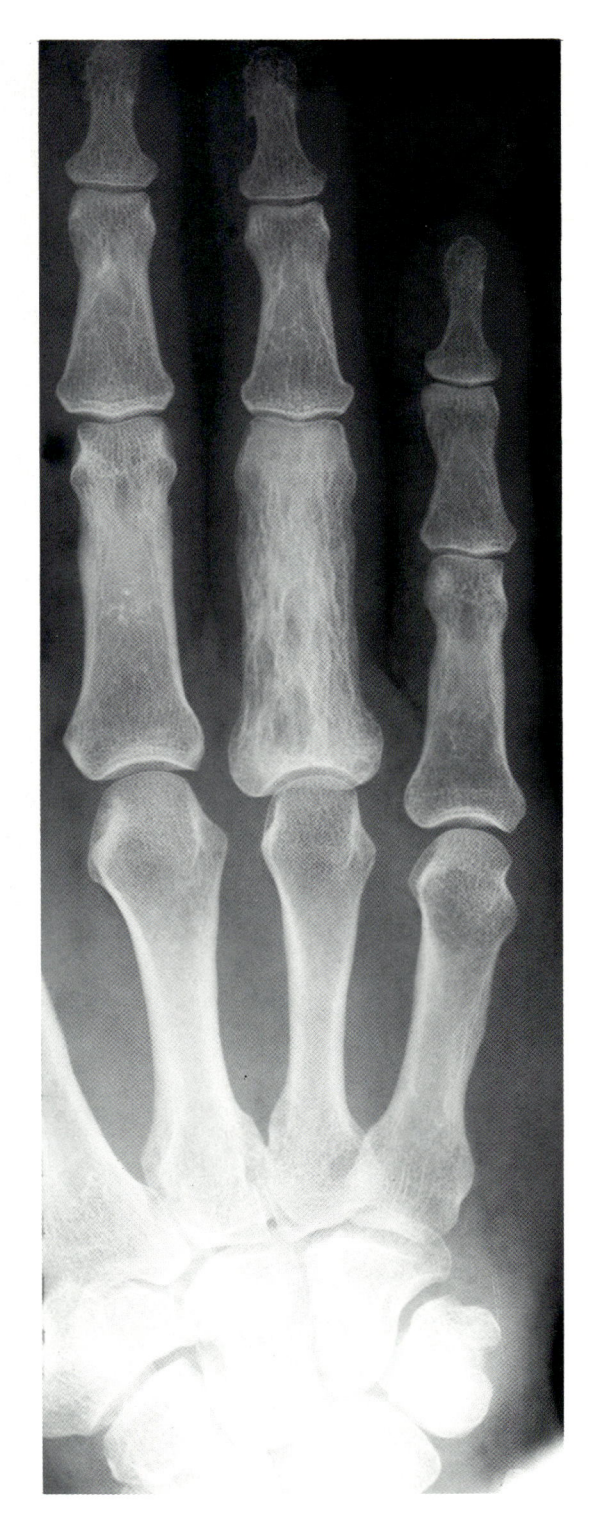

Abb. 181. **Paget-Syndrom (Ostitis deformans).** Die Grundphalanx IV ist verdickt und zeigt spongiöse Bälkchenzeichnung

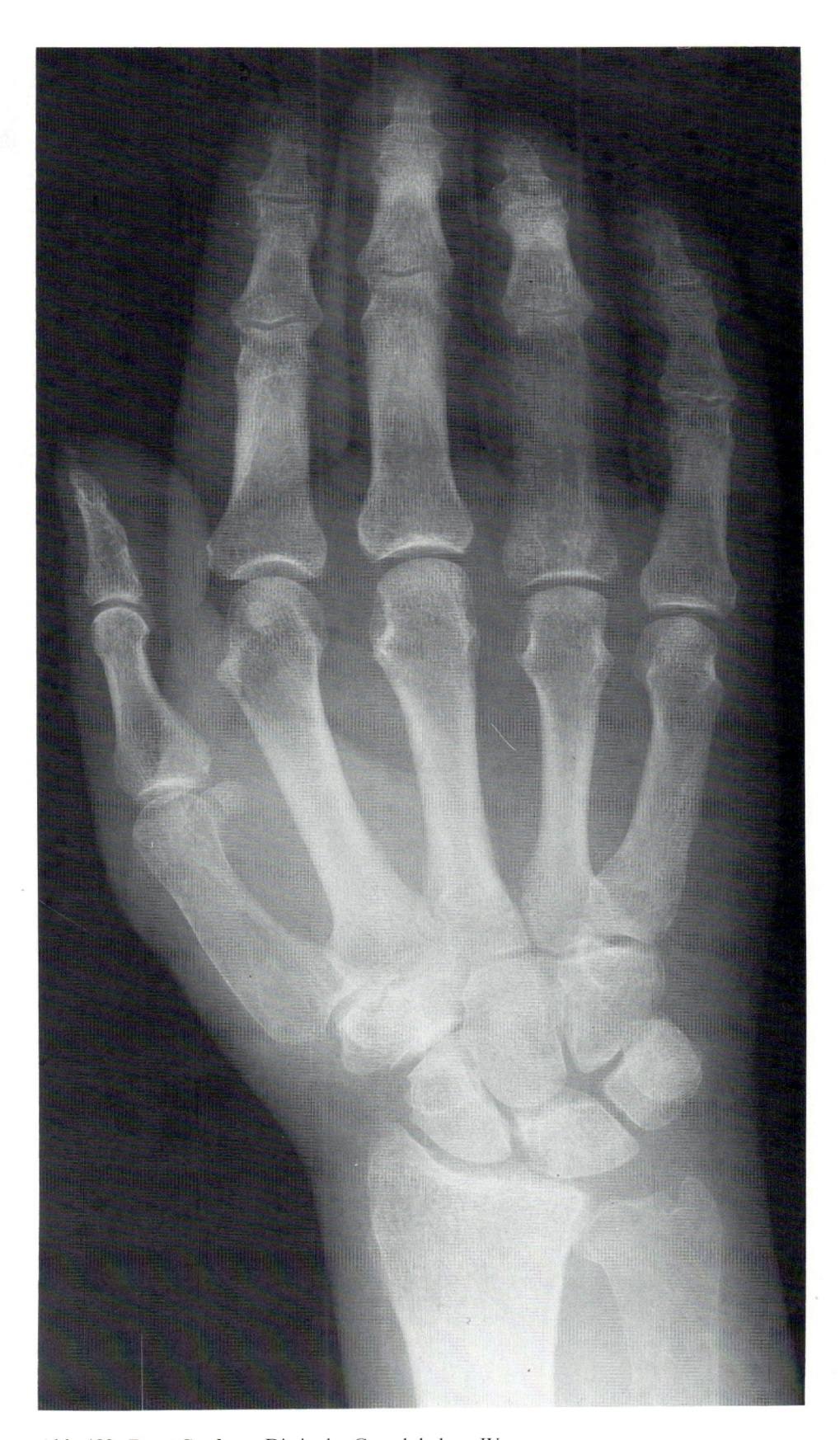

Abb. 182. **Paget-Syndrom.** Die in der Grundphalanx IV sichtlich vergröberte Bälkchenzeichnung ist für das frühe Stadium der spongiösen Form des Paget-Syndrom charakteristisch. Die schummrige Bälkchenzeichnung am distalen Ende der Ulna und am Metacarpale I entspricht der Ostitis circumscripta am Schädel und ist außerhalb des Schädels — insbesondere an der Hand — außerordentlich selten

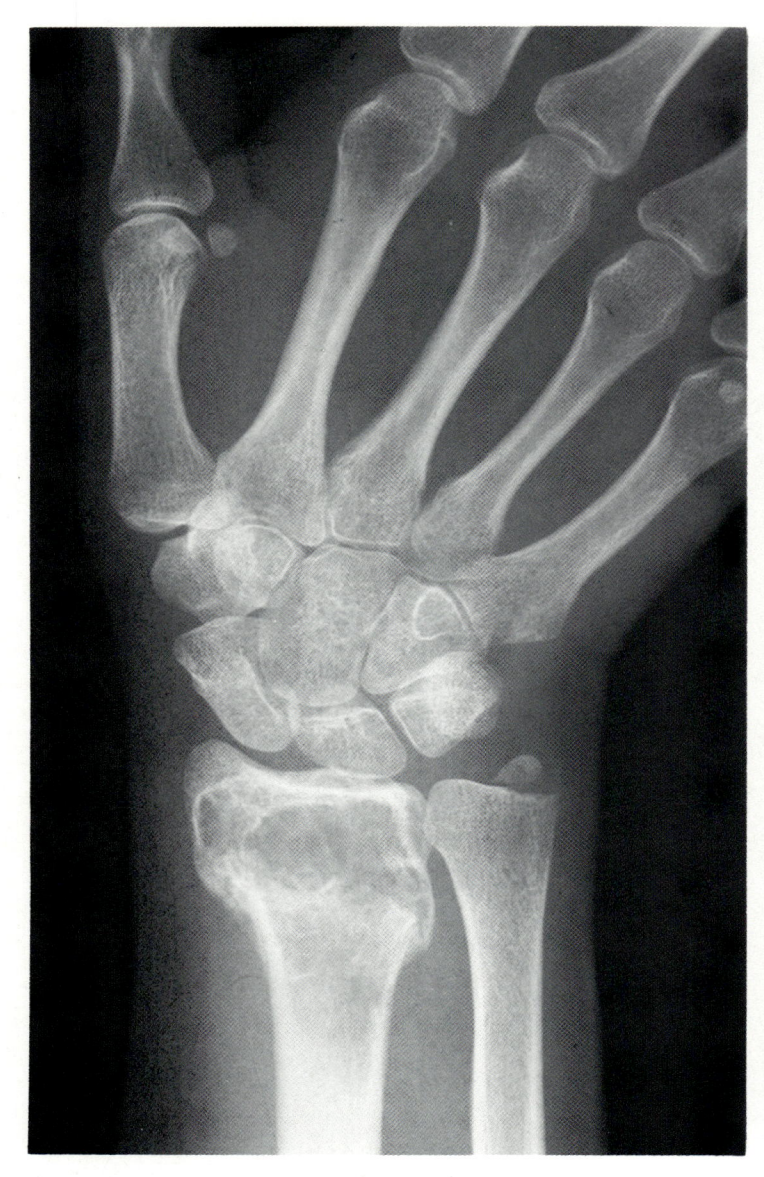

Abb. 183. **Polyostotische fibröse Dysplasie (Jaffé-Lichtenstein-Syndrom).** Anlaß zur Vorstellung war eine pathologische Fraktur am unteren Ende des Radius. Der Verdacht auf eine Riesenzellgeschwulst bestätigte sich jedoch nicht; histologisch handelt es sich um eine polyostotische fibröse Dysplasie

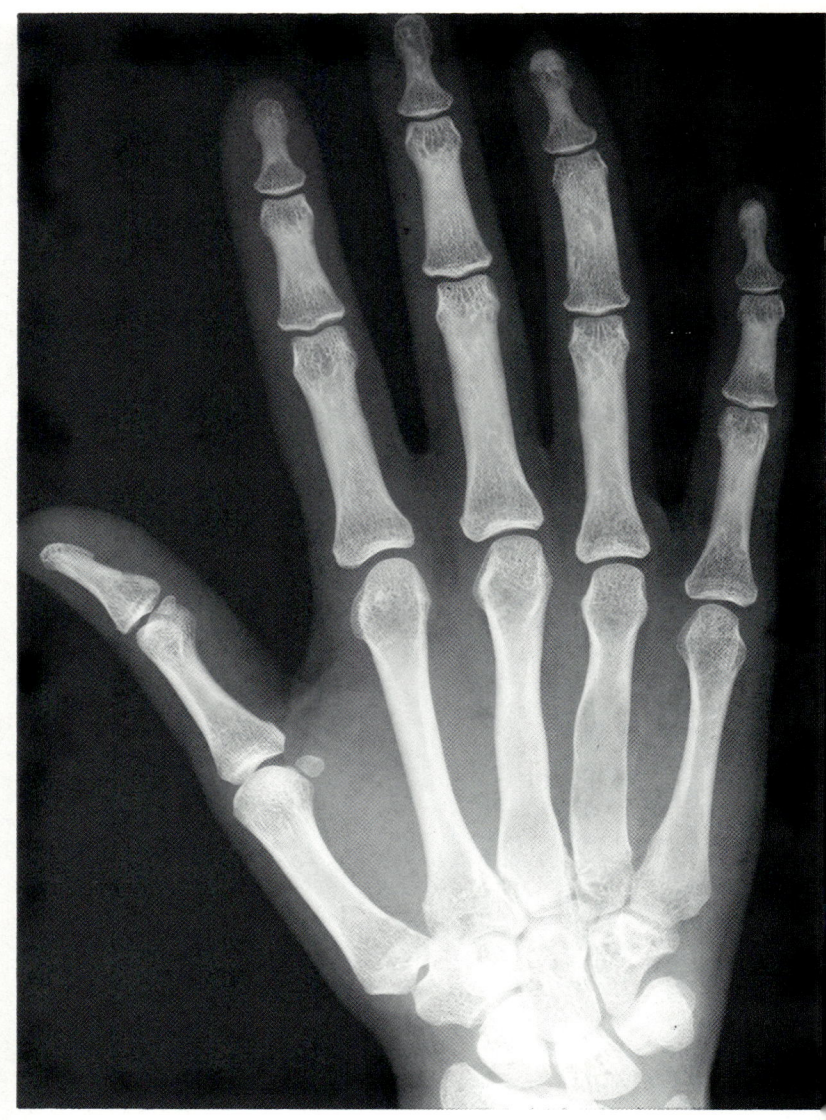

Abb. 184. **Polyostotische fibröse Dysplasie.** Das Metacarpale IV ist verbreitert, die Corticalis verdünnt, der Knochen insgesamt wenig Schatten gebend. Frühe Veränderungen sind in der Mittelphalanx IV und in der Diaphyse des Metacarpale III erkennbar

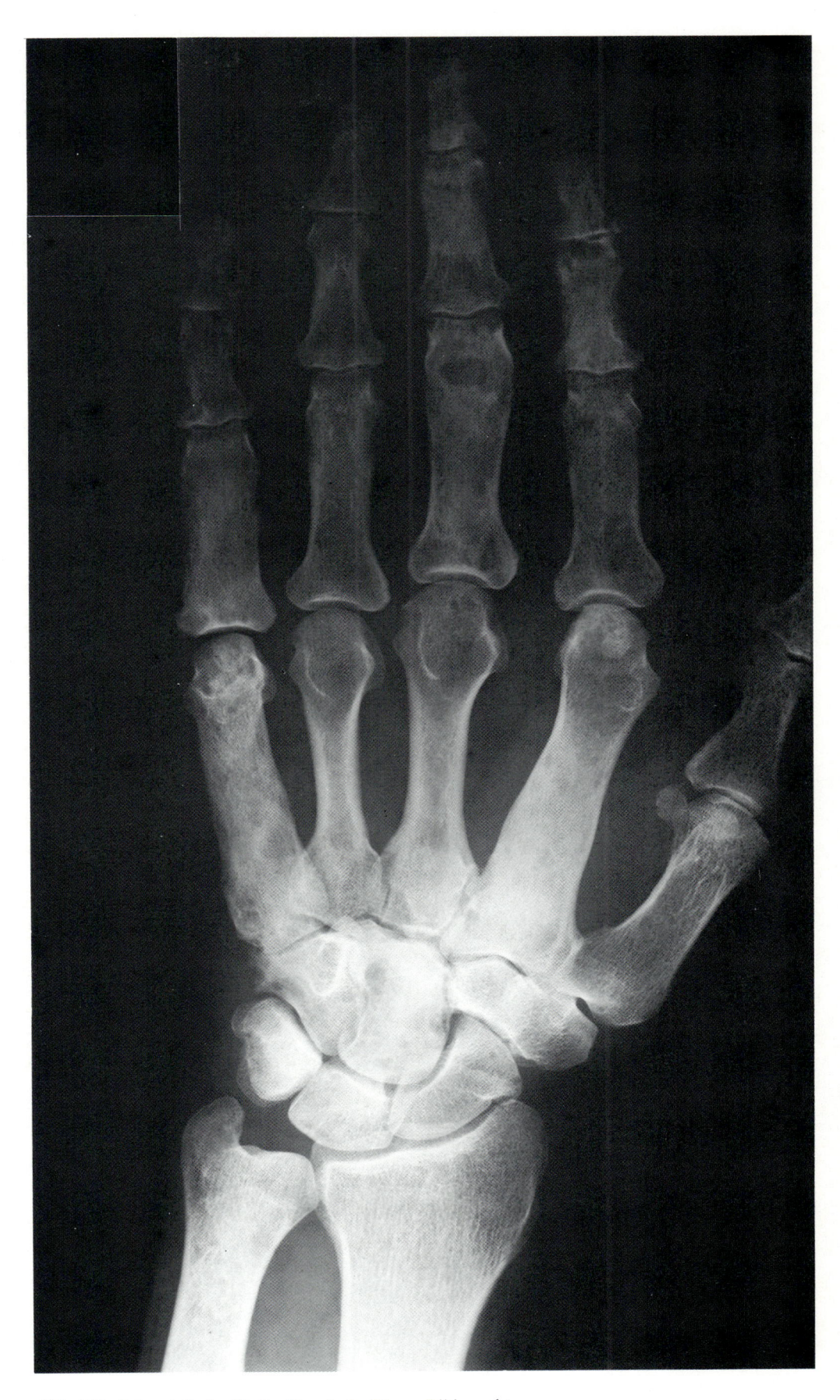

Abb. 185. **Polyostotische fibröse Dysplasie.** Dieses Bild macht die Vielgestaltigkeit dieser Krankheit deutlich. Verdichtung einiger Carpalia und der verdickten Metacarpale II und V; milchglasartige Eintrübung im Metacarpale V; sog. Cyste am distalen Ende der Grundphalanx III

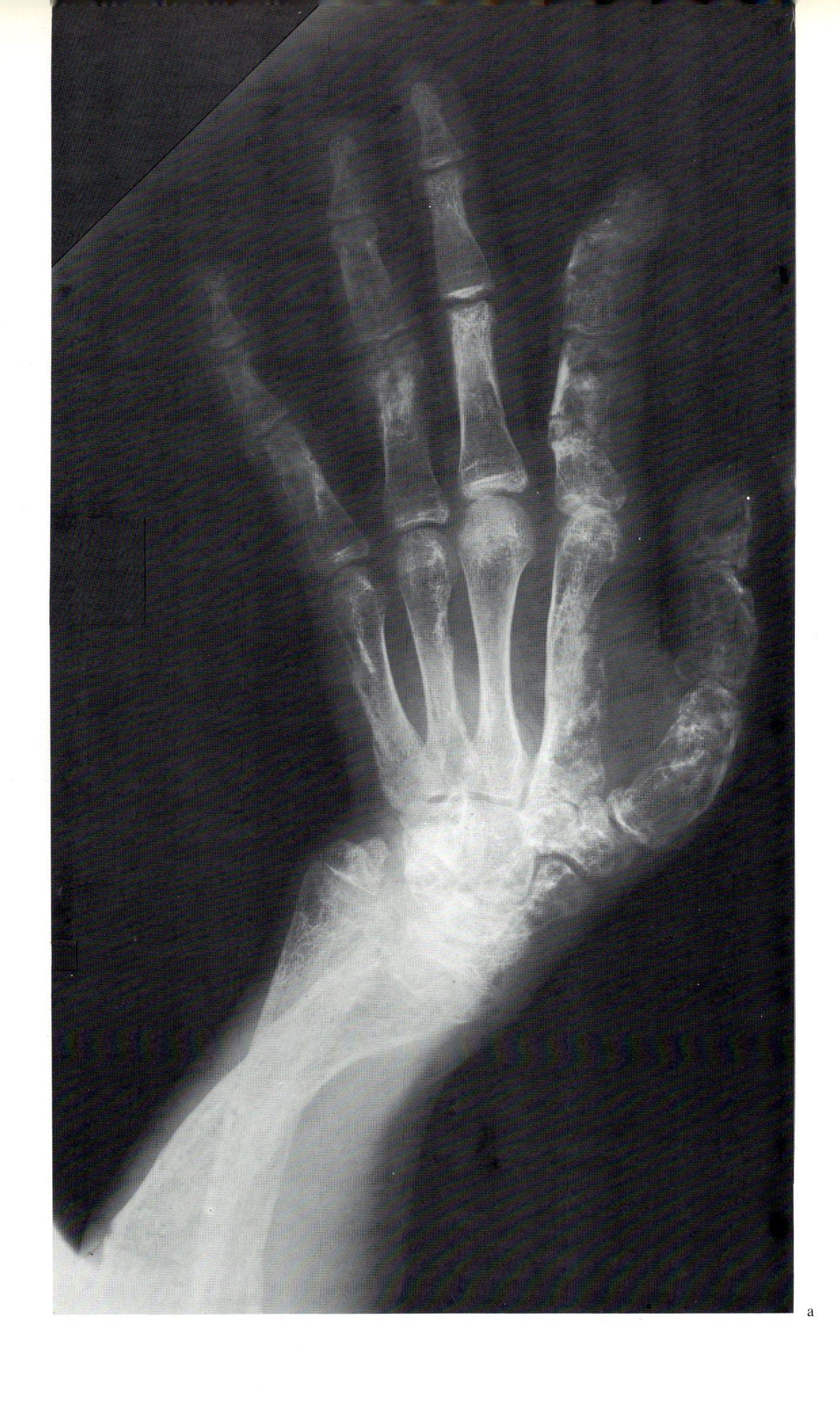

a

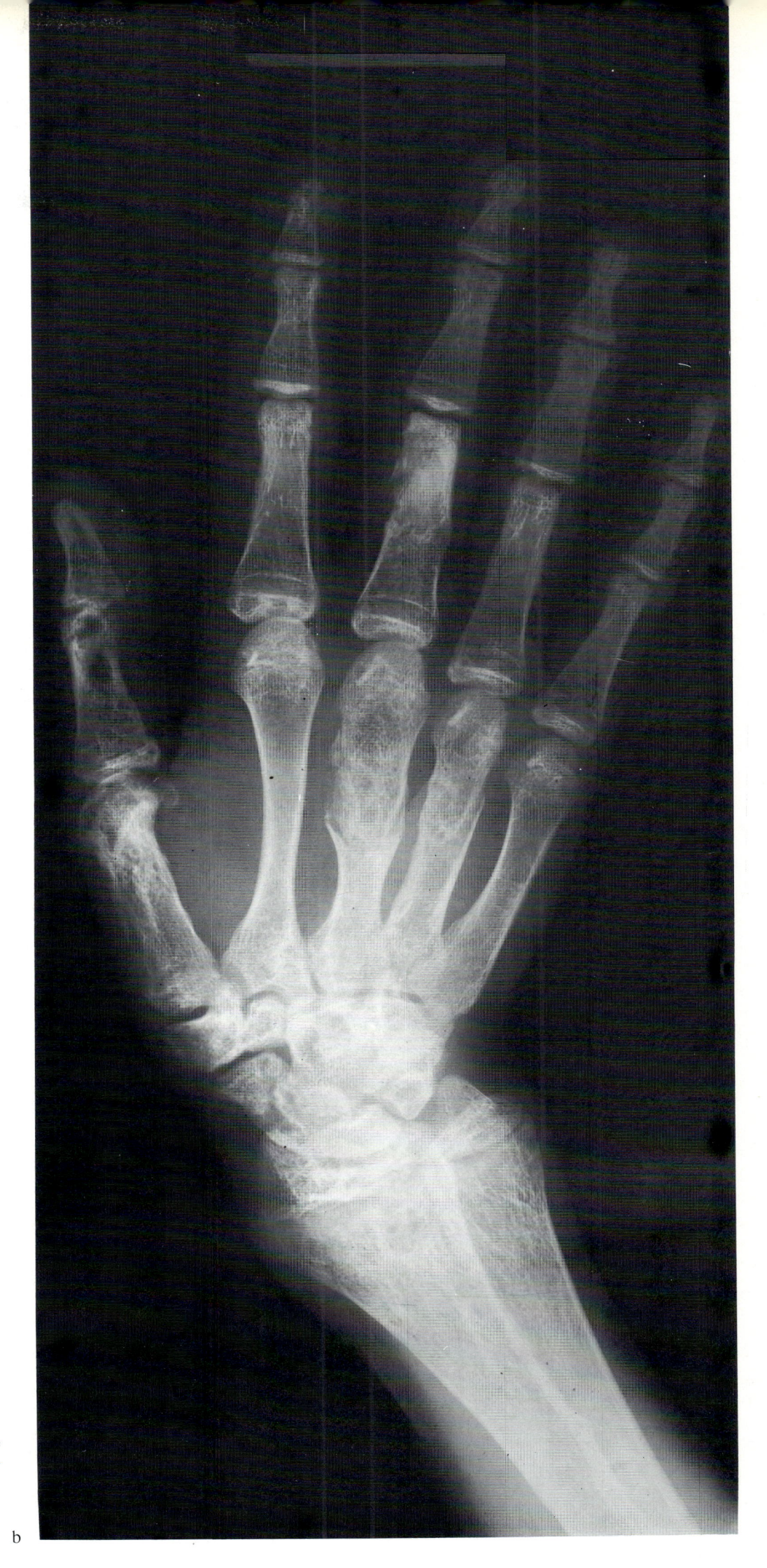

Abb. 186a und b. **Neurofibromatose (v. Recklinghausen-Syndrom) mit Osteomalacie.** Dieser neunzehnjährige Junge bietet das Vollbild einer Neurofibromatose, bei dem die Osteomalacie gelegentlich beobachtet wird. Abb. (a): Looser-Umbauzonen in Radius und Ulna der linken Hand

b

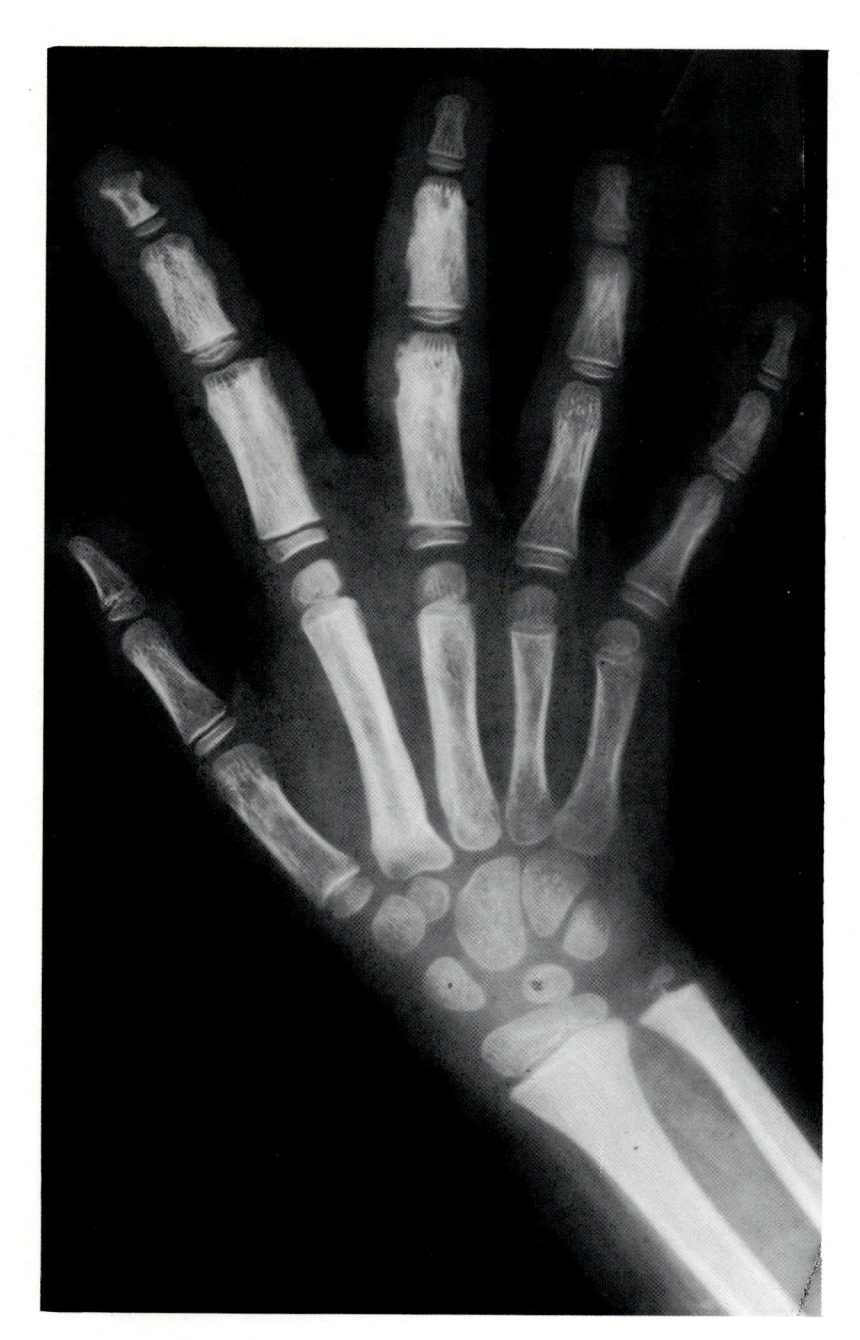

Abb. 187. **Neurofibromatose (v. Recklinghausen-Syndrom).**
Vielgestaltige Knochenveränderungen werden beobachtet, wobei die Hand relativ selten beteiligt ist. Bei diesem Kind sind einige Metacarpalia und Phalangen verbreitert; die distale Endphalanx II ist abgeflacht; das Metacarpale II ist verlängert bei auffälliger Bälkchenstruktur auch anderer betroffener Knochen

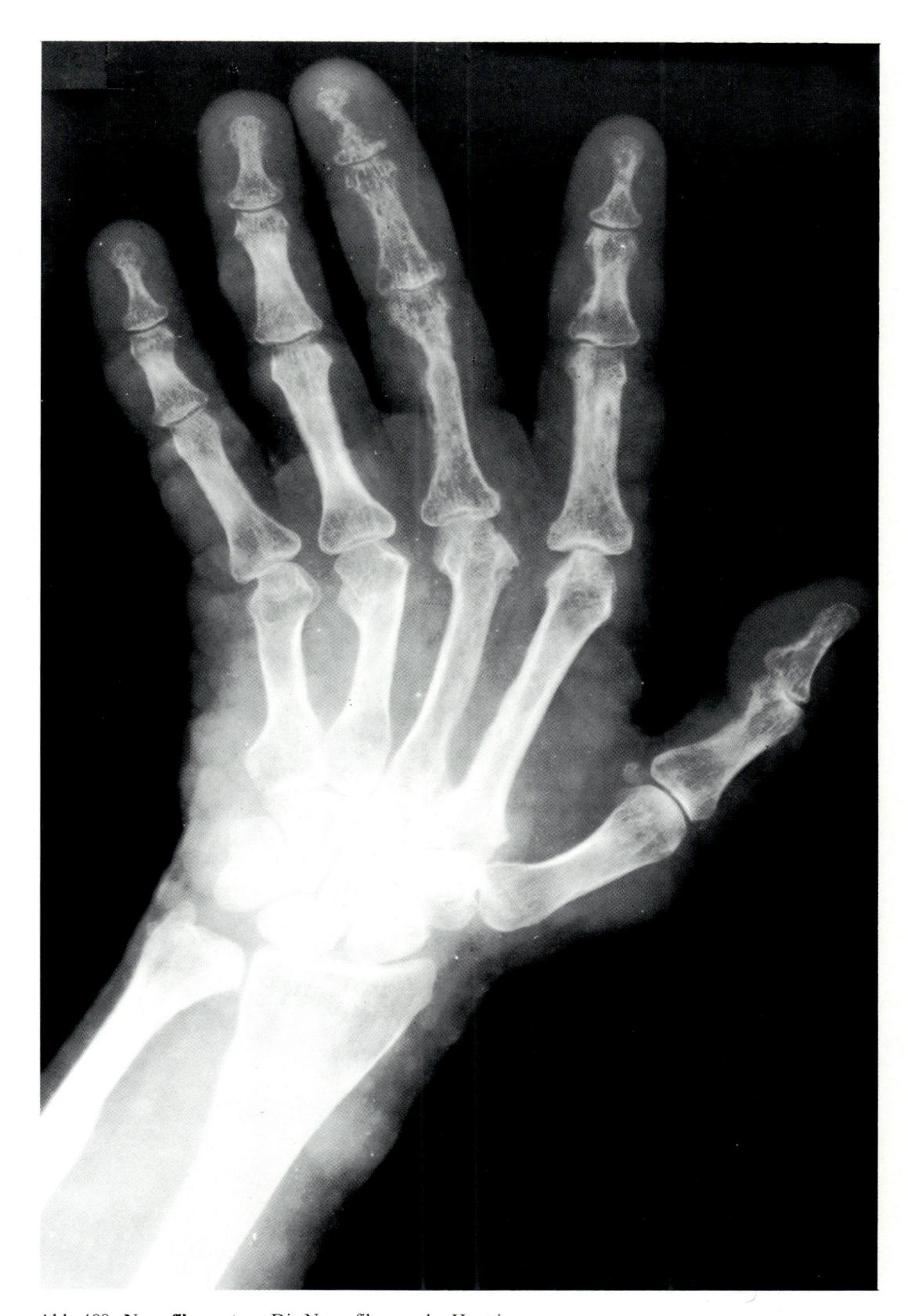

Abb. 188. **Neurofibromatose.** Die Neurofibrome der Haut im Bereich des Oberarms und der Hand stellen sich als sagokorn- bis bohnengroße Weichteilverdichtungen dar. Die oberflächlichen Arrosionen der Glieder des 3. Strahls und der distalen Endphalanx II gleichen denen beim Hyperparathyreoidismus. Die Veränderungen an den distalen Metacarpale III und IV sind durch alte Frakturen bedingt. Der Blutchemismus war bei diesem Patienten unauffällig — nach 7 Jahren zeigte sich das Bild praktisch unverändert

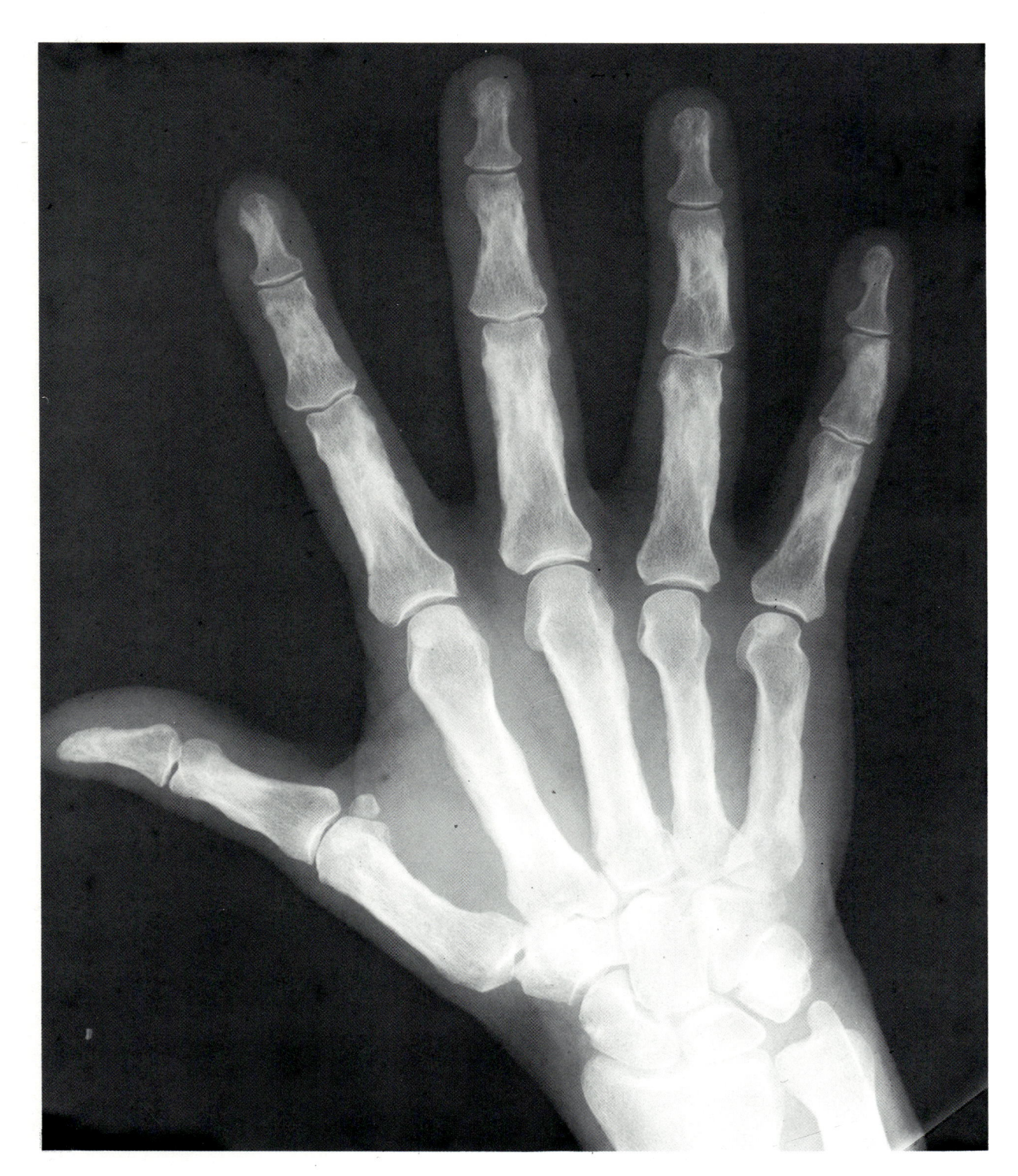

Abb. 189. Tuberöse Hirnsklerose (Bourneville-Syndrom).
Periostale Verdickung, besonders gut sichtbar im Bereich der Diaphysen der Metacarpalia; diskrete Sklerose der Grundphalangen

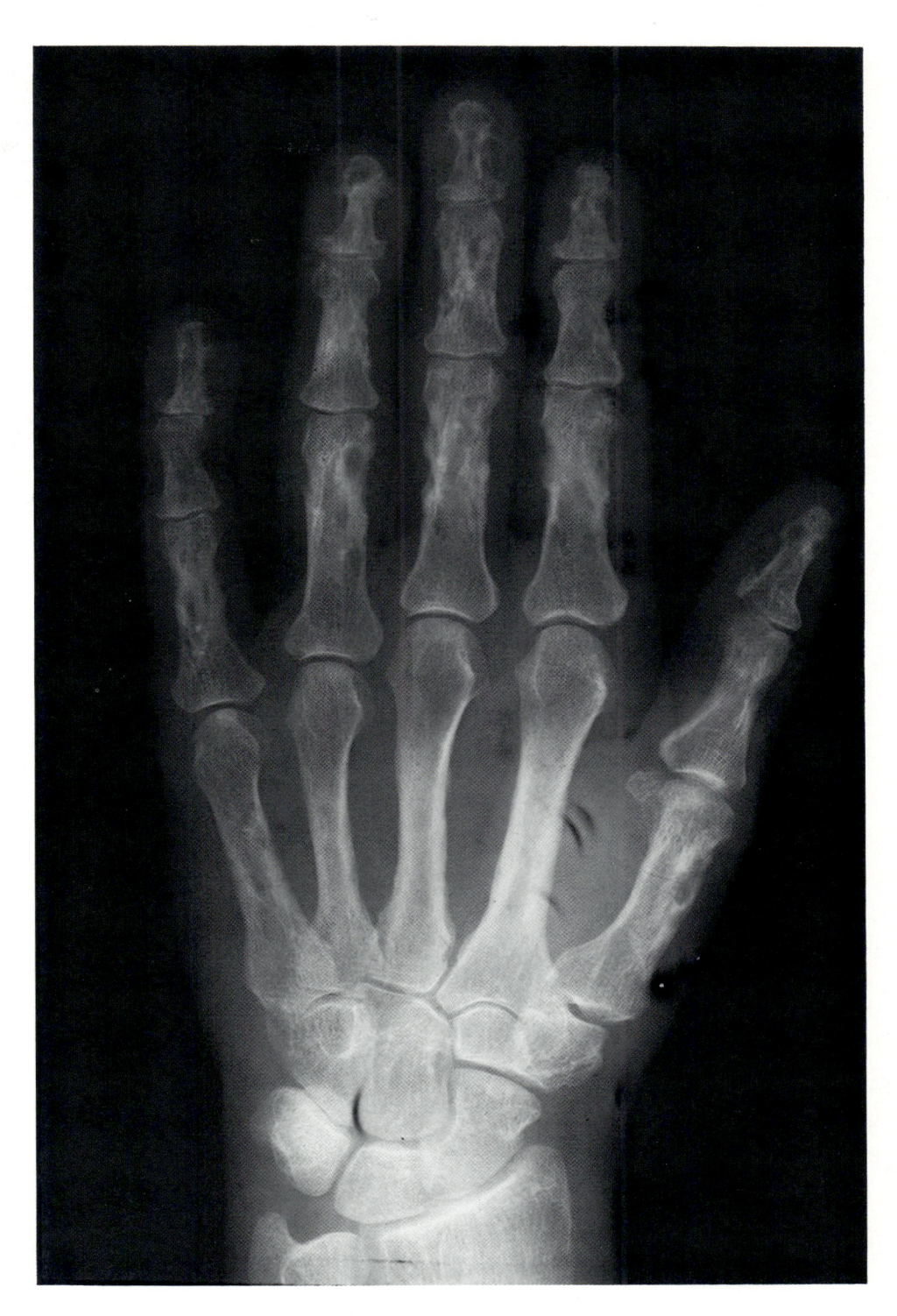

Abb. 190. **Tuberöse Hirnsklerose (Bourneville-Syndrom).**
Cystenbildung und Arrosion der Corticalis

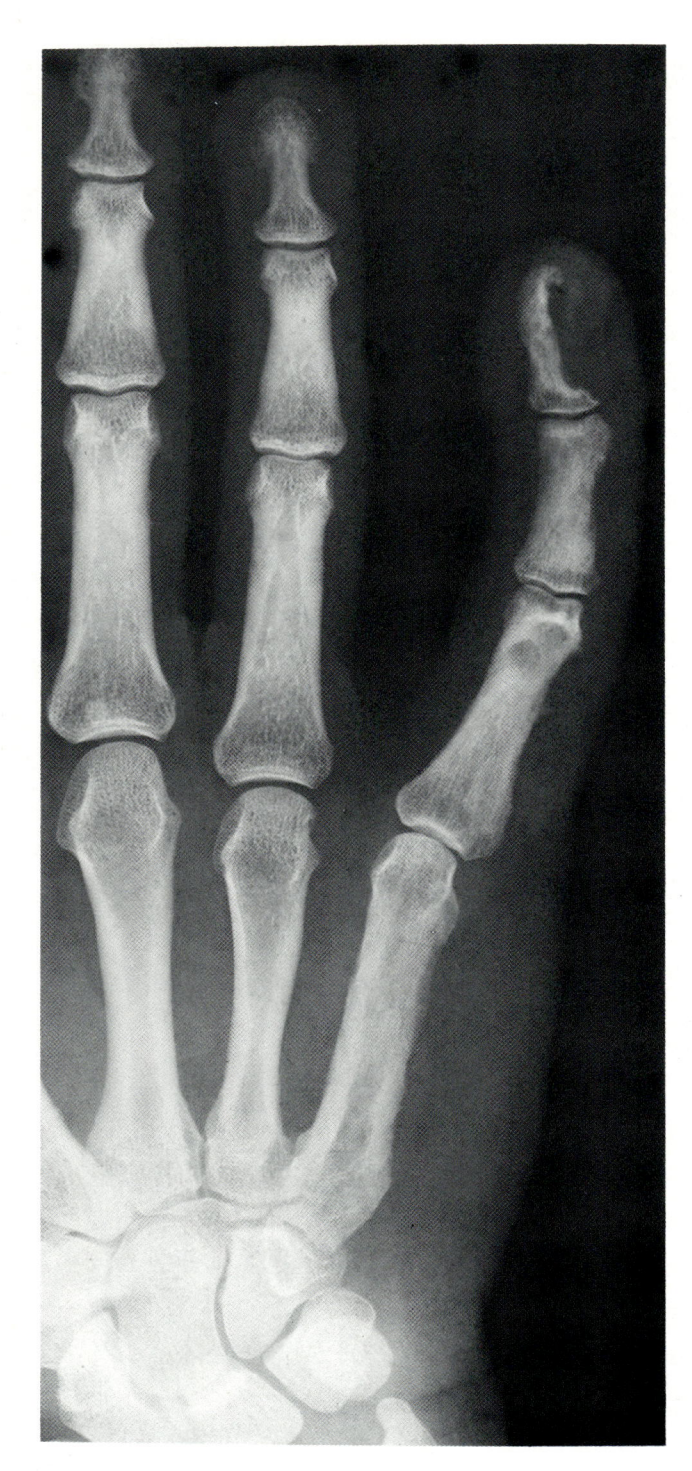

Abb. 191. Tuberöse Hirnsklerose (Bourneville-Syndrom).
Periostale Verdickung am Metacarpale V; Cysten in der distalen Grundphalanx V; erhebliche, druckbedingte Arrosion der Endphalanx aufgrund eines Tumors unter dem Fingernagel

Verschiedene Erkrankungen 145

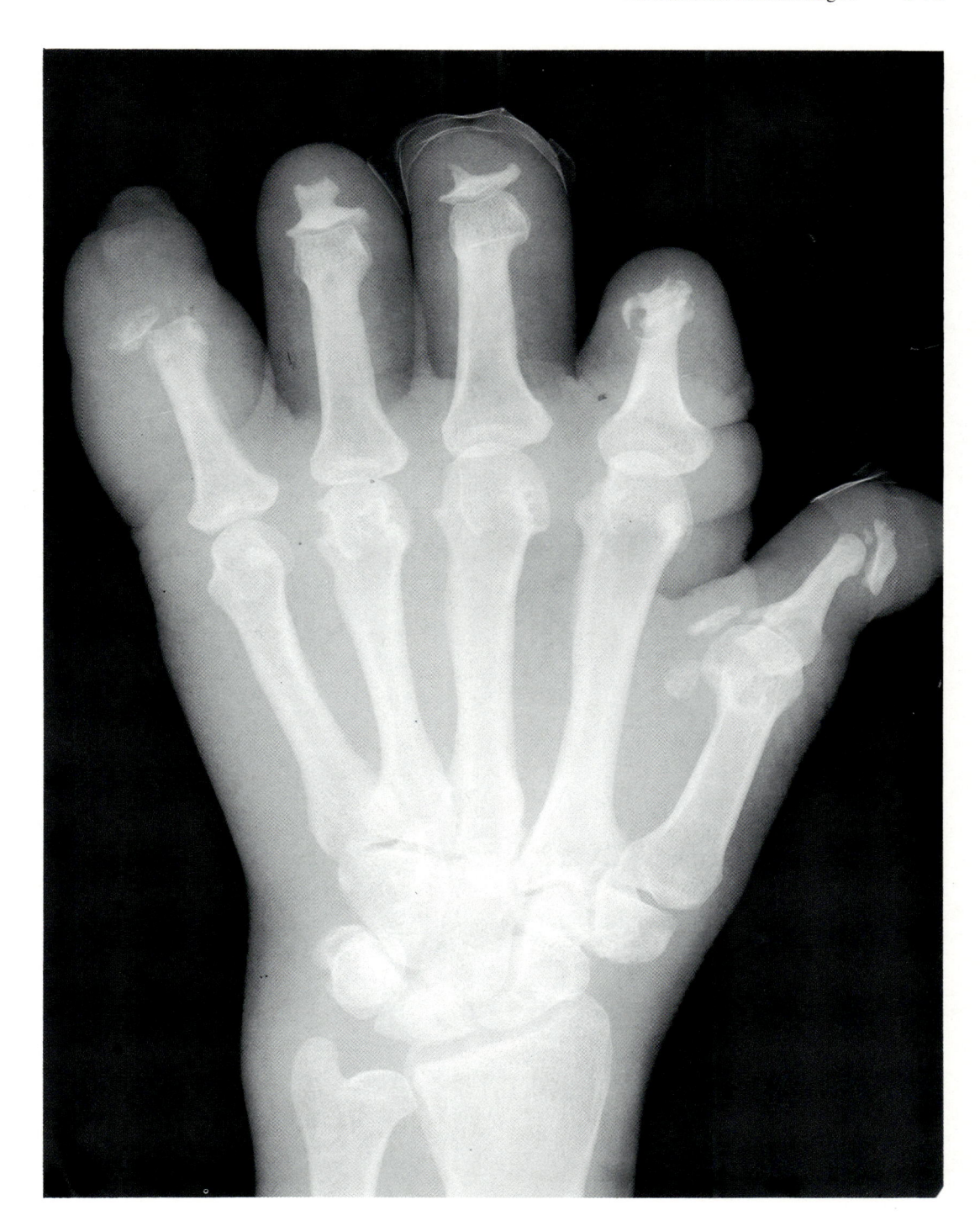

Abb. 192. **Neurotrophe Veränderungen der Hand.** Außerhalb tropischer Regionen, in denen die Lepra solche Veränderungen verursachen kann, ist — wie in diesem Fall — meist die Syringomyelie Ursache solcher Verstümmelungen. Beachte die extreme Zerstörung mit teilweiser Auflösung der Phalangen; geringe periostale Reaktion im Bereich der Grundphalanx V infolge einer Infektion

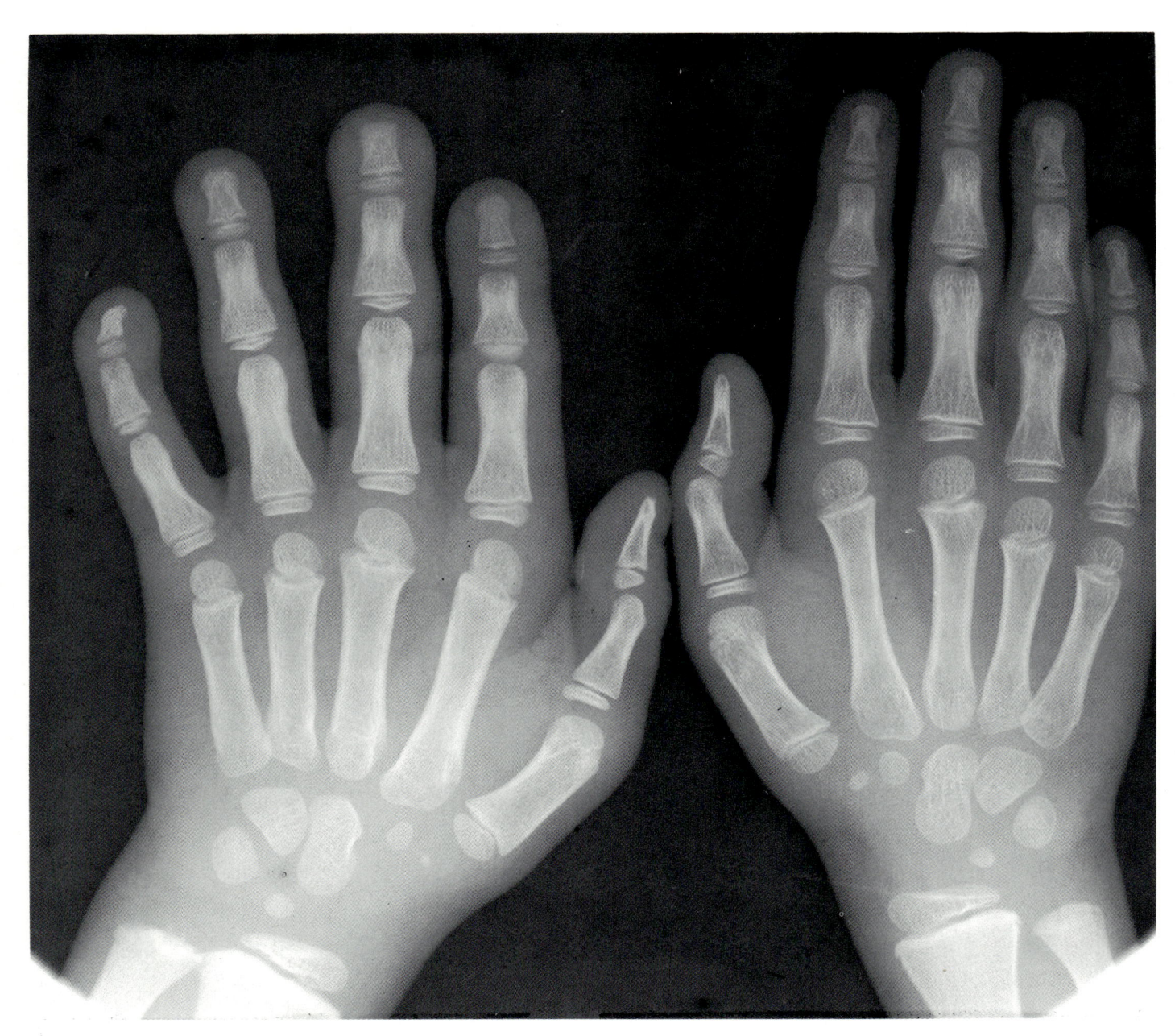

Abb. 193. **Neurotrophe Veränderungen der Hand beim Kind.**
Dieses Kind hat eine Syringomyelie mit Gefühlsstörung in der linken Hand; Resorption einiger distaler Endphalangen; Weichteilschwellung der Finger

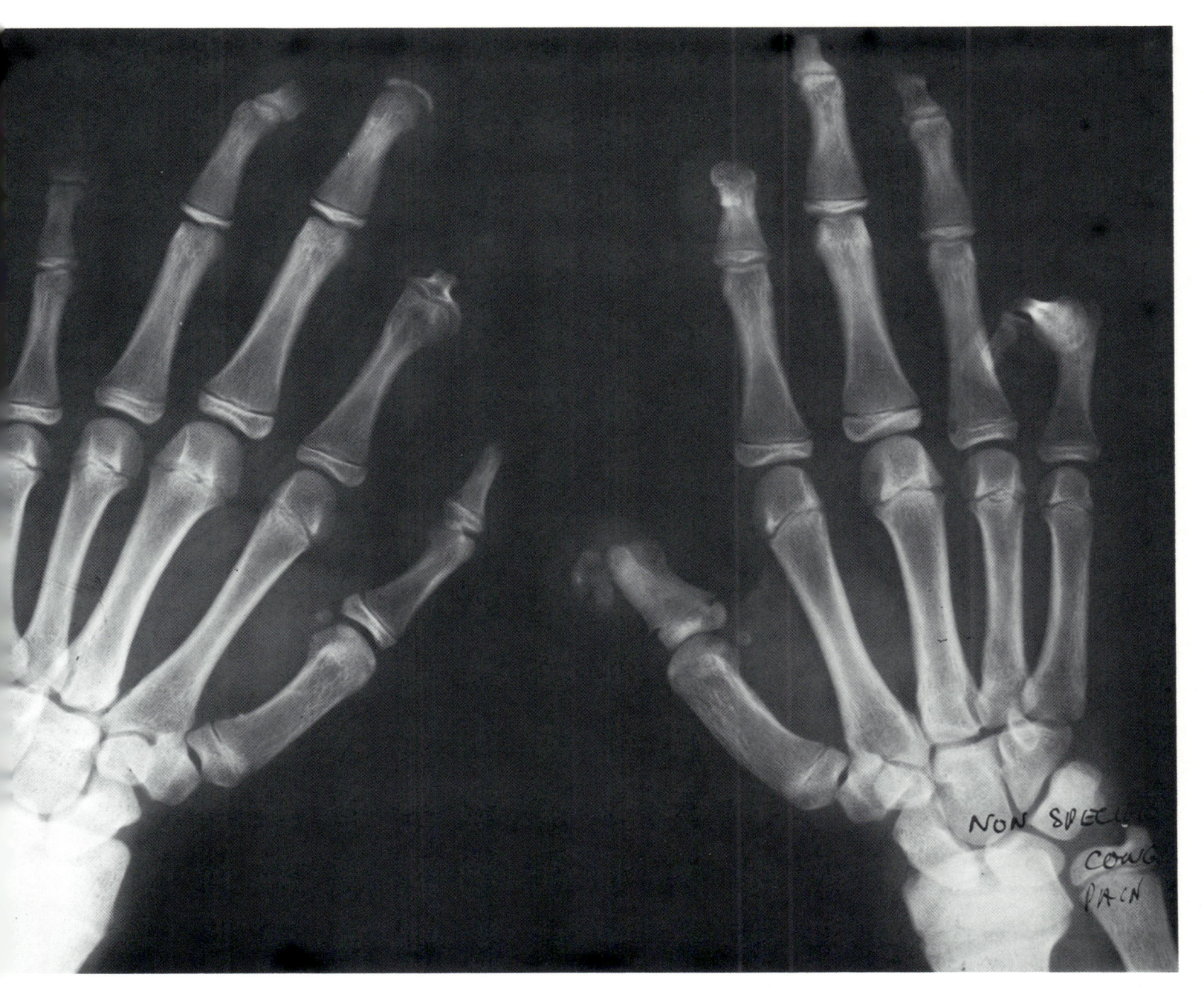

Abb. 194. **Angeborenes Analgie-Syndrom.** Diese seltene Erkrankung war Ursache der neurotrophen Störungen der Hand dieses Kindes

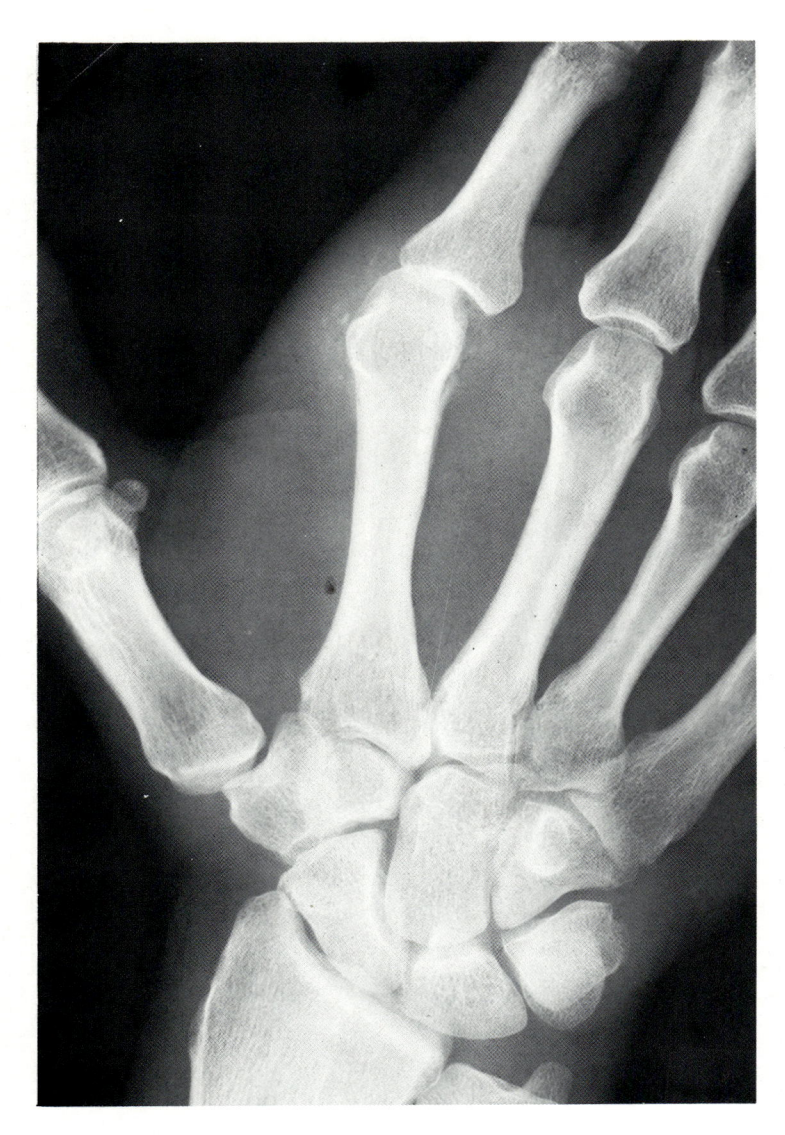

Abb. 195. Neurotrophe Veränderungen des Handgelenks. Subluxation im 2. Grundgelenk; geringgradige, periostale Reaktion im Bereich der Diaphyse des Metacarpale bei gut sichtbarer Weichteilschwellung und Gewebsnekrose im Bereich des — in der Regel selten befallenen Handgelenks. Dieser Patient hatte eine stark positive WAR

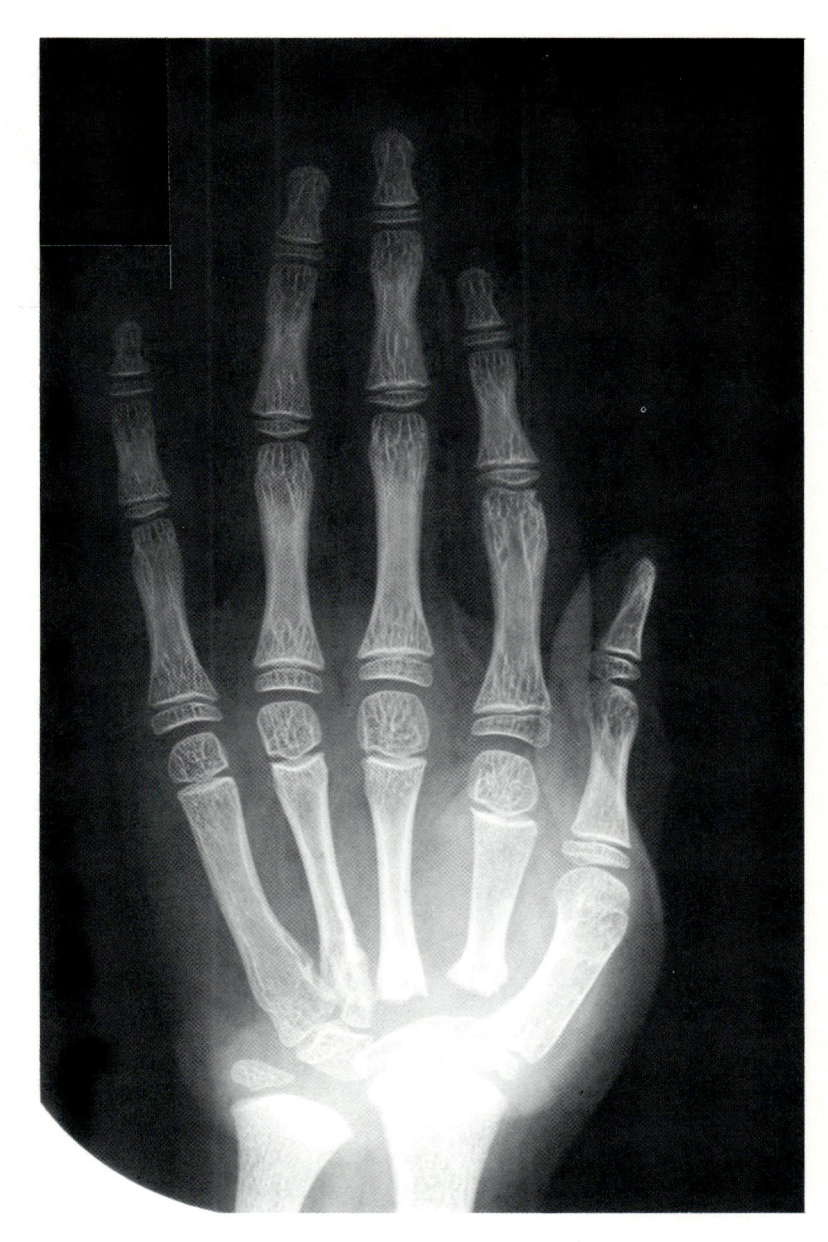

Abb. 196. Gorham-Syndrom — spontane Nekrose von Hand- und Fußknochen. Linke Hand, 8. Lebensjahr

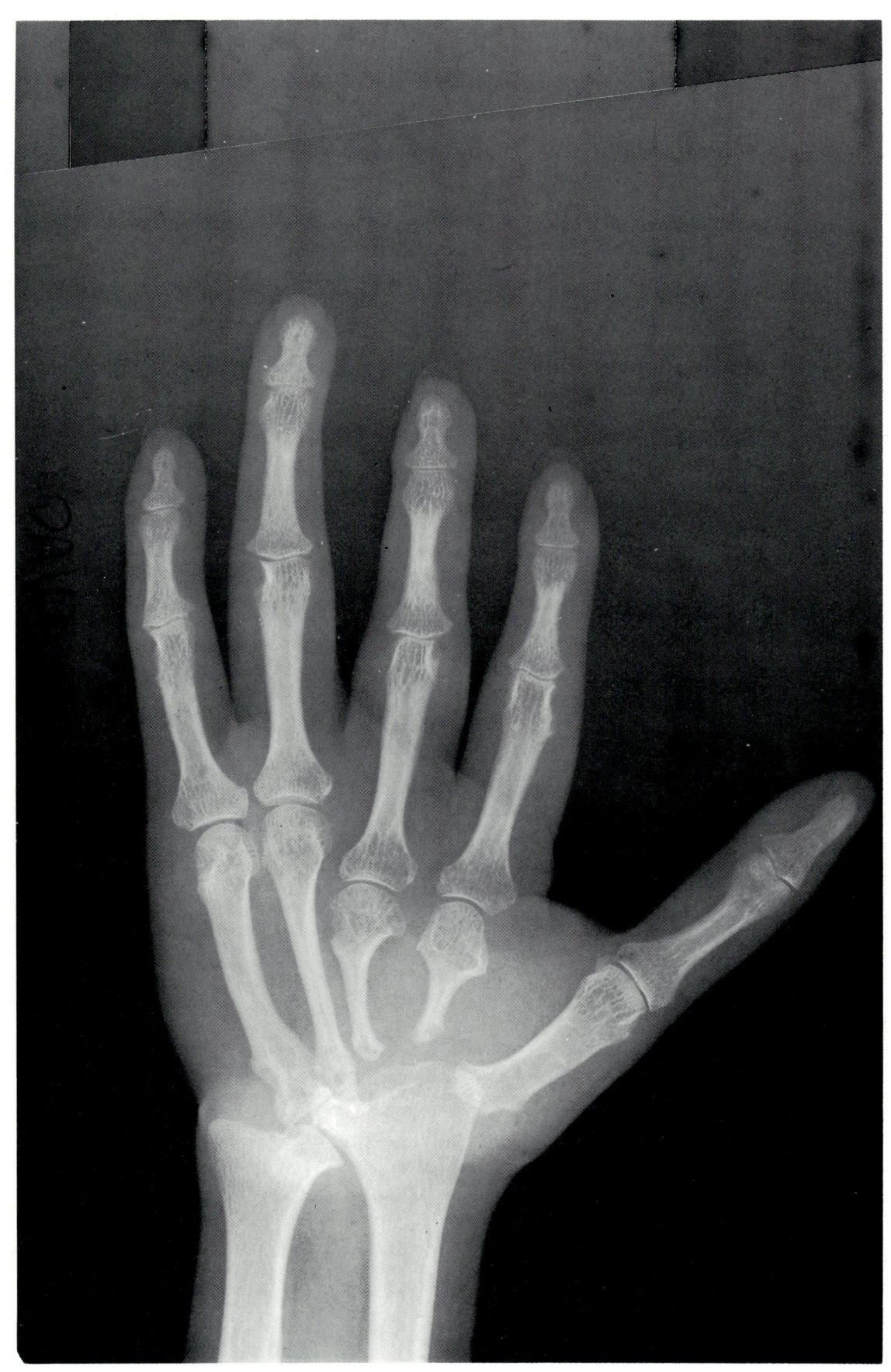

Abb. 197a und b. **Gorham-Syndrom — spontane Nekrose von Handknochen.** Der in Abb. 196 gezeigte Patient im Alter von 21 Jahren; deutliche Zunahme der Veränderungen. Die Ätiologie ist unbekannt; eine familiäre Häufung wird beschrieben

a

Verschiedene Erkrankungen 151

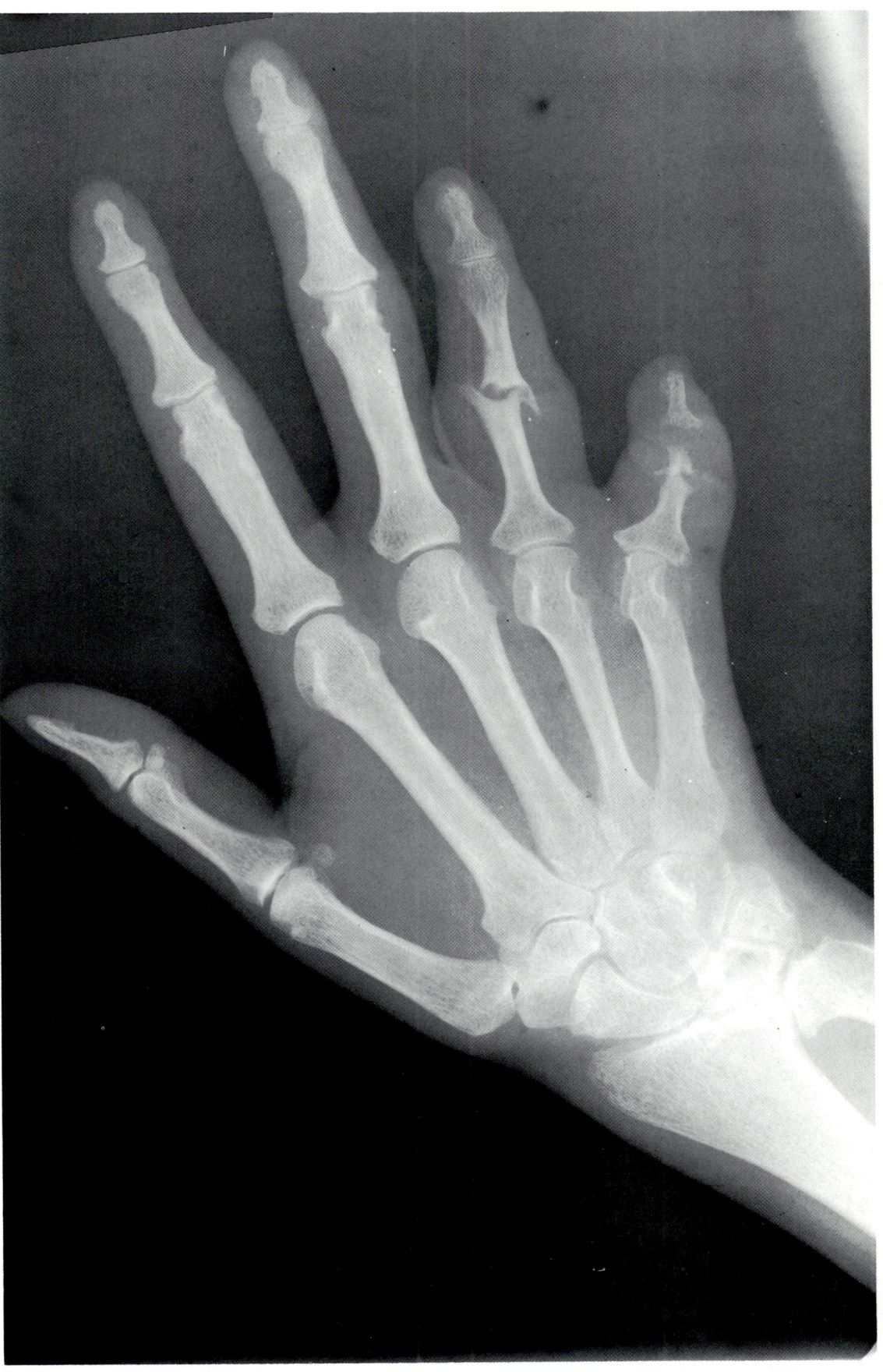

b

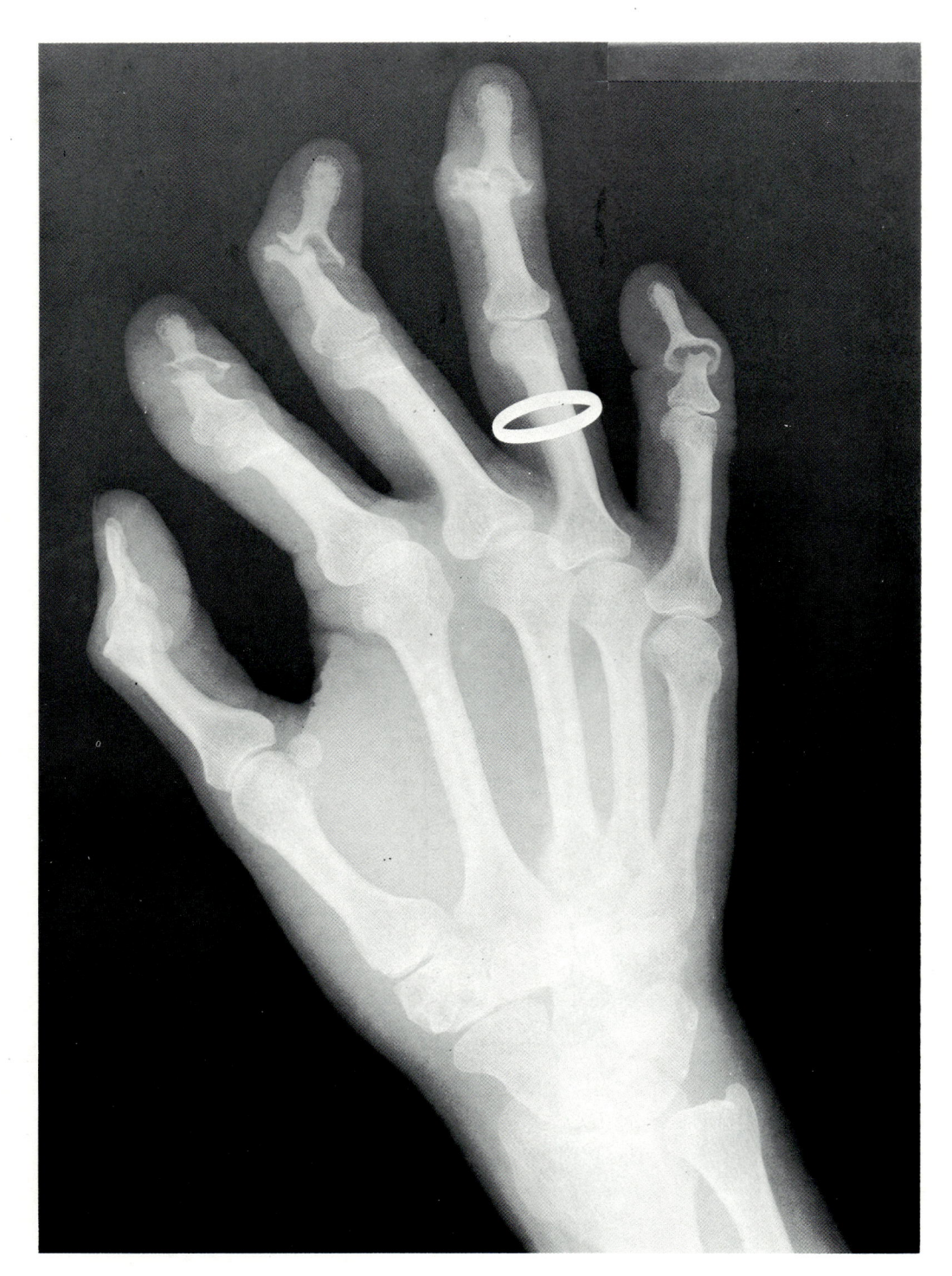

Abb. 198. Idiopathische Nekrose der Fingerendgelenke. Bei dieser Patientin waren keine anderen Gelenke beteiligt; für eine Psoriasis ergab sich kein Anhalt. Bei ihrem Bruder seien ähnliche Veränderungen beobachtet worden

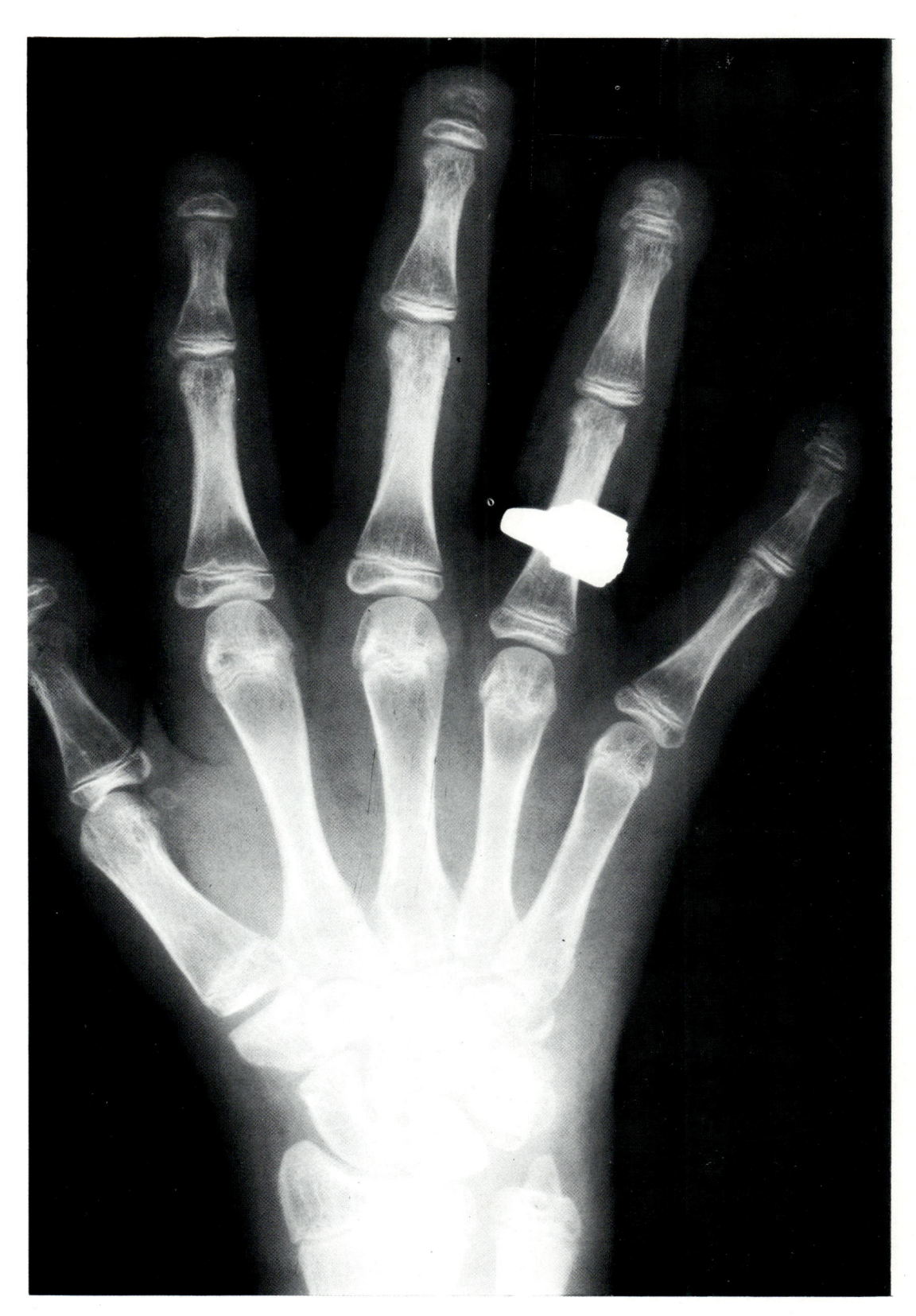

Abb. 199. **Akroosteolyse-Syndrom.** Bei dieser merkwürdigen, mesenchymalen Krankheit treten zahlreiche Skelettveränderungen auf; hauptsächlich betroffen sind: 1. der Schädel: basiläre Impression mit Dolichocephalus und weiteren Sekundärsymptomen; große nicht verknöcherte Bezirke der Schädelknochen; multiple Schaltknochen; kleiner Oberkiefer bei vorspringendem Unterkiefer und Zahnanomalien; 2. die Wirbelsäule: Osteoporose mit Fischwirbelbildung; 3. die Hände und Füße: Osteolyse der Endphalangen — gelegentlich werden noch größere Knochenverluste beobachtet. (Diese Erkrankung ist mit anderen ähnlichen Störungen hier eingegliedert worden, hätte aber genauso gut in Kapitel III unter den Dysplasien aufgeführt werden können)

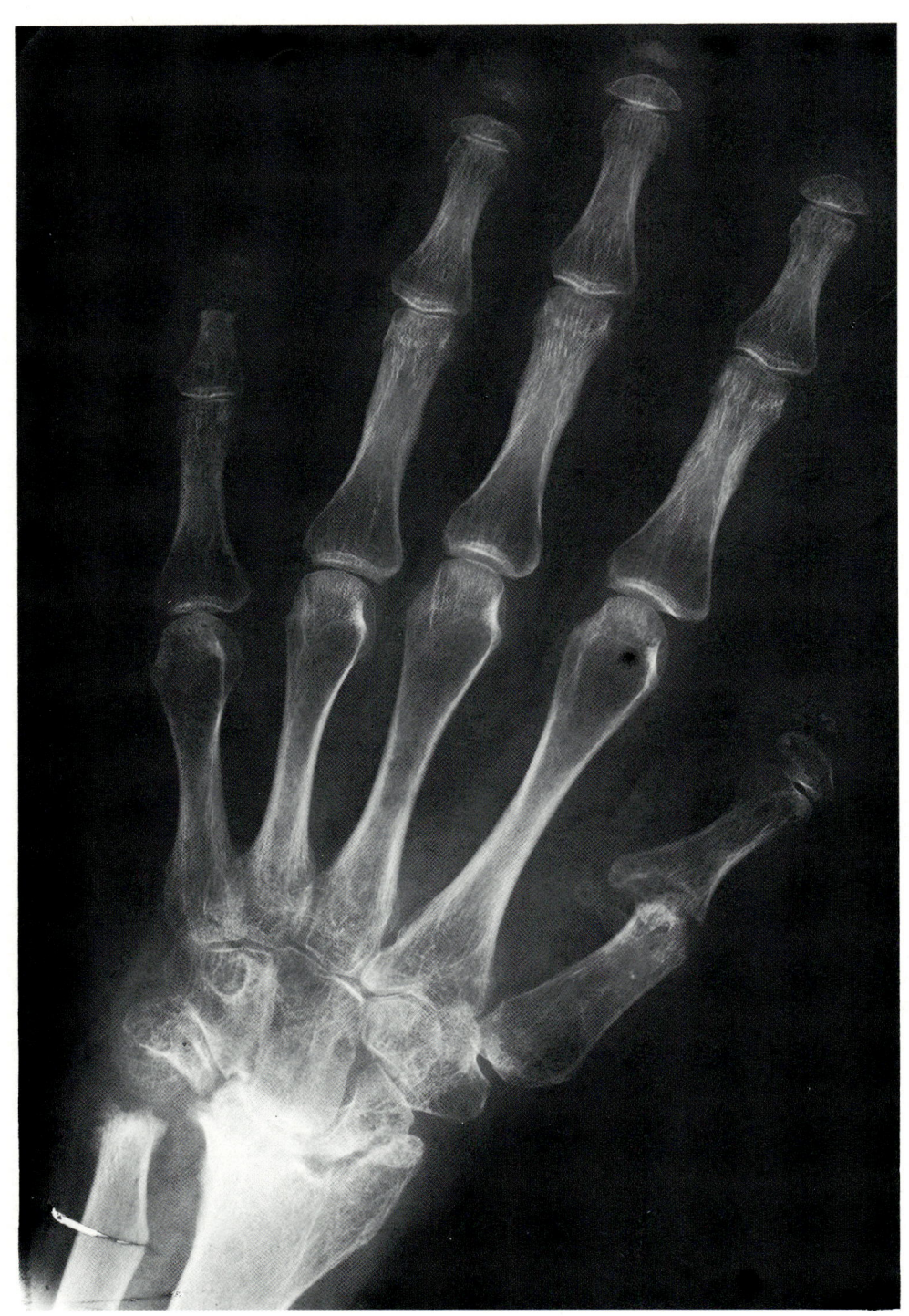

Abb. 200 a und b. **Akroosteolyse-Syndrom.** Osteolyse aller Endphalangen. Eine familiäre Häufung und das Vorkommen mit primär-chronischer Polyarthritis werden beschrieben

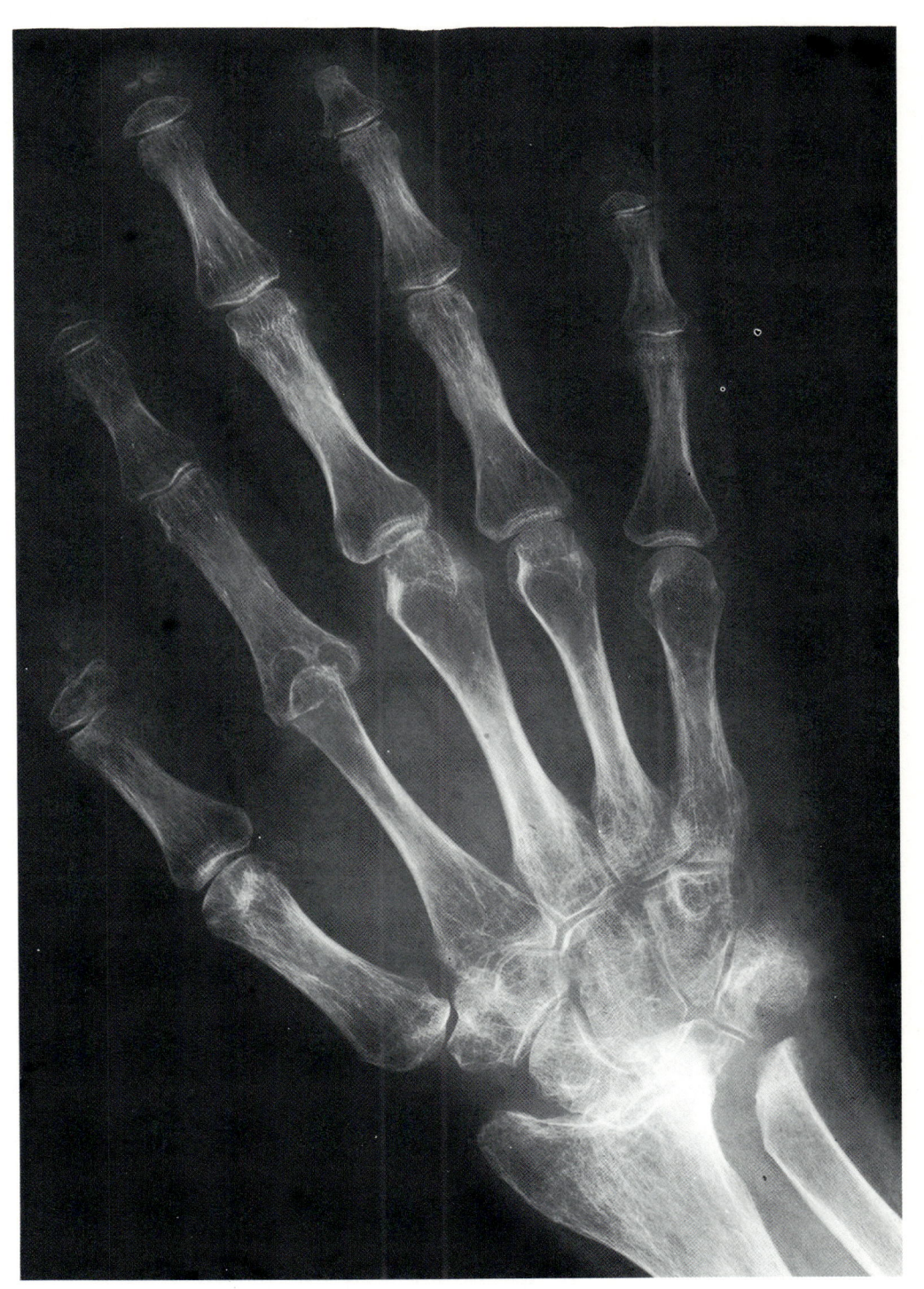

b

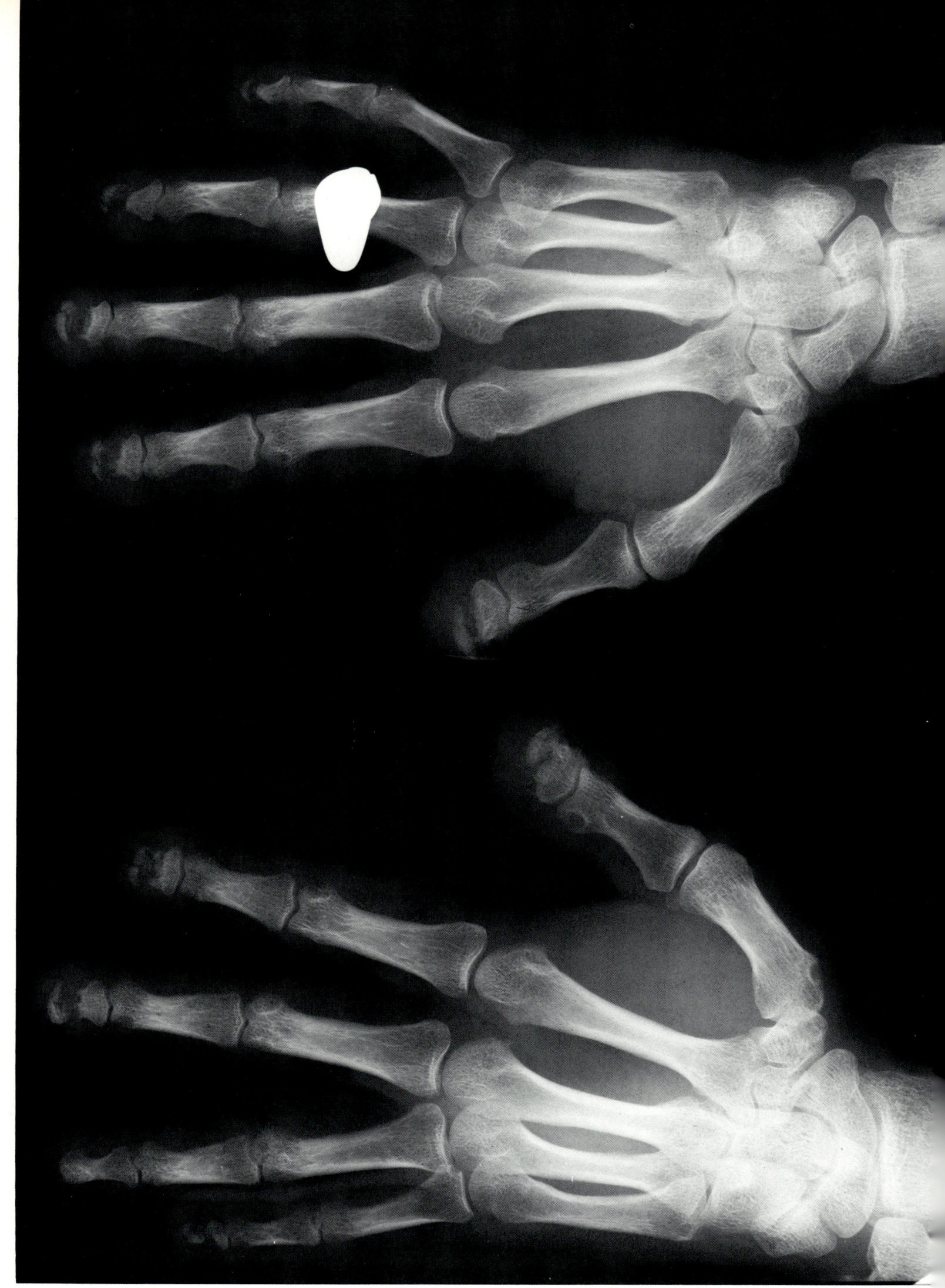

a

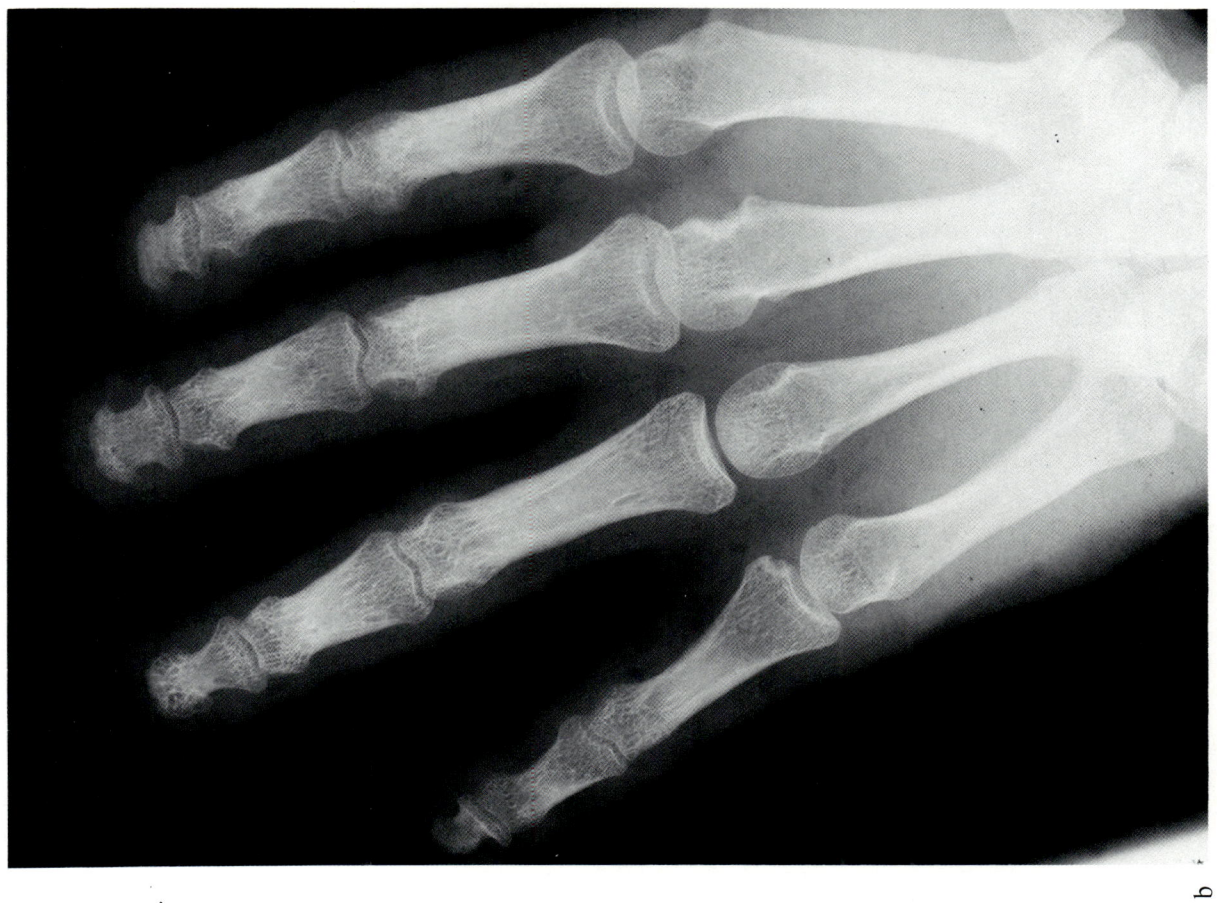

Abb. 201 a und b. **Akroosteolyse-Syndrom bei einem PVC-Arbeiter.** Diese Erkrankung wird als Berufskrankheit bei in der Plastikindustrie Beschäftigten beobachtet und geht auf das Reinigen der für die Polymerisierung von Vinylchlorid benötigten Autoclaven zurück. (a) Osteolyse der Endphalangen; (b) Besserung des Zustands nach Einsatz des Patienten in einem anderen Arbeitsbereich. Konsolidierung der osteolytischen Herde, wenn auch die Finger verkürzt blieben

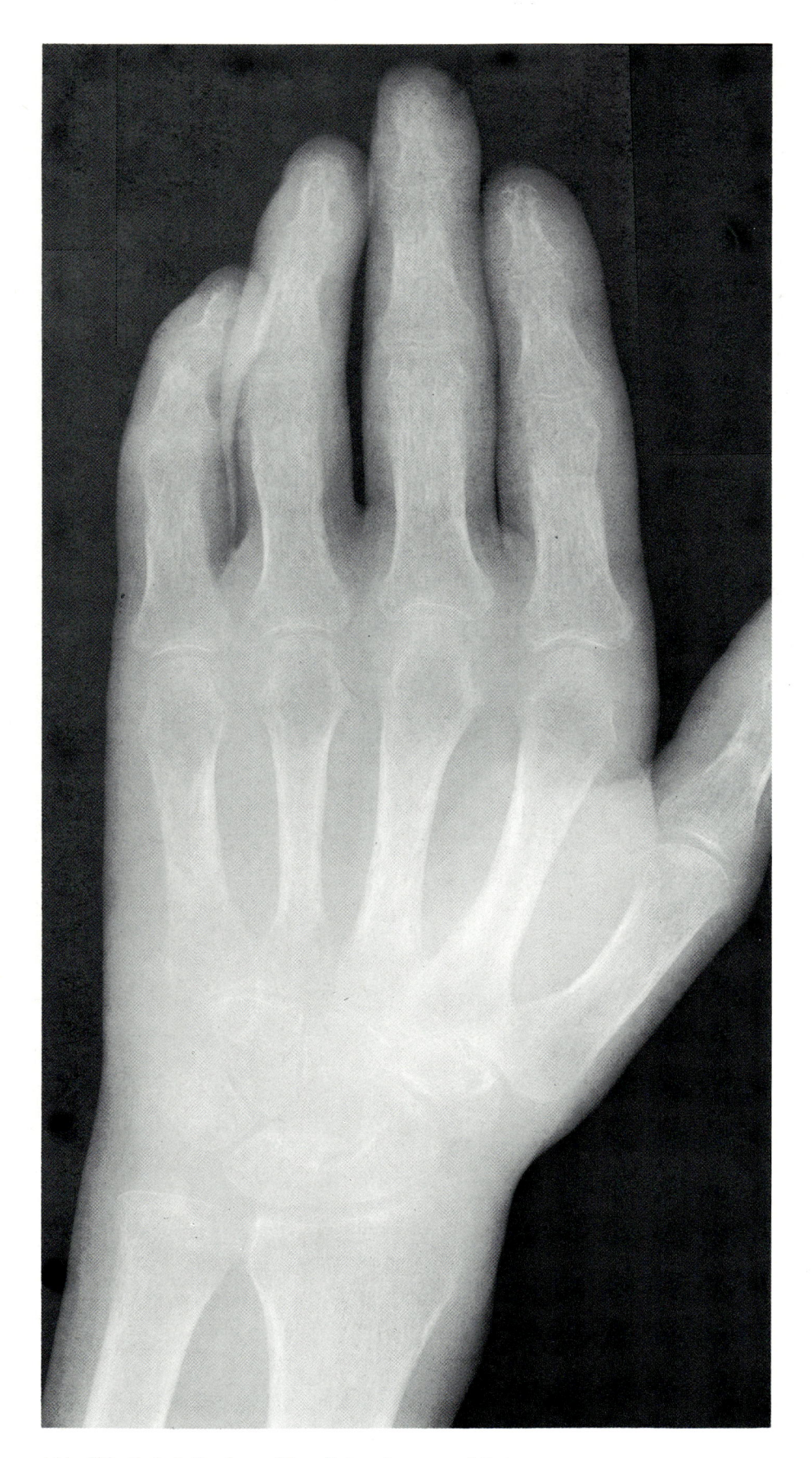

Abb. 202. **Sudeck-Syndrom.** Diese Erkrankung ungeklärter Genese kann durch ein Bagatelltrauma ausgelöst werden. Die Corticalis an den Enden der Knochen bleibt immer intakt, was die Unterscheidung von einer primären Gelenkschädigung ermöglicht. In diesem schweren Fall ist die Osteoporose diffus

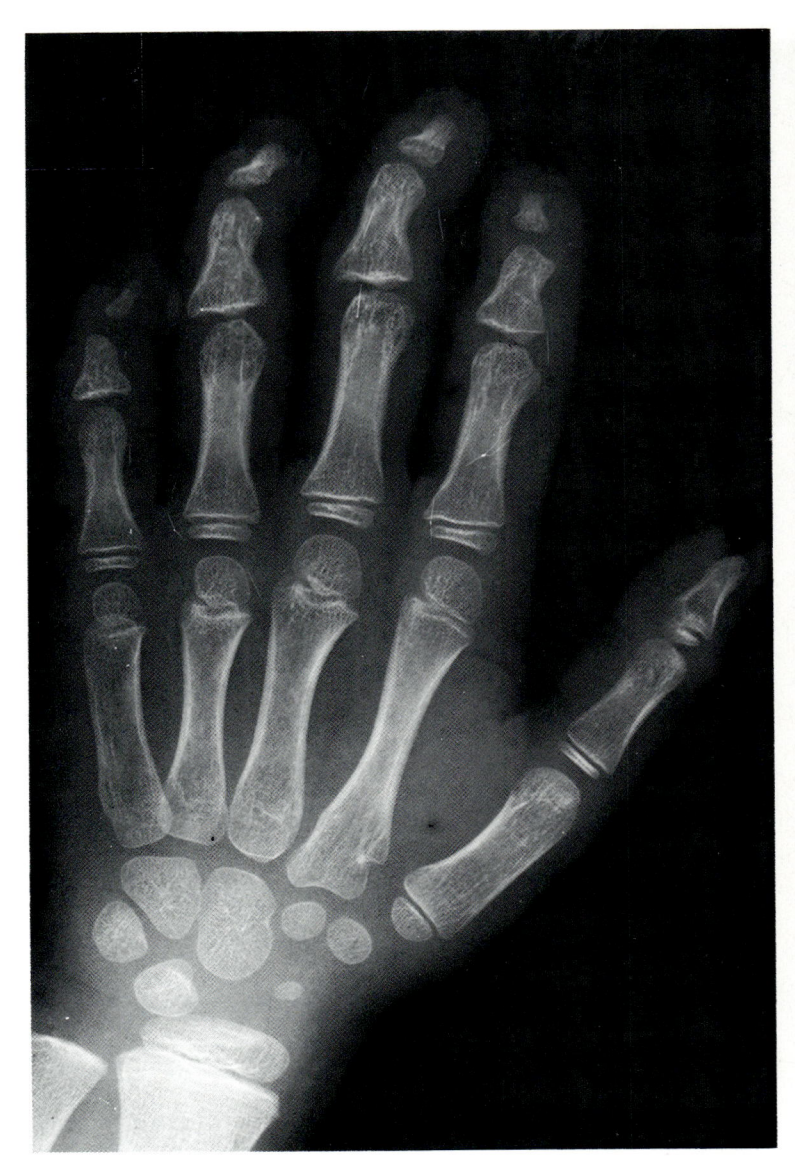

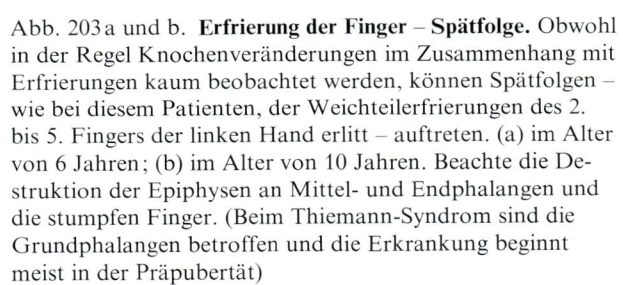

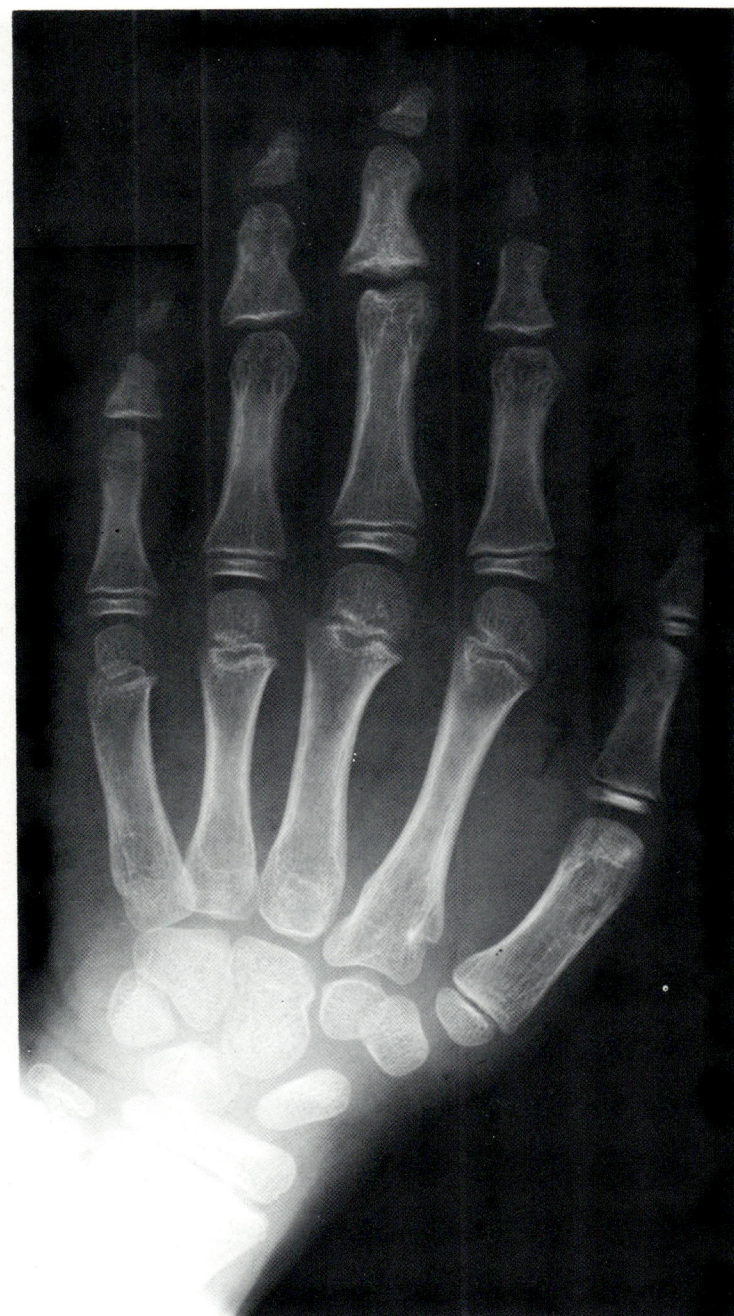

Abb. 203a und b. **Erfrierung der Finger – Spätfolge.** Obwohl in der Regel Knochenveränderungen im Zusammenhang mit Erfrierungen kaum beobachtet werden, können Spätfolgen – wie bei diesem Patienten, der Weichteilerfrierungen des 2. bis 5. Fingers der linken Hand erlitt – auftreten. (a) im Alter von 6 Jahren; (b) im Alter von 10 Jahren. Beachte die Destruktion der Epiphysen an Mittel- und Endphalangen und die stumpfen Finger. (Beim Thiemann-Syndrom sind die Grundphalangen betroffen und die Erkrankung beginnt meist in der Präpubertät)

160 Verschiedene Erkrankungen

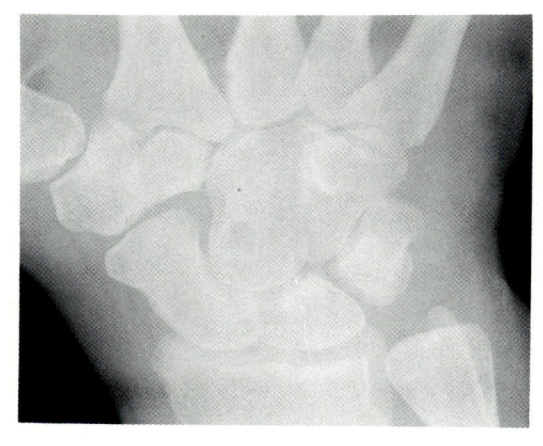

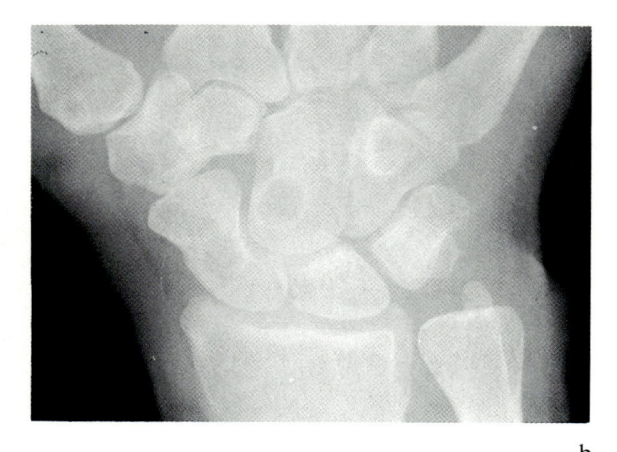

Abb. 204a und b. **Cysten der Carpalia – Verlauf.** (a) kleine auf das Capitatum beschränkte Cysten; (b) drei Jahre später – die Cysten im Capitatum sind größer, weitere Cysten sind im Naviculare (anat.: Scaphoid) und an der Basis des Metacarpale I erkennbar. Cysten der Carpalia können Spätfolgen schwerer Verletzungen oder leichter, berufsbedingter Traumen sein (Arbeiten mit vibrierenden Geräten bis hin zum Preßluftbohrer). Häufig findet sich in der Anamnese jedoch weder ein Trauma noch eine berufsbedingte Belastung

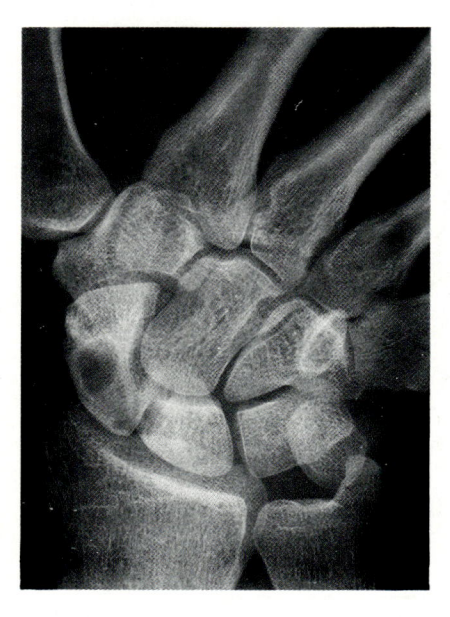

Abb. 205. **Carpalcysten.** Bei dieser Patientin war weder eine Verletzung noch eine berufsbedingte Belastung Ursache der im Naviculare (anat.: Scaphoid) sitzenden Cyste

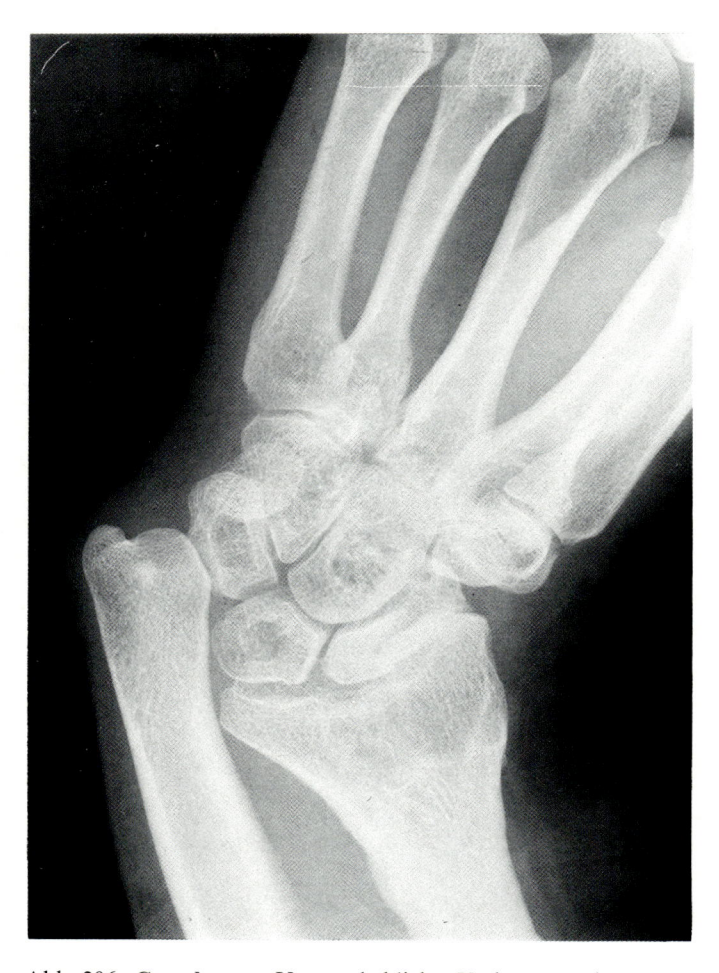

Abb. 206. **Carpalcysten.** Unter erheblicher Verkürzung abgeheilte Radiusfraktur, Cysten im Lunatum, Triquetrum und Capitatum; gestauchtes Naviculare (anat.: Scaphoid). Die Schädigungen sind eindeutig das Ergebnis übermäßiger Beanspruchung und Belastung durch die Deformierung von Unterarm und Handgelenk

Verschiedene Erkrankungen 161

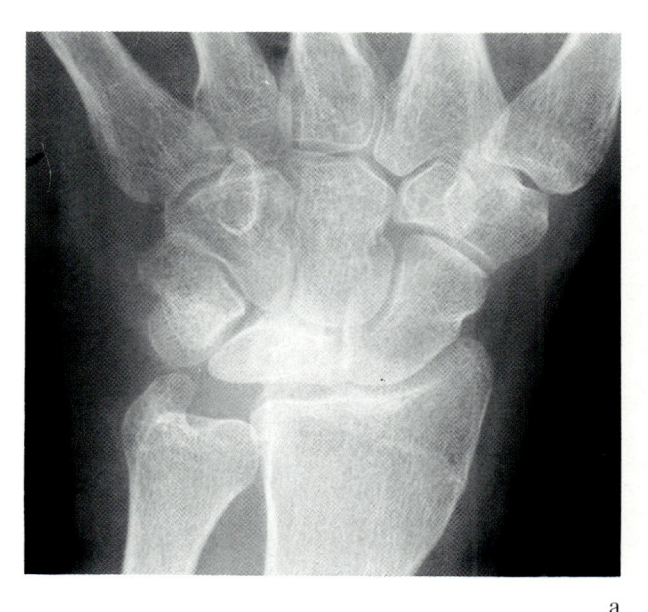

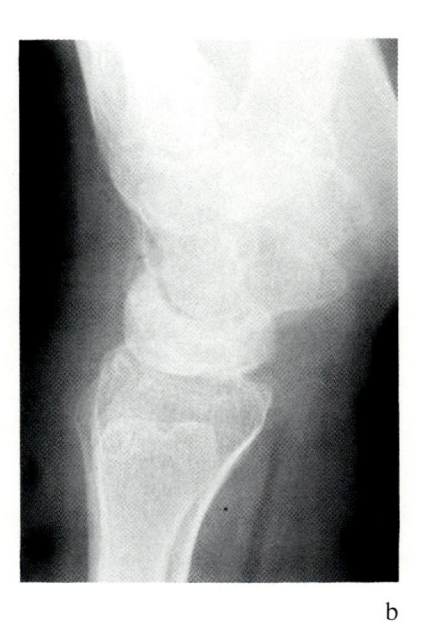

Abb. 207a und b. **Aseptische Nekrose des Lunatum (Kienböck-Syndrom).** Viele dieser Schädigungen sind traumatisch bedingt, obwohl die Patienten keine Verletzung angeben. Die befallenen Knochen zeigen das Bild fleckiger Sklerose bei gleichzeitig mottenfraßähnlicher Aufhellung

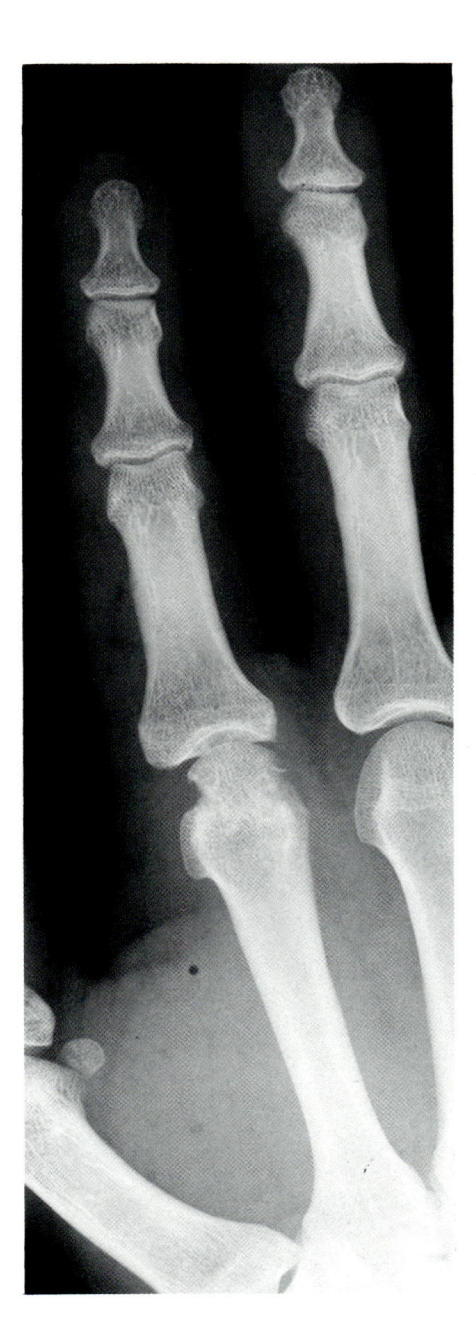

Abb. 208. **Aseptische Nekrose des distalen Metacarpale II rechts (Dietrich-Syndrom).** Isolierte Schädigung ohne Allgemeinsymptome bei normaler Blutsenkung; kein anderes Gelenk beteiligt; kein Trauma in der Anamnese. Beachte, daß Weichteilschwellung und Osteoporose fehlen und der Gelenkspalt normal weit erscheint. Am distalen Ende des Metacarpale ist ein winziges Knochenfragment sichtbar. Aufgrund dieser Absprengung konnte die Diagnose einer aseptischen Knochennekrose gestellt werden

Abb. 209. **Aseptische Nekrose des distalen Metacarpale II rechts (Dietrich-Syndrom).** Gleiche Krankengeschichte wie beim Patienten in Abb. 208. Beachte das stecknadelkopfgroße Knochenfragment in Höhe des Grundgelenks, außerdem vorzeitiger Epiphysenschluß

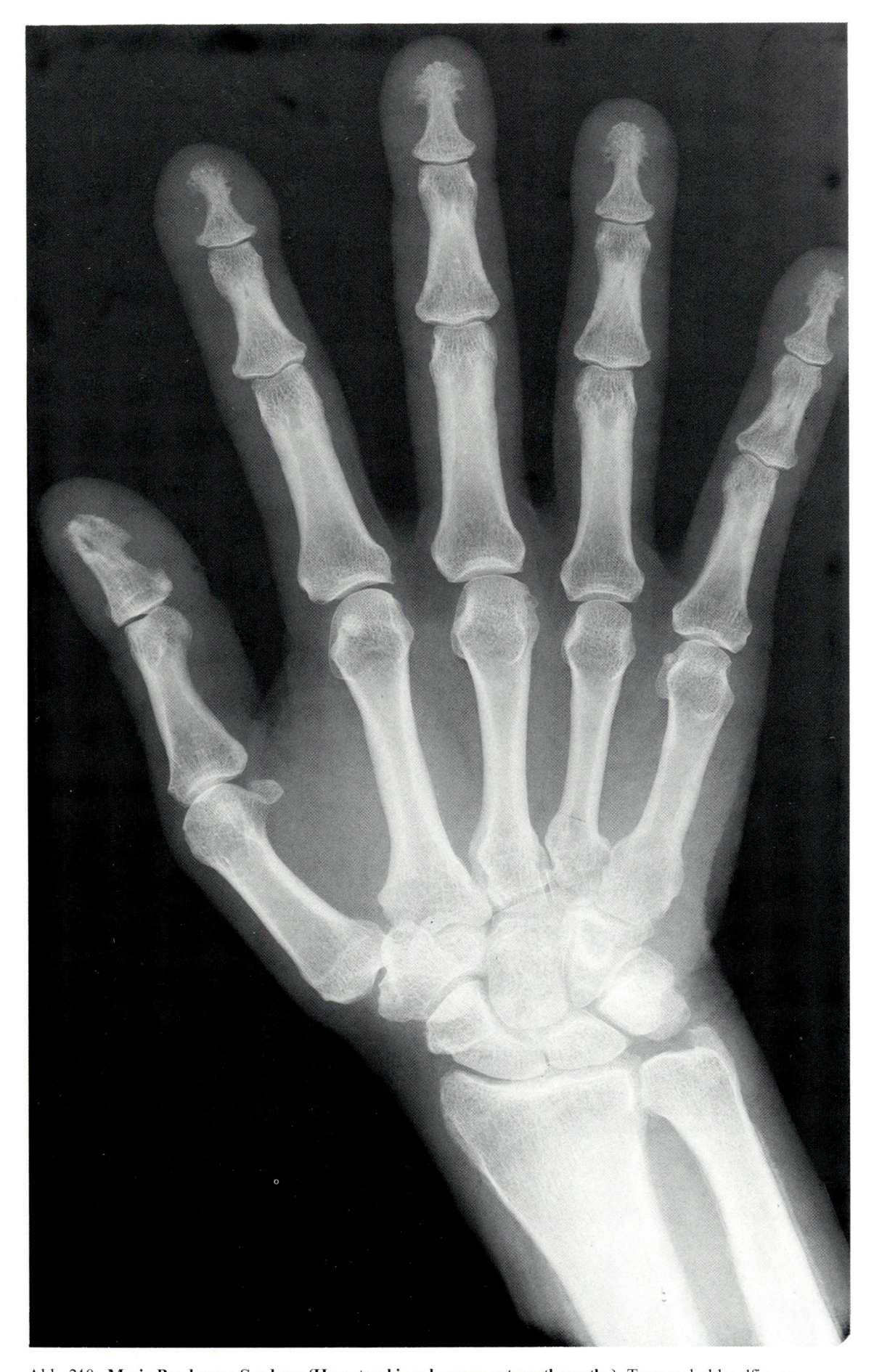

Abb. 210. **Marie-Bamberger-Syndrom (Hypertrophic pulmonary osteoarthropathy).** Trommelschlegelfinger mit vorspringenden distalen Endphalangen. Beachte die periostale Reaktion an typischer Stelle im Bereich der Diaphysen von Radius und Ulna; sie kommt aber auch an den Metacarpalia und Phalangen vor. Dieser Patient hatte ein Bronchialcarcinom; die häufigste Ursache der hypertrophisch-pulmonalen Osteoarthropathie

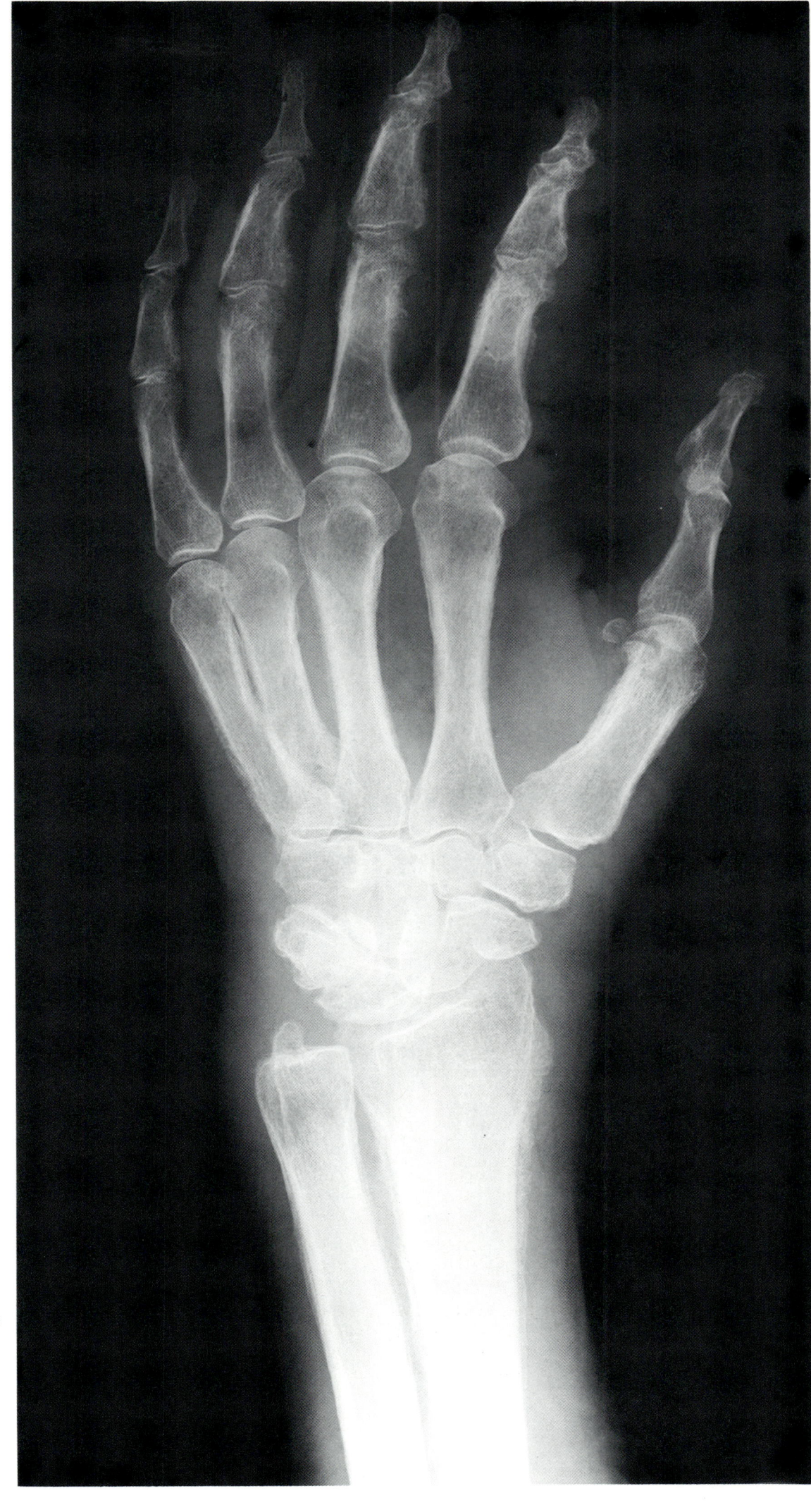

Abb. 211. **Marie-Bamberger-Syndrom (Hypertrophic pulmonary osteoarthropathy).** Ausgeprägte Periostose an den unteren Enden von Radius und Ulna, ebenso wie an den Diaphysen der Metacarpalia

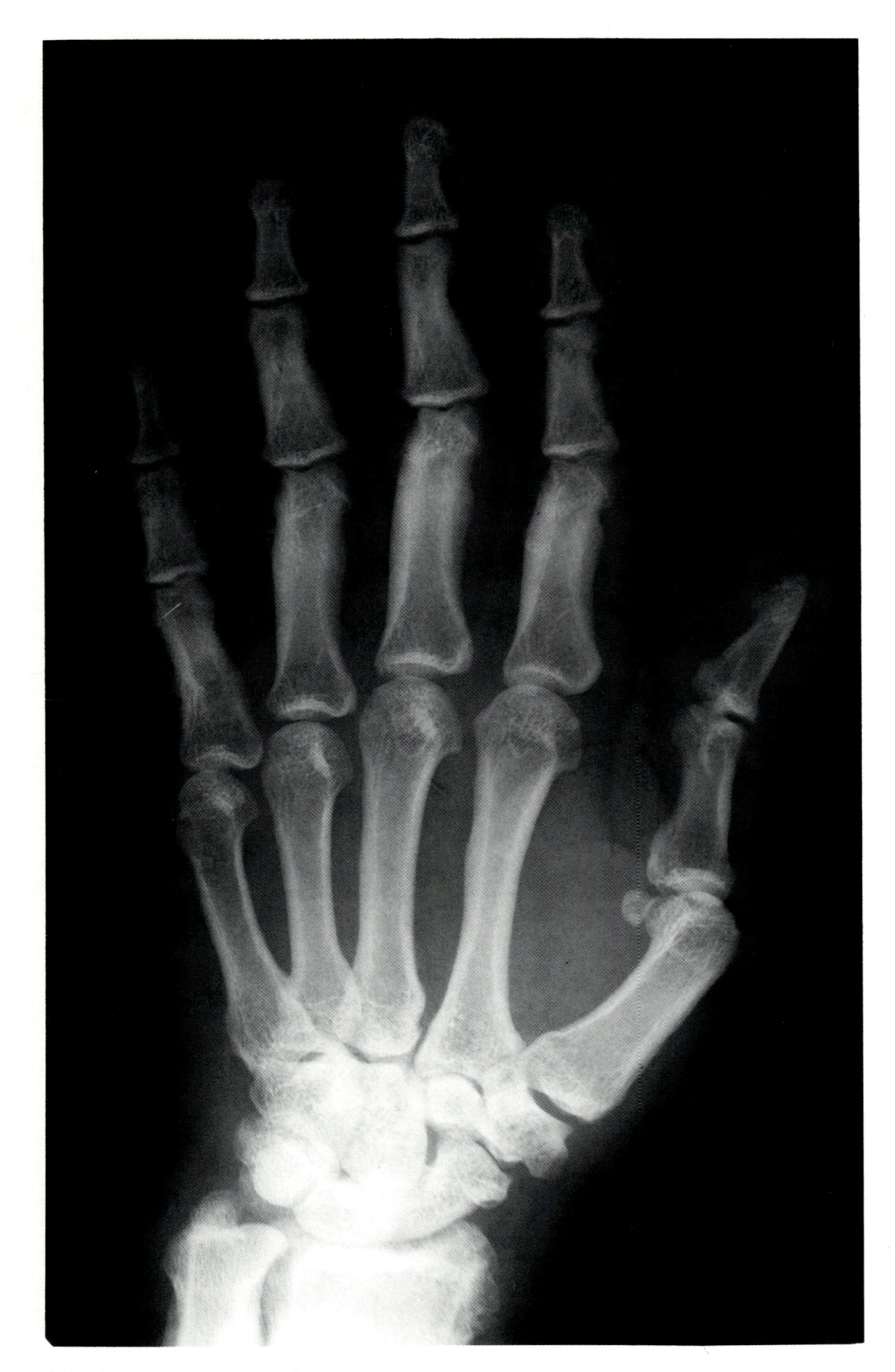

Abb. 212. Touraine-Solente-Golé-Syndrom (Hyperostosis generalisata mit Pachydermie). Seltene, familiäre, hauptsächlich bei Männern auftretende Erkrankung mit Trommelschlegelfingern, schmerzhafter Schwellung der Gelenke, Hautverdickung und Hyperhidrosis, Periostosen und Verdickung der Corticalis – wie bei diesem Patienten

Verschiedene Erkrankungen

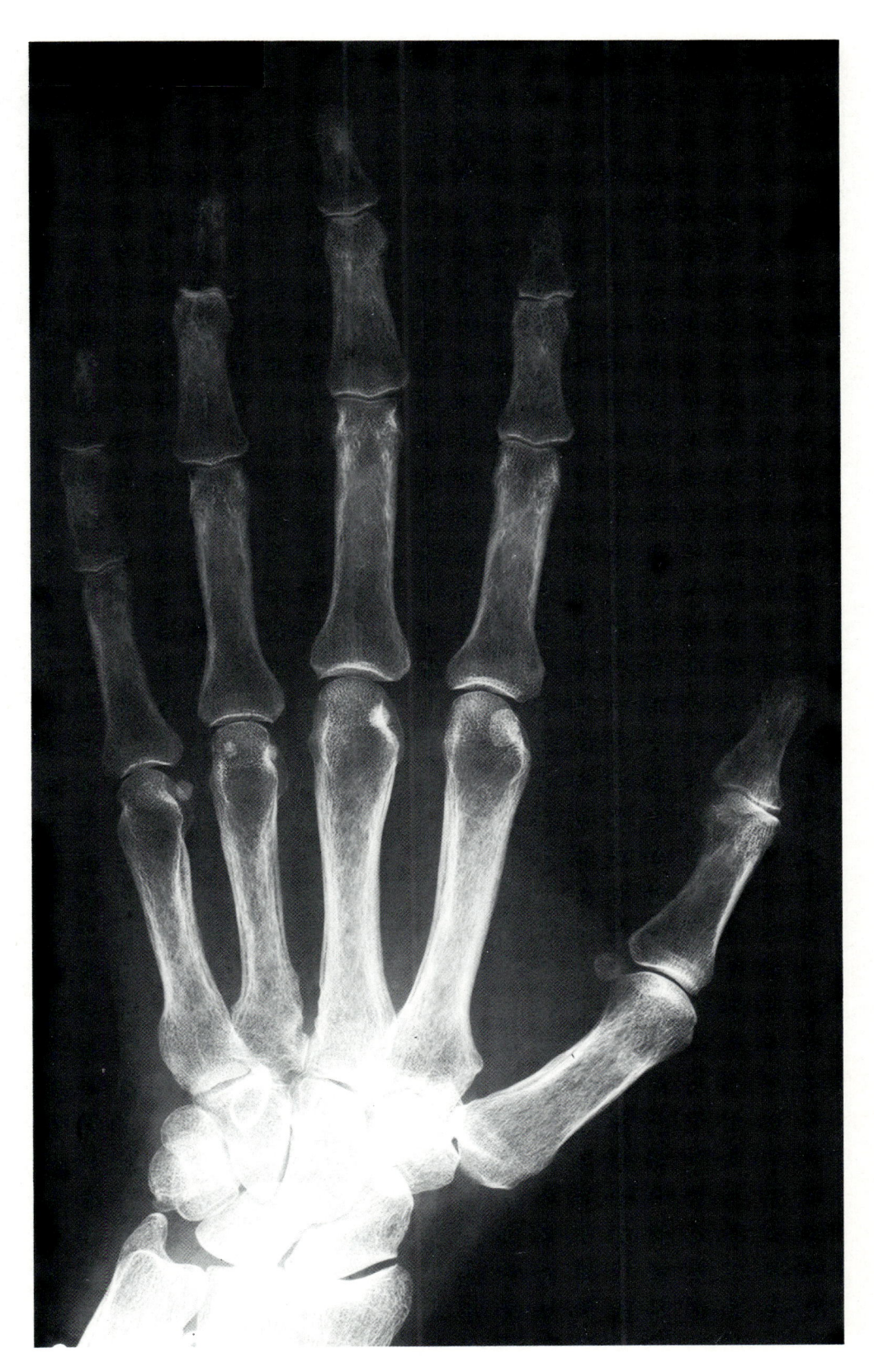

Abb. 213. Periarteriitis nodosa (Kussmaul-Meier-Syndrom).
Folge dieser Kollagenose sind starke, disseminierte, periostale Reaktionen mit Knochenanlagerung. Bei diesem Patienten ist die periostale Reaktion an allen Metacarpalia und auch am distalen Ende der Ulna erkennbar. Der Patient hatte Trommelschlegelfinger, die klinisch von denen eines Marie-Bamberger-Syndrom nicht zu unterscheiden waren

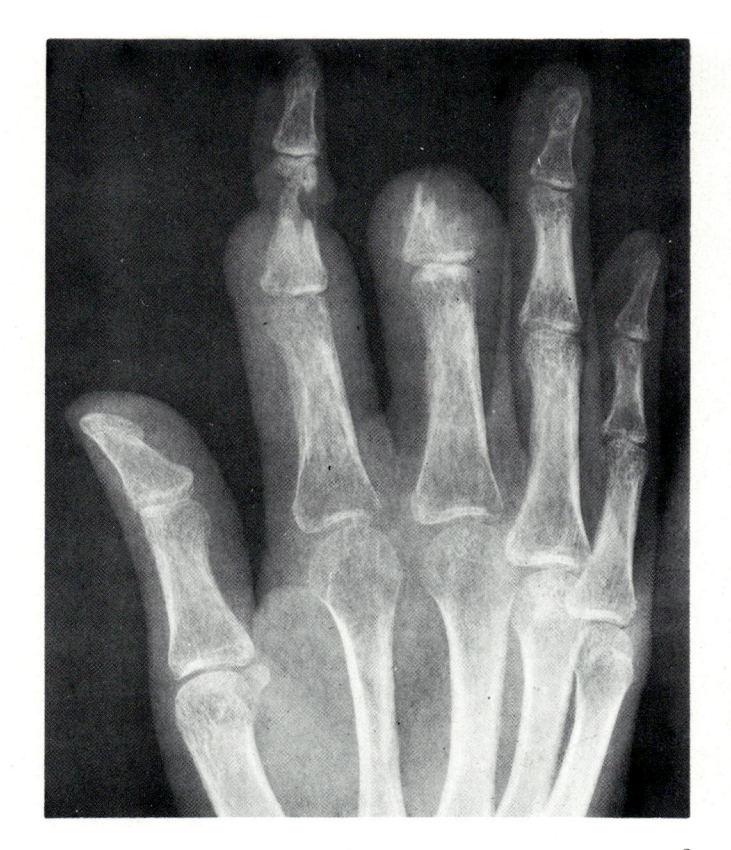

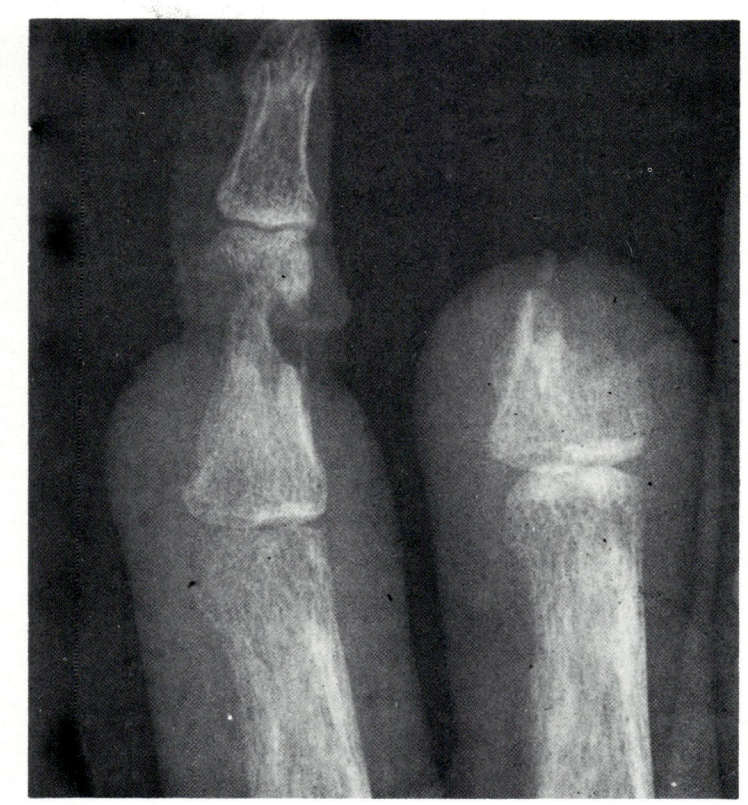

Abb. 214a und b. Ainhum ähnliches Syndrom. Hauptsächlich bei Negern vorkommende Mutilation im Fußbereich mit Spontanamputation der Kleinzehen, bedingt durch eine die Weichteile strangulierende Hautverdickung mit nachfolgendem Knochenabbau; in seltenen Fällen Befall der Finger. Bei dieser 35 Jahre alten Nigerianerin war innerhalb von 6 Monaten eine fortschreitende Einschnürung am 3. Finger (der während der Nacht abfiel) und am 2. Finger (dessen Einschnürung deutlich sichtbar ist) aufgetreten. Wenn die Lokalisation auch nicht der Definition des Ainhum-Syndroms entspricht, so sind die hier beschriebenen Symptome doch klassisch

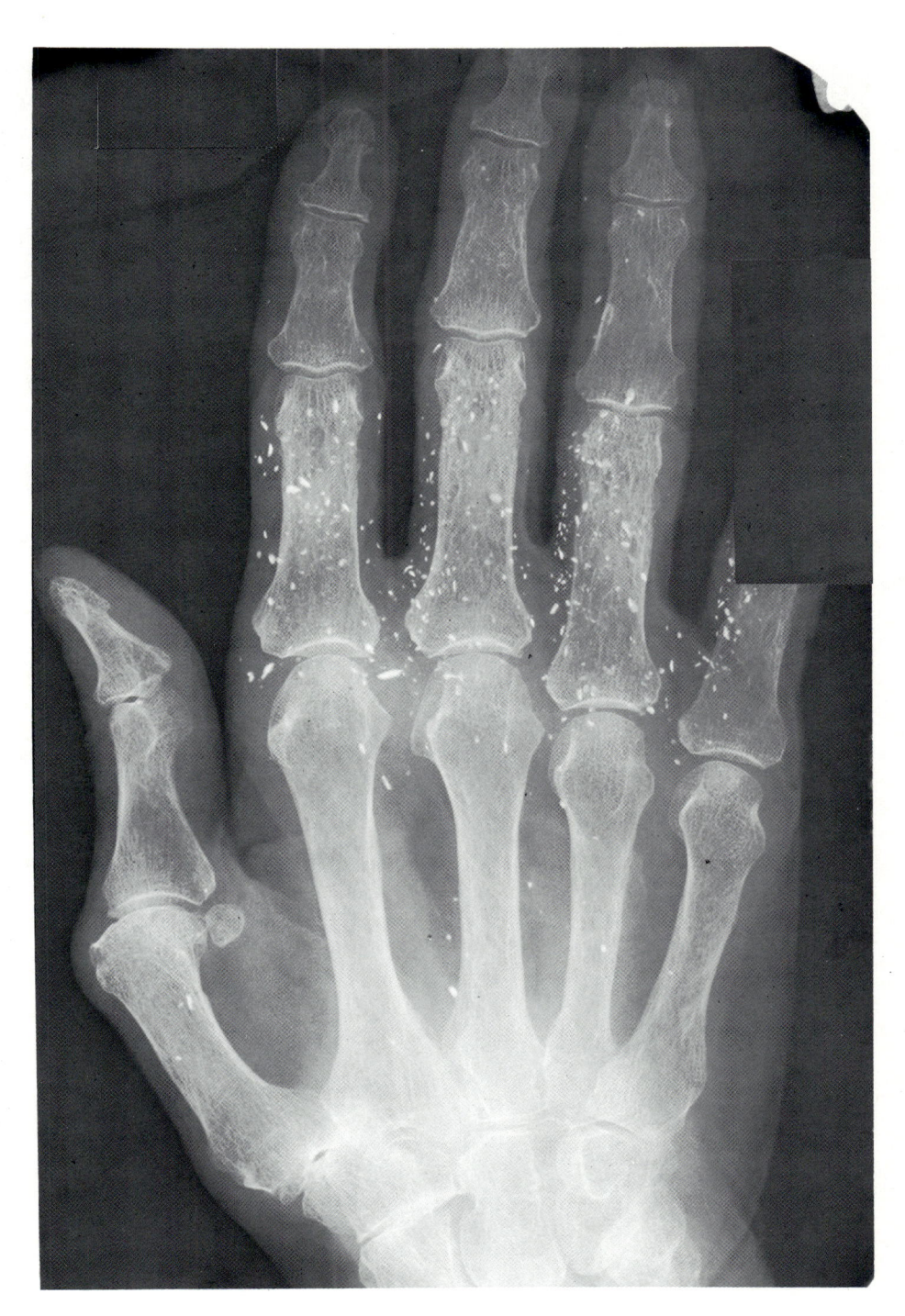

Abb. 215. **Ungewöhnliche Berufskrankheit.** Bei diesem Patienten handelt es sich um einen 95 Jahre alten Scherenschleifer

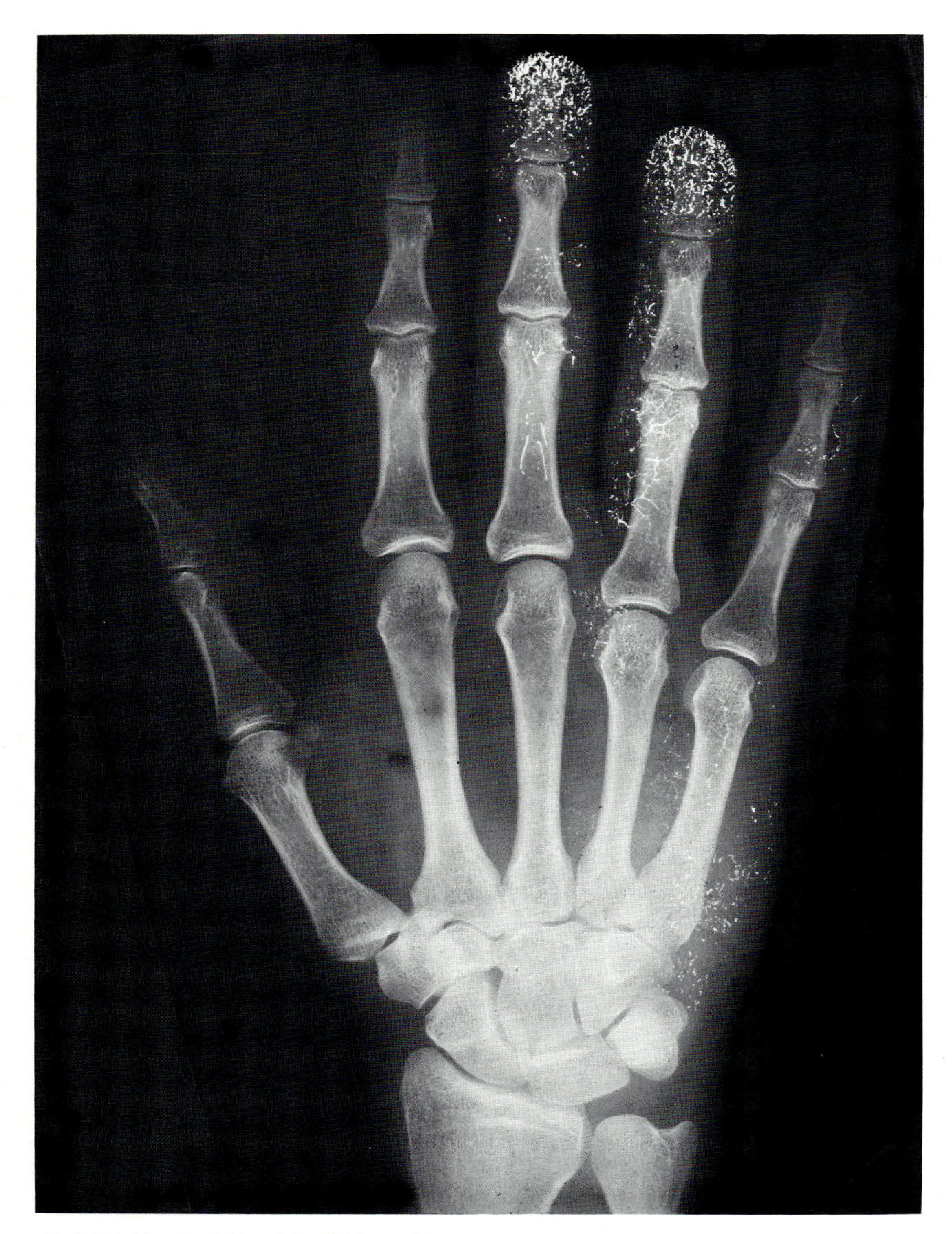

Abb. 216. **Periphere Quecksilberembolien.** Bei der arteriellen Blutentnahme, bei der Quecksilber als luftundurchlässiger Abschluß in der Spritze verwendet wurde, konnte Quecksilber in die Blutbahn gelangen. Ablagerungen von metallischem Quecksilber in den Weichteilen des 3., 4. und 5. Fingers, in den Muskeln des Hypothenar und im Markraum der Grundphalanx III. Die Einlagerungen wurden nach und nach durch die Haut hindurch abgestoßen

XII. Osteoarthritis (Heberden-Syndrom) und primär-chronische Polyarthritis

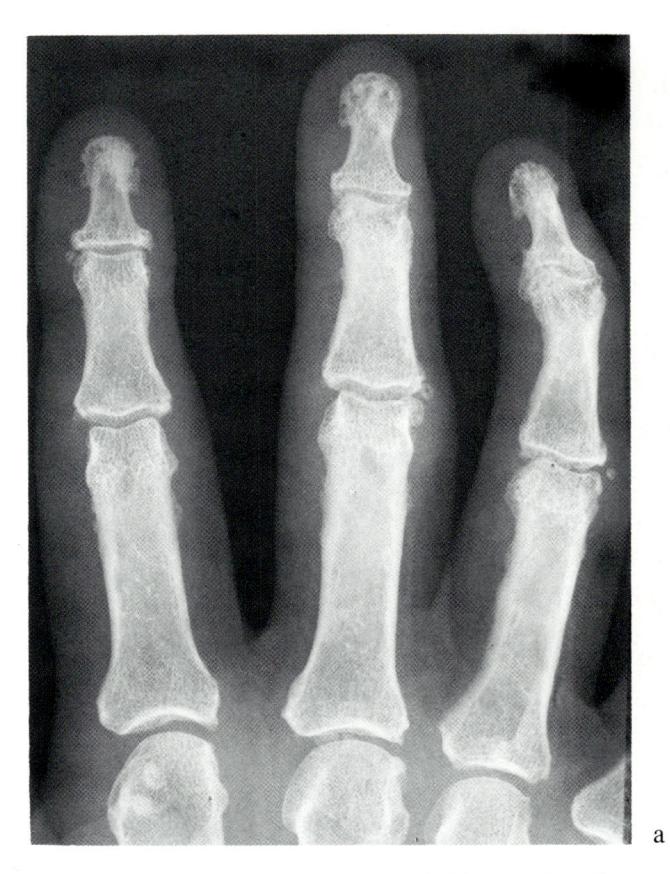

Abb. 217. **Heberden-Syndrom (Osteoarthritis) – Frühstadium.** Periartikuläre Absprengungen im Bereich der Mittel- und Endgelenke

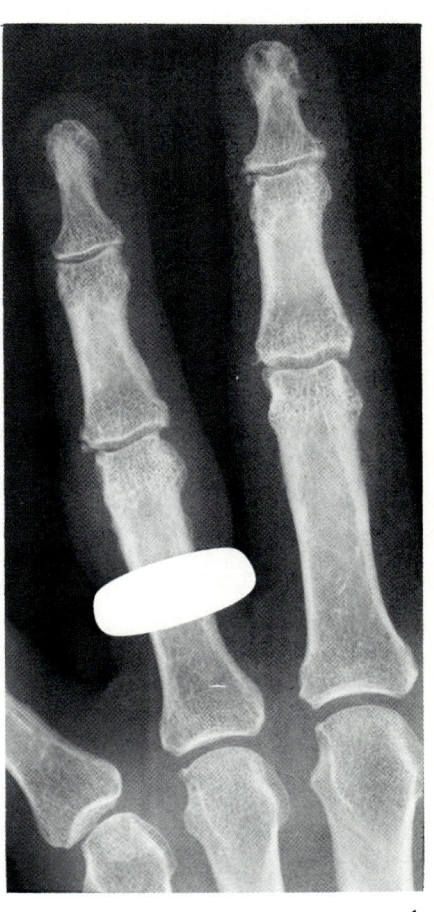

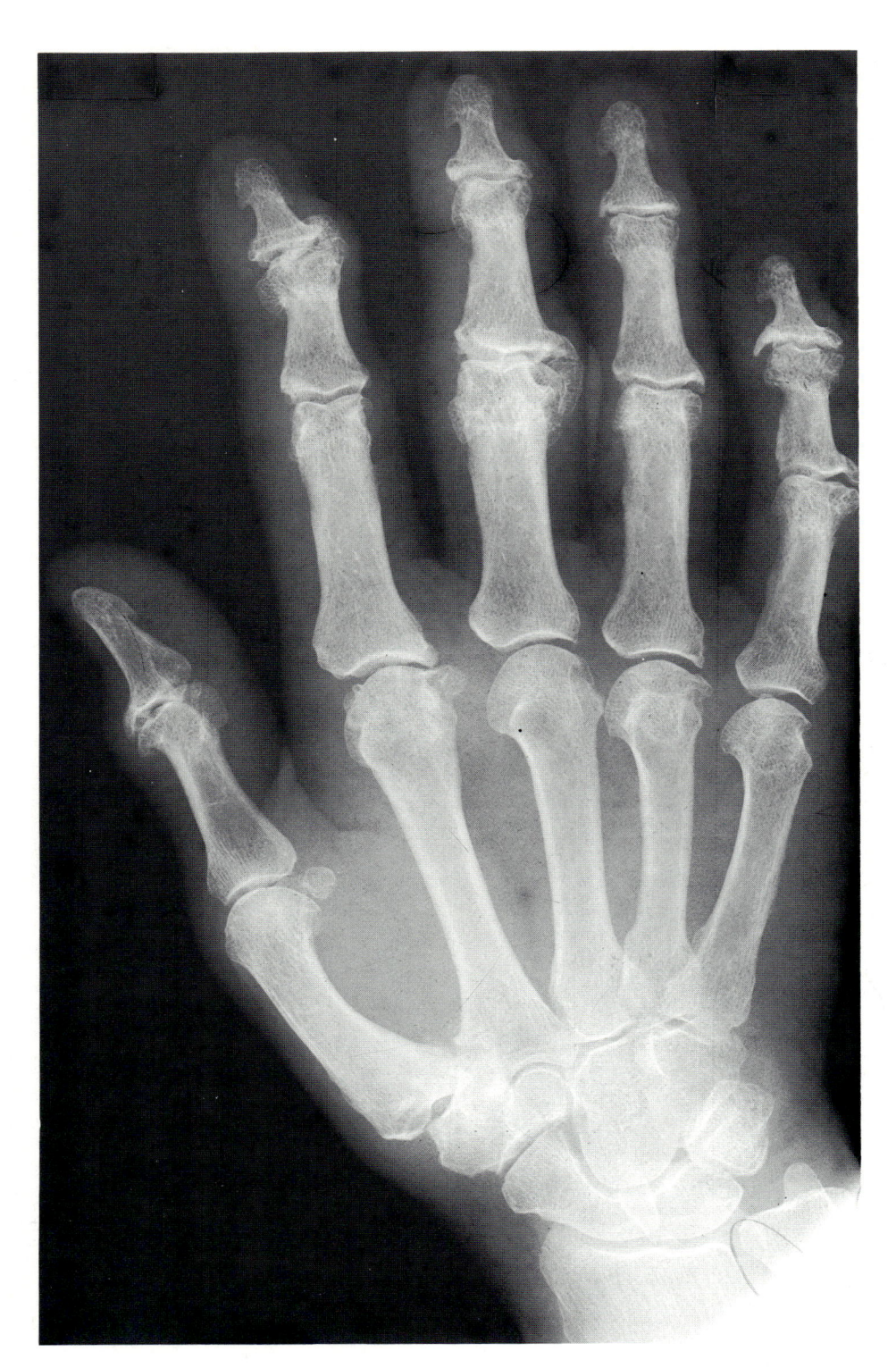

Abb. 218. Heberden-Syndrom (Osteoarthritis) – Spätstadium.
Heberden-Knoten am Endgelenk des 1., 2. und 5. Fingers;
die Grundgelenke sind ebenso wie das Mittelgelenk und das
Carpo-metacarpalgelenk I betroffen

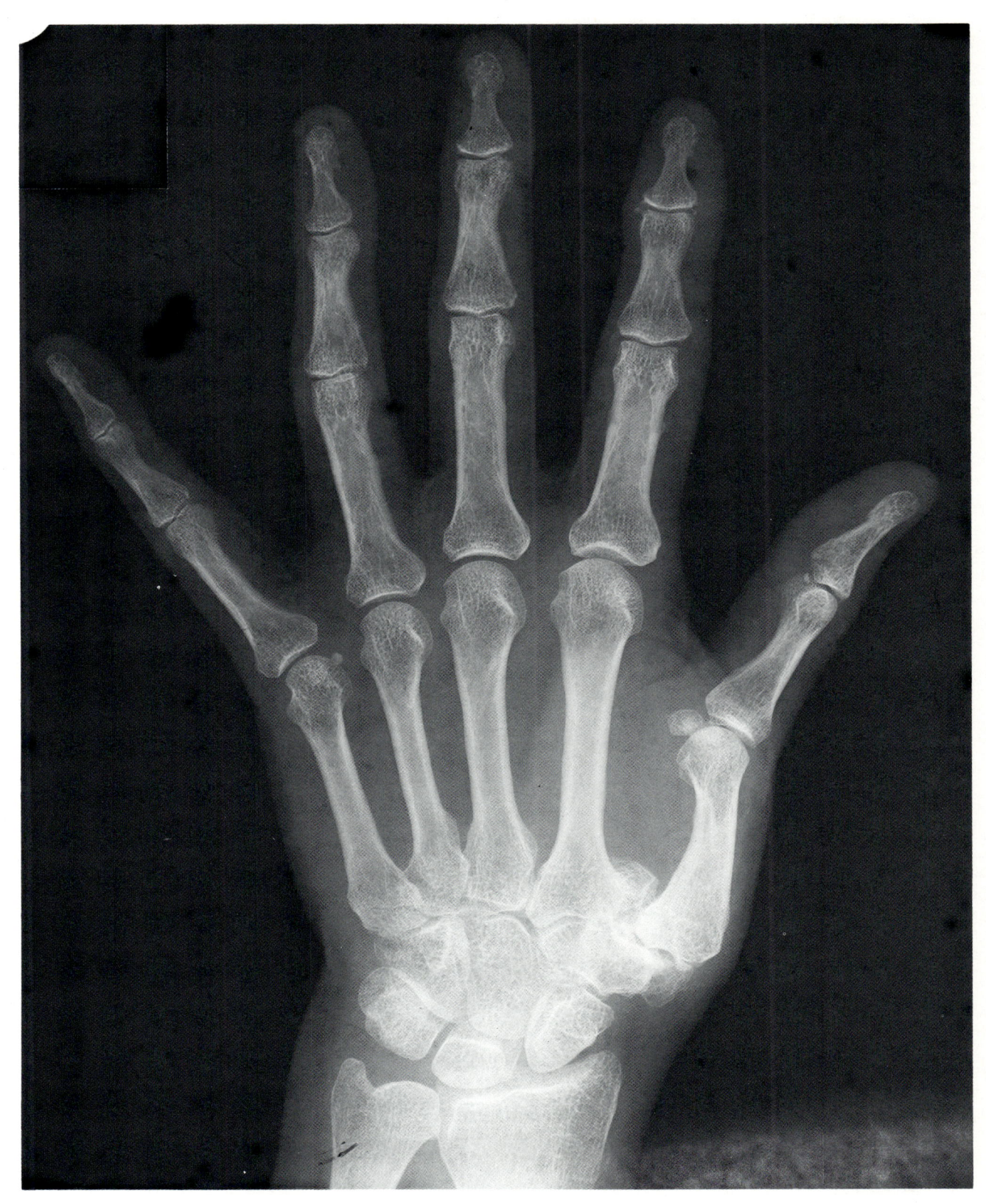

Abb. 219. **Heberden-Syndrom – Osteoarthritis des Carpometacarpalgelenk I.** Ein besonders bei Frauen häufiger Sitz der Erkrankung; an den übrigen Gelenken nur geringe Veränderungen

Abb. 220. **Heberden-Syndrom (Osteoarthritis)**. Geringe Veränderungen in den kleinen Gelenken; beachte jedoch die auffällige Mitbeteiligung des Handgelenks (Naviculare). Das seitengleiche Auftreten läßt eine nichttraumatische Ätiologie vermuten

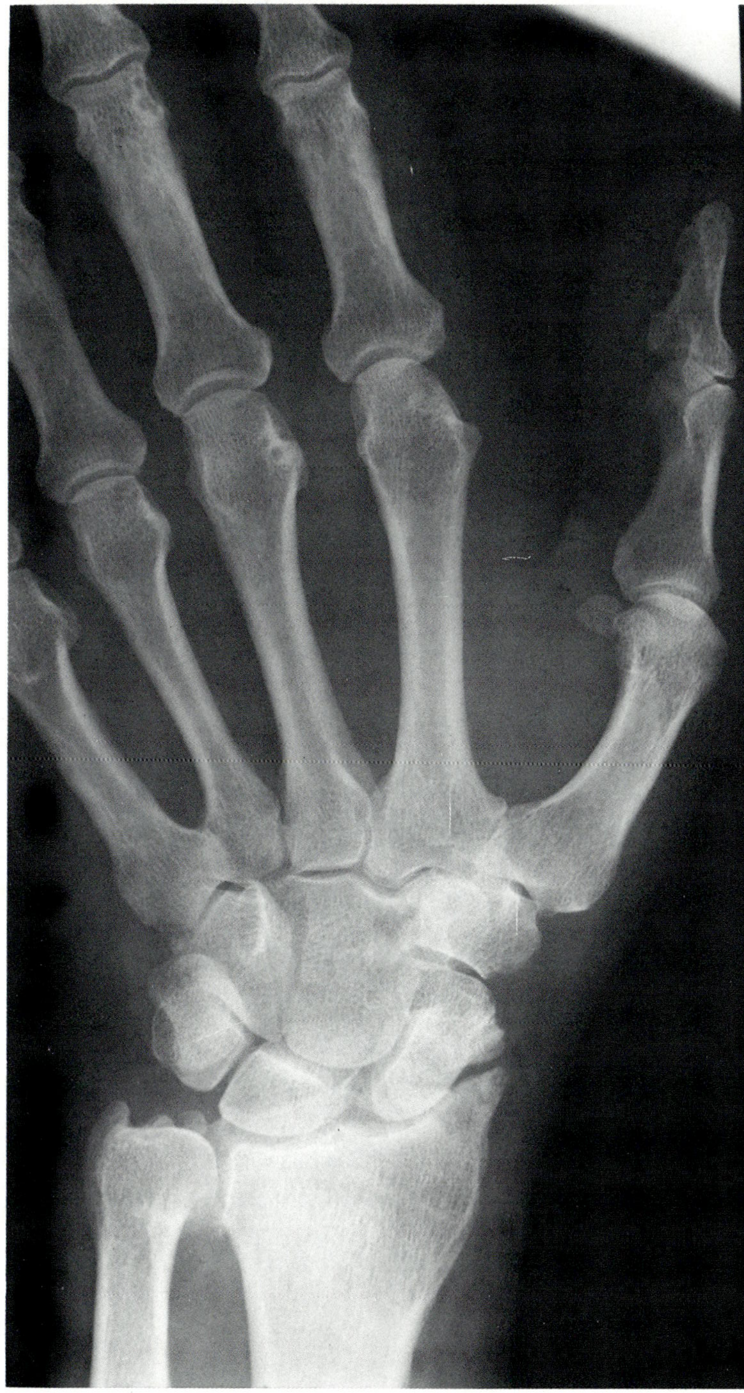

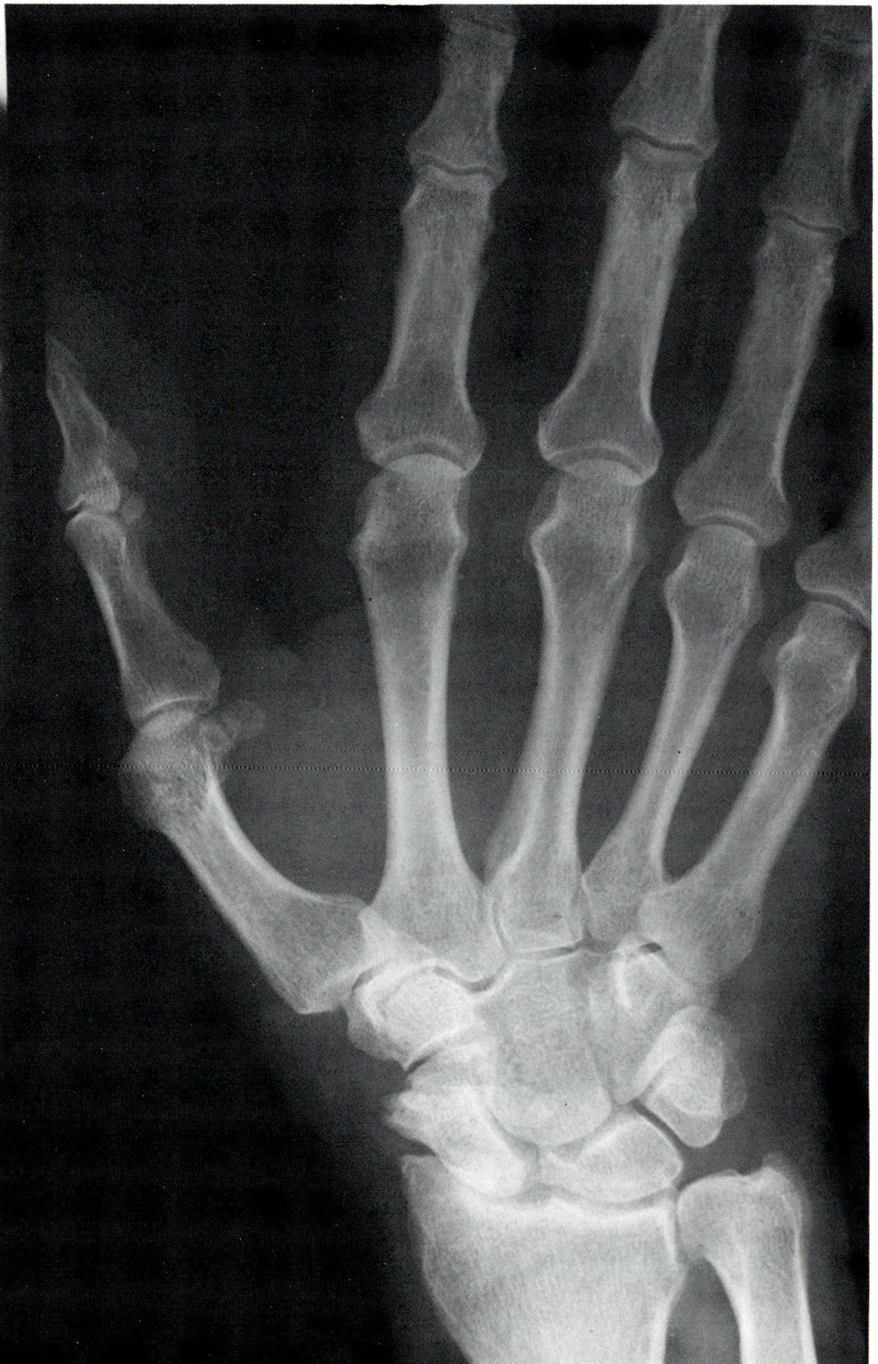

Abb. 221. **Heberden-Syndrom (Osteoarthritis)**. Befall der Gelenke zwischen Naviculare (anat.: Scaphoid) und Multangulum majus (anat.: Trapezium) und minus (anat.: Trapezoideum); eine an der Hand recht häufige Lokalisation dieser Erkrankung ▶

Abb. 222 (rechts unten). **Heberden-Syndrom (Osteoarthritis)**. Bevorzugter Befall der Gelenke zwischen Naviculare (anat.: Scaphoid) und Multangulum majus (anat.: Trapezium) und minus (anat.: Trapezoideum); zusätzliche Veränderungen an anderen Stellen der Handwurzel und an einigen Fingergelenken ▼▶

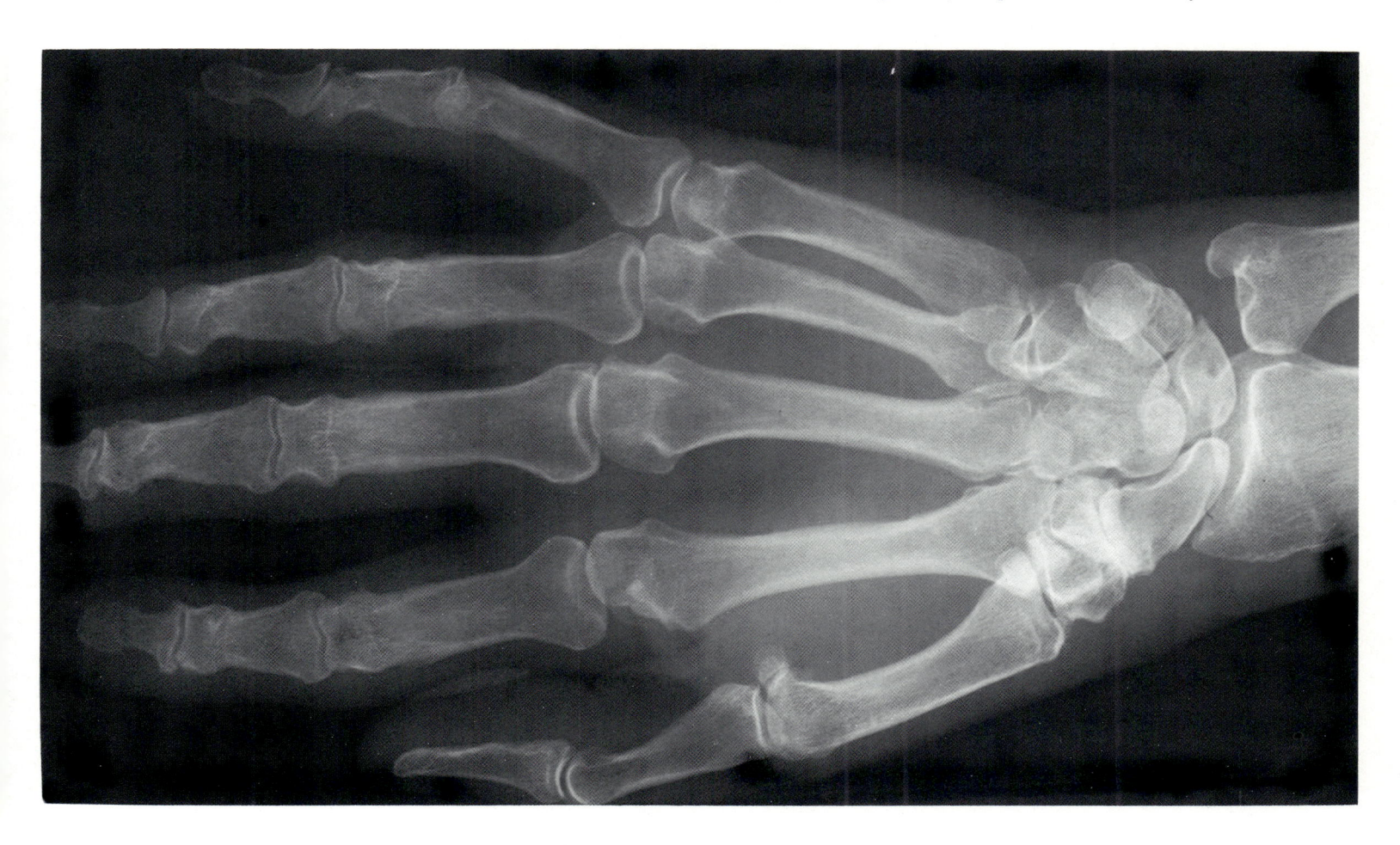

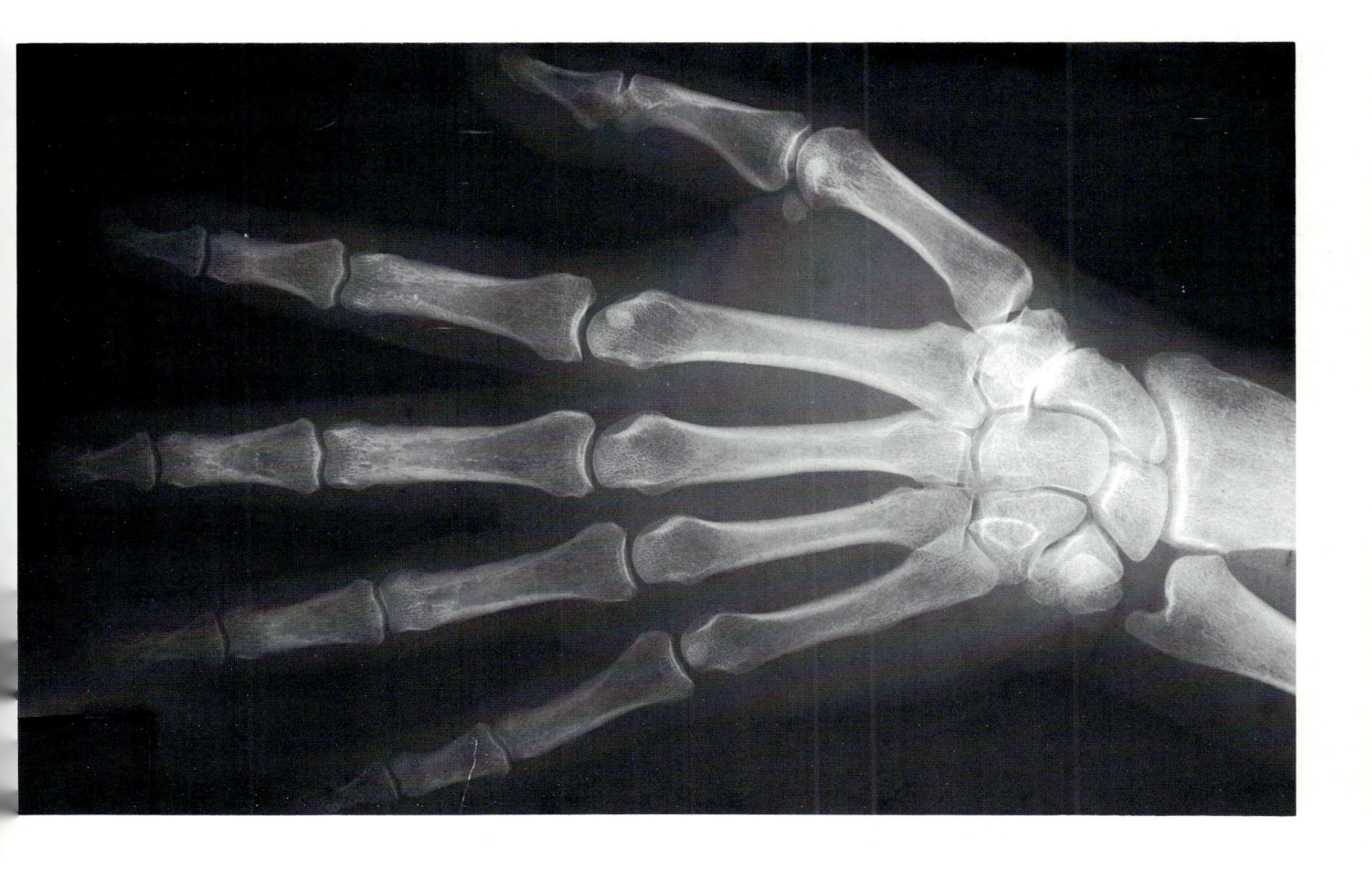

Osteoarthritis (Heberden-Syndrom) und primär-chronische Polyarthritis 173

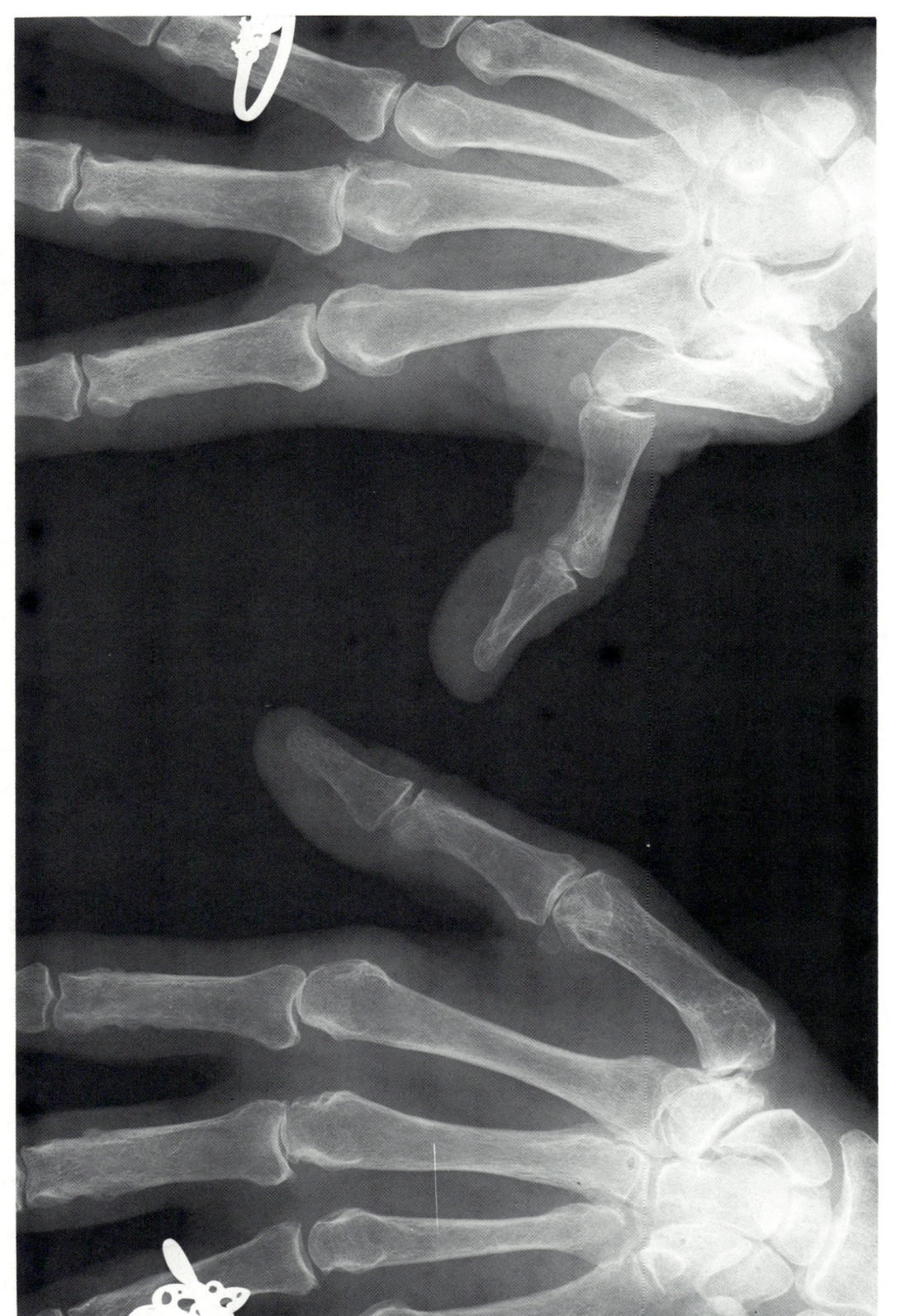

Abb. 223. **Heberden-Syndrom (Osteoarthritis) mit Subluxation der Gelenke.** Die schwere Form des Heberden-Syndroms kann zu einer Subluxationsstellung der Gelenke der Hand führen. Beachte an der linken Hand: Subluxation im Carpo-Metacarpalgelenk I und im 2. und 3. Fingergrundgelenk; an der rechten Hand: Subluxation des Carpo-Metacarpalgelenk I und des 3. Fingergrundgelenks

▼Abb. 224a und b (unten). **Heberden-Syndrom (Osteoarthritis) mit Arrosionen.** Sie sind am deutlichsten sichtbar im rechten 4. und linken 3. Fingergrundgelenk und in beiden Endgelenken des 2. Fingers, und weniger deutlich in den übrigen kleinen Gelenken der Hand. Ein der primär-chronischen Polyarthritis täuschend ähnliches Bild kann durch das Einbrechen einer periarticulären Cyste in das Gelenk entstehen. Der Patient hatte jedoch eine negative Rheumaserologie

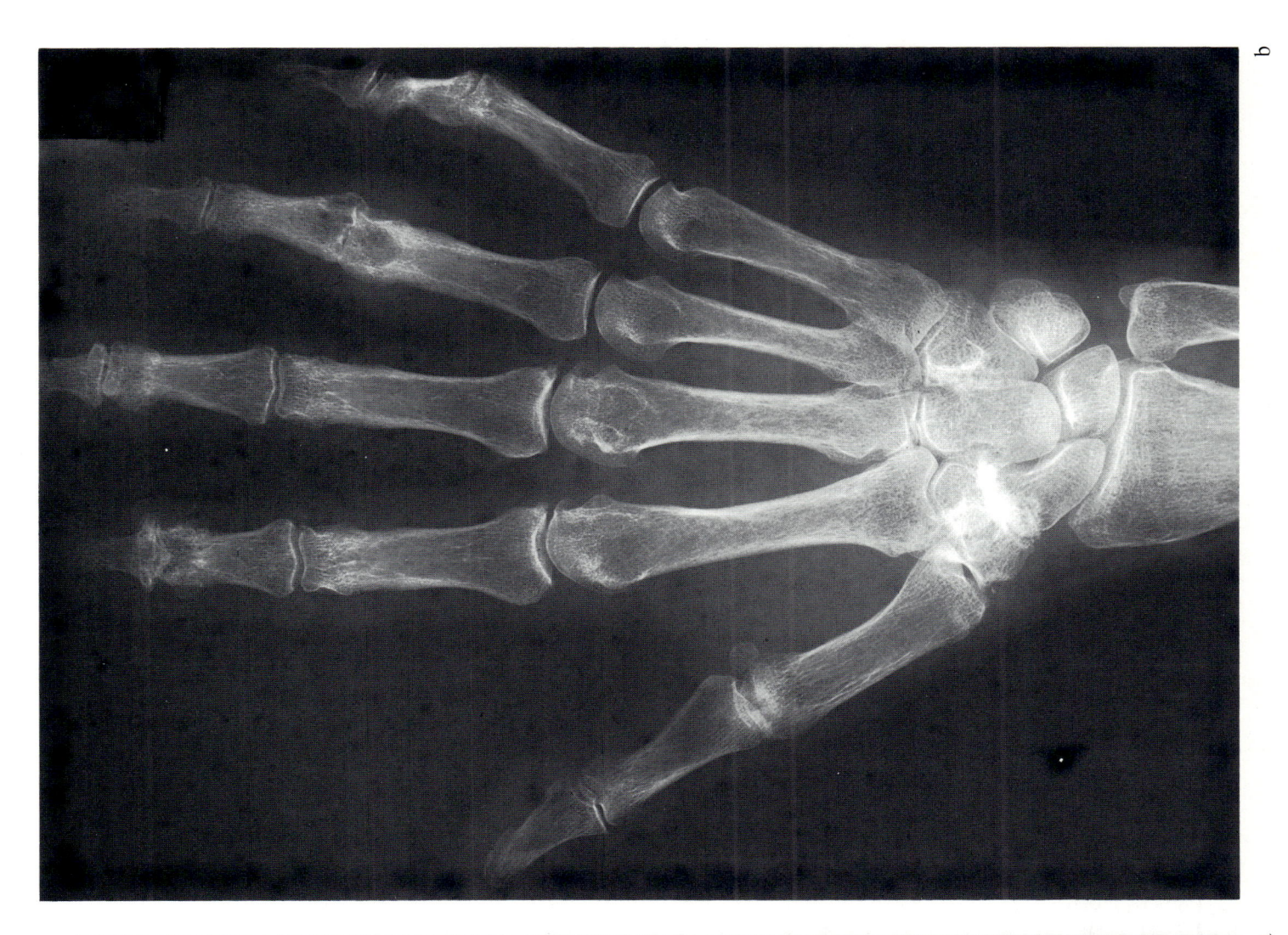

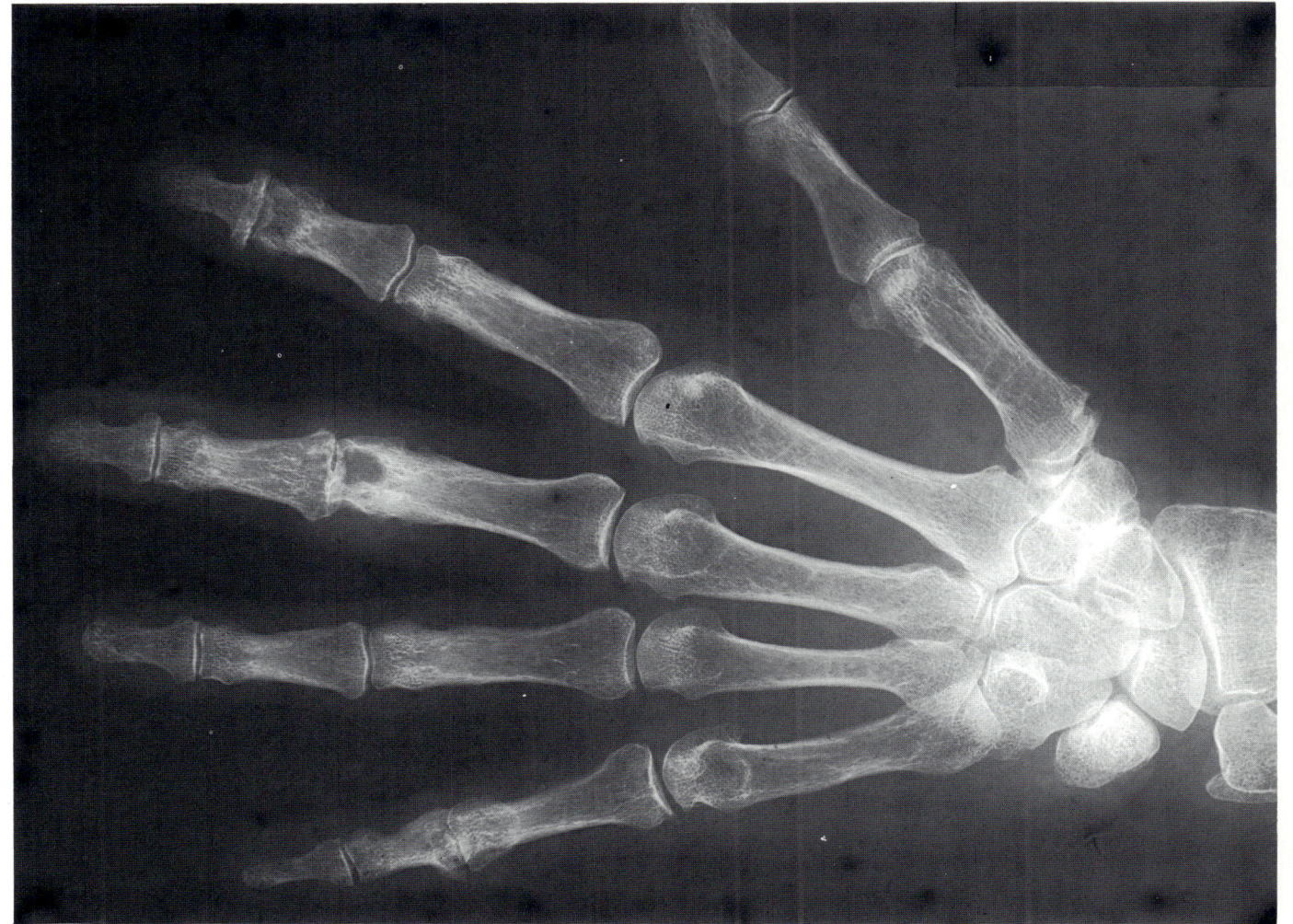

Osteoarthritis (Heberden-Syndrom) und primär-chronische Polyarthritis 175

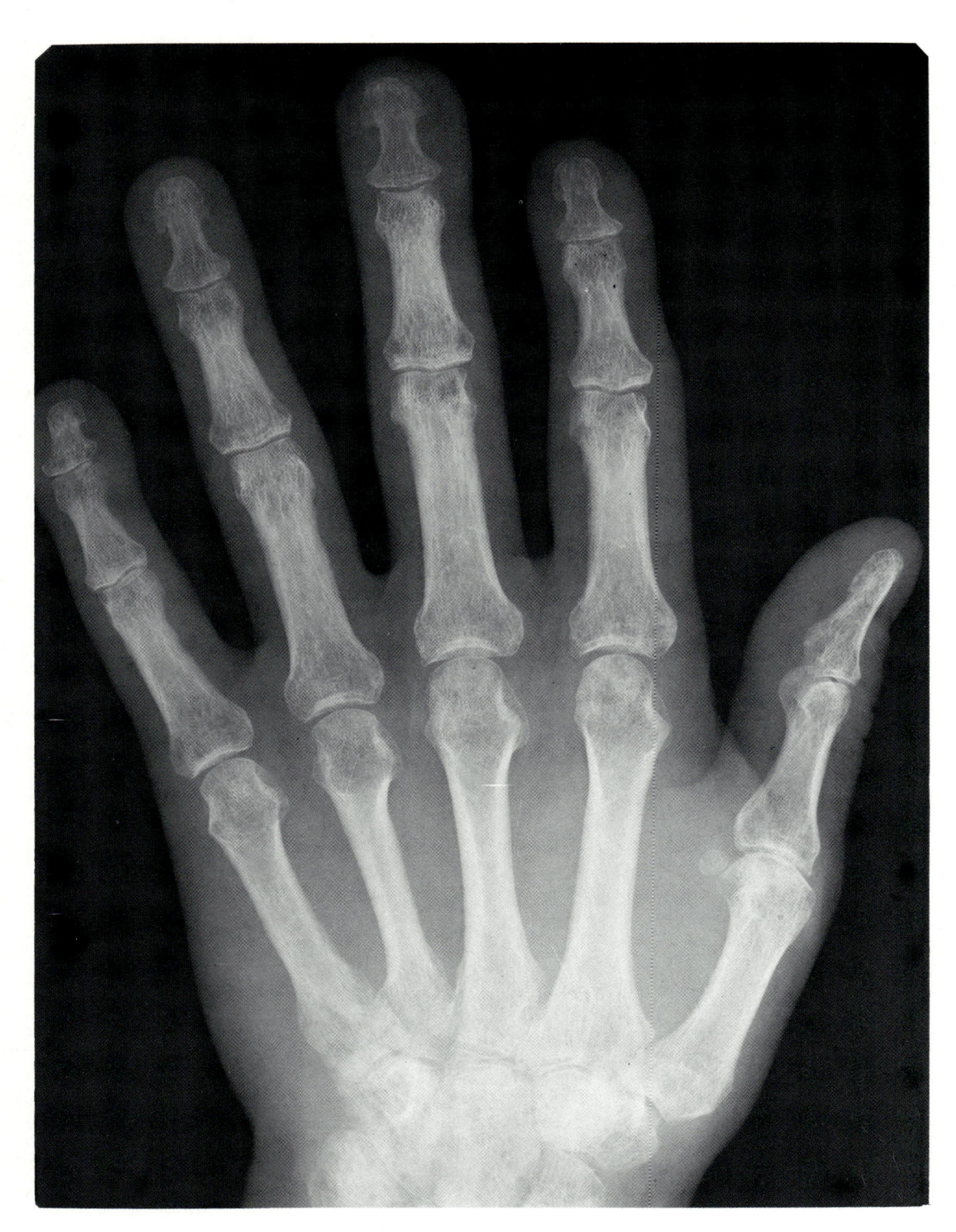

Abb. 225. Primär-chronische Polyarthritis – Frühstadium.
Juxta-articuläre Osteoporose und Weichteilschwellung im Bereich der Grundgelenke, besonders des 3. Fingers. Eine Arrosion des Knochens ist noch nicht erkennbar

Abb. 226. **Primär-chronische Polyarthritis – Frühstadium.** Im Bereich des 2. Grundgelenks Weichteilschwellung und erweiterter Gelenkspalt aufgrund vermehrter Absonderung von Gelenkflüssigkeit; Arrosionen auf der radialen Seite des distalen Metacarpale und der Basis der Grundphalanx. Osteoporose des 2. Strahls

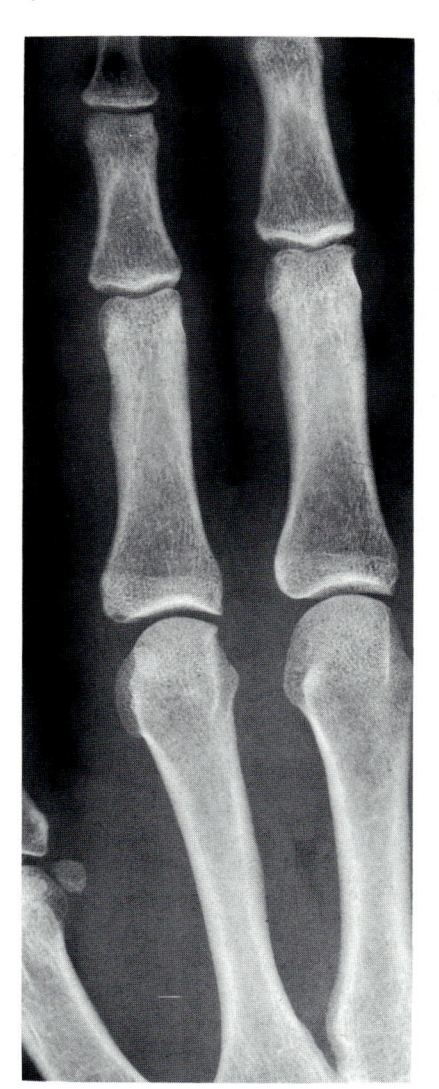

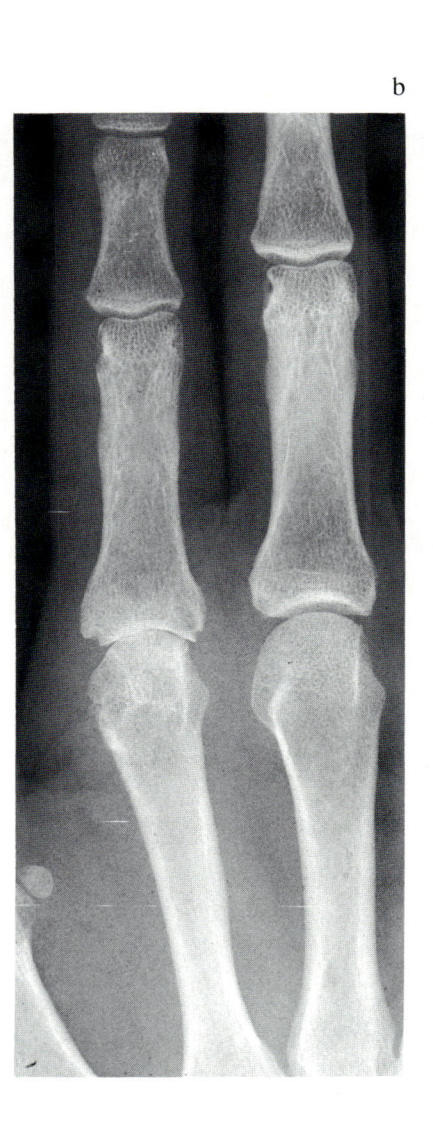

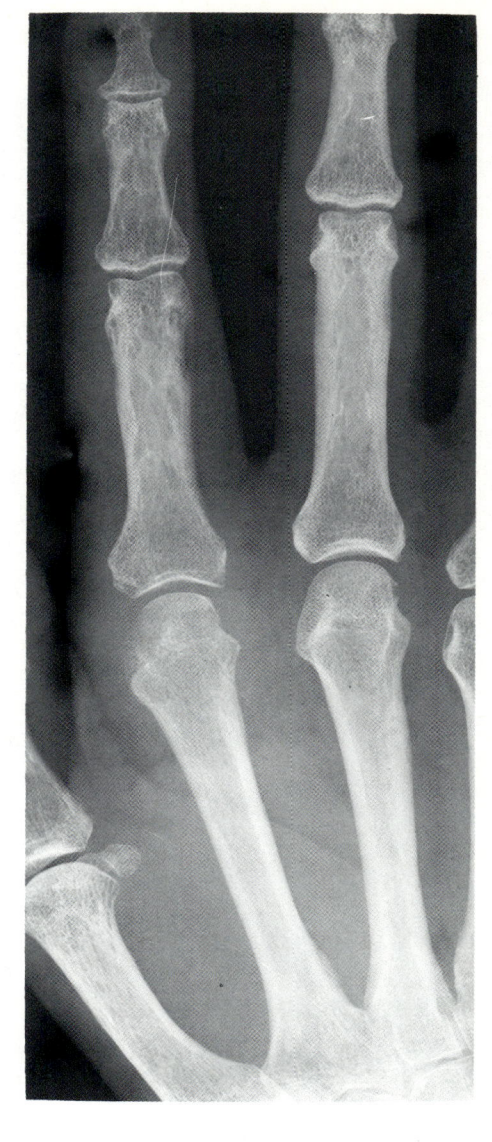

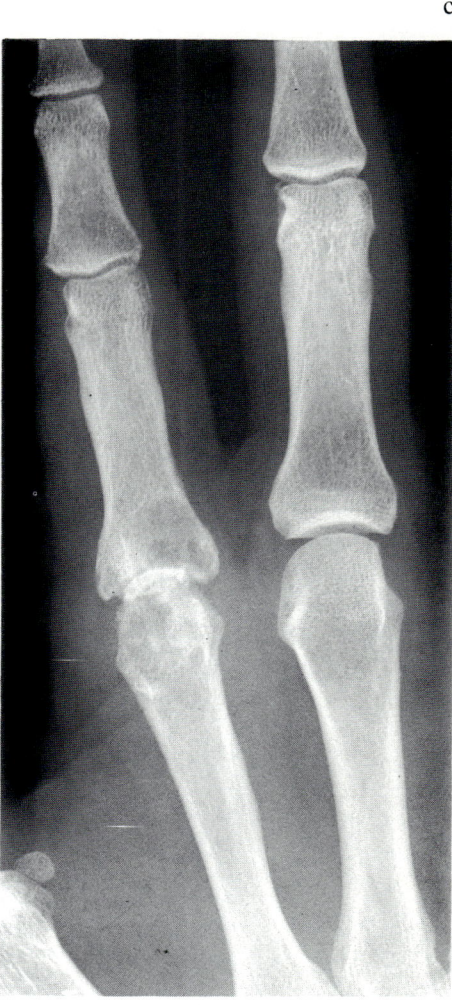

Abb. 227a–c (unten). **Primär-chronische Polyarthritis –
Verlauf.** (a) 19. 10. 66 – minimale Arrosion an beiden Seiten
der Basis der Grundphalangen; Weichteilschwellung und
mögliche Erweiterung des Gelenkspalts im Grundgelenk;
(b) 28. 8. 68 – kleine Arrosionen an beiden Seiten der Grundphalangen und am distalen Metacarpale; vollständiges Verschwinden des Gelenkknorpels; (c) 23. 4. 70 – ausgedehnte
Arrosionen an den Grundphalangen und Metacarpalia; entzündliches Gewebe wächst in die Diaphysen ein
▼

a b c

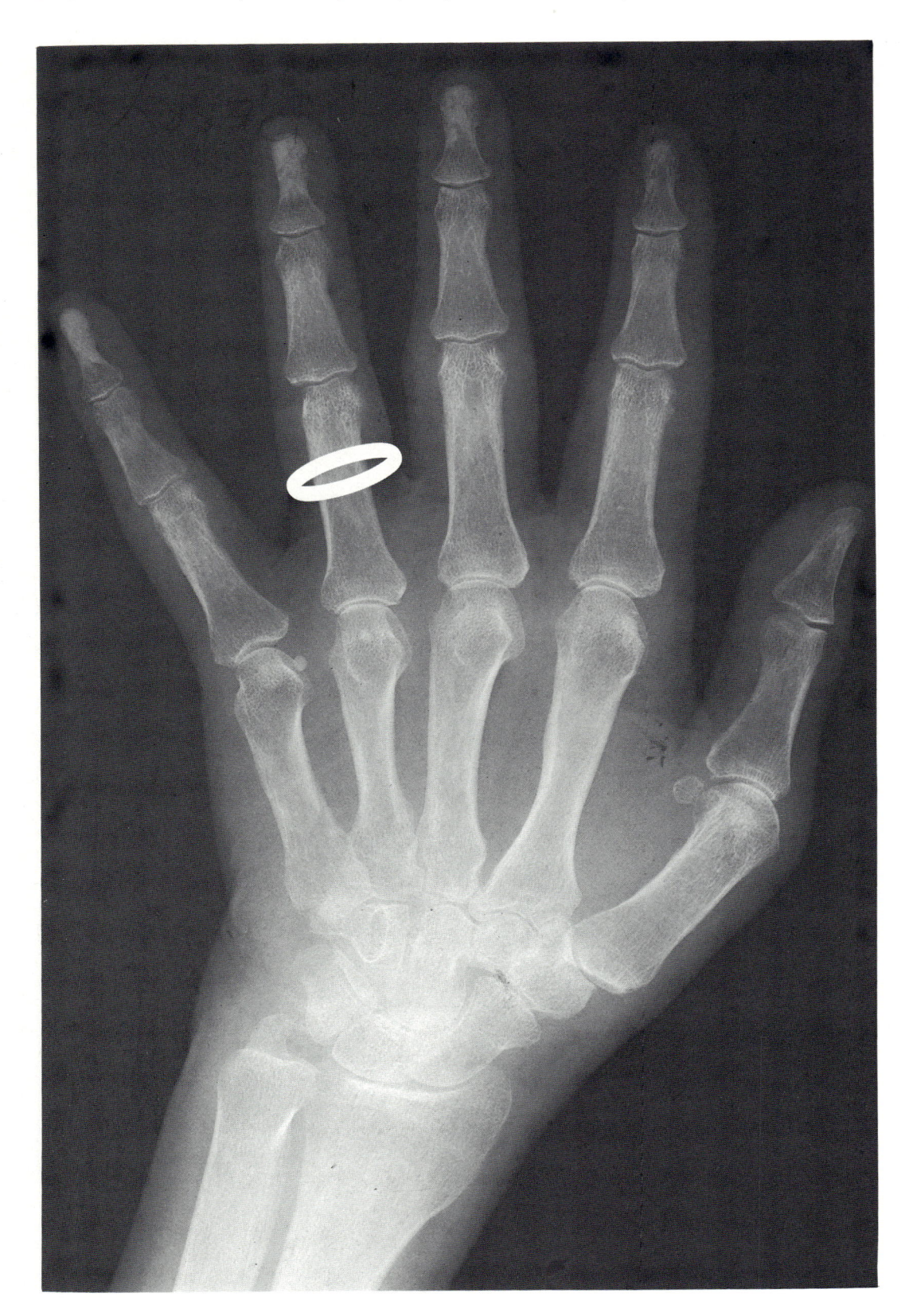

Abb. 228. **Primär-chronische Polyarthritis.** Verschmälerung der Gelenkspalten vieler Grundgelenke und Weichteilschwellung im Bereich dieser Gelenke; einige Mittel- und Endgelenke sind ebenfalls betroffen; Arrosionen an Carpalia. Beachte die für die primär-chronische Polyarthritis angeblich typische Verdichtung einiger Endphalangen. Sie wird häufig als Zufallsbefund bei Frauen beobachtet, wobei die Häufigkeit des Befalls vom 1. bis zum 5. Strahl zunimmt

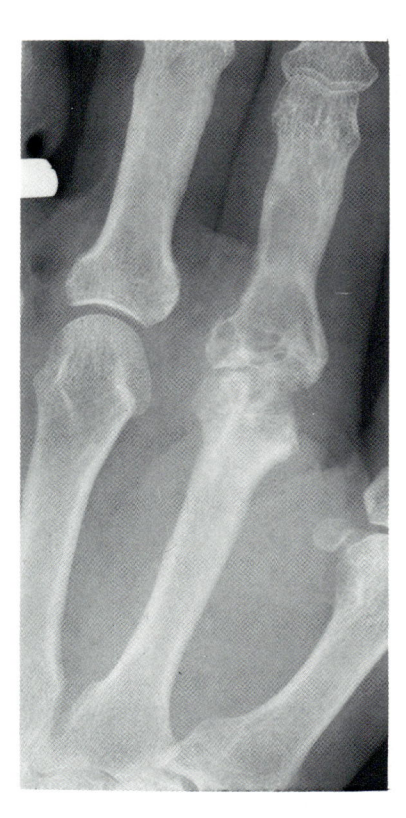

Abb. 229. **Primär-chronische Polyarthritis.** Arrosionen bis weit in die Diaphyse der 2. Grundphalanx reichend

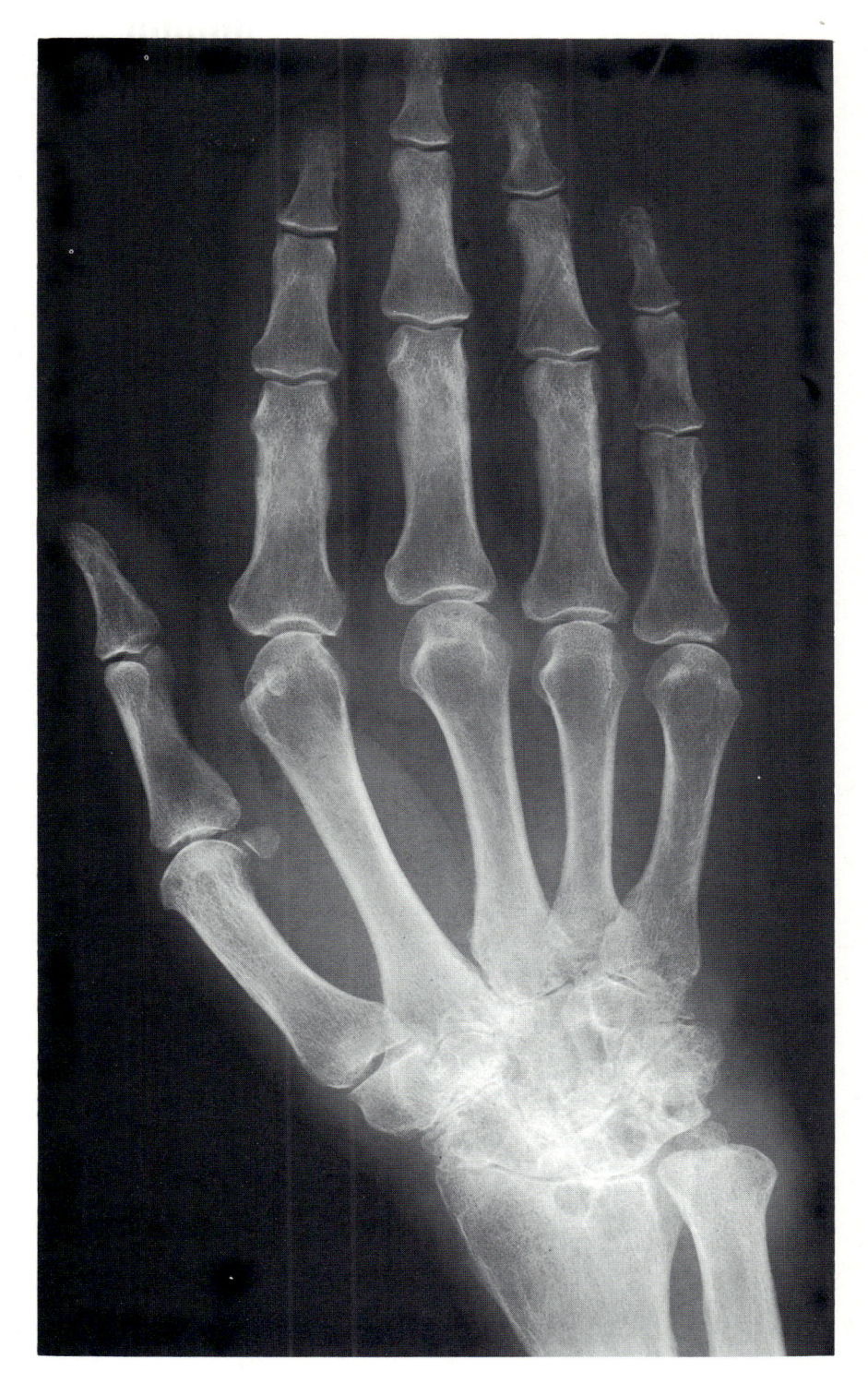

Abb. 230. **Primär-chronische Polyarthritis.** Fortgeschrittene Veränderungen im Handgelenk und in der Handwurzel bei fast vollständiger Aussparung der Phalangen – ein nicht selten anzutreffendes Verteilungsmuster

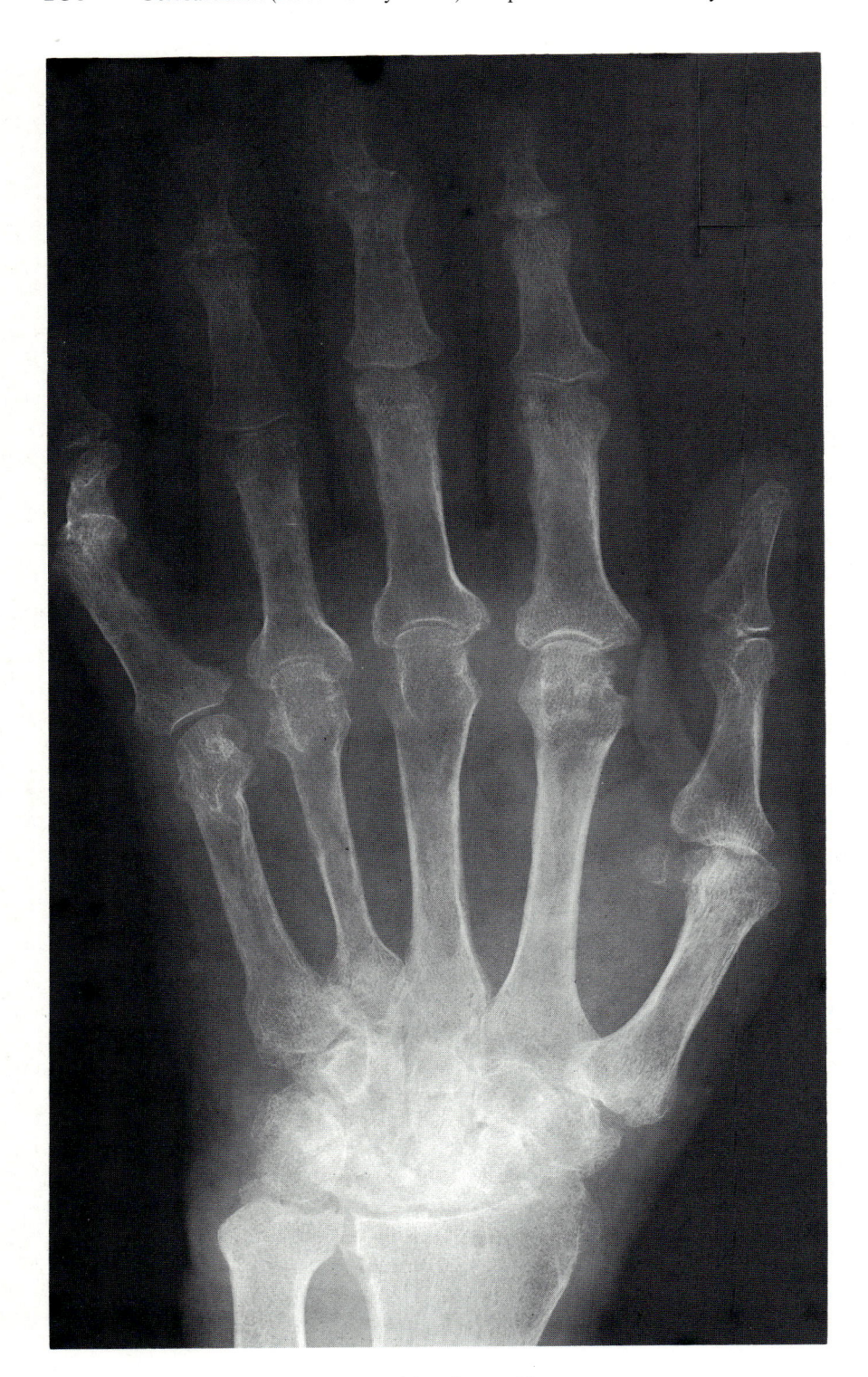

Abb. 231. Primär-chronische Polyarthritis – Spätstadium.
Befall der Fingerendgelenke, ein für die Gelenkveränderungen bei primär-chronischer Polyarthritis unüblicher Sitz

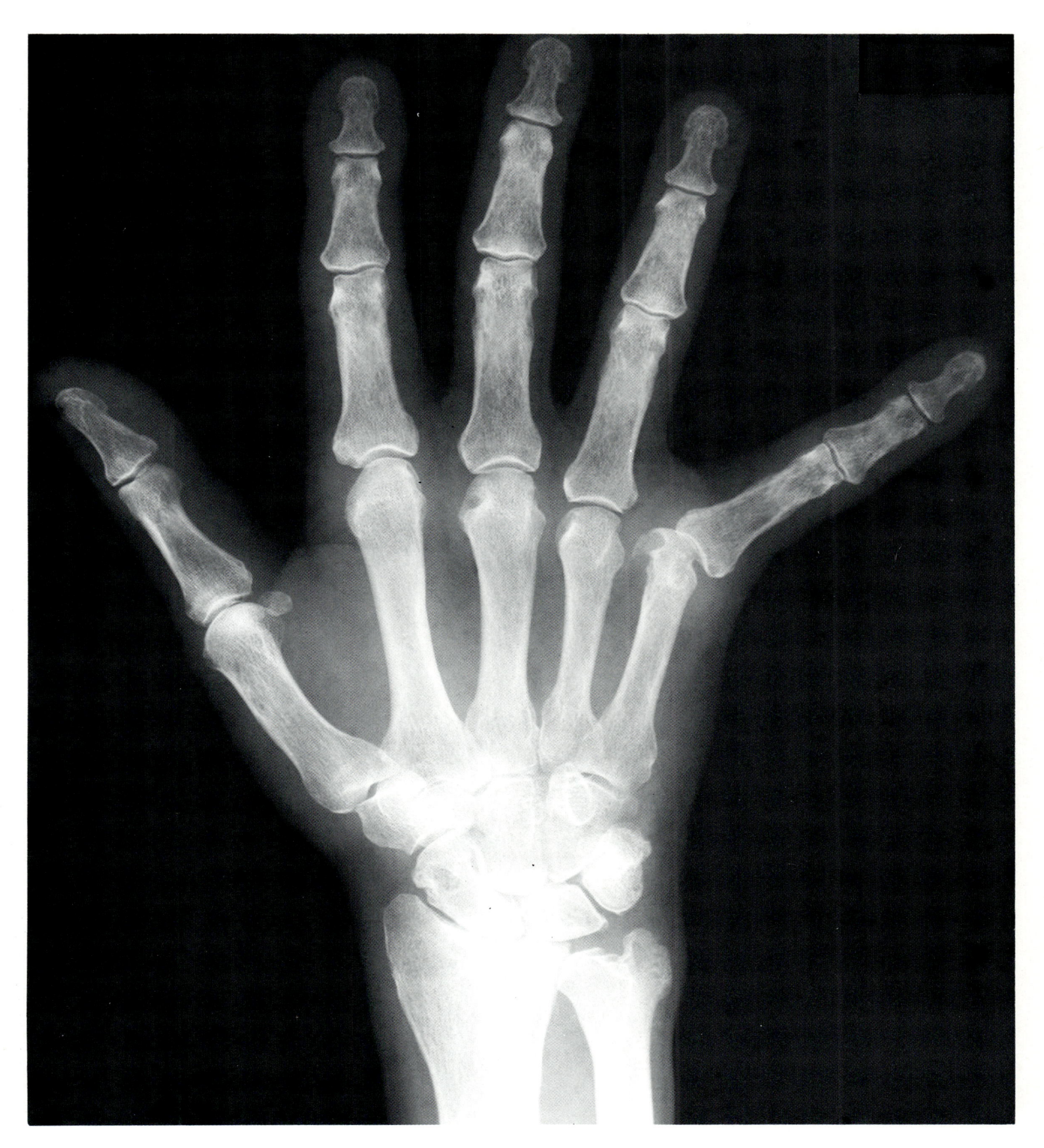

Abb. 232. **Primär-chronische Polyarthritis.** Ausgedehnte Arrosion am distalen Metacarpale V mit Subluxation im Fingergrundgelenk; Arrosionen an Carpalia und am Griffelfortsatz der Ulna (anat.: proc. styloideus ulnae); Verschmälerung des Handgelenkspalts

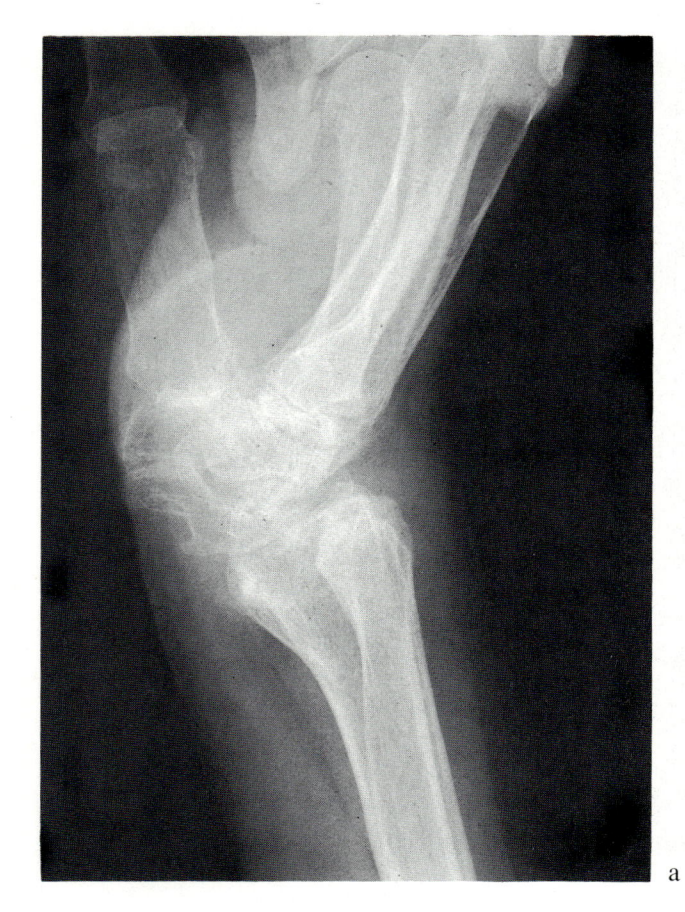

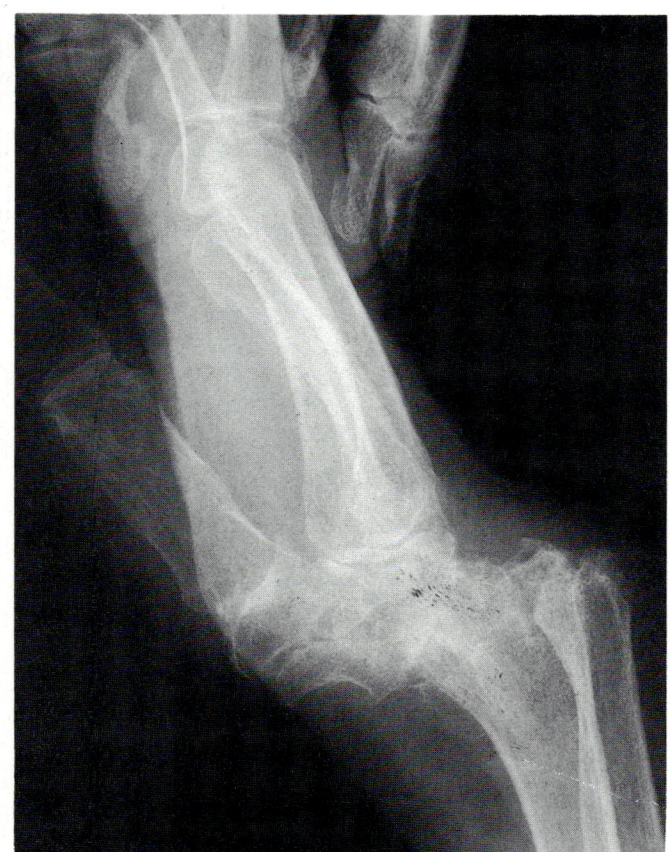

Abb. 233a und b. **Primär-chronische Polyarthritis.** Starke Instabilität des Handgelenks (Schlottergelenk) bei forcierter Beugung

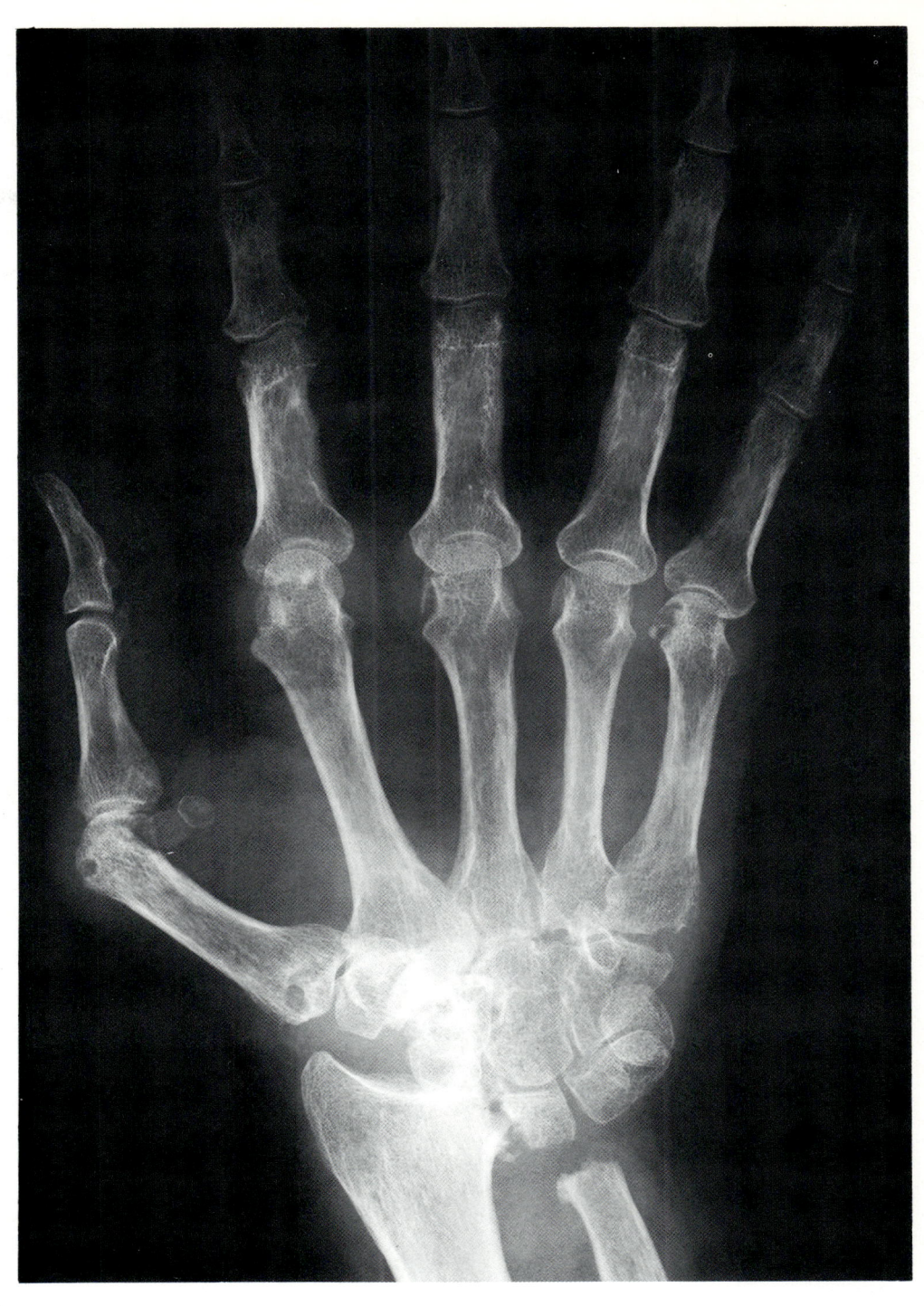

Abb. 234. **Primär-chronische Polyarthritis – vorgeschrittenes Stadium.** Ulnare Deviation und ausgeprägte Defekte an der Handwurzel und am distalen Ende der Ulna

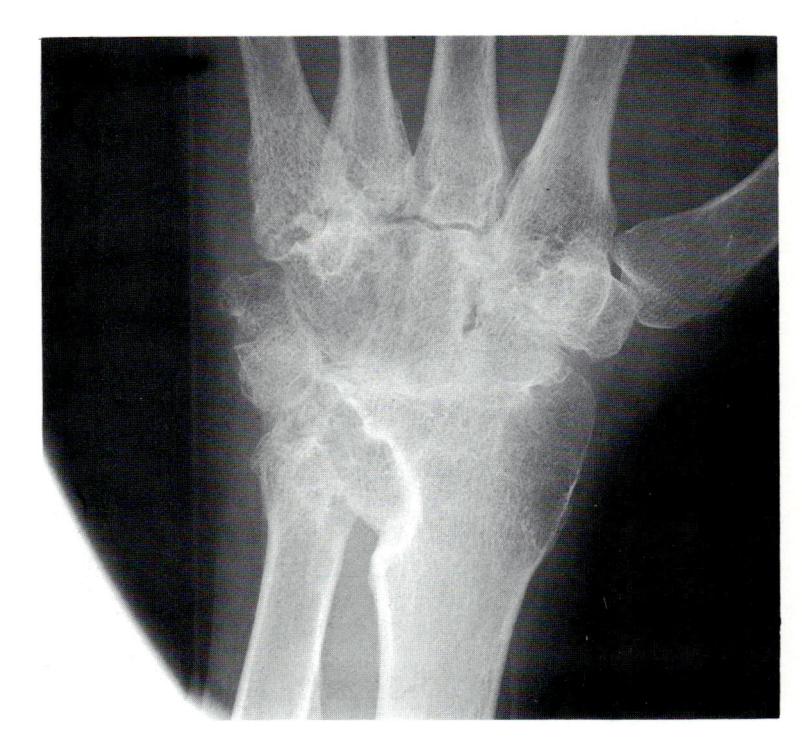

Abb. 235. **Primär-chronische Polyarthritis – Spätstadium.** Ausgebrannte primär-chronische Polyarthritis mit knöcherner Ankylose fast aller Metacarpalia

XIII. Seltenere Arthropathien

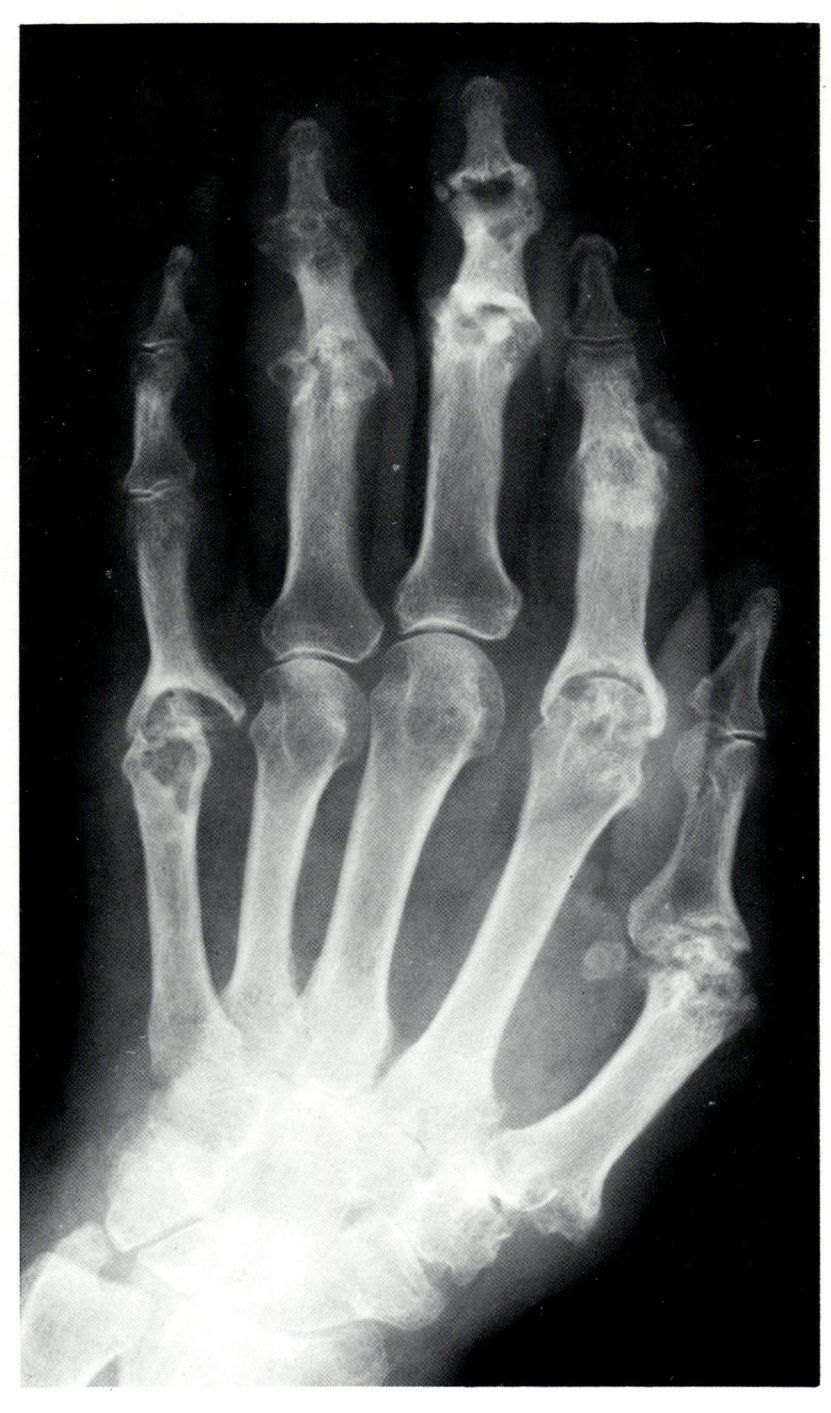

Abb. 236. **Arthritis psoriatica-Syndrom.** Beachte die Mitbeteiligung der Fingerendgelenke, die fortgeschrittenen, destruktiven Veränderungen am 1., 2. und 3. Grundgelenk und an den Handwurzelgelenken; keine periostale Reaktion; normale Knochendichte bei erheblicher Zerstörung des Knochens

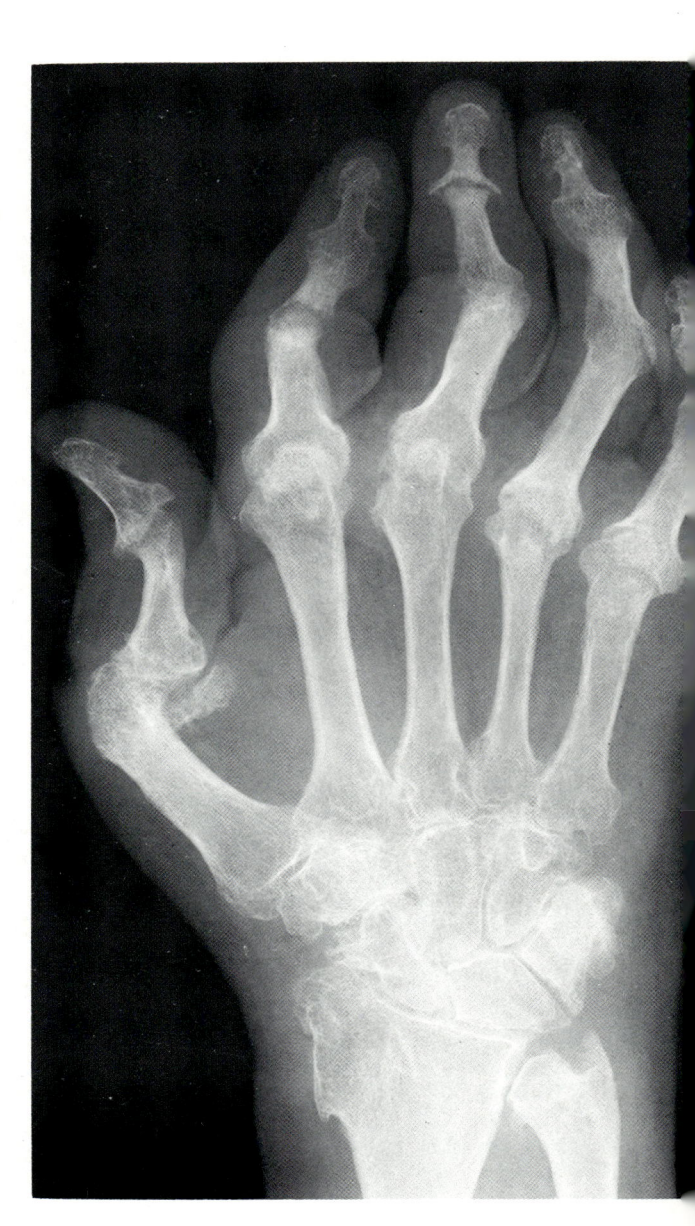

Abb. 237. **Schweres Arthritis psoriatica-Syndrom.** Ausgedehnte, destruktive Arthropathie unter Einschluß der Fingerendgelenke

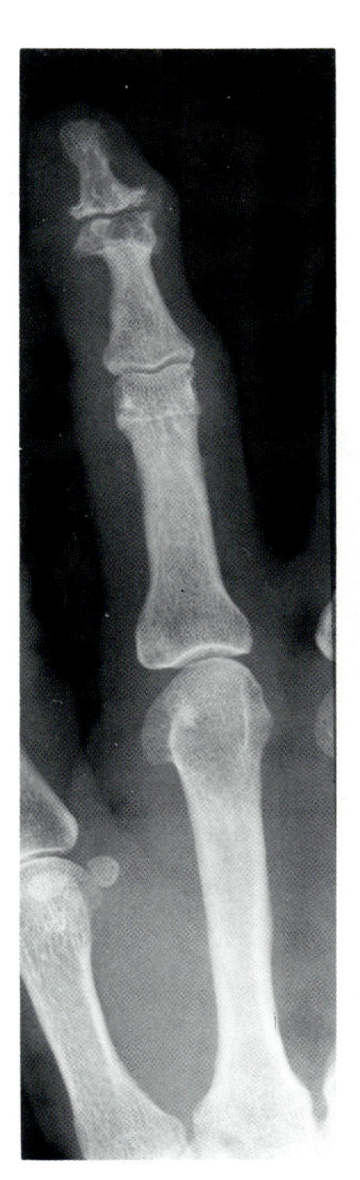

Abb. 238. **Arthritis psoriatica-Syndrom.** Beachte das Fehlen einer Osteoporose; Arrosion am Fingerendgelenk. Die Aufsplitterung der Enden der am betroffenen Gelenk beteiligten Knochen ist eine häufige Beobachtung

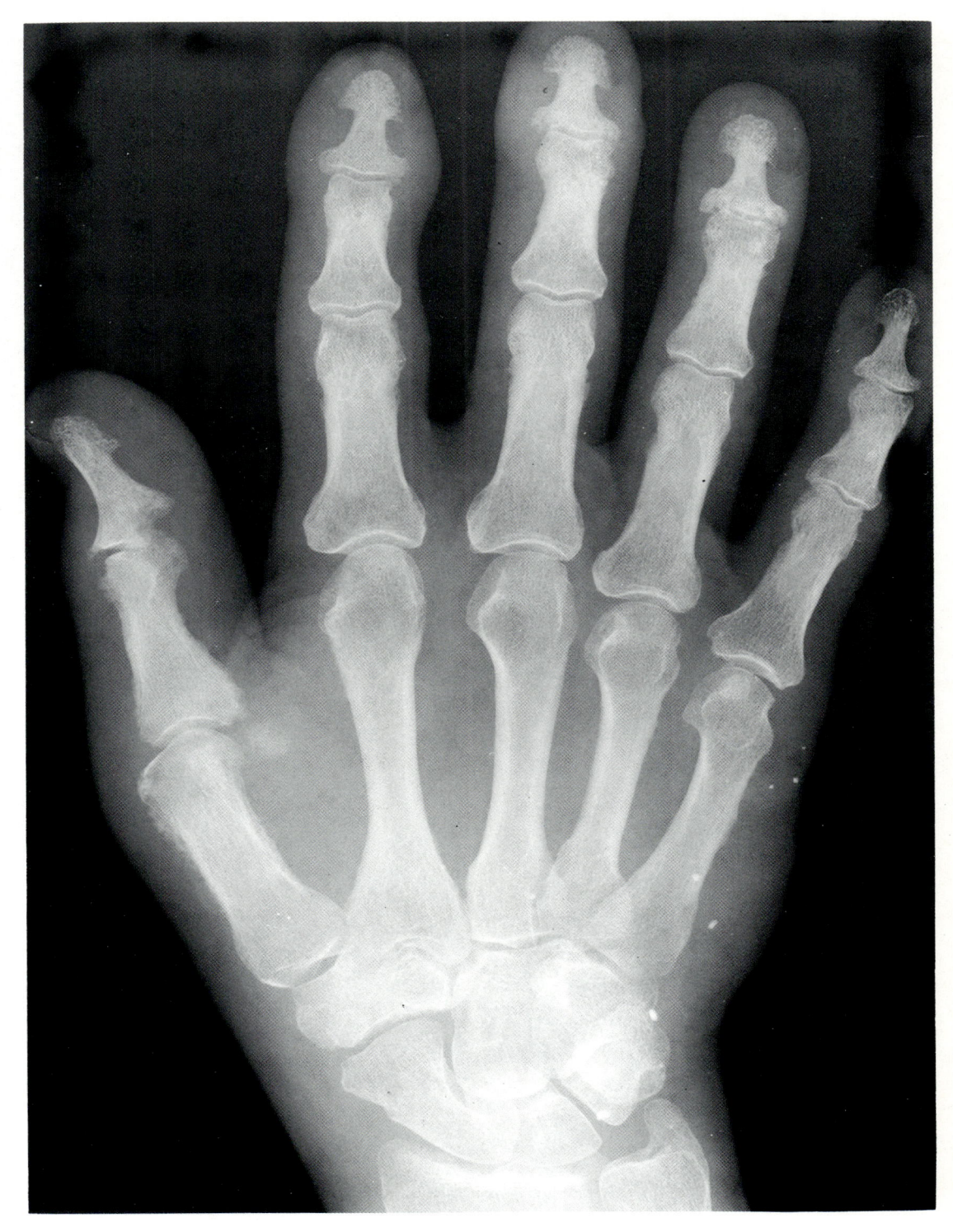

Abb. 239. **Arthritis psoriatica-Syndrom.** Beachte die periostale Reaktion entlang der Diaphysen des Metacarpale und der Grundphalanx I rechts. Arrosionen an der Basis einiger Endphalangen besonders auffällig an der des Daumens. Aufspaltung der Basis einiger Endphalangen, besonders deutlich an Phalanx III und IV. Die periostale Reaktion ist bei der Arthritis psoriatica häufiger als bei der primär-chronischen Polyarthritis

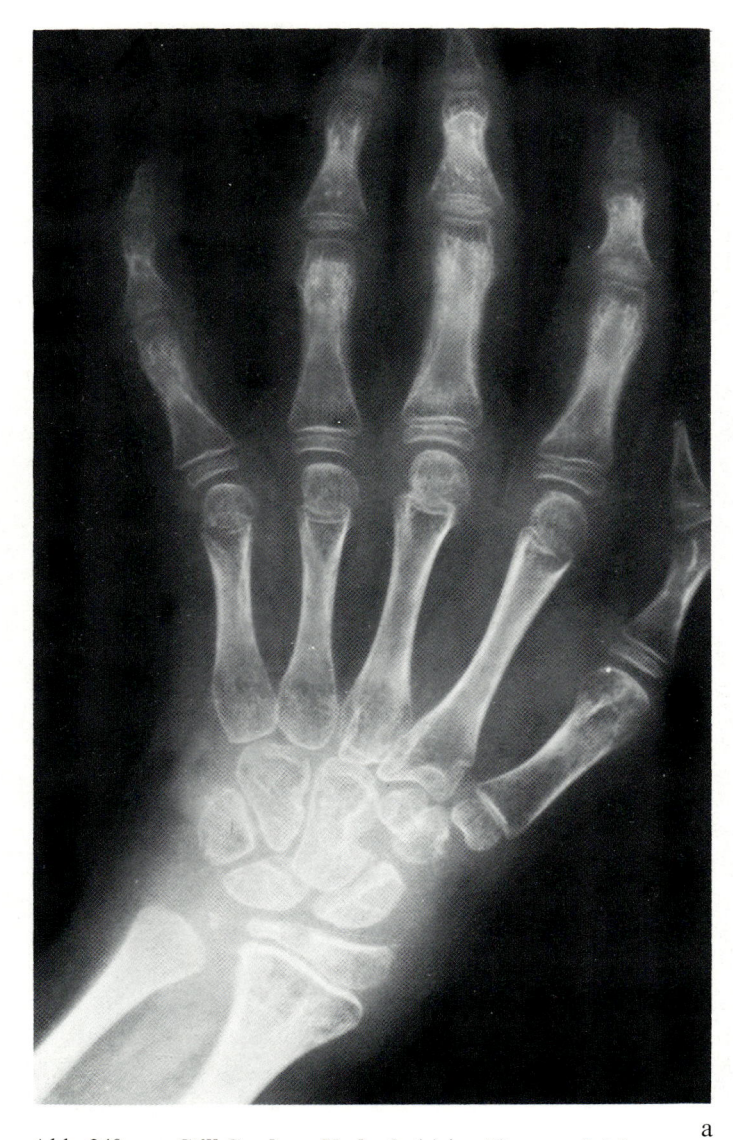

Abb. 240a–c. Still-Syndrom-Verlauf. (a) im Alter von 5 Jahren – Arrosionen an einigen Carpalia, Weichteilschwellung im Bereich der Hand- und Fingergelenke; (b) im Alter von 10 Jahren – stärkere Destruktionen an den distalen Enden von Radius und Ulna; Handwurzel- und Fingergelenke sind nur mäßig betroffen; (c) im Alter von 14 Jahren – die Erkrankung ist klinisch zur Ruhe gekommen; sehr ausgeprägte Destruktion im Handgelenk und in der Handwurzel mit ulnarer Deviation bei weit weniger schwerem Befall der Fingergelenke

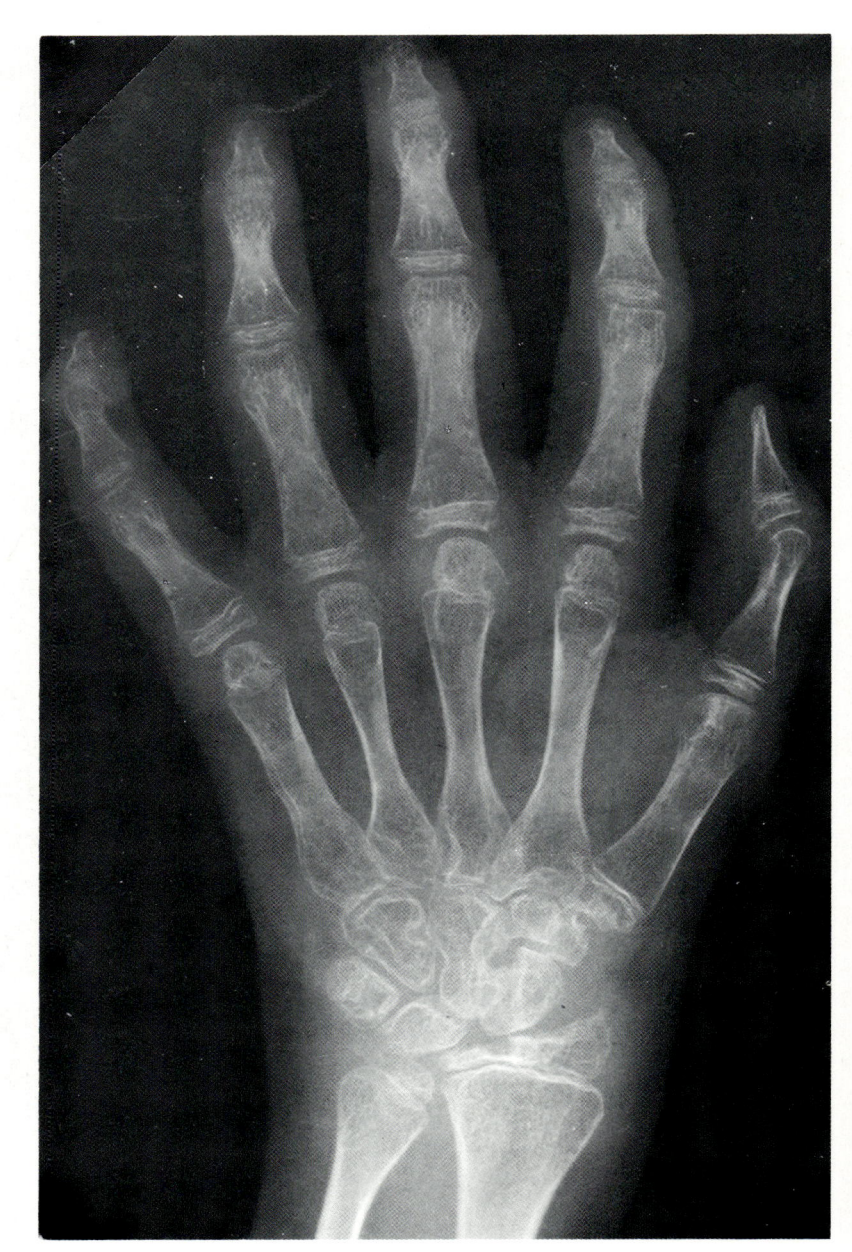

Seltenere Arthropathien 187

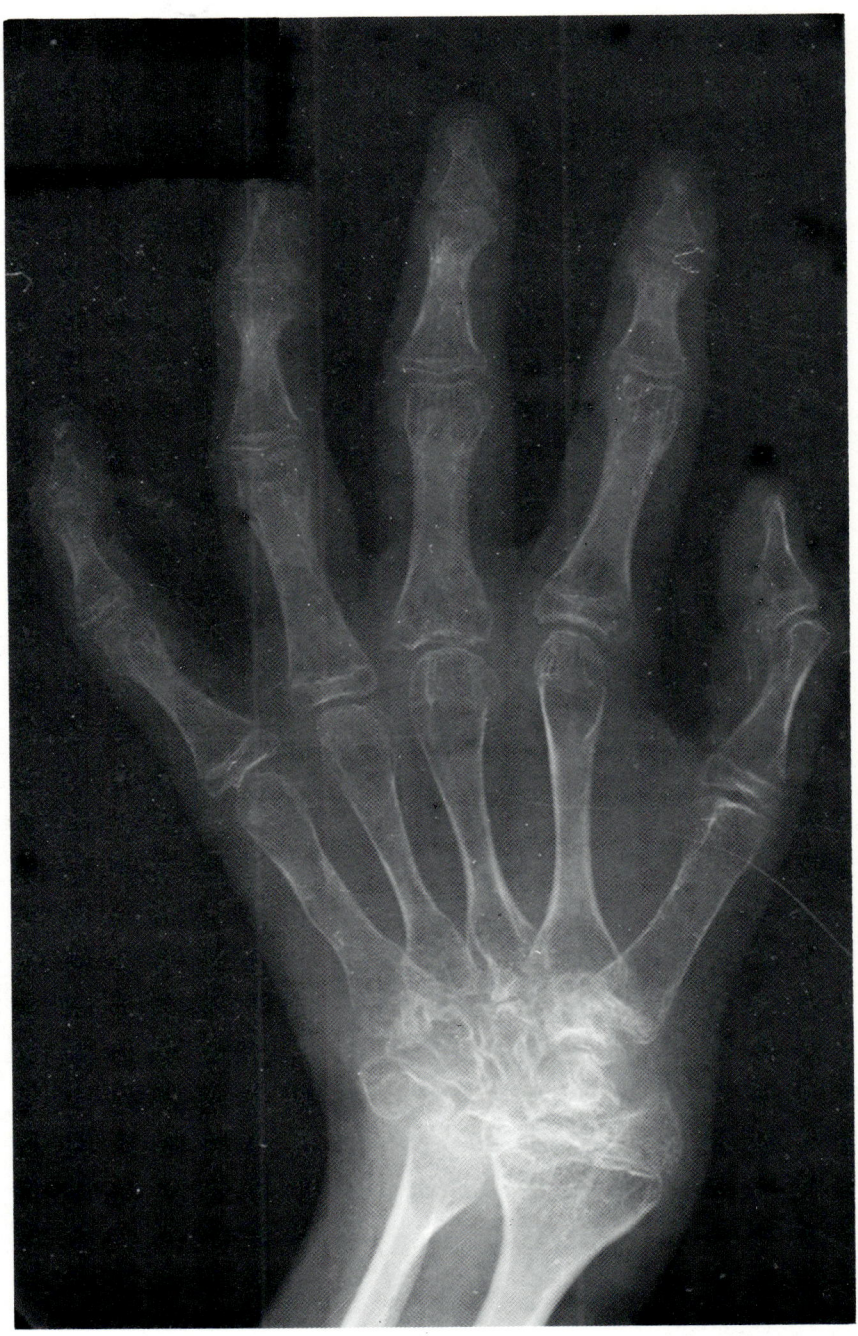

c

Seltenere Arthropathien

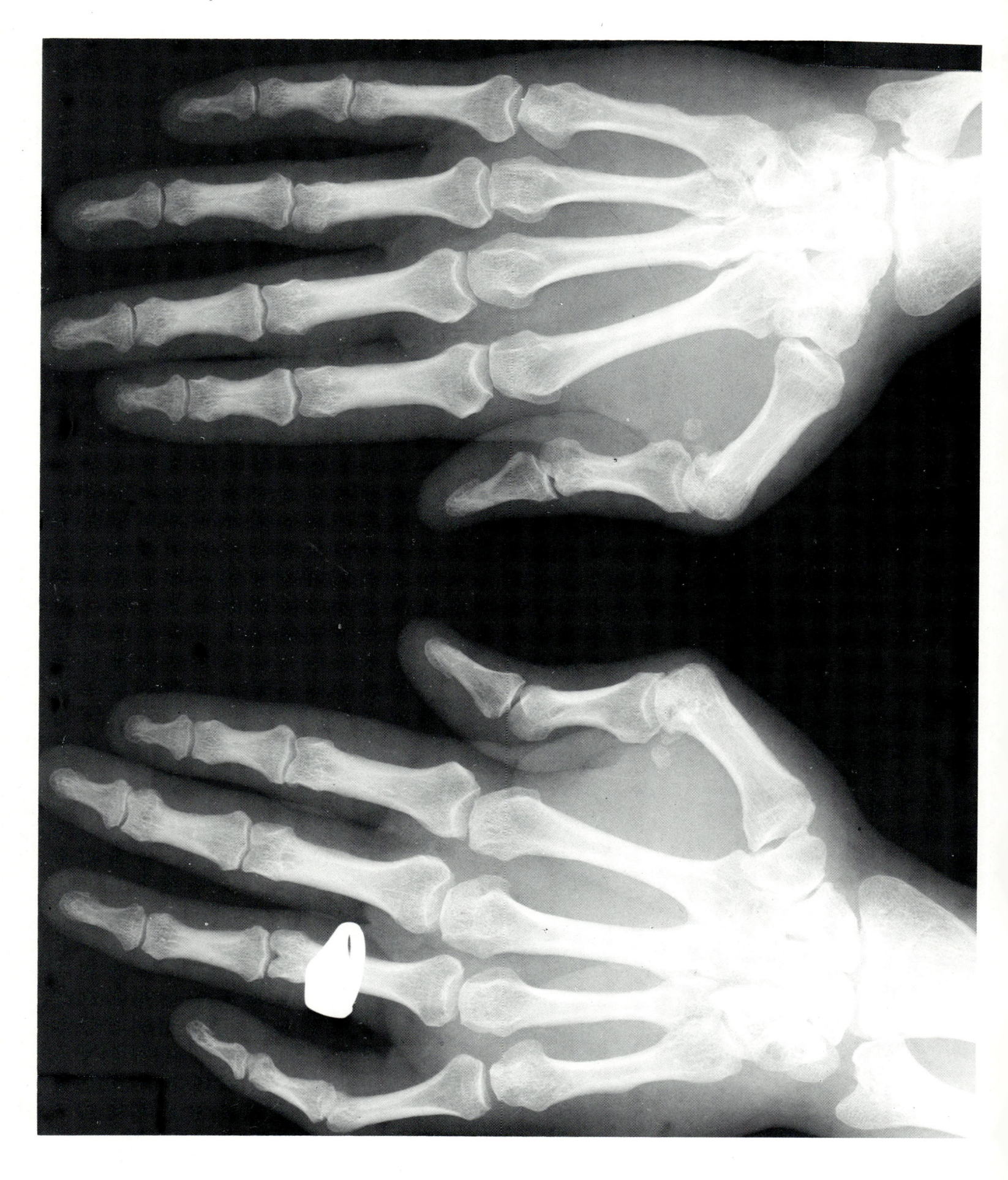

Seltenere Arthropathien 189

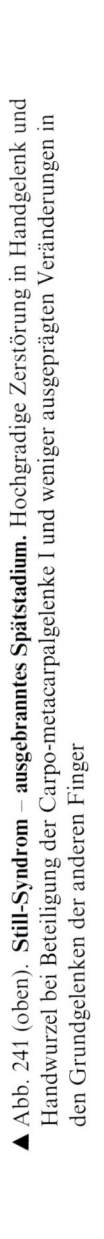

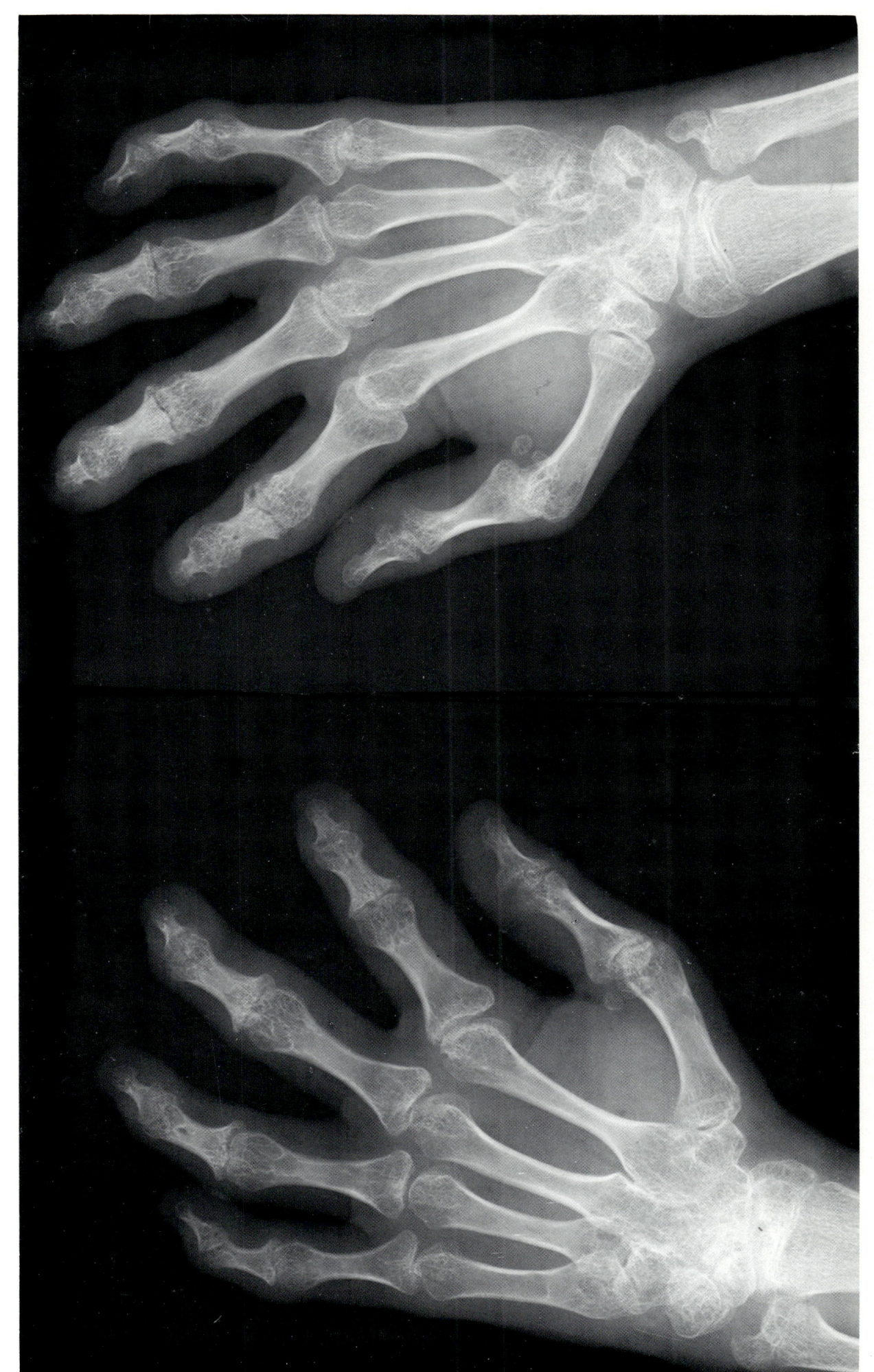

◂ Abb. 241 (oben). **Still-Syndrom – ausgebranntes Spätstadium.** Hochgradige Zerstörung in Handgelenk und Handwurzel bei Beteiligung der Carpo-metacarpalgelenke I und weniger ausgeprägten Veränderungen in den Grundgelenken der anderen Finger

▾ Abb. 242 (unten). **Still-Syndrom – Spätstadium.** Bei gleichzeitigem Befall aller Gelenke waren das Handgelenk und die Handwurzelgelenke am stärksten betroffen. Ankylose mehrerer Carpalia

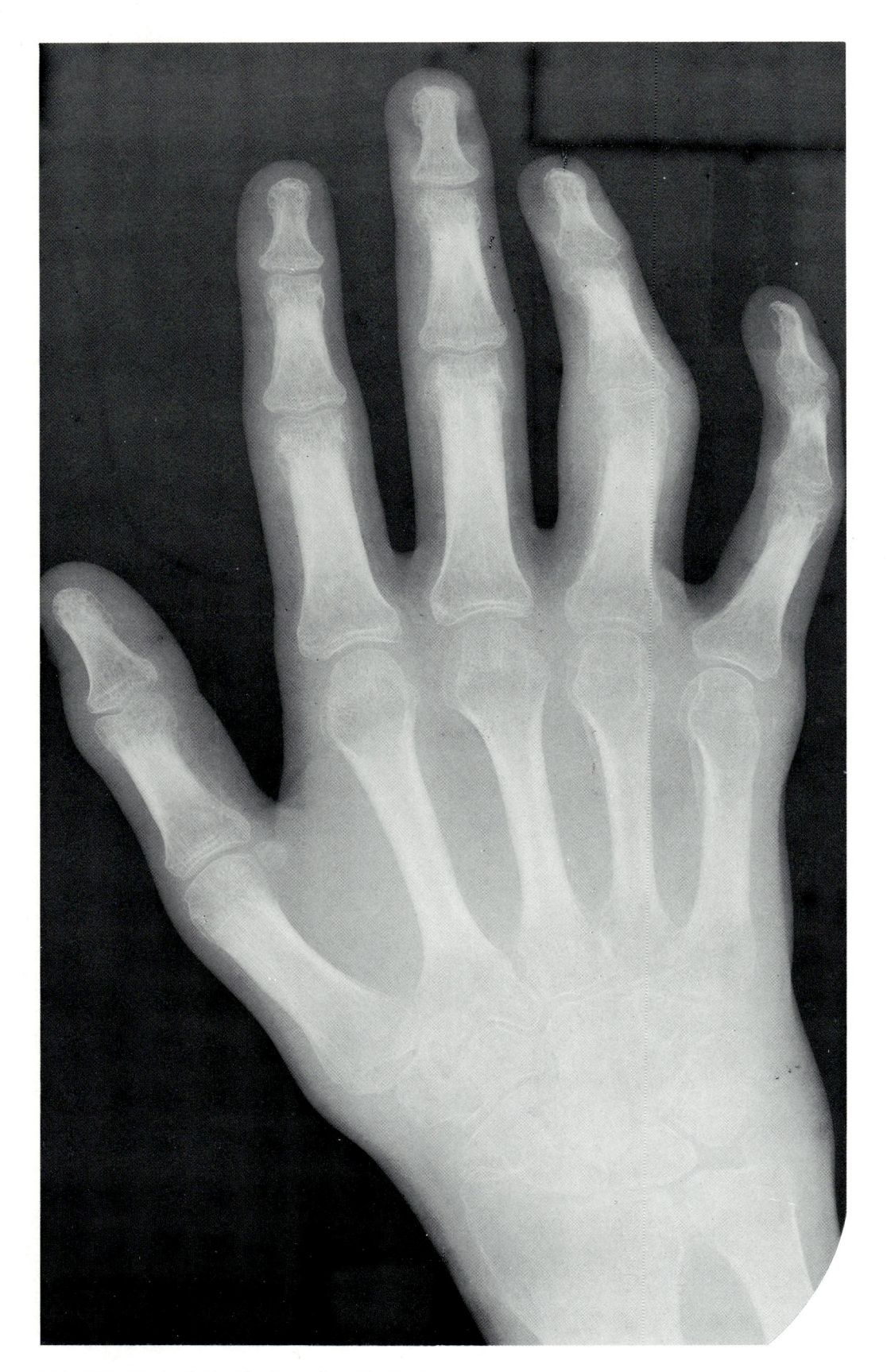

Abb. 243. **Akutes Reiter-Syndrom.** Beachte die Osteoporose, vornehmlich im Bereich der Gelenke und die periostale Reaktion im Bereich einiger Diaphysen

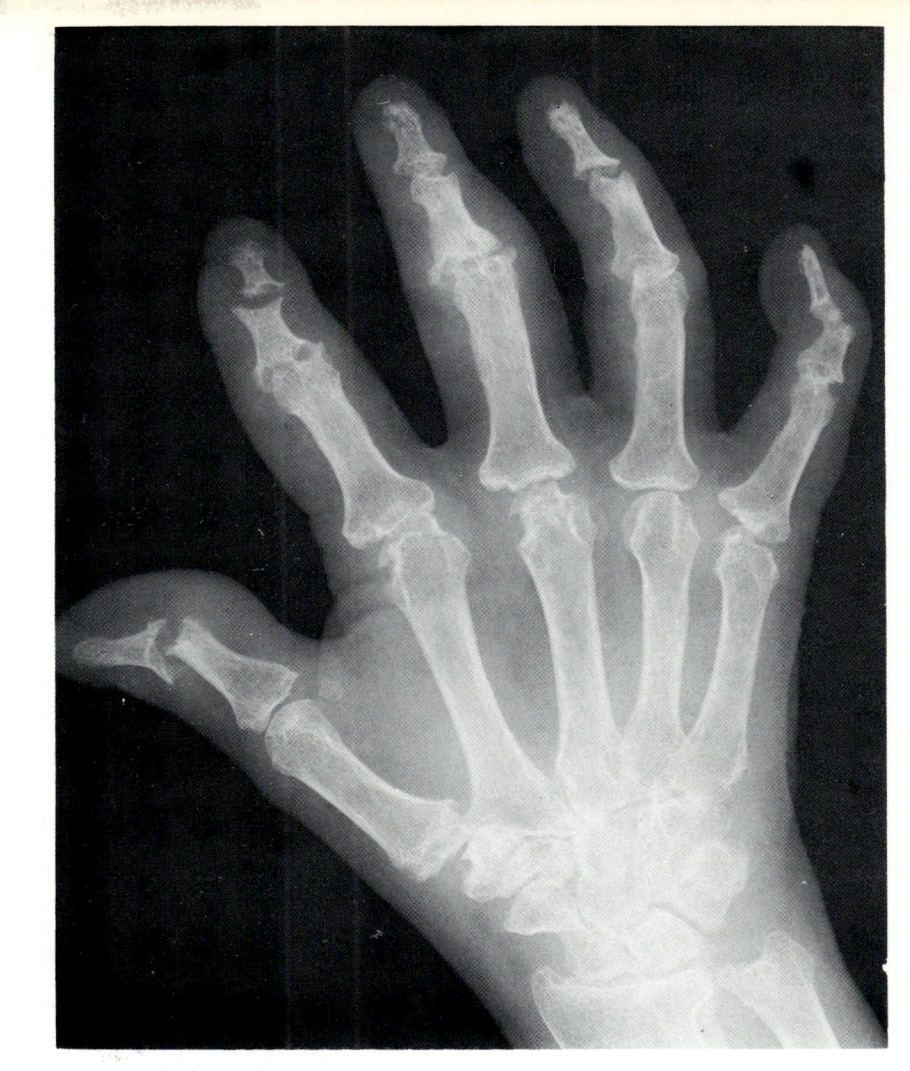

Abb. 244. **Reticulohistiocytose.** Bei dieser seltenen Erkrankung kommt es zur Ablagerung von Glykolipoproteinen in der Haut und in der Synovialmembran. An den Händen, Ohren, Wangen und der Nase treten Papeln und Knötchen auf; die Gelenkschädigungen ähneln denen der rheumatischen Polyarthritis, wobei jedoch die Fingerendgelenke am häufigsten betroffen sind. Die Knochendefekte gehen über die Knorpelknochengrenze hinaus, so daß der Gelenkspalt vergrößert erscheint

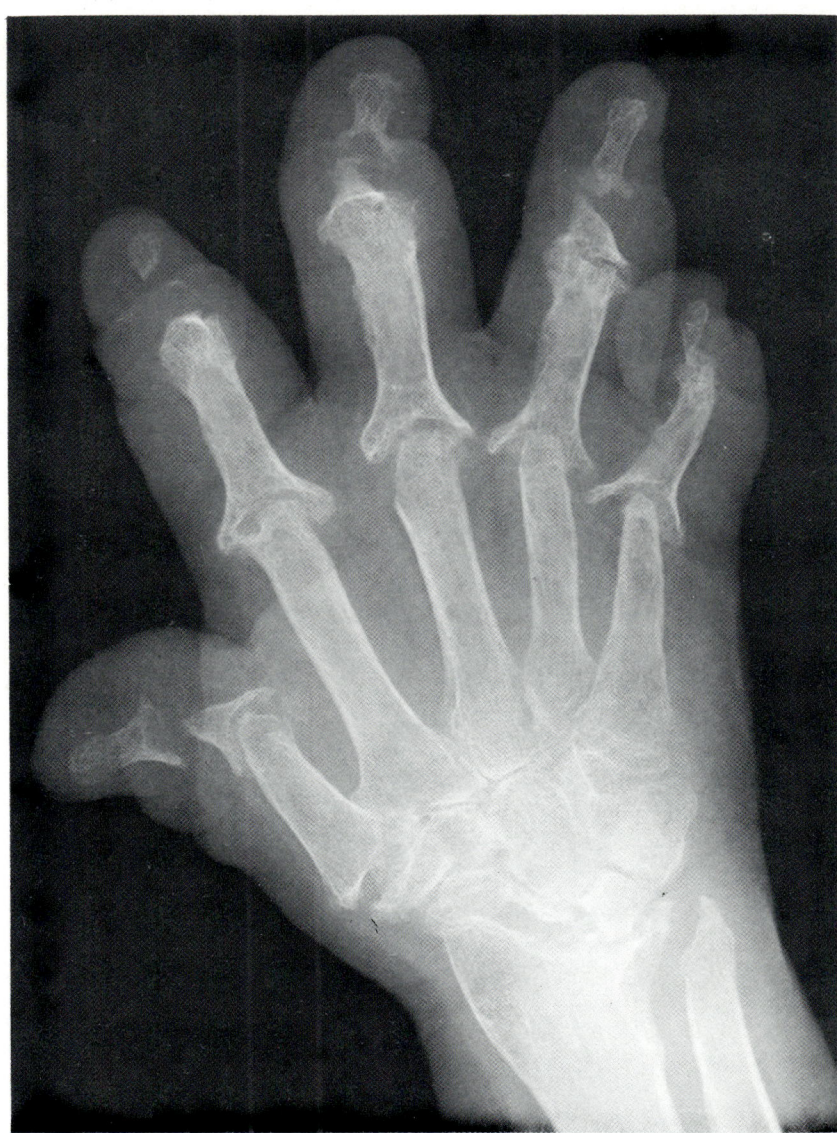

Abb. 245. **Reticulohistiocytose – fortgeschrittener Fall.** Der in Abb. 244 gezeigte Fall acht Jahre später. Beachte besonders die bevorzugte Beteiligung der Fingerendgelenke. Einige Fälle gehen bis zur Arthritis mutilans

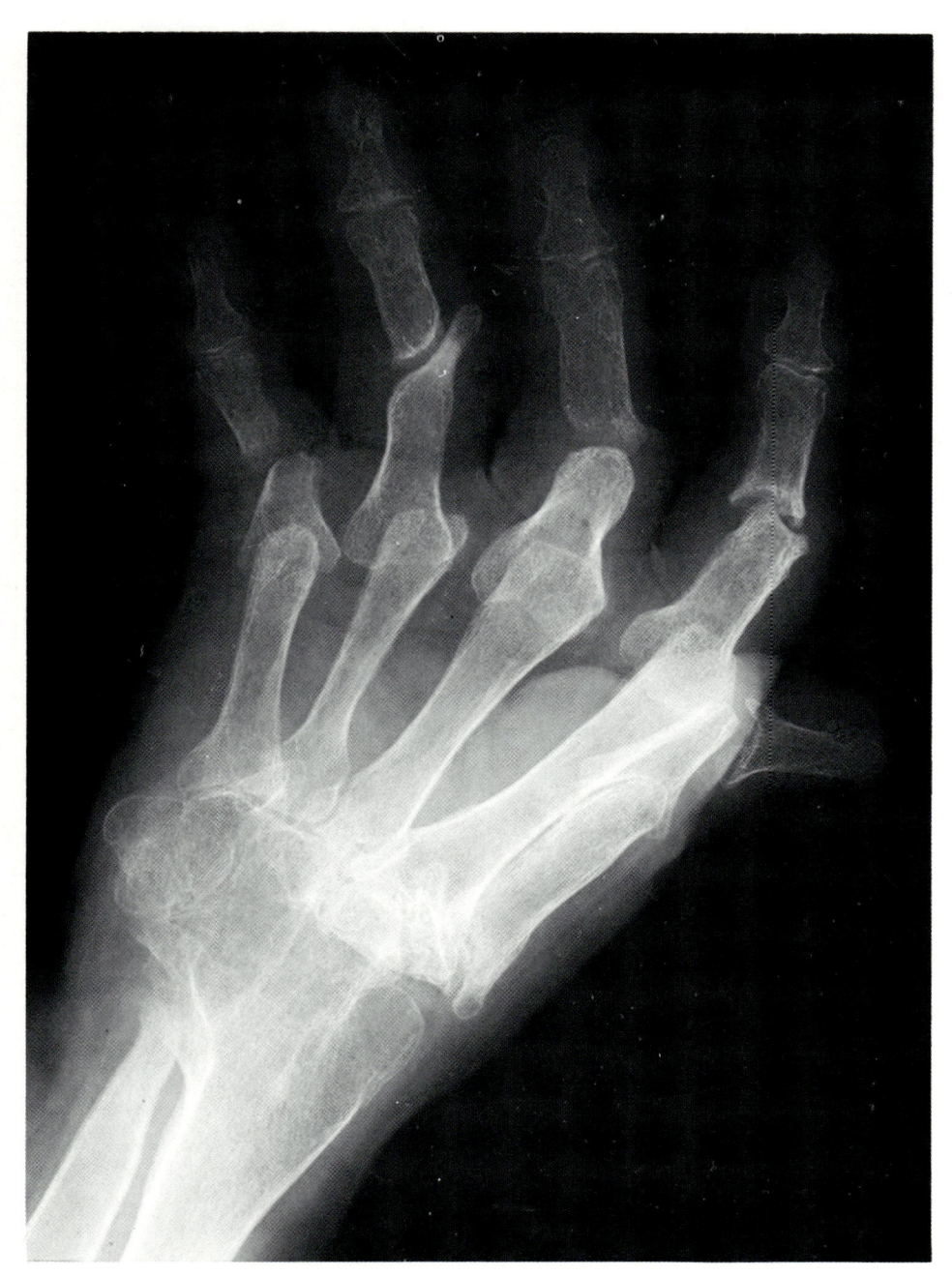

Abb. 246a und b. **Arthritis mutilans.** Polyarthritis rheumatica, Arthritis psoriatica-Syndrom, Still-Syndrom und Reticulohistiocytose können zu diesem Bild führen, wobei das Hauptmerkmal die starke Resorption der Gelenkflächen und Schaftenden ist. Die Gelenke sind locker, die Knochen teleskopartig ineinandergeschoben. Im Spätstadium sind die Gelenke gewöhnlich nicht mehr schmerzhaft

Seltenere Arthropathien 193

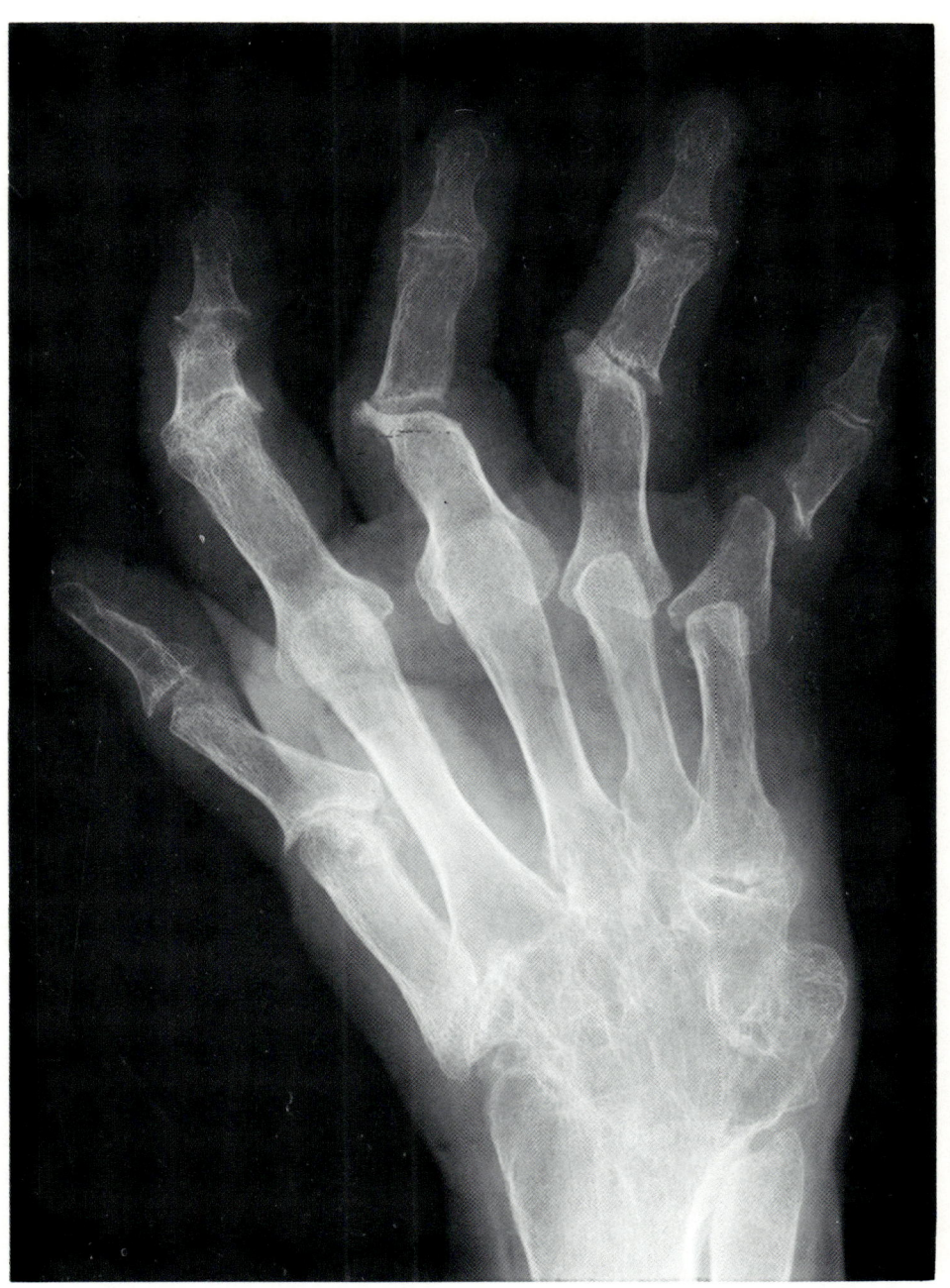

b

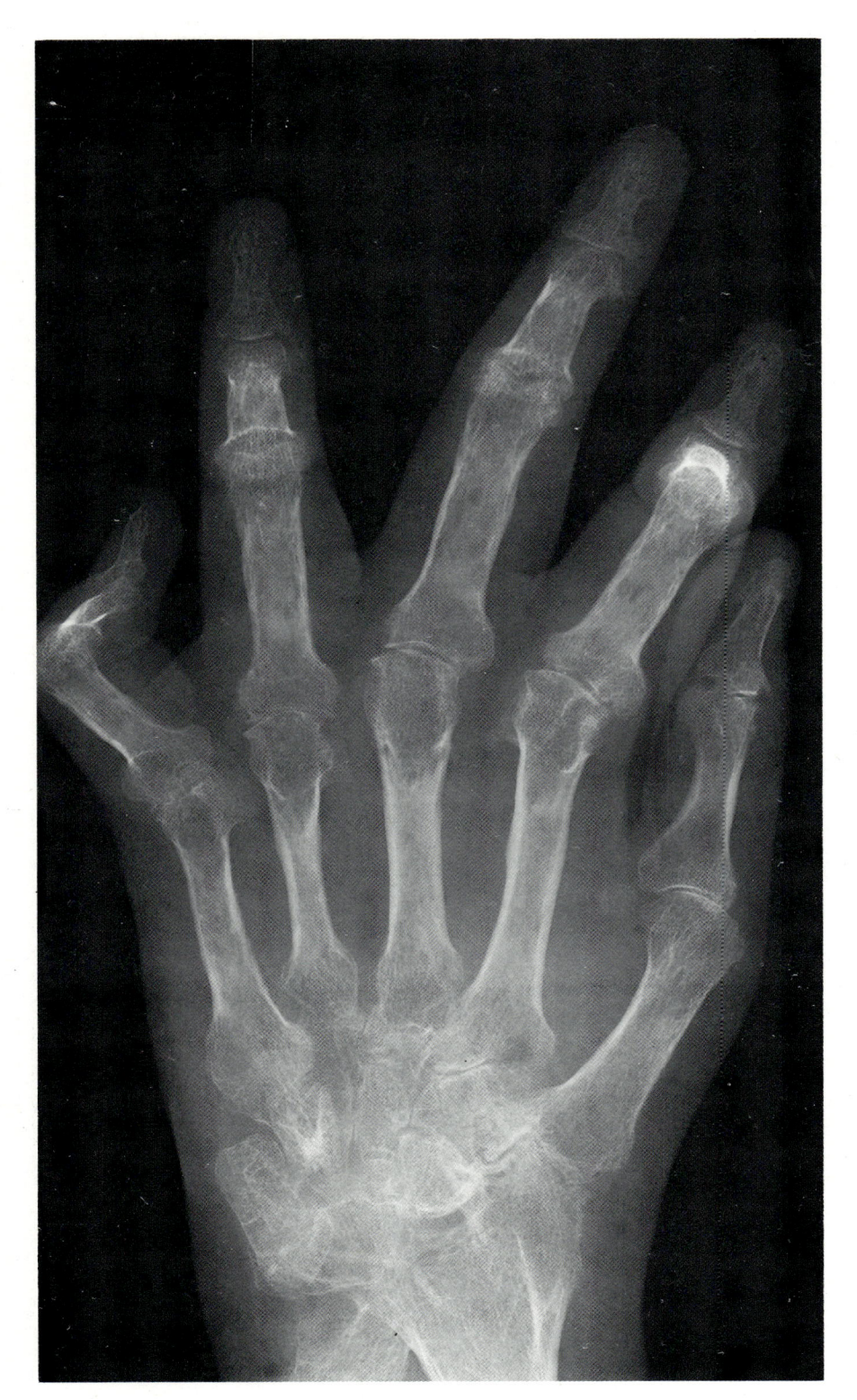

Abb. 247. **Spondylitis ankylopoetica (Bechterew-Strümpell-Marie-Syndrom).** Das Handgelenk und die Finger können im Spätstadium befallen sein. Eine röntgenologische Unterscheidung von der vorgeschrittenen primär-chronischen Polyarthritis ist fast unmöglich. Die knöcherne Fusion des Handgelenks ohne vollständigen Verlust des Gelenkknorpels wird jedoch allgemein als eine Eigenheit der Spondylitis ankylopoetica angesehen

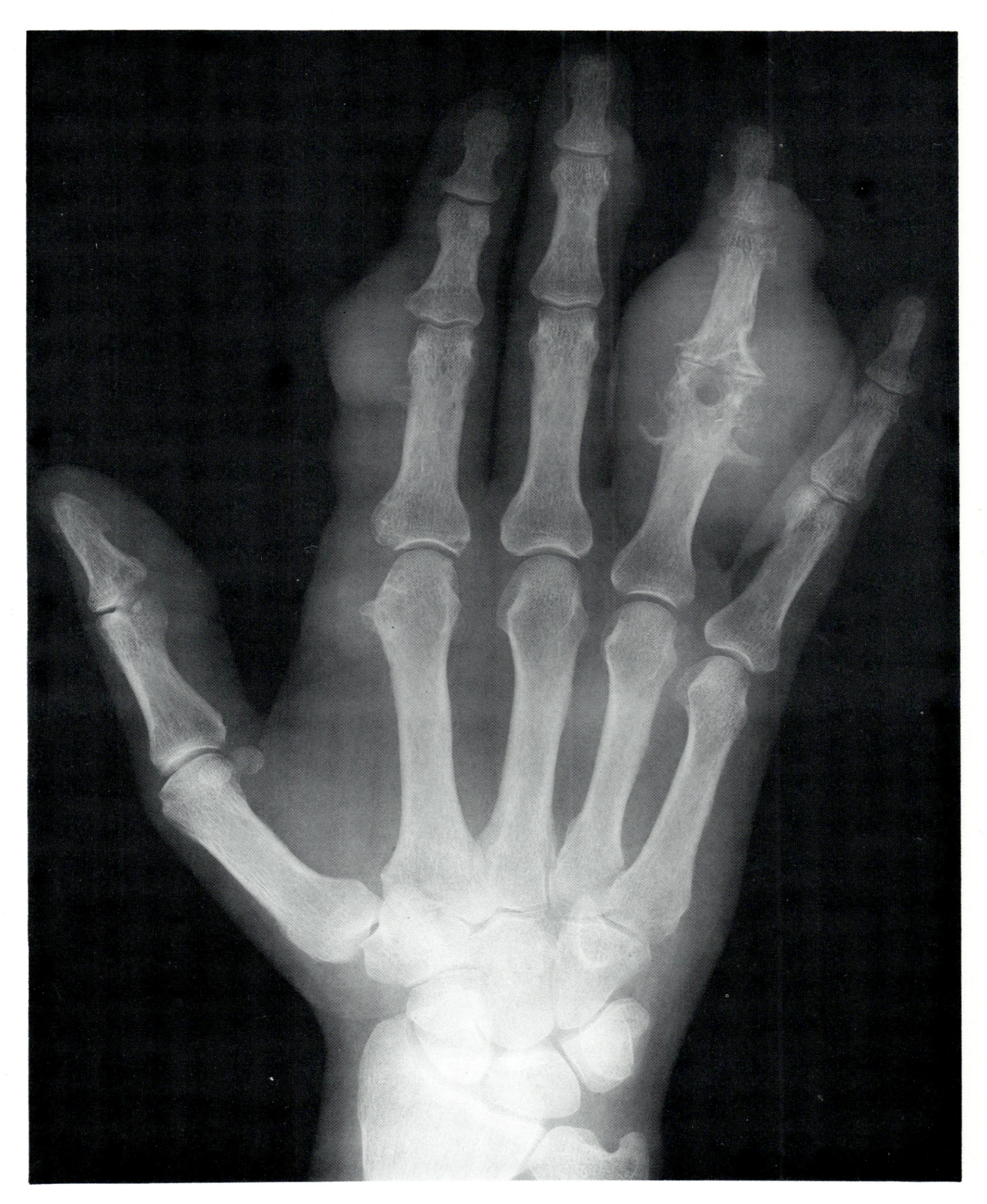

Abb. 248 **Gicht.** Beachte die asymmetrische Weichteilvermehrung, die durch Ablagerung von Uraten entstanden ist. Diese Tophi verkalken selten; wenn sie verkalken, dann sollte man an eine zusätzliche metabolische Ursache wie z. B. an eine Vitamin D-Überdosierung denken. Beachte ferner die Arrosionen an den Rändern der Grundphalanx IV. Bei der Gicht liegen diese Arrosionen häufig in einigem Abstand von den Gelenkflächen

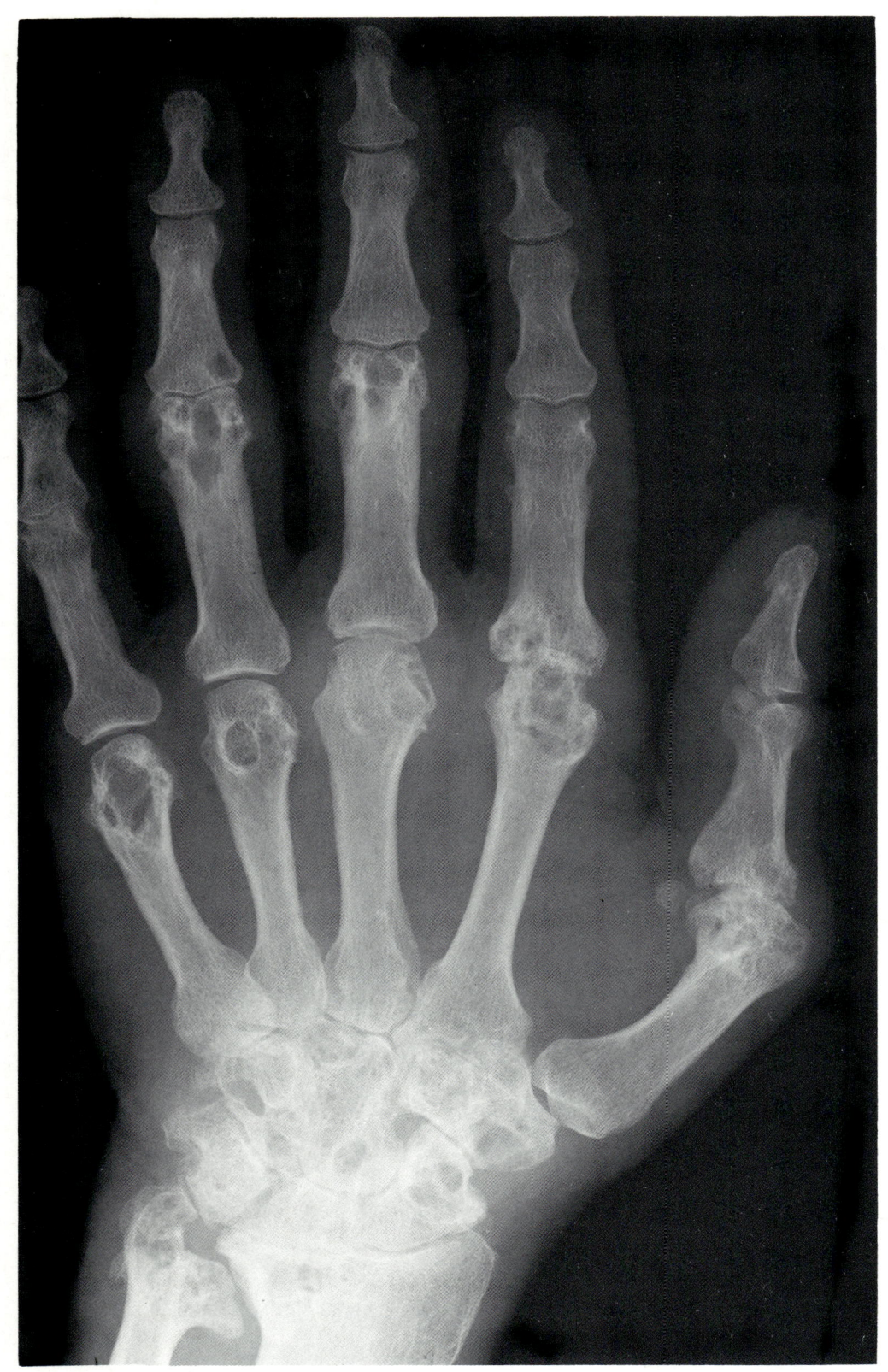

Abb. 249a und b. **Gicht – fortgeschrittenes Stadium.** Größere Ablagerungen in vielen Phalangen und Metacarpalia, die sich in einigen Fällen bis in die Diaphysen ausbreiten. Gichtablagerungen sind in den Handgelenken (fleckige Carpalia) und in den distalen Enden von Radius und Ulna auf beiden Seiten erkennbar. Zwei negative Merkmale der Gicht sind das Fehlen der Osteoporose und der Spornbildung

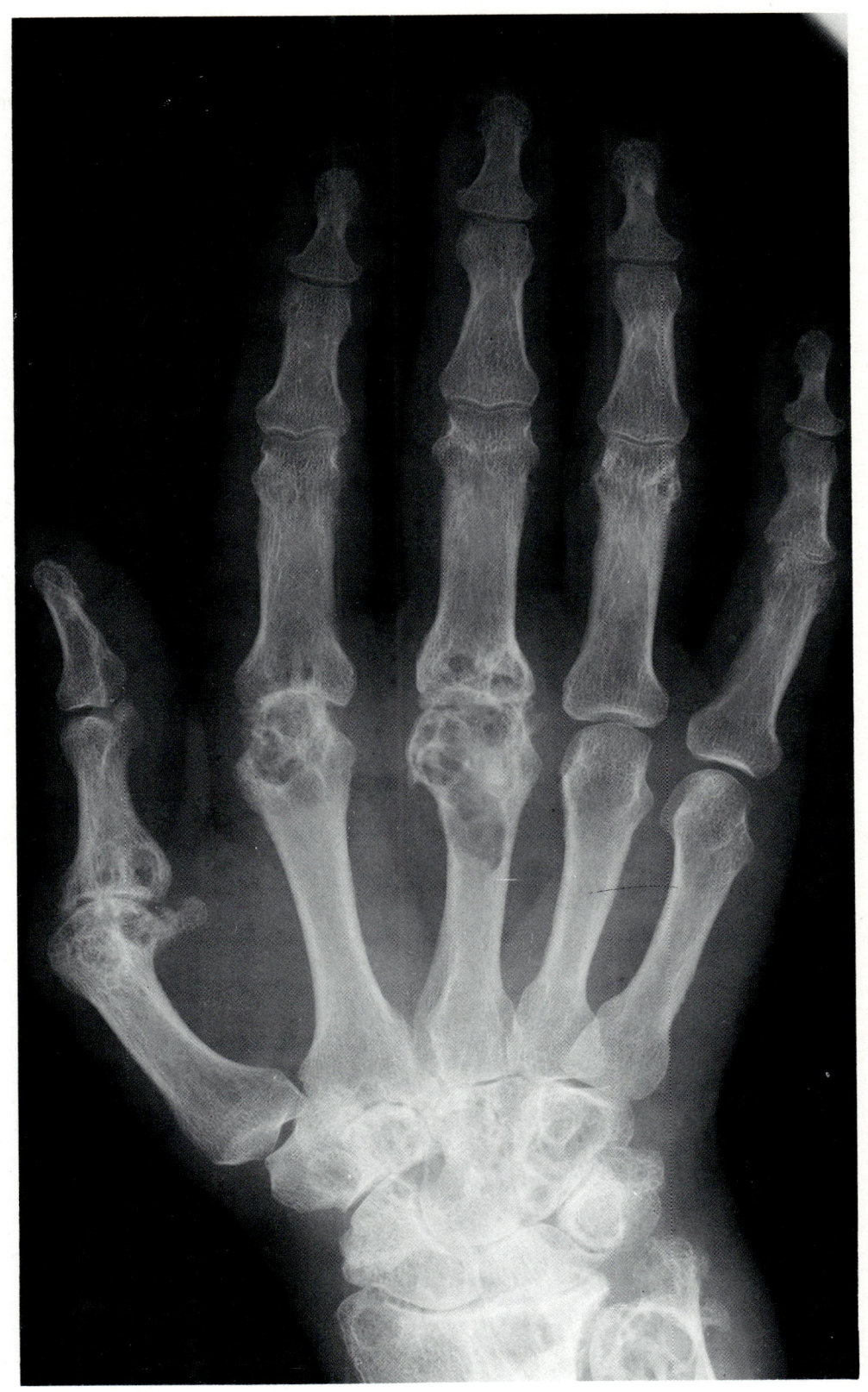

b

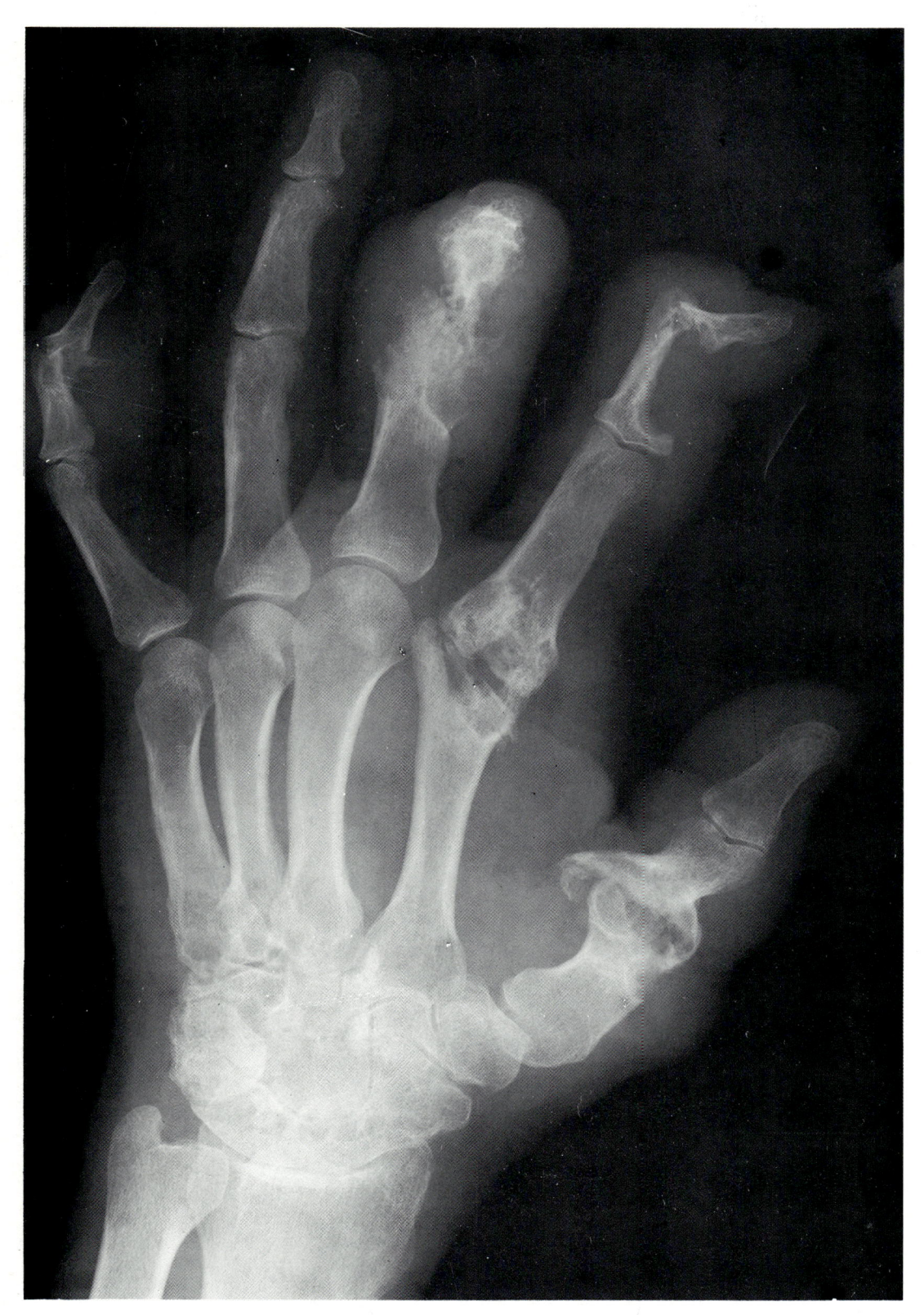

Abb. 250a und b. **Gicht.** Arrosion fast der ganzen radialen Seite der Mittelphalanx II links; vorgeschrittene Destruktionen des 3. Strahls; Befall einiger Fingerendgelenke. In diesem Spätstadium ist eine geringgradige Verkalkung der Tophi erkennbar

a

Seltenere Arthropathien 199

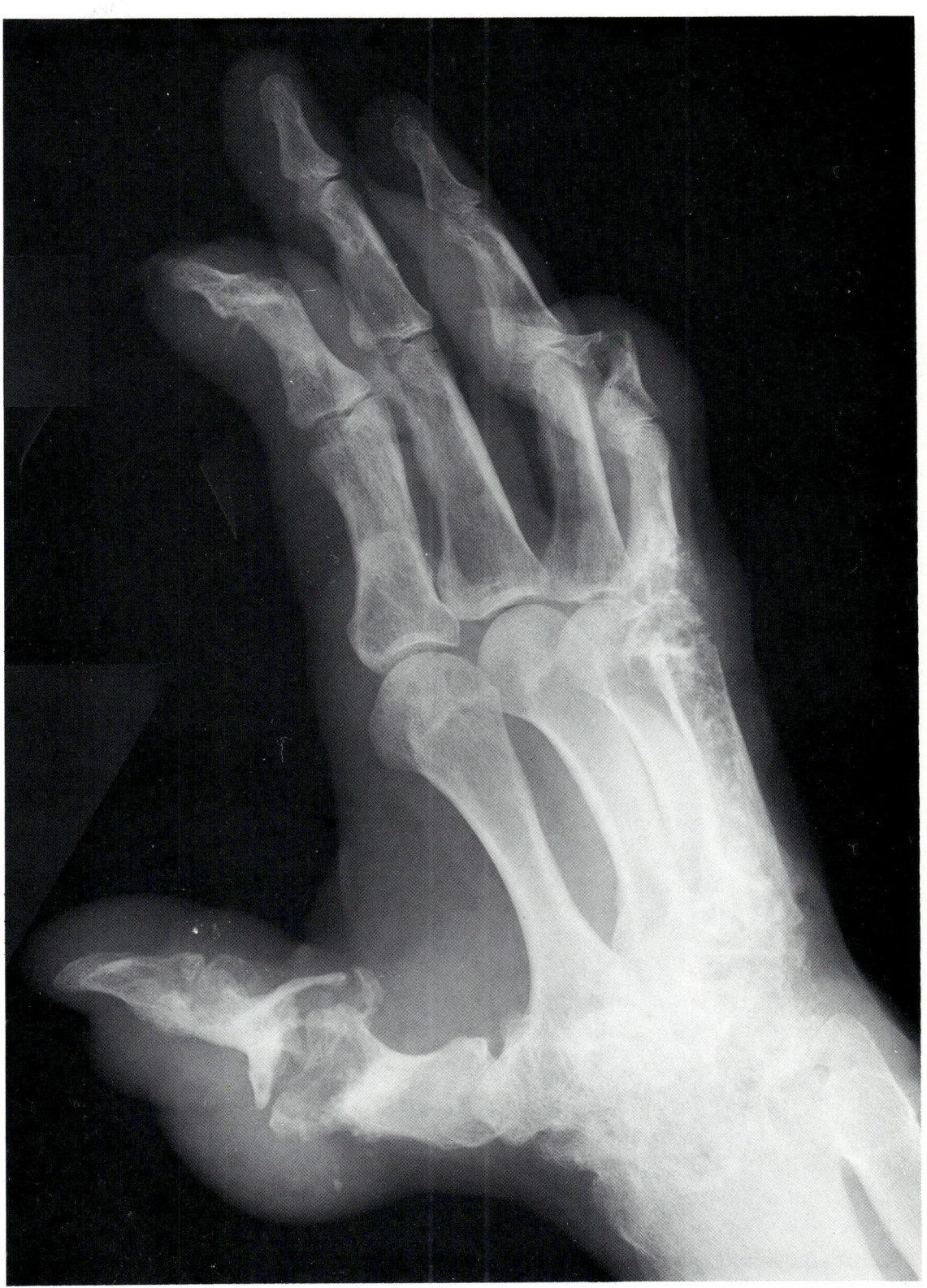

b

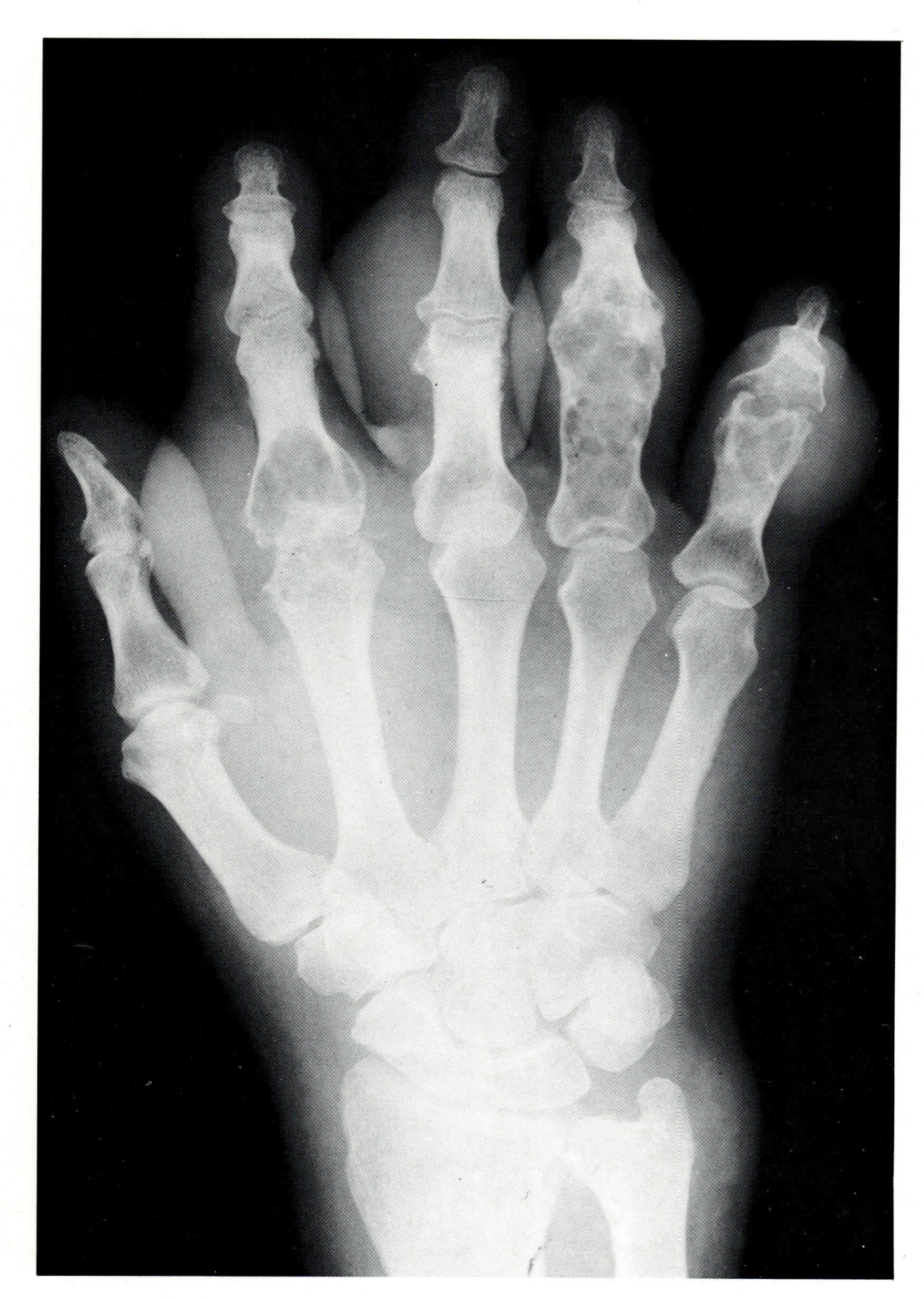

Abb. 251. **Schwere Gicht.** Fälle dieser Art lassen sich nur schwer von multiplen Enchondromen trennen. Die Enchondrome greifen jedoch nicht den Gelenkspalt an, sie lassen fast immer einige Millimeter der Knochenepiphyse unberührt. Trotz starker Läsionen ist keine Osteoporose erkennbar. (Vergleiche dazu die primär-chronische Polyarthritis)

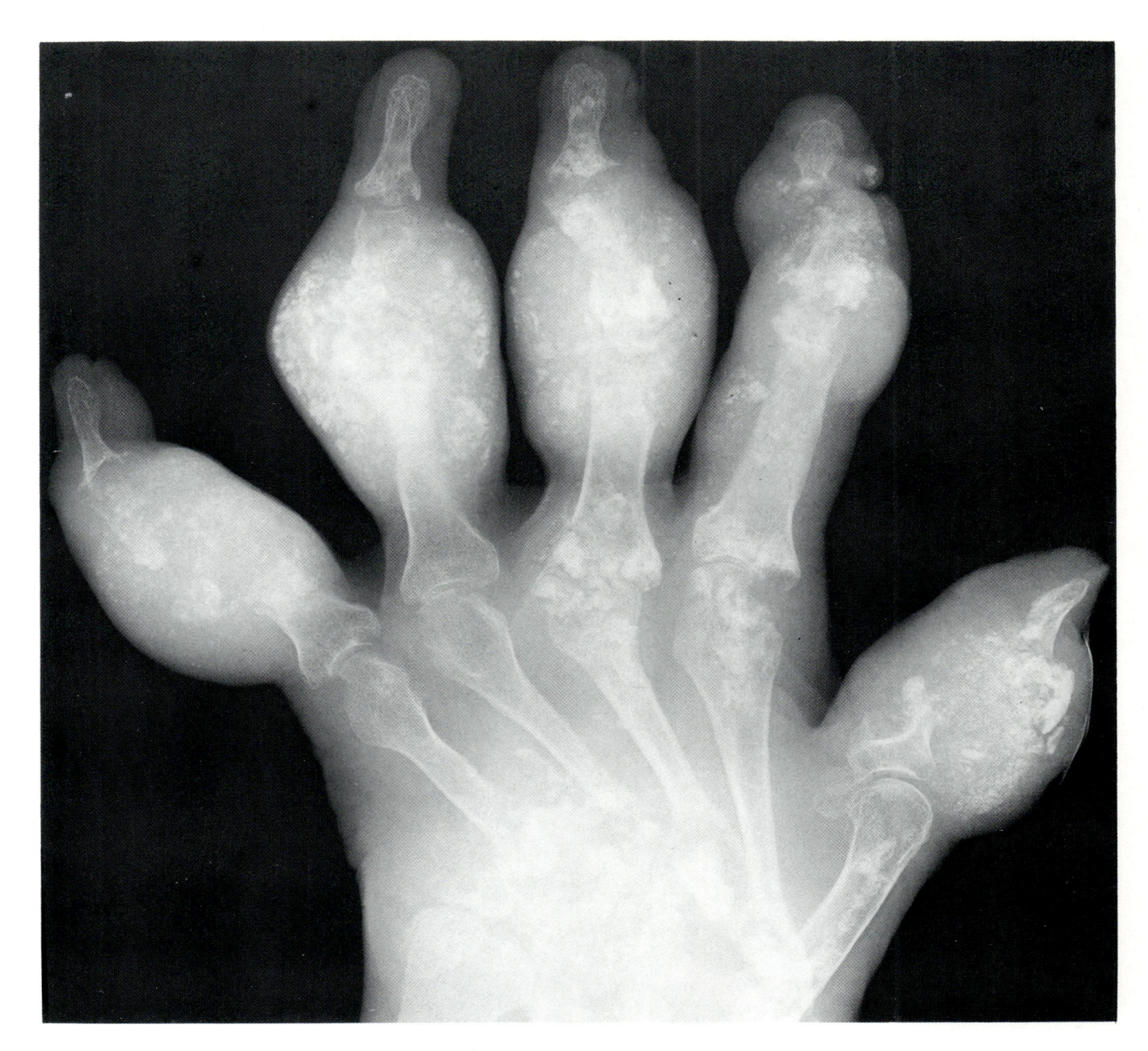

Abb. 252. **Gicht.** Sehr schwere Form bei einem 30jährigen Mann. Beachte die riesigen, teilweise verkalkten Tophi und die starke Knochendestruktion

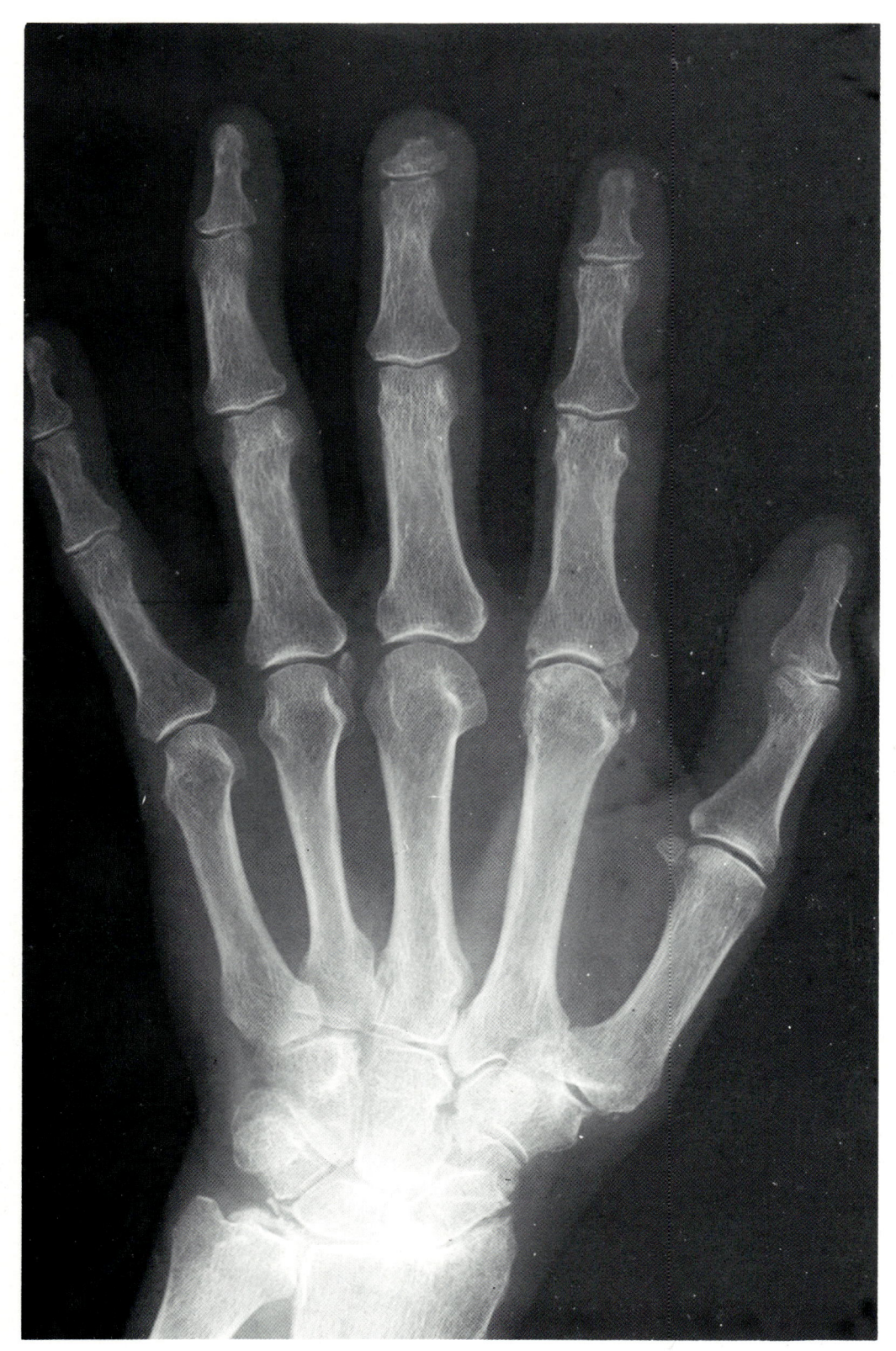

Abb. 253a und b. **Arthopathie bei Hämochromatose.** An der Hand werden Veränderungen meist am 2. und 3. Grundgelenk beobachtet. Befall anderer Grund- und Fingerendgelenke, Osteoporose, Verschmälerung der Gelenkspalten, unregelmäßige Gelenkflächen, Verkalkung gelenkferner Bezirke ebenso wie subchondrale Cysten und Cysten in den Carpalia werden ebenso wie die Chondrocalcinose des Discus articularis – wie bei diesem Patienten – beschrieben

Seltenere Arthropathien 203

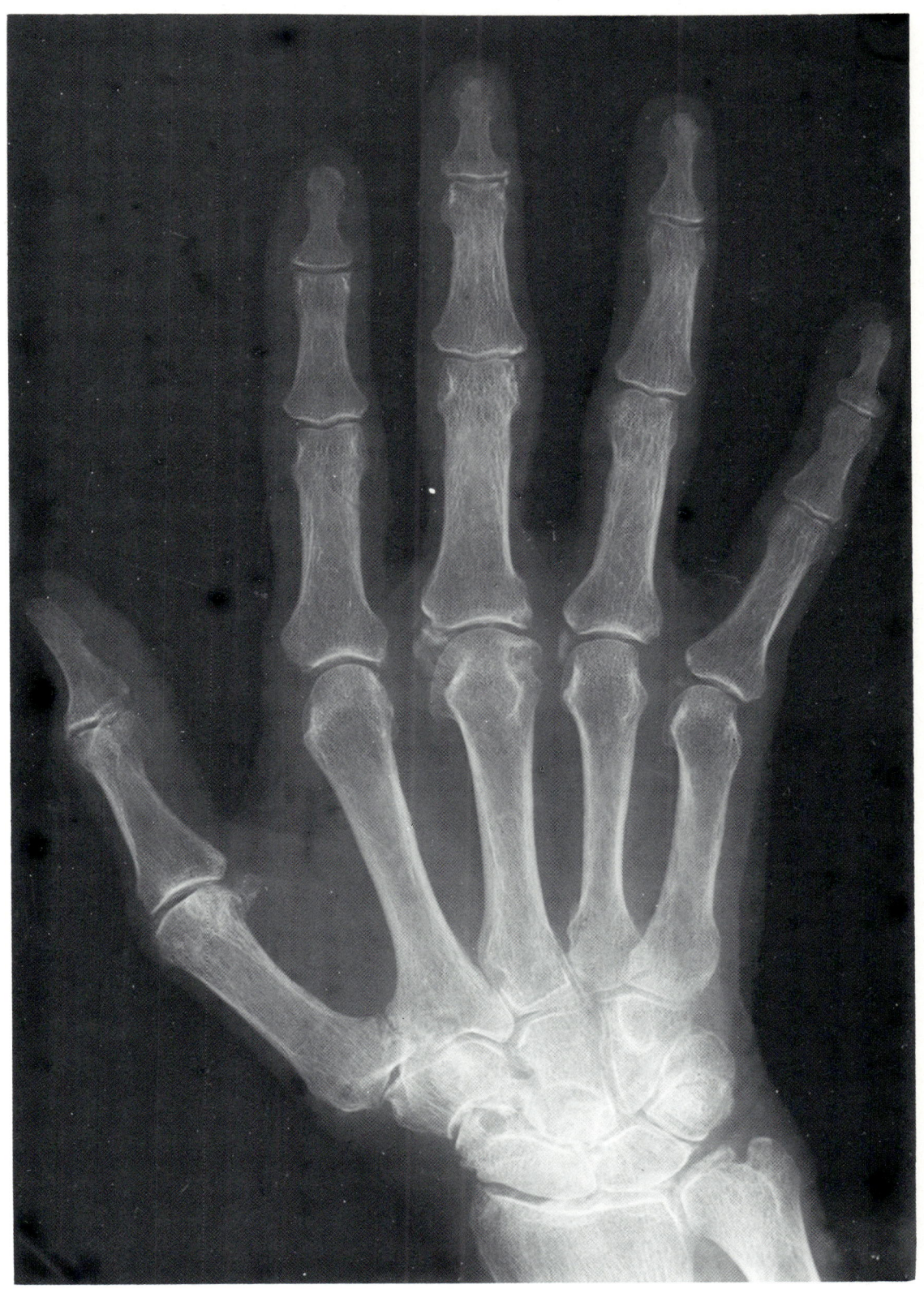

b

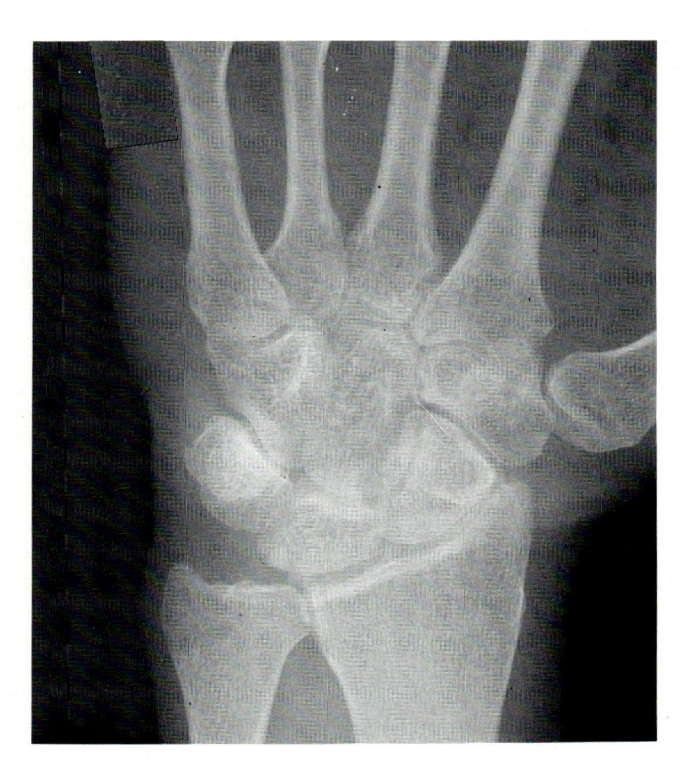

Abb. 255. Wilson-Syndrom (hepatolenticuläre Degeneration). Leichte Unregelmäßigkeiten und Sklerose des subchondralen Knochens können – wie bei diesem Patienten – am distalen Ende von Radius und Ulna beobachtet werden. Beim Wilson-Syndrom können Osteomalacie, bzw. Rachitis vorkommen

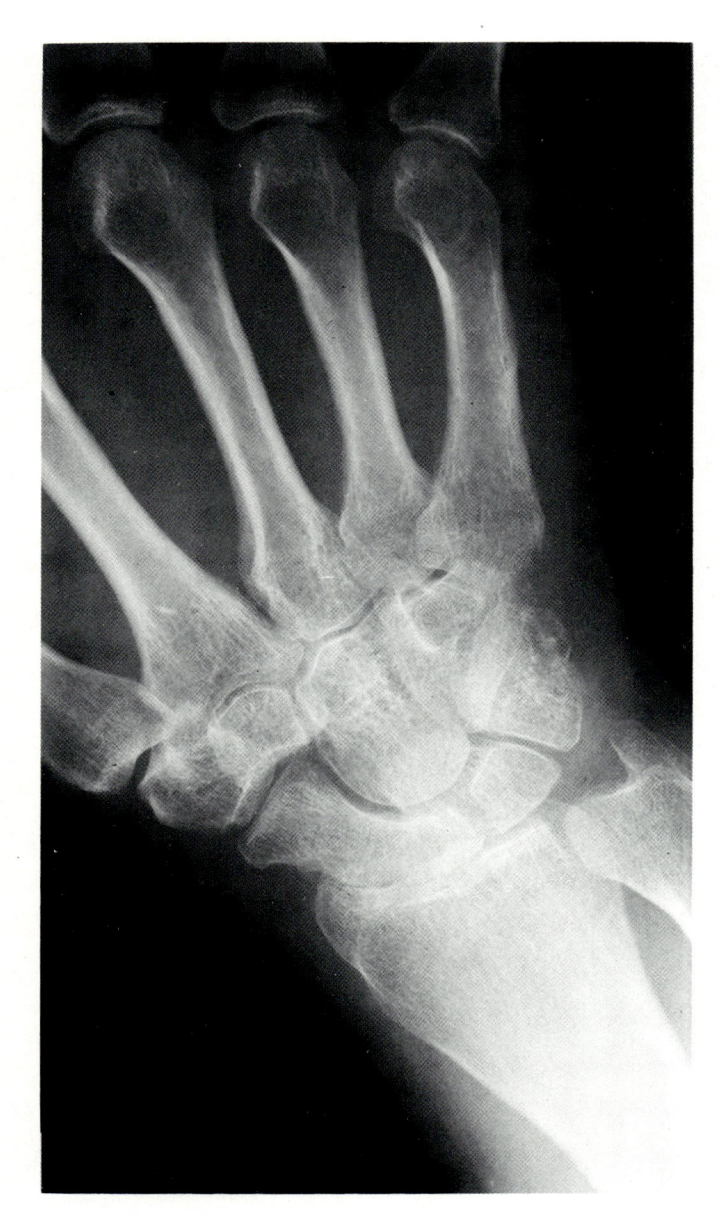

Abb. 254. Hämophilie. Im Handgelenk kommt es relativ selten zur Ausbildung eines Blutergelenks. Bei diesem 32jährigen Patienten erkennt man die Auflösung des Gelenkknorpels auf der lateralen Seite des Handgelenks. Aufhellungszone im Triquetrum, kleine Arrosionen am distalen Metacarpale V; Auflösung des Gelenkknorpels im Grundgelenk des 5. Fingers

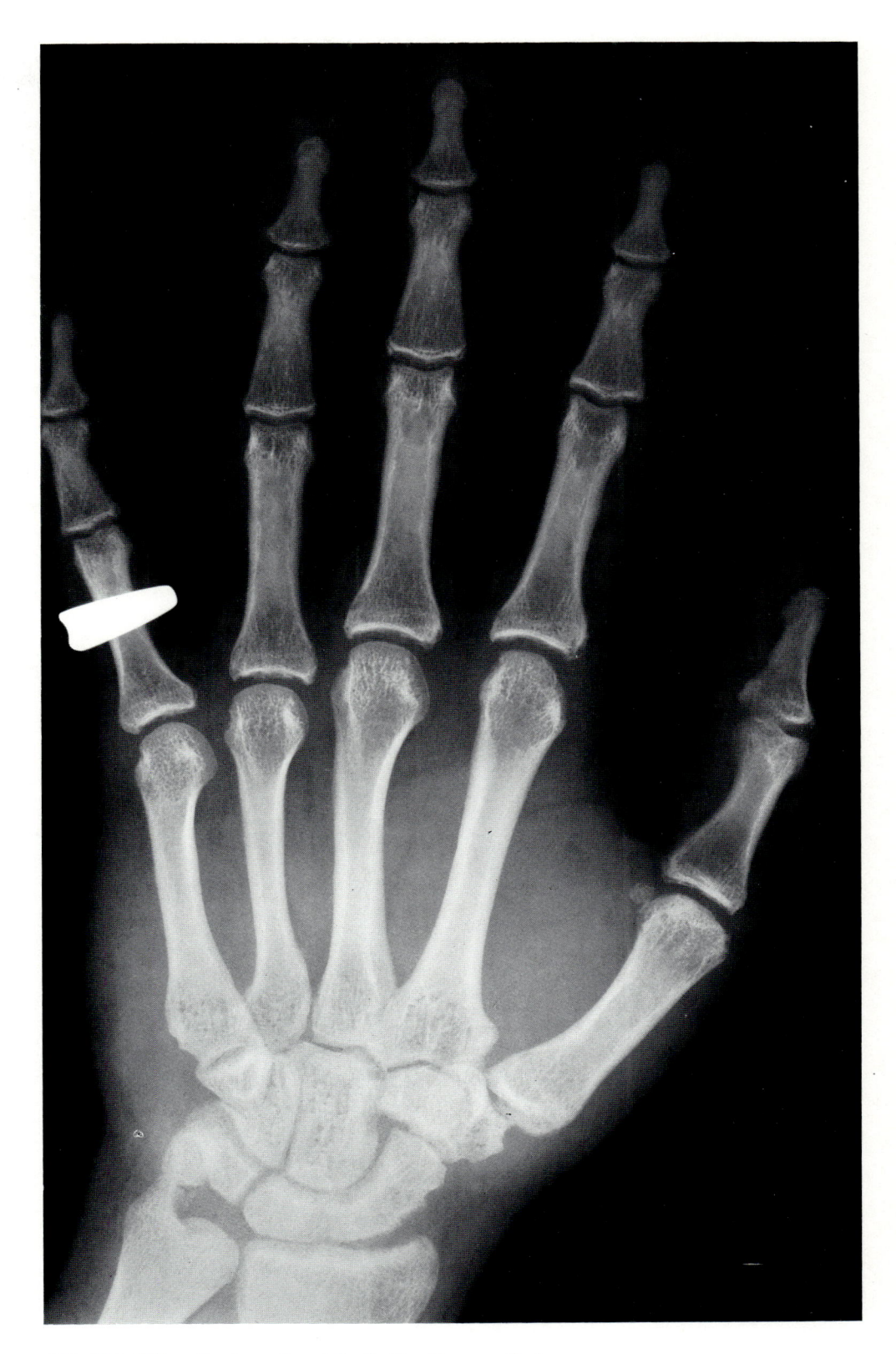

Abb. 256. **Wilson-Syndrom (hepatolenticuläre Degeneration).**
Arrosionen an den Carpalia; winzige Unregelmäßigkeiten an
den Enden der Röhrenknochen; die Gelenkspalten erscheinen erweitert; verminderte Knochendichte aufgrund der
Osteomalacie bei diesem Jungen

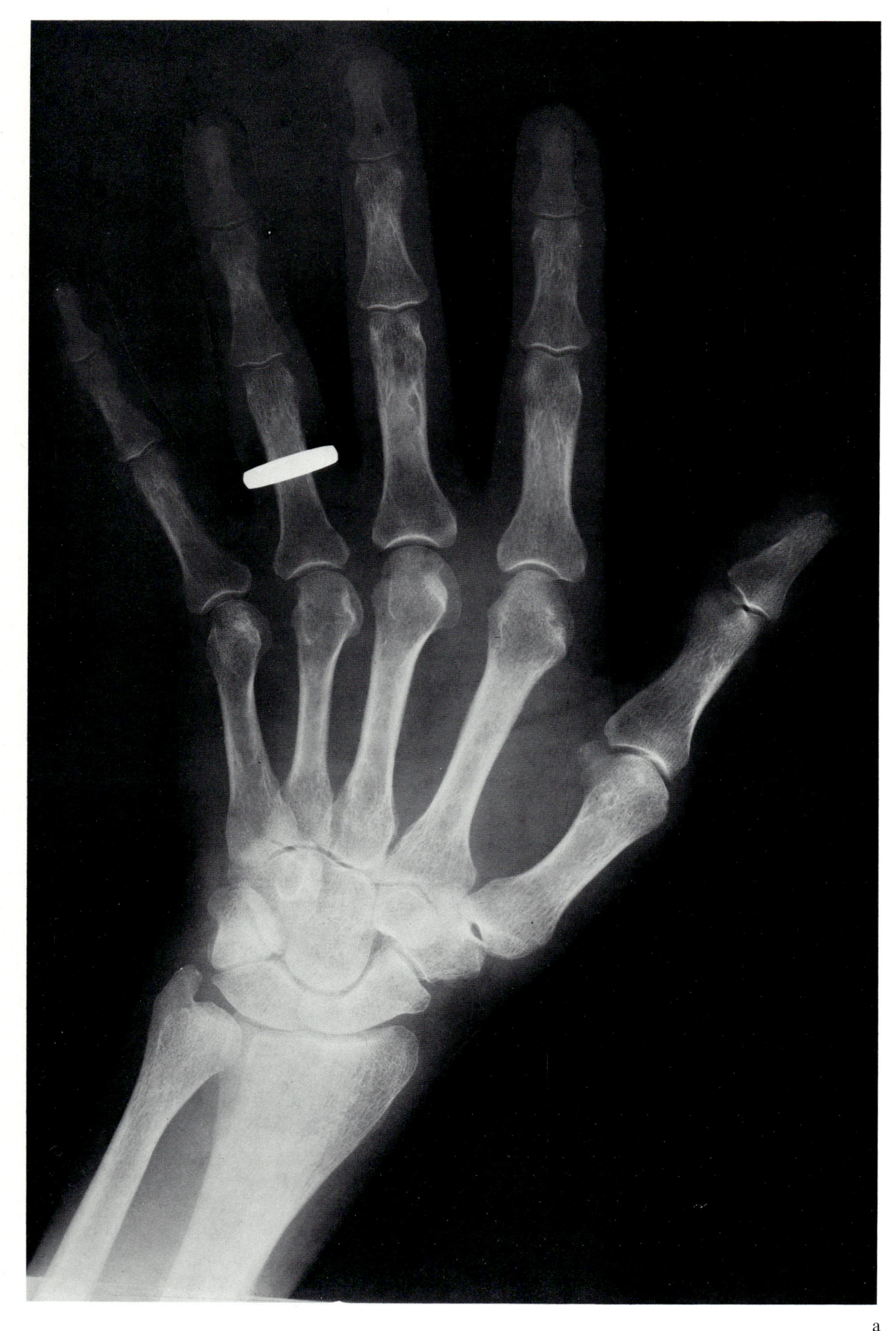

Abb. 257a und b. **Jaccoud-Arthritis.** Sie ist eine seltene Folge des schwerverlaufenden Rheumatischen Fiebers. Die Gelenkveränderungen sind durch eine Restfibrose der Gelenkkapsel bedingt. Typischerweise sind die Grundgelenke – vor allem das 4. Grundgelenk – befallen; eine starke ulnare Deviation wird – wie bei diesem Patienten an der rechten Hand – beobachtet. (b) Arrosionen sind selten, die Rheumaserologie ist negativ

Seltenere Arthropathien 207

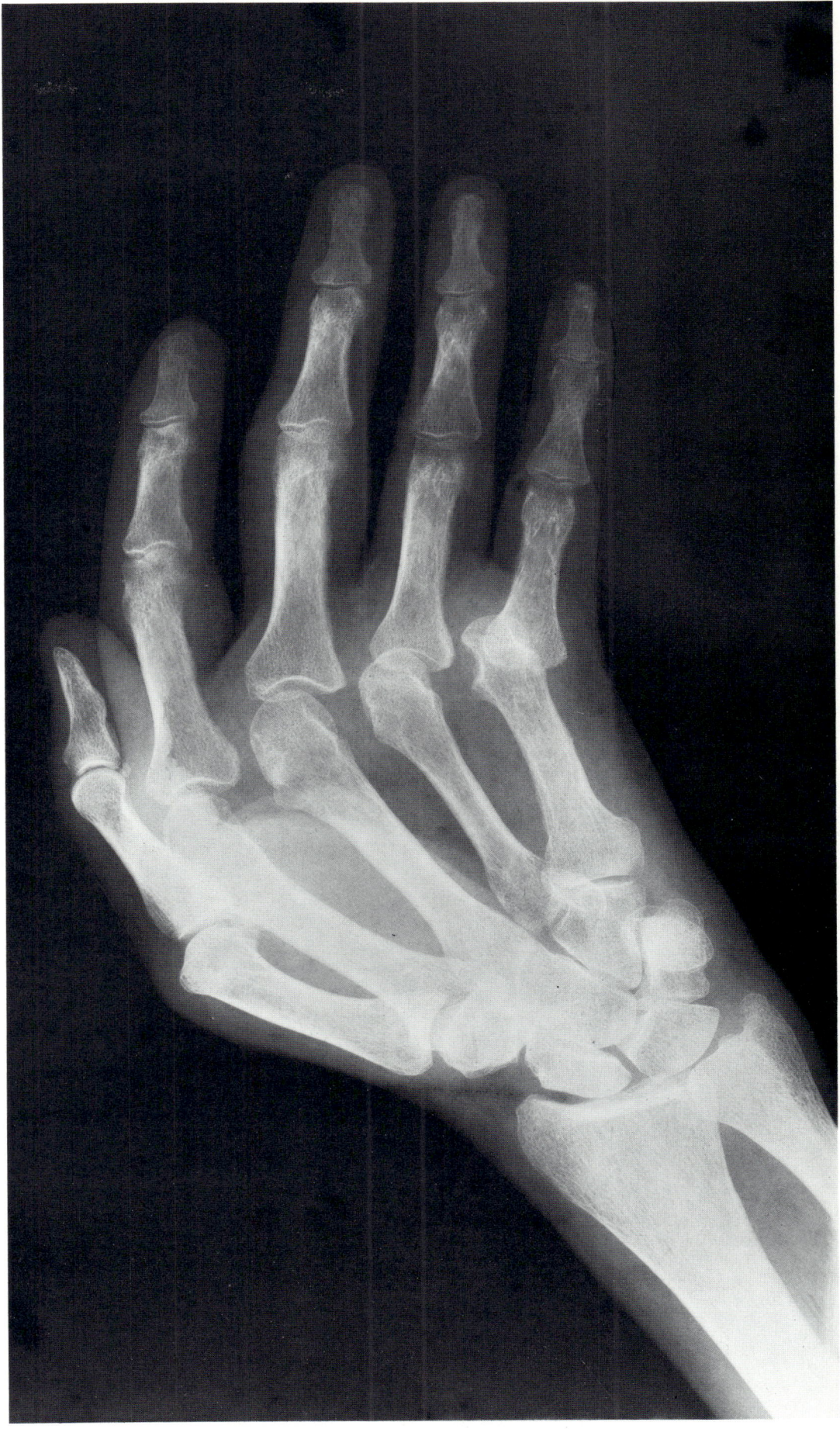

b

XIV. Erkrankungen der Weichteile

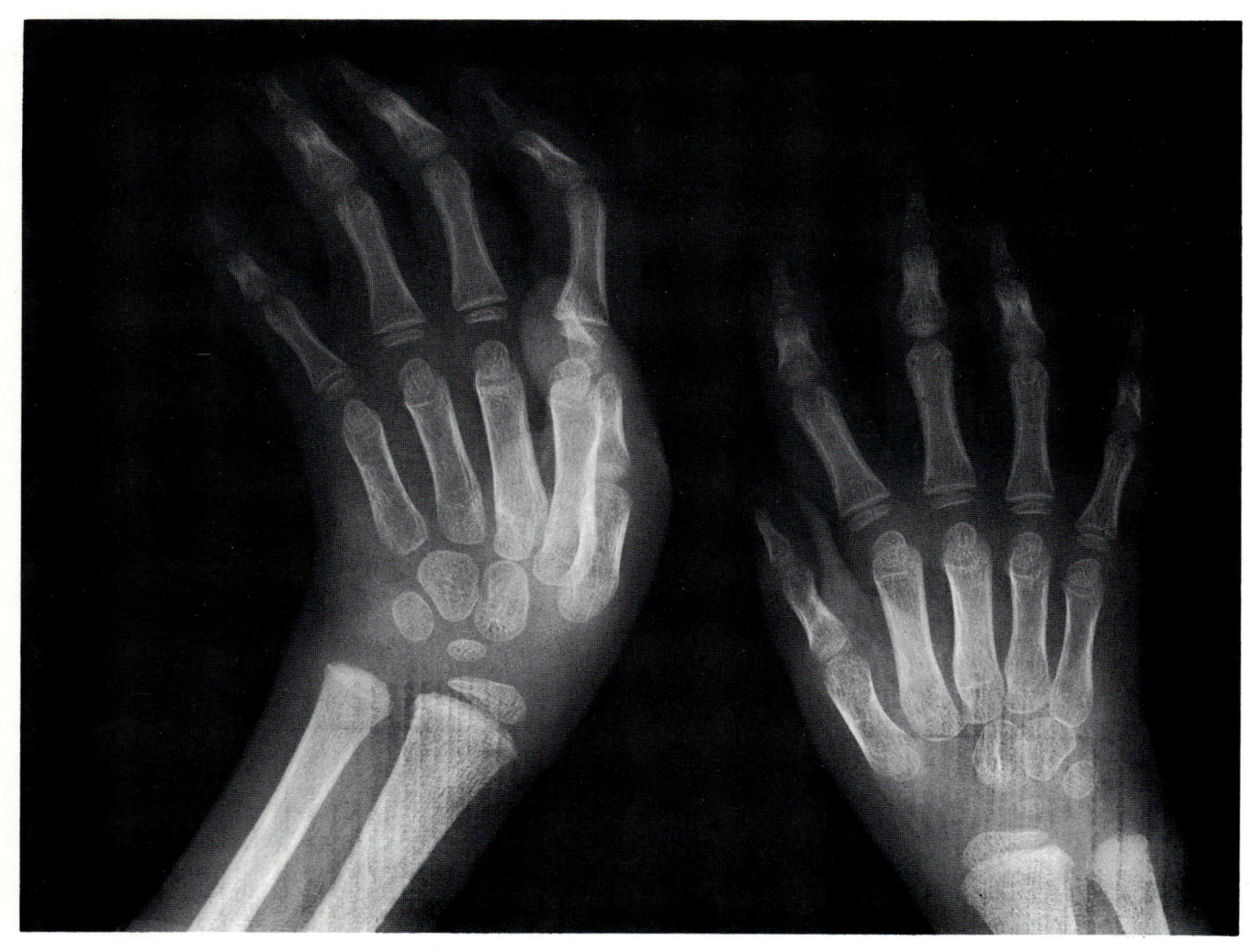

Abb. 258. **Arthrogryposis multiplex congenita (Guérin-Stern-Syndrom).** Diese angeborene, mesodermale Dysplasie mit Befall der Muskeln und Gelenke kann Mißbildungen z. B. eine Klumphand – wie bei diesem Kind – verursachen. Beachte die Contracturen und das schlecht ausgeprägte Muskelpolster

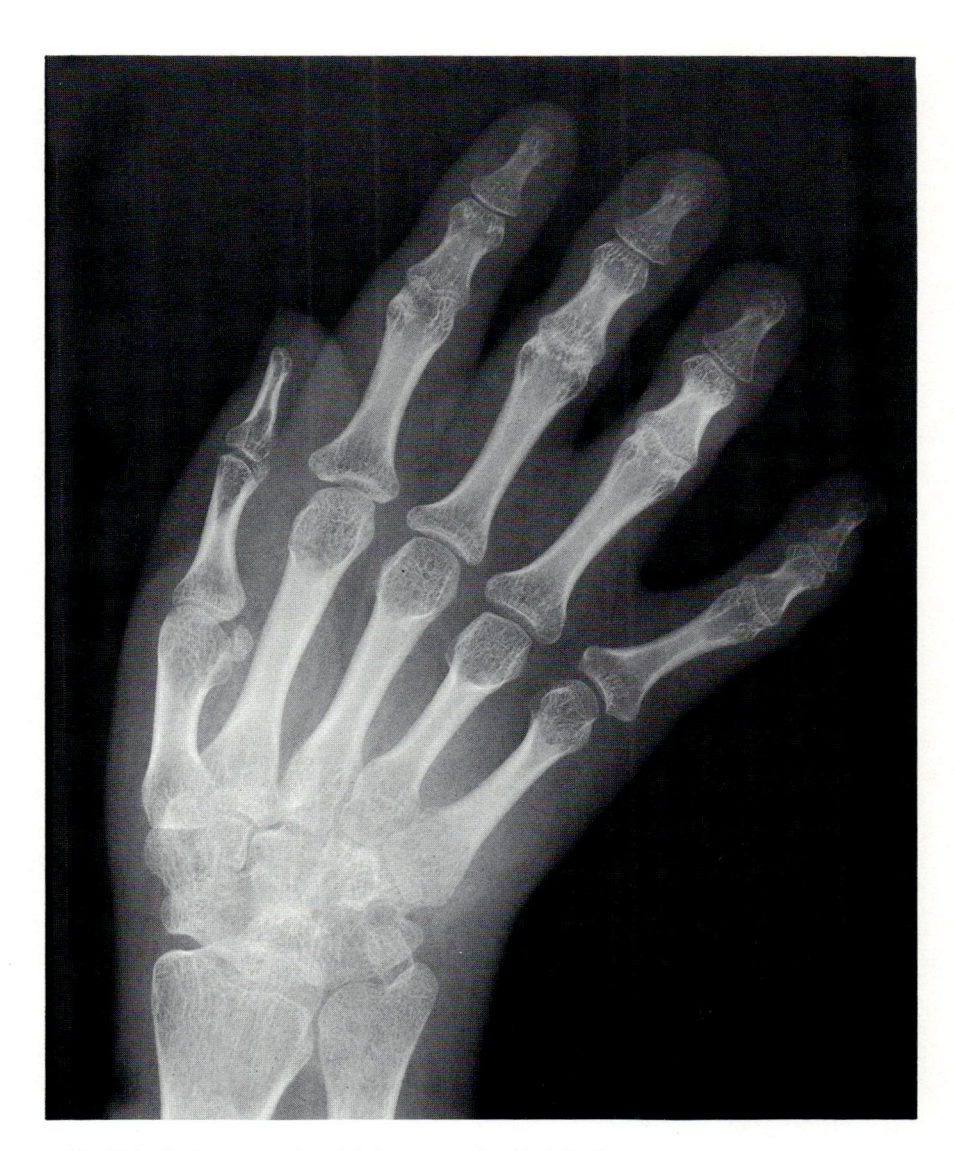

Abb. 259. **Arthrogryposis multiplex congenita (Guérin-Stern-Syndrom).** Dieser Patient hatte viele Begleiterscheinungen der Arthrogryposis: beidseitige Hüftluxation, Fixierung des Fußes in Equino-varus Stellung und eine gelegentlich zu beobachtende Fusion der Carpalia

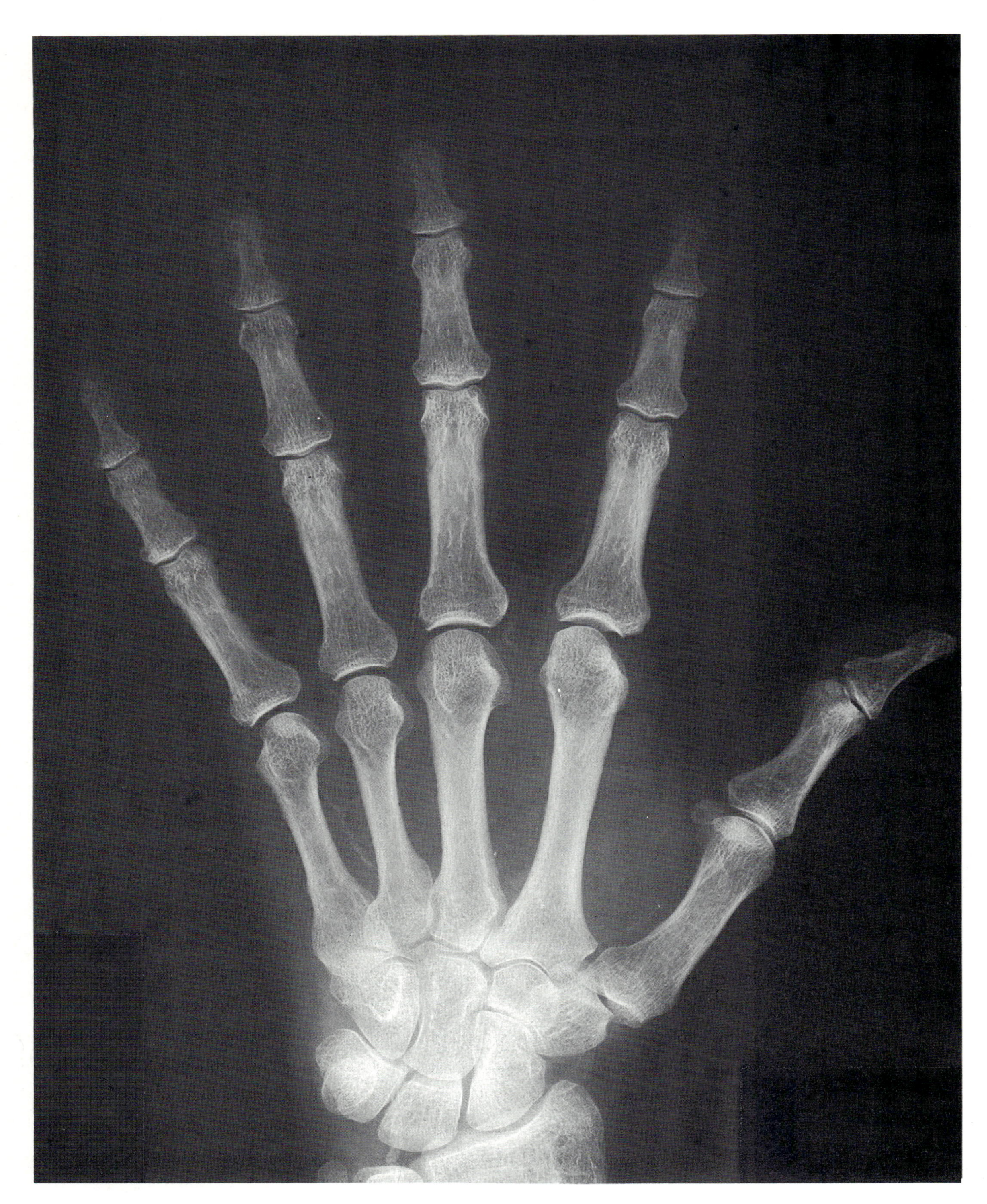

Abb. 260. **Gefäßverkalkungen.** Verkalkungen von Arterien an den Händen sind eine seltene Beobachtung, wenn – wie bei diesem Patienten – keine Grundkrankheit wie ein Diabetes mellitus oder ein Hyperparathyreoidismus vorgelegen hat

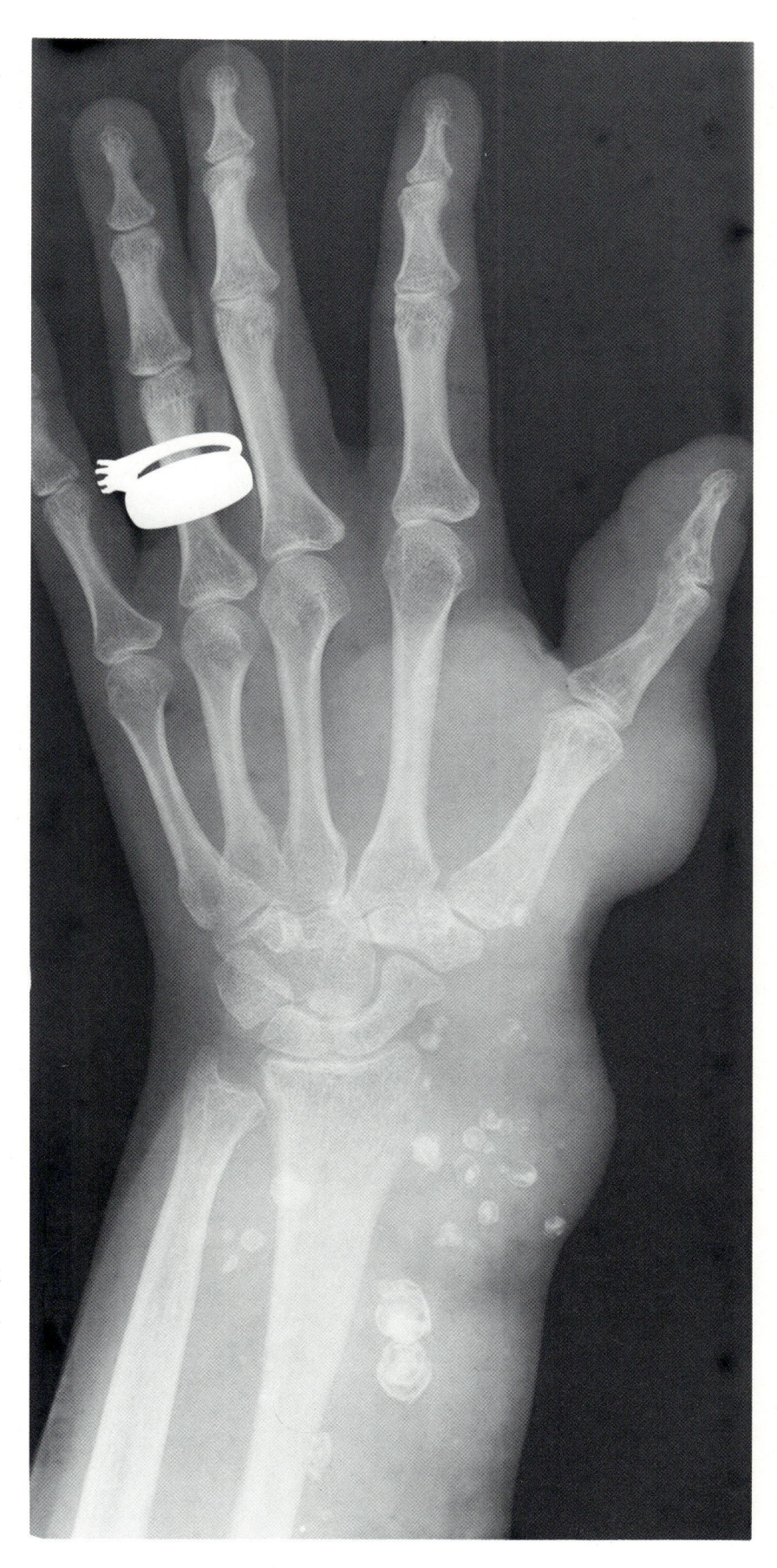

Abb. 261. **Angiomatöse Fehlbildungen an Unterarm und Hand.** Verkalkte Phlebolithen; Veränderungen des Bälkchenmusters am distalen Ende des Radius, des Naviculare (anat.: Scaphoid) und des Multangulum majus (anat.: Trapezium)

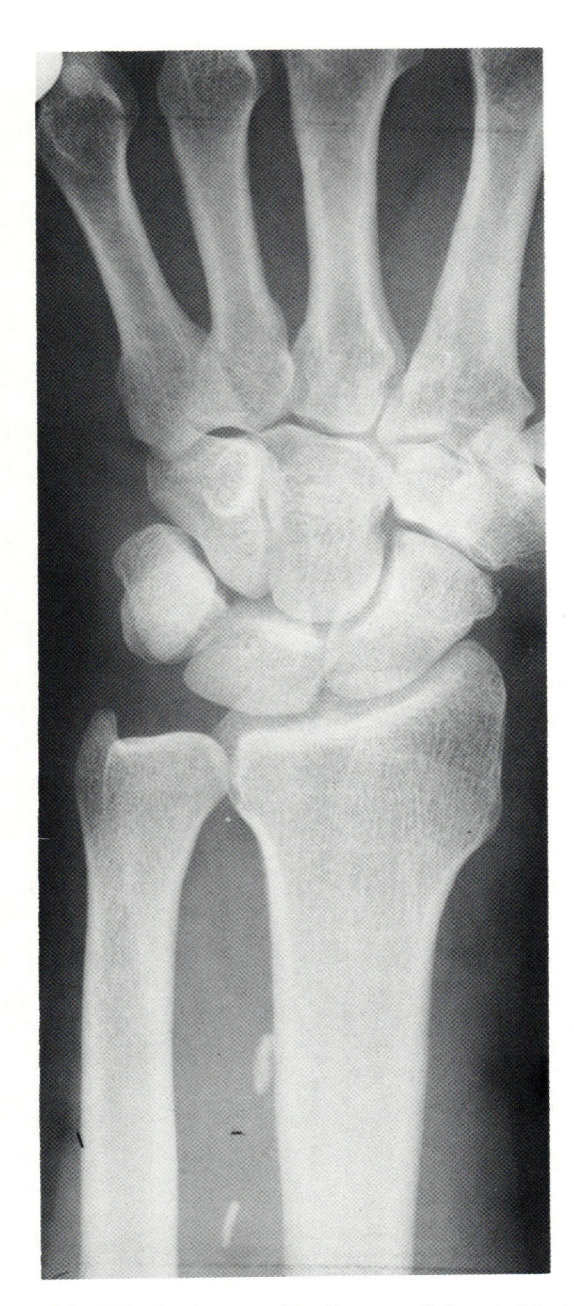

Abb. 262. **Cysticercose (Cysticercus cellulosae).** Muskeln der Hand sind von dieser Krankheit selten betroffen; in den Muskeln des distalen Unterarms zwei verkalkte Cysticercen

Erkrankungen der Weichteile 213

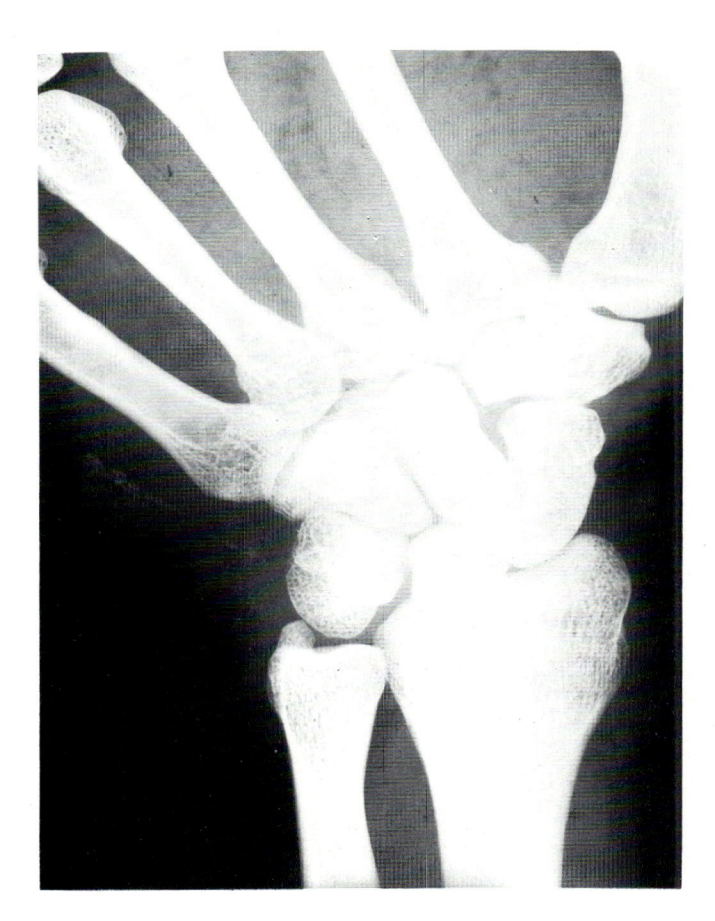

Abb. 263. **Drakunkulose (Dracunculus medinensis).** Der Medinawurm wird selten in den Weichteilen der Hand angetroffen; abgestorbene Parasiten können verkalken

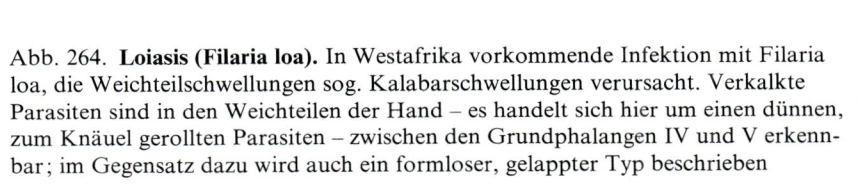

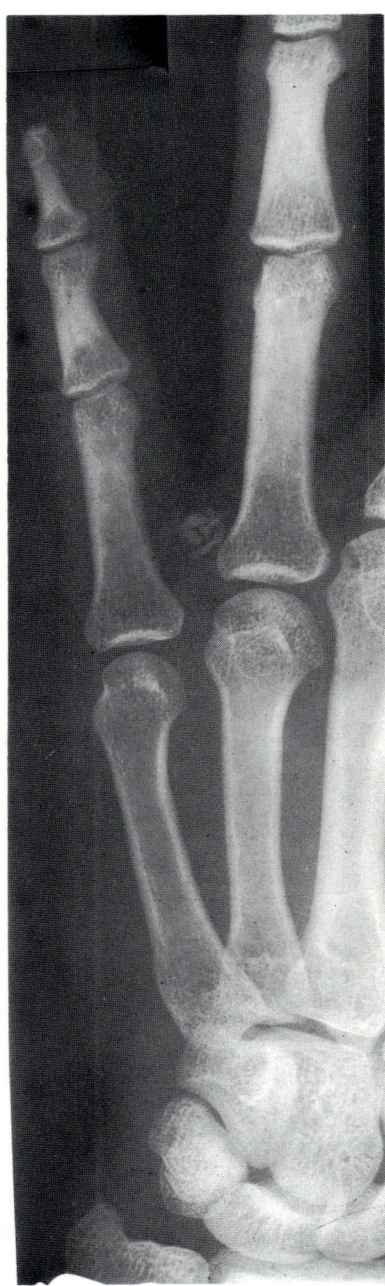

Abb. 264. **Loiasis (Filaria loa).** In Westafrika vorkommende Infektion mit Filaria loa, die Weichteilschwellungen sog. Kalabarschwellungen verursacht. Verkalkte Parasiten sind in den Weichteilen der Hand – es handelt sich hier um einen dünnen, zum Knäuel gerollten Parasiten – zwischen den Grundphalangen IV und V erkennbar; im Gegensatz dazu wird auch ein formloser, gelappter Typ beschrieben

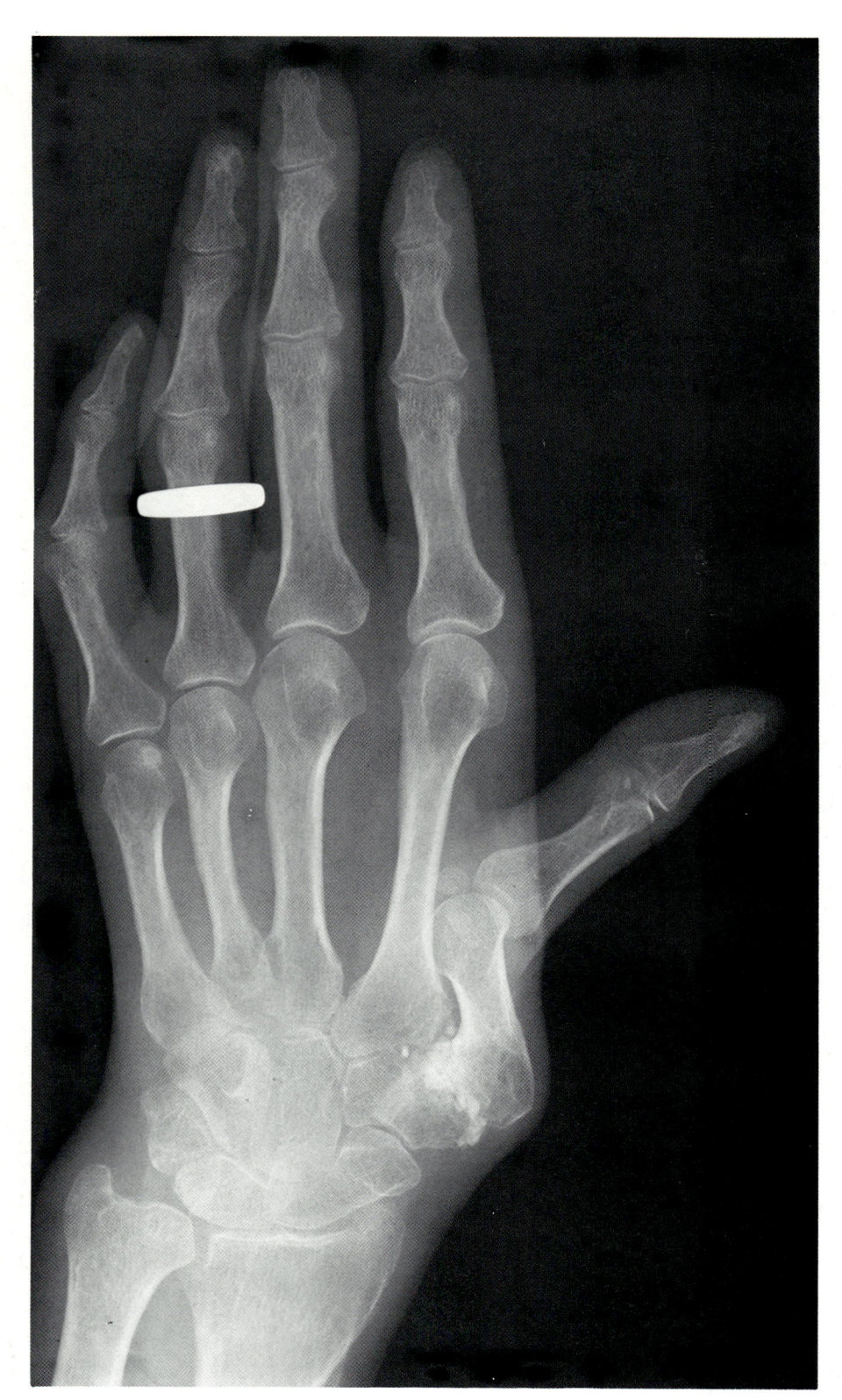

Abb. 265a und b. **Sklerodermie (Thibierge-Weissenbach-Syndrom).** Contracturen der Daumen und Kleinfinger mit Atrophie der Weichteile; geringe Weichteilverkalkung nahe der Basis des Metacarpale I beidseits

Erkrankungen der Weichteile 215

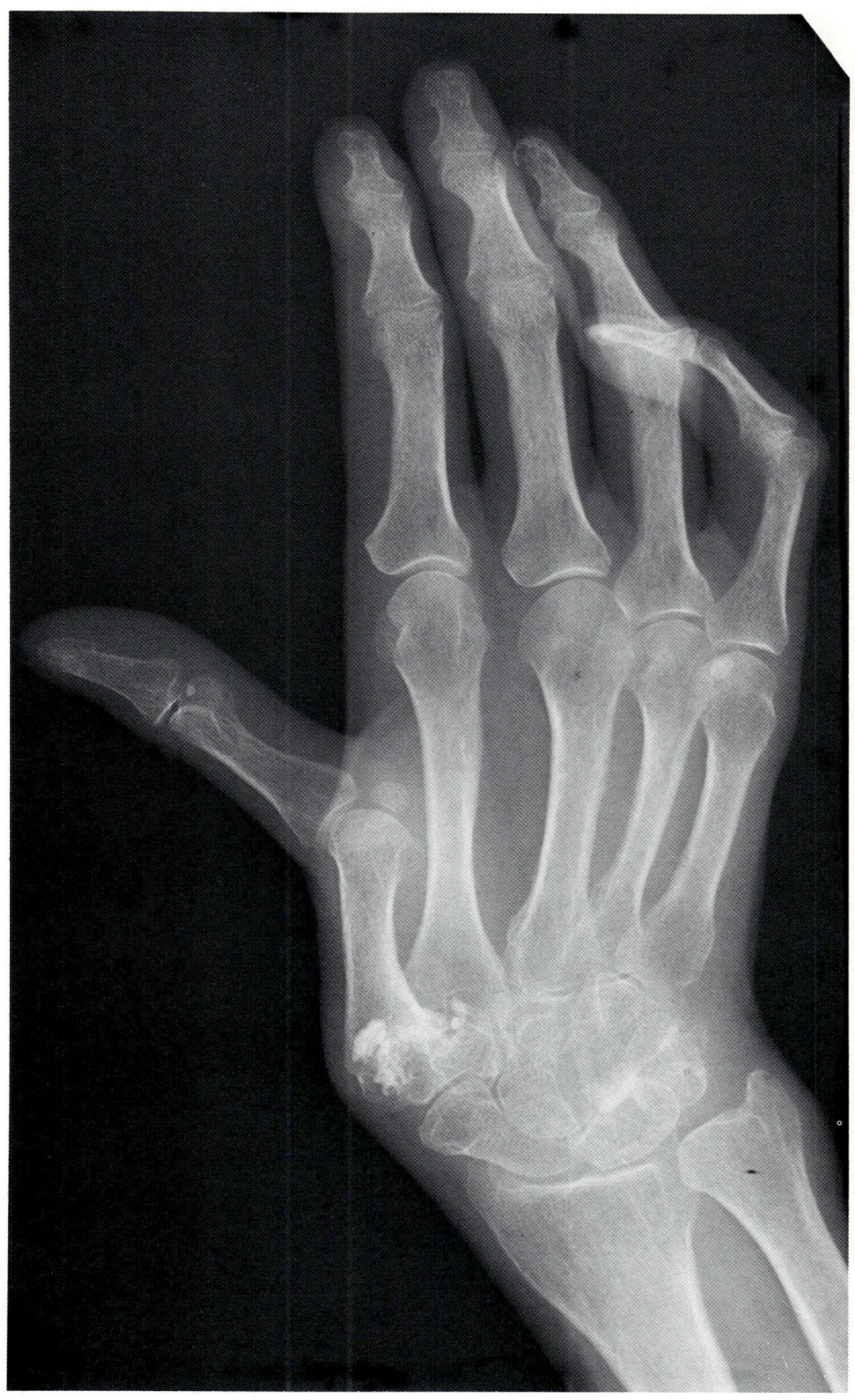

b

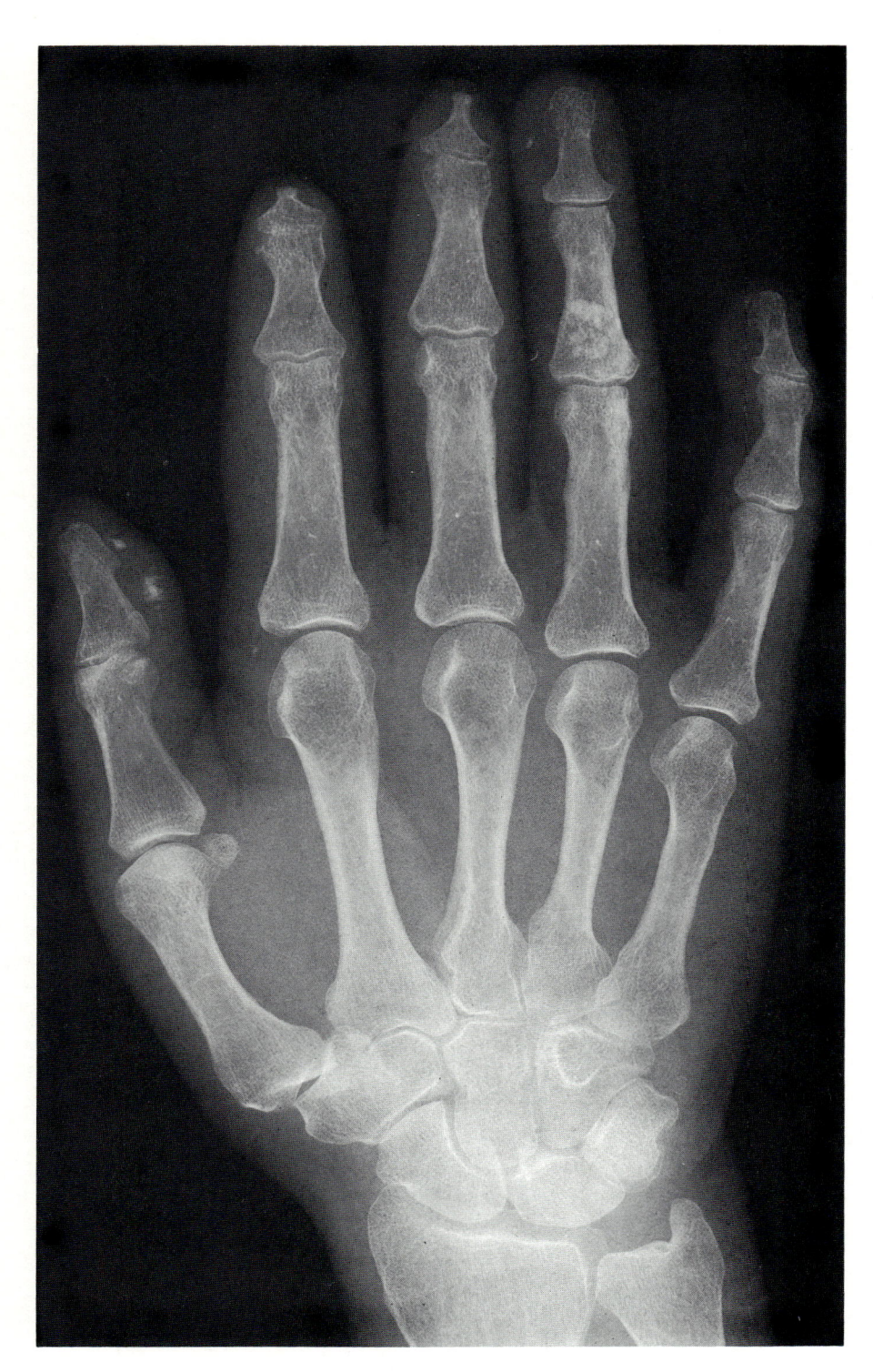

Abb. 266. **Sklerodermie (Thiebièrge-Weissenbach-Syndrom).**
Herdförmige Verkalkungsbezirke erkennbar; geringe Resorption der distalen Endphalangen, wahrscheinlich verursacht durch das Zusammentreffen von Gefäßschäden und Sklerödem, das auf den Knochen einen ständigen Druck ausübt

Erkrankungen der Weichteile 217

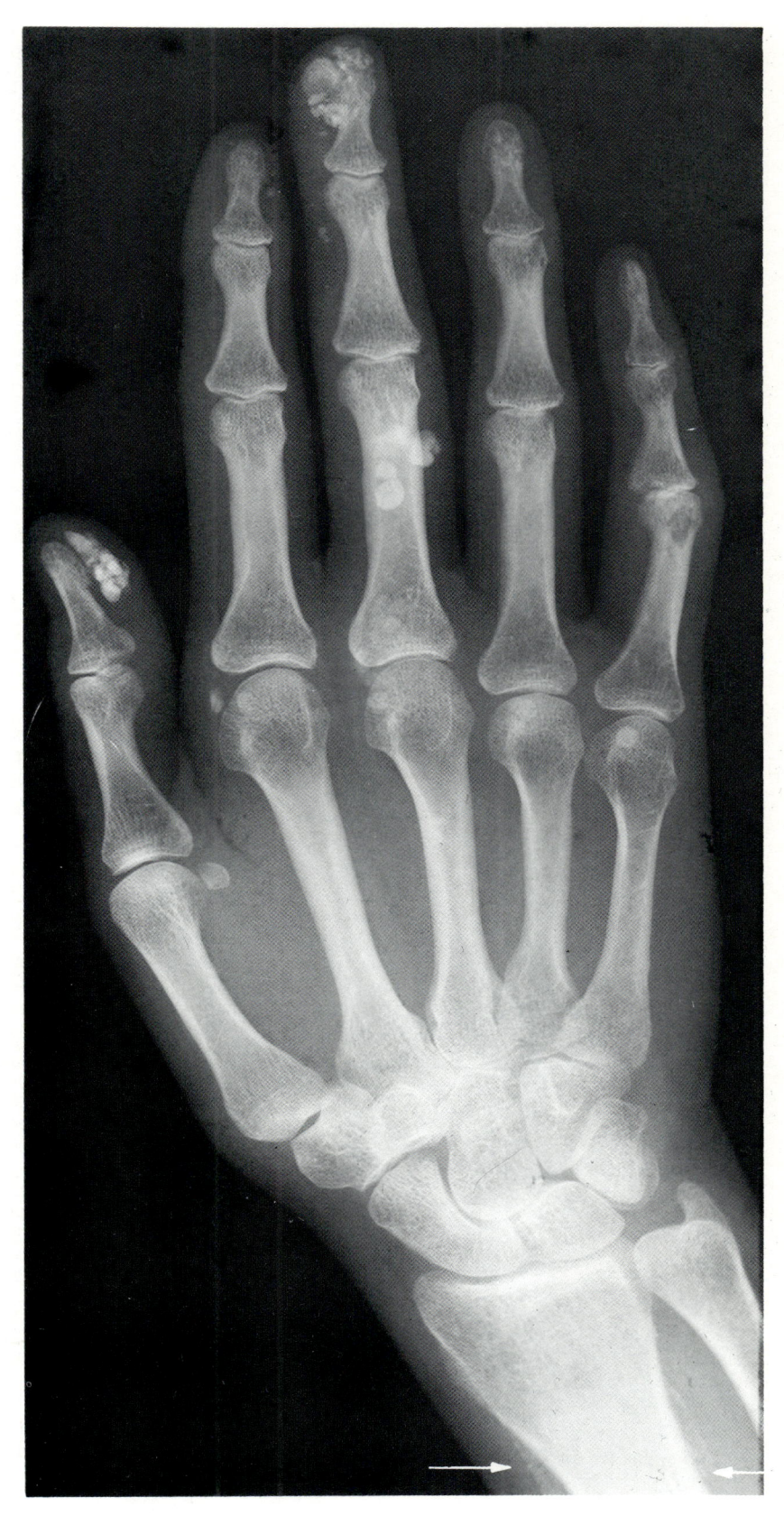

Abb. 267. **Werner-Syndrom.** Manifestation des Sklerödems und Kalkablagerungen in Muskeln und Arterien (siehe Pfeile). Ein vorzeitiges Weißwerden der Haare und Kataraktbildung werden bei jungen Patienten beschrieben (Patient von 30 Jahren)

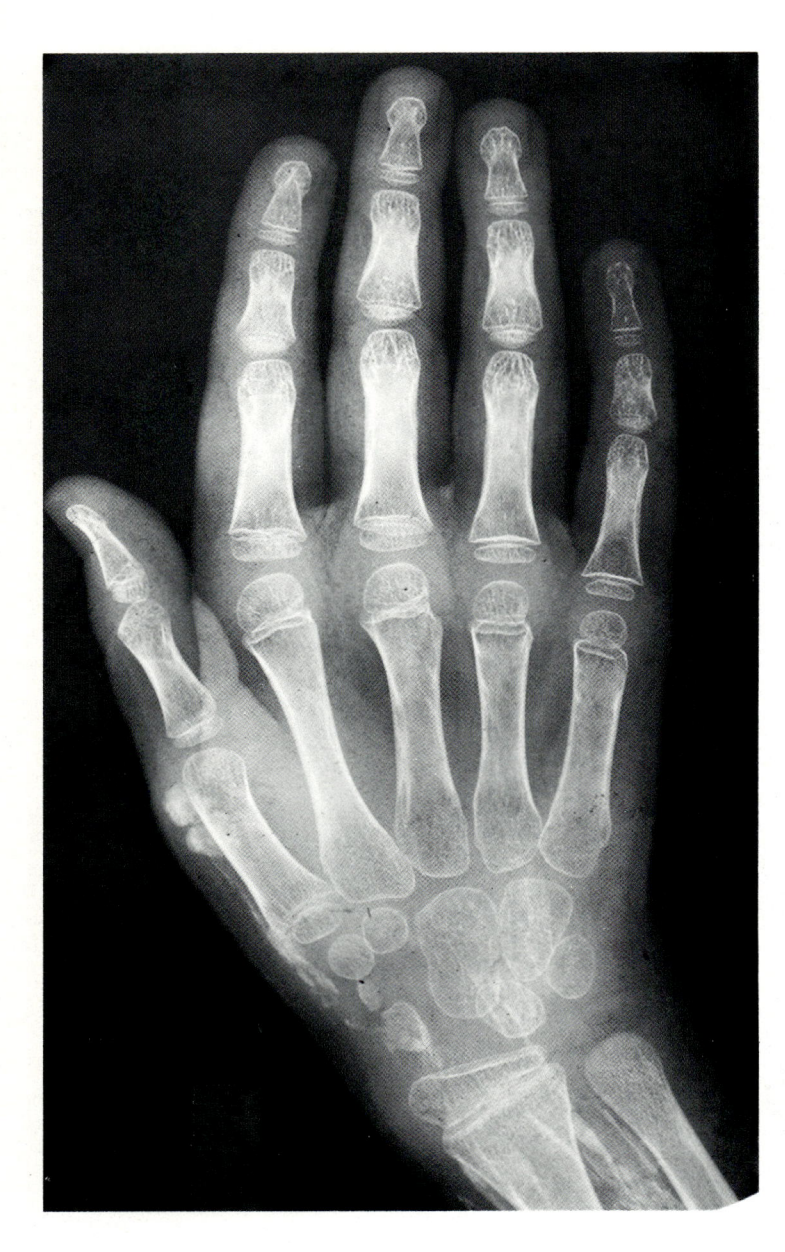

Abb. 268. **Dermatomyositis (Wagner-Unverricht-Syndrom).**
Verkalkungen werden in nekrotischen Herden im subcutanen Gewebe und in den Muskeln – wie bei diesem Patienten – beobachtet. Zu Verkalkungen, die oft jahrelang erkennbar sind, kommt es während der Heilungsphase

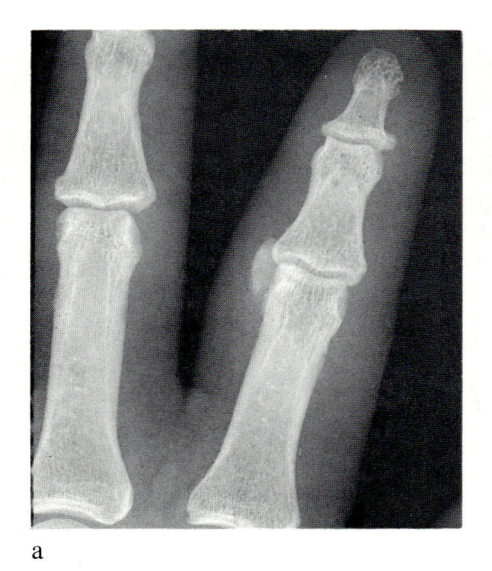

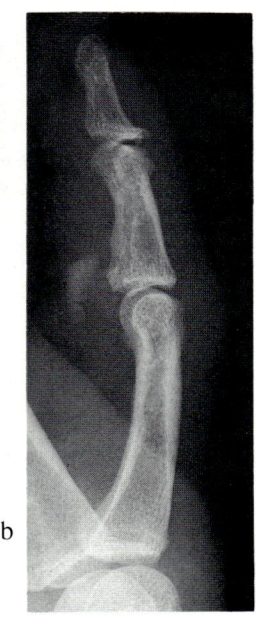

Abb. 269. **Peritendinitis calcarea (Duplay-Syndrom).**
Diese Veränderung entspricht der häufiger vorkommenden Periarthritis humeroscapularis und wird nicht selten im Bereich der Gelenke der Hand beschrieben z.B. in den Handwurzel-, Finger- und Grundgelenken; nicht alle Patienten geben ein Trauma an. Die Erkrankung breitet sich nicht weiter aus; die Kalkablagerungen werden nach und nach resorbiert

Abb. 270. **Tendovaginitis stenosans (de Quervain).** Eine häufige, entzündliche Erkrankung der Sehnenscheiden auf der radialen Seite der Tabattière. Arrosionen des Knochens und Unregelmäßigkeiten an der Oberfläche des Griffelfortsatzes des Radius (anat.: proc. styloideus radii) können auftreten
▼

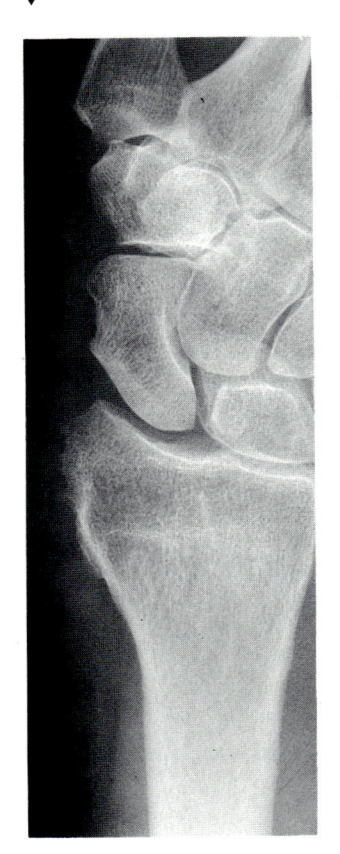

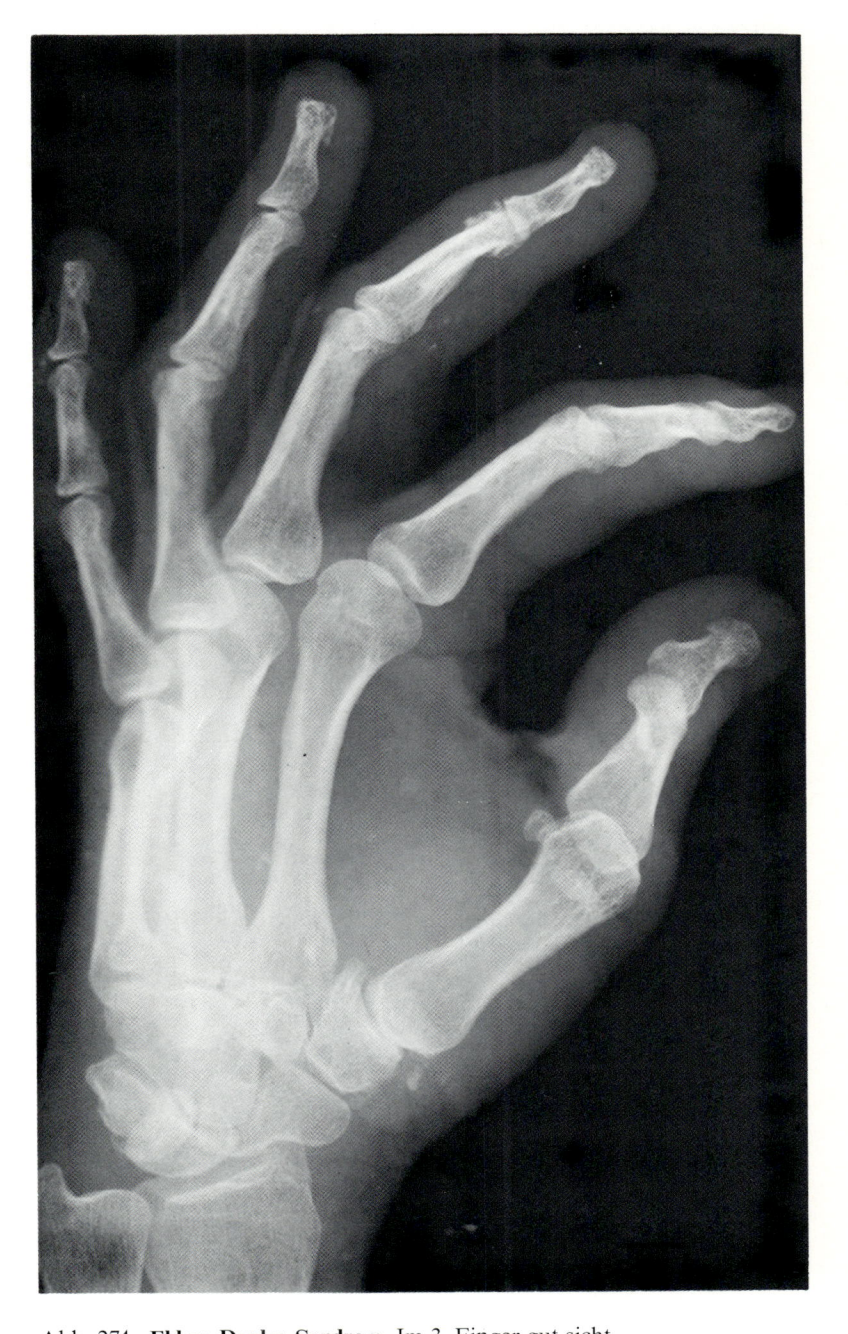

Abb. 271. **Ehlers-Danlos-Syndrom.** Im 3. Finger gut sichtbare, subcutane, kugelförmige Verkalkungen, die mit verkalkten Parasiten nichts zu tun haben. Sie gleichen Phlebolithen, deren Vorkommen in der Hand jedoch unwahrscheinlich ist, wenn nicht eine angiomatöse Mißbildung vorliegt. Skelettveränderungen z. B. überlanger Griffelfortsatz der Ulna (anat.: proc. styloideus ulnae) oder verkürzte Grundphalanx V sind beschrieben worden. Eine Überstreckbarkeit und Hyperflexibilität der Gelenke gehören zum Krankheitsbild

Sachverzeichnis

Die Ziffern hinter den Stichworten geben die Abbildungsnummer wieder

Achondroplasie 60, 61, 62
Akromegalie 119, 120
Ainhum-Syndrom 214
Amputation, intrauterine der Finger 5
Anämie, Cooley 113, 114
Aneurysmatische Knochencyste 162
Anomalie der Endphalanx V 9
— der Mittelphalanx V 10
Arachnodactylie 69, 70
Arthritis, eitrige 80
— Jaccoud 257
— mutilans 246
— psoriatica 236, 237, 238, 239
— bei Sepsis 80
Arthrogryposis multiplex congenita 258, 259
Arthropathie bei Hämochromatose 253
— bei Hyperparathyreoidismus 132, 133

Barnett-Nordin, Hand-Index 125
Bleivergiftung 130
Brachymesophalangie 10
Brodie-Absceß 82

Carpalcysten 204, 205, 206
Chondrocalcinose 132, 253
Chondrosarkom 167
Clinodactylie 10, 27
Coccidioidomykose 107
Cooley-Anämie 113, 114
Cysten, Carpalcysten 204, 205, 206
Cysticercus cellulosae 262

Daumen, rudimentärer 3
—, Verdoppelung 14
Daumenaplasie 2
Deformität, Kirner 9
—, Madelungsche 19
Degeneration, hepatolentikuläre 255, 256
Dermatomyositis 268
Donovania granulomatis 106
Dracunculus medinensis 263
Dyschondroplasie 59
Dysostose der Endphalangen 74
Dysostose, metaphysäre 50
Dysostosis cleidocranialis 33
— multiplex 67
Dysplasia epiphysealis multiplex 47, 48, 49
Dysplasie, chondroectodermale 64, 65
—, cranio-metaphysäre 44
—, polyostotisch-fibröse 183, 184, 185

Dysplasie, progressiv-diaphysäre 51, 52
—, spondylo-epiphysäre 63, 66
Dystrophie, chondro-osteo- 66

Enchondrome 57, 58, 59, 156, 157, 158
Epithelcyste 160
Erfrierung, Finger 203
Exostosen, kartilaginäre 53, 54, 55, 56
—, spontanes Verschwinden 56

Fehlbildung, angiomatöse 22, 23, 24, 57, 58, 261
Fehlen der Schmerzempfindung (angeborenes) 194
Fibrogenesis imperfecta ossium 34, 35
Fluorose 131
Frambösie 101, 102, 103, 104
Fremdkörper bei Scherenschleifer 215

Gargoylismus 67
Gefäßverkalkungen, idiopathische 260
Gicht 248
—, fortgeschrittenes Stadium 249, 250, 251, 252
Glomustumor (Masson) 161
Gonadendysgenesie 25, 26
Granuloma inguinale 106

Hämoglobinopathien 108, 109, 110, 111, 112
Hämophilie 254
Hand-Index nach Barnett-Nordin 125
Handwurzelknochen, 9. 18
Hirnsklerose, tuberöse 189, 190, 191
Homocystinurie 129
Hyperostose, systematisiert-sclerotische 51, 52
Hyperostosis generalisata mit Pachydermie 212
Hyperparathyreoidismus, primärer 132, 133, 134, 135
—, sekundärer 136, 137, 138, 141, 142, 143
Hypoparathyreoidismus 147
Hypophosphatasie 128
Hypothyreose 115, 116, 117

Katzenschrei-Krankheit 32
Kirner-Deformität 9
Klumphand 2, 3, 4
Kolbenfinger bei Hyperthyreose 118
Krebsscherenhand 6
Kretinismus 115, 116

Lepra 97, 98, 99, 100
Loiasis 264
Lues 90, 91, 92, 195
— connata 90

Madelungsche Deformität 19
Makrodystrophia lipomatosa 20
Malioidosis 105
Melorheostose 42, 43
Metacarpal-Index 70
Metacarpale, verkürztes bei Pseudohypo-
 parathyreoidismus 148
—, verkürztes bei Pseudo-pseudo-
 hypoparathyreoidismus 149
Metastasen, Bronchialcarcinom 171, 172, 173
—, Mammacarcinom 170
—, Nierencarcinom 174
Mittelmeeranämie 113, 114
Mongolismus 27
Mycetoma 96
Myelom, multiples 169
Myositis ossificans progressiva 73
Myxödem 117

Nekrose, Endphalangen bei PVC-Arbeiter 201
—, aseptische des Lunatum 207
—, aseptische des Metacarpale 208, 209
—, spontan-idiopathische 196, 197, 198
Neurofibromatose 186, 187, 188
Neurotrophe Veränderungen, angeborene beim
 Analgie-Syndrom 194
— —, bei Lepra 98, 99, 100
— —, bei Neuro-Lues 195
— —, bei Syringomyelie 192, 193
Niereninsuffizienz, chron. —, Dialysebehandlung
 143, 144, 145, 146

Osteoarthritis mit Arrosionen 224
—, Carpo-metacarpal-Gelenk I 219
—, Frühstadium 217
—, Handgelenk 221, 222
—, Mitbeteiligung des Naviculare 220
—, Spätstadium 218
—, Subluxation der Gelenke 223
Osteoblastom, gutartiges 153
Osteochondritis, Lunatum 207
—, Metacarpale 268, 269
Osteochondrom 154, 155
Osteochondromatose 163
Osteoclastom 159, 183
Osteodystrophie, renale 136, 138, 139, 140, 143, 145
Osteogenesis imperfecta 35, 36, 157
Osteoidosteom 150, 151, 152
Osteomalacie 124, 142, 187, 191
Osteomyelitis 75, 76, 77, 80, 81
—, chronische 81, 82
Osteopathia striata 46
Osteopetrosis 38, 39, 40, 41
Osteopoikilie 45
Osteoporose 125, 129
Ostitis deformans 177, 178, 179, 180, 181, 182
Os styloideum 18

Panaritium 78, 79
Periarteritis nodosa 213
Peritendinits calcarea 269
Phokomelie 1
Polyarthritis, primär-chronische 228, 229, 230, 231,
 232, 234, 235
Polyarthritis, primär-chronische, Fingerendgelenke
 231
—, —, Frühstadium 225, 226

Polyarthritis, primär-chronische, Schlottergelenk 233
—, —, Verlauf 227
Polydactylie 13
— bei Ellis-van-Creveld-Syndrom 64
Progerie 68
Pseudo-Achondroplasie 63
Pseudoarthrose, angeborene des Capitatum und des
 Multangulum majus 16
Pseudo-Hypoparathyreoidismus 148
Pseudo-Pseudo-Hypoparathyreoidismus 149

Quecksilberembolien 216

Rachitis, Frühstadium 121, 122, 123
—, Spätstadium 139, 140, 141
Reticulohistiocytose 244, 245
Riesenwuchs, Hand 21, 22
Riesenzellgeschwulst 159, 183
—, sog. gutartige 153

Sarkoidosis 93, 94, 95
Sarkom, Ewing 166
—, Kaposi 168
Sichelzellanämie 108, 109, 110, 111, 112
Sklerödem 265, 266, 267
Skorbut 126, 127
Spina ventosa 85
Spondylitis ankylopoetica 247
Strahlennekrose – dem Vorwort vorangestellt
Syndactylie 8, 11, 12, 13, 21
Synostose, angeborene des Capitatum und des
 multangulum majus 15
—, angeborene des Lunatum und des Triquetrum
 17, 159
Synovialom 175, 176
Synovitis, villös-noduläre 164, 165
—, xanthomatöse 164, 165
Syringomyelie 192, 193
Syndrom, Ainhum-ähnliches- 214
—, Akroosteolyse- 199, 200, 201
—, Albers-Schönberg- 38, 39, 40, 41
—, Analgie-, angeborenes 194
—, Bechterew- 247
—, Besnier-Boeck-Schaumann- 93, 94, 95
—, Bourneville- 189, 190, 191
—, Bürger-Grütz- 164
—, Camurati-Engelmann- 51, 52
—, Cri-du-Chat- 32
—, Dietrich- 208, 209
—, Down- 27
—, Duplay- 269
—, Ehlers-Danlos- 271
—, Ellis-van Creveld- 65, 65
—, Fanconi- 139
—, Gorham- 196, 197
—, Guérin-Stern- 258, 259
—, Heberden- 217, 218, 219, 220, 221, 222, 223, 224
—, Hutchinson-Gilford- 68
—, Jaffé-Lichtenstein- 183, 184, 185
—, Kahler- 169
—, Kienböck- 207
—, Klippel-Feil- 33
—, Klippel-Trenaunay-Weber- 21, 22
—, Kussmaul- 213
—, Leri- 42, 43
—, Lobstein- 36, 37
—, Maffucci- 57, 58

Syndrom, Marfan- 69, 70
—, Marie-Bamberger- 173, 210, 211
—, Martin-Albright- 148
—, Morquio- 66
—, Münchmeyer- 73
—, Ollier- 59
—, Paget- 177, 178, 179, 180, 181, 182
—, Parrot- 60, 61, 62
—, v. Pfaundler-Hurler- 67
—, Pyle- 44
—, de Quervain-, Tendovaginitis 270
—, Rathbun- 128
—, v. Recklinghausen-, bei Hypoparathyreoidismus 132, 133, 134, 135
—, —, Neurofibromatose 186, 187, 188
—, Reichel- 163
—, Reiter- 243
—, Still-, Spätstadium 241, 242
—, —, Verlauf 240
—, Sudeck- 202
—, Thiemann- 71, 72
—, Thiebièrge-Weissenbach- 265, 266
—, Touraine-Solente-Golé- 212

Syndrom, Turner- 25, 26
—, Voorhoeven- 46
—, Wagner-Unverricht- 268
—, Werner- 267
—, Wilson- 255, 256

Tendovaginitis stenosans 270
Thalassämie 113, 114
Thalidomidembryopathie 1
Trisomie 13/15 31
— 17/18 28, 29, 30
Tuberkulose, Finger 85, 86, 87, 88, 89
—, Handgelenk und Handwurzel 83, 84

Verkalkungen bei Dermatomyositis 268
— bei Duplay-Syndrom 269
— bei Ehlers-Danlos-Syndrom 271
— bei prim. Hyperparathyreoidismus 132
— bei sek. Hyperparathyreoidismus 136, 137, 138
— bei Pseudo-Hyperparathyreoidismus 148
— bei Sarkoidosis, Weichteile 95
— bei Sklerodermie 265, 266
— bei Werner-Syndrom 267

Klinische Röntgendiagnostik innerer Krankheiten

Herausgeber: R. Haubrich
In drei Bänden: Bei Verpflichtung zur Abnahme aller drei Bände gelten die Subskriptionspreise

1. Band: Thorax
Bearbeiter: H. Anacker, R. Haubrich, K. Heckmann, A. Schaede, H.St. Stender
746 Abbildungen in 1365 Einzeldarstellungen
X, 708 Seiten. 1963. Geb. DM 248,–
Subskriptionspreis Geb. DM 198,40
ISBN 3-540-03012-3

2. Band: Abdomen
Bearbeiter: H. Anacker, R. Haubrich, W. Hoeffken, H.St. Stender
721 Abbildungen in 1209 Einzeldarstellungen
XII, 731 Seiten. 1966. Geb. DM 248,–
Subskriptionspreis Geb. DM 198,40
ISBN 3-540-03580-X

3. Band: Skelet
1. Teil: Allgemeiner Teil
2. Teil: Spezieller Teil. Weichteile-Gefäße
Bearbeiter: F. Heuck
830 Abbildungen in 1298 Einzeldarstellungen
XXII, 1247 Seiten. 1972. Geb. DM 495,–
Subskriptionspreis Geb. DM 396,–
ISBN 3-540-05169-4

Inhaltsübersicht: Die anatomischen Grundlagen röntgenologischer Untersuchungen des Knochens. Erbliche Fehlbildungen und Anomalien des Skelets. Die erworbenen generalisierten Osteopathien. Die entzündlich-infektiösen und parasitären Knochenerkrankungen. Die Reticulo-Endotheliosen. Die Osteodysplasien. Die Knochennekrosen. Die Geschwülste des Knochens. Der Schädel. Die Wirbelsäule. Die Gelenke. Die Weichteile. Die Gefäße.

Schmid/Moll
Atlas der normalen pathologischen Handskeletentwicklung

113 Abbildungen in 203 Einzeldarstellungen
IV, 114 Seiten. 1960. Geb. DM 99,–
ISBN 3-540-02599-5

Inhaltsübersicht: I. Norm und Variation der Handskeletentwicklung. Zusammenhänge zwischen Skelet und Entwicklung. Material und Methodik. Atlas. Übersichtstabellen und -abbildungen.
II. Embryologische Daten.
III. Typische pathologische Varianten der Handskeletentwicklung und ihre diagnostische Bedeutung. Handskeletdysplasien. Carpalia- und Epiphysenkerne. Metaphysen.
IV. Die Handskeletossifikation als Indicator der Entwicklung. Das Handskelet als teratologisches Studienobjekt. Endokrine Störungen. Handskelet und Zentralnervensystem. Nutritive Schäden. Entzündliche und allergische Prozesse. Stoffwechselstörungen. Tumoren. Traumatische Skeletschädigungen. Literatur. Sachverzeichnis.

K.-D. Ebel, E. Willich
Die Röntgenuntersuchung im Kindesalter

Technik und Indikation
Geleitwort von L. Schall
267 Abbildungen. XII, 289 Seiten. 1968
Geb. 144,– ISBN 3-540-04078-1

Dieses Buch vermittelt dem Röntgenologen die Besonderheiten der Untersuchungstechnik bei Kindern und gewisse klinische Informationen über das Spektrum der Erkrankungen in der Pädiatrie und Kinderchirurgie; dem röntgendiagnostisch tätigen Pädiater gibt es eine detaillierte Anleitung über die Untersuchungstechnik; allen Ärzten, die Röntgenuntersuchungen bei Kindern durchführen oder veranlassen, macht es genaue Indikationsangaben; schließlich gibt es der medizinisch-technischen Assistentin alle Einzelheiten der Untersuchung von der Lagerung bis zur Aufnahme- und Einstelltechnik an.

W. Wenz
Abdominale Angiographie

Unter Mitarbeit von G. van Kaick, D. Beduhn, F.-J. Roth
183 Abbildungen. 34 Zeichnungen, 33 Farbbilder. X, 225 Seiten. 1972. Geb. DM 106,–
ISBN 3-540-05788-9

Distribution rights for Japan:
Igaku Shoin Ltd., Tokyo

Inhaltsübersicht: Einleitung und historischer Überblick. – Röntgenanatomie der Abdominalgefäße. – Angiographische Technik. – Abdominales Syndrom und Angiographie. – Spezielle abdominale Angiographie. – Häufigkeit und Wertigkeit der abdominalen Angiographie. – Bildtafeln.
Englische Ausgabe erschien unter dem Titel: **Abdominal Angiography**

Zeidler/Kottke/ Hundeshagen
Hirnszintigraphie

Technik und Klinik
2. neubearbeitete und erweiterte Auflage
Mit einem Geleitwort von E. Trostdorf
136 Abbildungen in 226 Einzeldarstellungen
Etwa 300 Seiten. 1974. In Vorbereitung
ISBN 3-540-06994-1

Inhaltsübersicht: Pathophysiologische Grundlagen der Hirnszintigraphie. – Physikalische und technische Grundlagen der Szintigraphie. – Radionuklide und radioaktive Verbindungen; Strahlenbelastung. – Das normale Hirnszintigram. – Das pathologische Hirnszintigram. – Das Szintigraphie der Liquorräume. – Die Stellung der Hirnszintigraphie in der neurologischen Diagnostik.

O. Braun-Falco, S. Lukacs
Dermatologische Röntgentherapie

Ein Leitfaden für die Praxis
40 Abbildungen (davon 9 farbig)
XVI, 175 Seiten. 1973. DM 28,–
ISBN 3-540-06321-8

Inhaltsübersicht: Physikalische Grundlagen der Dermatoröntgentherapie. Allgemeine Strahlenbiologie. Röntgentherapie von Hautgeschwülsten (Allgemeine Gesichtspunkte). Röntgentherapie gutartiger Geschwülste der Haut. Röntgentherapie von Präkanzerosen der Haut. Röntgentherapie bösartiger epithelialer Geschwülste der Haut. Maligne mesodermale Neoplasien (Sarkome). Lymphoplasien und Retikulosen der Haut. Dermatoröntgentherapie von Dermatosen. Allgemeine Vorbemerkungen. Indirekte Bestrahlungsmethoden. Strahlenschutz.

Kurzgefaßte, auf die praktische röntgentherapeutische Tätigkeit des Dermatologen zugeschnittene Darstellung bewährter Methoden unter bewußtem Verzicht auf Spezialverfahren. Besonders berücksichtigt wird die Abwägung der therapeutischen Chance gegenüber anderen Behandlungsverfahren. Das Buch ist für die Facharzt-Weiterbildung bestimmt sowie als Nachschlagewerk für den praktisch tätigen Dermatologen und Röntgenologen.

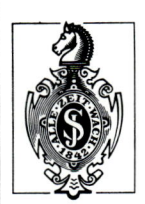

**Springer-Verlag
Berlin
Heidelberg
New York**
München Johannesburg London Madrid
New Delhi Paris Rio de Janeiro Sydney
Tokyo Utrecht Wien

Handbuch der medizinischen Radiologie
Encyclopedia of Medical Radiology

Herausgeber/Editors: L. Diethelm, F. Heuck, O. Olsson, K. Ranniger, F. Strnad, H. Vieten, A. Zuppinger. In 19 Bänden (etwa 52 Teilbänden) mit Beiträgen in Deutsch und Englisch

1. Band: Physikalische Grundlagen und Technik/ Physical Principles and Techniques. Redigiert von H. Vieten.

1. Teil: 474 Abbildungen. XXVI, 663 Seiten (113 Seiten in Englisch). 1968. Geb. DM 286,— Subscription price Cloth DM 192,—
ISBN 3-540-04157-5

2. Teil: 472 Abbildungen. XII, 346 Seiten. 1965 Geb. DM 174,—. Subskriptionspreis Geb. DM 126,40
ISBN 3-540-03311-4

2. Band: Strahlenbiologie/Radiation Biology. Redigiert von A. Zuppinger

1. Teil: 183 figures. XVI, 726 pages (318 pages in German). 1966. Cloth DM 264,— Subscription price Cloth DM 192,—
ISBN 3-540-03544-3

2. Teil: 257 Abbildungen. XIV, 668 Seiten (248 Seiten in Englisch). 1966. Geb. DM 253,— Subskriptionspreis Geb. DM 184,—
ISBN 3-540-03545-1

3. Teil: Redigiert von O. Hug, A. Zuppinger 186 Abbildungen. XV, 395 Seiten. (129 Seiten in Englisch). 1972. Geb. DM 196,— Subskriptionspreis Geb. DM 156,80
ISBN 3-540-05980-6

3. Band: Allgemeine röntgendiagnostische Methodik/ Roentgen Diagnostic Procedures. Redigiert von H. Vieten. 903 z.T. farb. Abbildungen in 1290 Einzeldarstellungen. XVIII, 1120 Seiten (79 Seiten in Englisch). 1967. Geb. DM 506,— Subskriptionspreis Geb. DM 368,—
ISBN 3-540-03846-9

4. Band: Skeletanatomie (Röntgendiagnostik)/ Anatomy of the Skeletal System (Roentgen Diagnosis). Redigiert von L. Diethelm

1. Teil: 559 Abb. XVII, 937 Seiten (122 Seiten in Englisch). 1970. Geb. DM 356,— Subskriptionspreis Geb. DM 284,80
ISBN 3-540-04852-9

2. Teil: 855 Abb. XVIII, 846 Seiten. 1968 Geb. DM 348,—. Subskriptionspreis Geb. DM 278,40
ISBN 3-540-04158-3

5. Band: Röntgendiagnostik der Skeleterkrankungen/ Diseases of the Skeletal System (Roentgen Diagnosis). Redigiert von L. Diethelm.

1. Teil: Von J. Franzen, F. Heuck, J. Kolar, F. Pliess, V. Svab, R. Vrabeck, G. Zubiani Etwa 500 Abbildungen. Etwa 600 Seiten. 1974 In Vorbereitung
ISBN 3-540-06997-6

2. Teil: 560 Abbildungen in 992 Einzeldarstellungen XII, 649 Seiten. 1973. Geb. DM 420,— Subskriptionspreis Geb. DM 336,—
ISBN 3-540-05899-0

3. Teil: 751 Abb. XVI, 846 Seiten (117 Seiten in Englisch). 1968. Geb. DM 318,— Subskriptionspreis Geb. DM 254,40
ISBN 3-540-04159-1

4. Teil: M. Pöschl: Juvenile Osteo-Chondro-Nekrosen. Anhang: Coxa Vara Congenita und Protrusio Acetabuli Coxae. 586 Abbildungen in 979 Einzeldarstellungen XX, 824 Seiten. 1971. Geb. DM 426,— Subskriptionspreis Geb. DM 340,80
ISBN 3-540-05313-1

5. Teil: Osteopathien. In Vorbereitung

6. Teil: Bone Tumors. In preparation

6. Band: Röntgendiagnostik der Wirbelsäule/ Roentgen Diagnosis of the Vertebral Column. Redigiert von L. Diethelm

1. Teil: Von L. Diethelm, M. Erdelyi, W. Hoeffken, H. Junge, O. Perey, W. Pfeiffer, K. Reinhardt, K. Theiler, G. Töndury, A. Wackenheim, H. Wolfers, W. Zaunbauer 864 Abbildungen in 1269 Einzeldarstellungen. XV, 867 Seiten. 1974. Geb. DM 540,— Subskriptionspreis Geb. DM 432,—
ISBN 3-540-06463-X

2. Teil: Von L. Diethelm, W. Grosse, W. Hoeffken, H. Kamieht, J. Kastert, K. Kob, J. Kosmowski, W. Rübe, F. Schilling, H. Wolfers 467 Abbildungen. Etwa 600 Seiten. 1974 In Vorbereitung
ISBN 3-540-06993-3

3. Teil: In Vorbereitung

7. Band: Röntgendiagnostik des Schädels/Roentgen Diagnosis of the Skull. Redigiert von L. Diethelm, F. Strnad

1. Teil: 452 Abb. XVI, 543 Seiten. 1963 Geb. DM 242,—. Subskriptionspreis Geb. DM 176,—
ISBN 3-540-02995-8

2. Teil: 966 Abbildungen. XX, 1050 Seiten 1963 Geb. DM 325,—. Subskriptionspreis Geb. DM 236,80
ISBN 3-540-02996-6

8. Band: Röntgendiagnostik der Weichteile/ Roentgen Diagnosis of the Soft Tissue. Redigiert von L. Diethelm. 566 z.T. farb. Abbildungen XII, 665 Seiten (115 Seiten in Englisch). 1968 Geb. DM 296,—. Subskriptionspreis Geb. DM 236,80
ISBN 3-540-04160-5

9. Band: Röntgendiagnostik der oberen Speise- und Atemwege, der Atemorgane und des Mediastinums/ Roentgen Diagnosis of the Upper Alimentary Tract and Air Passages, the Respiratory Organs and the Mediastinum. Redigiert von F. Strnad

1. Teil: 626 Abbildungen. XX, 886 Seiten. 1969 Geb. DM 320,—; Subskriptionspreis Geb. DM 256,—
ISBN 3-540-04526-0

2. Teil: 373 Abbildungen. XV, 466 Seiten. 1969 Geb. DM 220,—. Subskriptionspreis Geb. DM 176,—
ISBN 3-540-04527-9

3. Teil: 435 Abbildungen. XII, 1011 Seiten (48 Seiten in Englisch). 1968. Geb. DM 336,— Subskriptionspreis Geb. DM 268,80
ISBN 3-540-04161-3

4. Teil a/b: W. Schulze: Geschwülste der Bronchien, Lungen und Pleura (a/b). Redigiert von F. Strnad 604 Abbildungen in ca. 1500 Einzeldarstellungen Etwa 1300 Seiten. 1974. 2 Teilbände, die nur zusammen abgegeben werden.
Geb. DM 980,—. Subskriptionspreis DM 784,—
ISBN 3-540-06476-1

4. Teil c: W. Schulze: Geschwülste der Bronchien, Lungen und Pleura (c). Redigiert von F. Strnad 341 Abbildungen in 1001 Einzeldarstellungen XV, 828 Seiten. 1973. Geb. DM 540,— Subskriptionspreis Geb. DM 432,—
ISBN 3-540-05874-5

5. Teil: In Vorbereitung

6. Teil: 322 Abbildungen. XV, 650 Seiten. 1970 Geb. DM 320,—. Subskriptionspreis Geb. DM 256,—
ISBN 3-540-04853-7

10. Band: Röntgendiagnostik des Herzens und der Gefäße/Roentgen Diagnosis of the Heart and Blood Vessels. Redigiert von H. Vieten

1. Teil: 423 Abbildungen. XV, 789 Seiten. 1969 Geb. DM 296,—. Subskriptionspreis Geb. DM 236,80
ISBN 3-540-04528-7

2. Teil a: In Vorbereitung

2. Teil b: Etwa 170 Abbildungen in etwa 330 Einzeldarstellungen. Etwa 650 Seiten. 1974 Geb. DM 420,—; Subskriptionspreis DM 336,—
ISBN 3-540-06817-1

3. Teil: 425 Abbildungen. XVIII, 753 Seiten (154 Seiten in Englisch). 1964. Geb. DM 272,— Subskriptionspreis Geb. DM 198,40
ISBN 3-540-03151-0

4. Teil: 345 Abbildungen. XII, 518 Seiten. 1967 Geb. DM 198,—; Subskriptionspreis Geb. DM 144,—
ISBN 3-540-03847-7

11. Band: Röntgendiagnostik des Digestionstraktes und des Abdomen/Roentgen Diagnosis of the Digestive Tract and Abdomen. Redigiert von F. Strnad

1. Teil: 577 Abbildungen. XVII, 824 Seiten. 1969 Geb. DM 320,—; Subskriptionspreis Geb. DM 256,—
ISBN 3-540-04529-5

2. Teil: 713 Abbildungen. XVIII, 765 Seiten. (358 Seiten in Englisch). 1968. Geb. DM 320,— Subskriptionspreis Geb. DM 256,—
ISBN 3-540-04162-1

12. Band: Röntgendiagnostik des Pankreas und der Milz/Roentgen Diagnosis of the Pancreas and Spleen. Redigiert von F. Strnad

1. Teil: In Vorbereitung

2. Teil: Von J. Rösch. 326 Abbildungen in 486 Einzeldarstellungen. VIII, 366 Seiten. 1973. Geb. DM 220,— Subskriptionspreis Geb. DM 176,—
ISBN 3-540-06089-8

13. Band: O. Olsson: Roentgen Diagnosis of the Urogenital System/Röntgendiagnostik des Urogenitalsystems

1. Teil: Editor: O. Olsson. 448 figures (810 separate illustrations). XI, 668 pages. 1973. Cloth DM 340,— Subscription price Cloth DM 272,—
ISBN 3-540-06514-8

14. Band: Röntgendiagnostik des Zentralnervensystems/Roentgen Diagnosis of the Central Nervous System. Redigiert von L. Diethelm, S. Wende. In Vorbereitung

15. Band: Nuklearmedizin/Nuclear Medicine Redigiert von H. Hundeshagen. In Vorbereitung

16. Band: Allgemeine strahlentherapeutische Methodik (Therapie mit Röntgenstrahlen)/Methods and Procedures of Radiation Therapy (Therapy with X-Rays). Redigiert von H. Vieten, F. Wachsmann

1. Teil: 447 Abbildungen. XVII, 697 Seiten (103 Seiten in Englisch). 1970. Geb. DM 320,— Subskriptionspreis Geb. DM 256,—
ISBN 3-540-04854-5

2. Teil: 291 Abbildungen. XV, 444 Seiten (171 Seiten in Englisch). 1971. Geb. DM 268,— Subskriptionspreis Geb. DM 214,—
ISBN 3-540-05353-0

17. Band: Spezielle Strahlentherapie gutartiger Erkrankungen/Radiation Therapy of Benign Diseases. Redigiert von A. Zuppinger, E. Ruckensteiner. 76 Abbildungen. XVI, 584 Seiten 1970. Geb. DM 285,— Subskriptionspreis Geb. DM 228,—
ISBN 3-540-04855-3

18. Band: Allgemeine Strahlentherapie maligner Tumoren/Radiation Therapy of Malignant Tumours (General Considerations). Editors: A. Zuppinger, G.J. van der Plaats 110 figs. XX, 630 pages. (293 pages in German) 1967. Cloth DM 272,— Subskriptions price Cloth DM 198,40
ISBN 3-540-03848-5

19. Band: Spezielle Strahlentherapie maligner Tumoren/Radiation Therapy of Malignant Tumours

1. Teil: Redigiert von A. Zuppinger, E. Krokowski 270 Abbildungen. XX, 824 Seiten (96 Seiten in Englisch). 1972. Geb. DM 360,— Subskriptionspreis Geb. DM 288,—
ISBN 3-540-05679-3

2. Teil: In Vorbereitung

3. Teil: Redigiert von A. Zuppinger 179 Abbildungen. XVI, 642 Seiten (223 Seiten in Englisch). 1971. Geb. DM 296,— Subskriptionspreis Geb. DM 236,80
ISBN 3-540-05138-4

4. Teil: In Vorbereitung

Preisänderungen vorbehalten
Prices are subject to change without notice

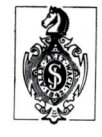

Springer-Verlag
Berlin Heidelberg New York